第 2 版

全科医学基本技能学

主　　编　董卫国

副 主 编　朱俊勇　路孝琴　任菁菁

编　　委　（以姓氏笔画为序）

王　爽（中国医科大学）　　　　　　张黎军（武汉大学）

王　渊（西安交通大学）　　　　　　陈　平（内蒙古医科大学）

卢章洪（武汉大学）　　　　　　　　金雅磊（武汉大学）

叶　青（武汉大学）　　　　　　　　周　青（武汉大学）

吕菁君（武汉大学）　　　　　　　　周永明（武汉市武昌区武汉大学社区卫生

朱刚艳（武汉大学）　　　　　　　　　　　　　服务中心）

朱俊勇（武汉大学）　　　　　　　　孟庆涛（武汉大学）

任菁菁（浙江大学）　　　　　　　　查云飞（武汉大学）

刘忠纯（武汉大学）　　　　　　　　姚宝珍（武汉大学）

许　昱（武汉大学）　　　　　　　　董卫国（武汉大学）

杜兆辉（上海市浦东新区上钢社区卫生　　葡　蓉（华中科技大学）

　　　　　服务中心）　　　　　　　　程　帆（武汉大学）

肖　璇（武汉大学）　　　　　　　　童永清（武汉大学）

吴　浩（首都医科大学）　　　　　　路孝琴（首都医科大学）

邹莉萍（武汉大学）　　　　　　　　廖　斐（武汉大学）

宋恩峰（武汉大学）　　　　　　　　谭　伟（武汉市洪山区青菱街社区卫生

张进祥（华中科技大学）　　　　　　　　　　　服务中心）

张新奇（武汉大学）　　　　　　　　缪应雷（昆明医科大学）

学术秘书　何晓琴（武汉大学）

　　　　　关　超（武汉大学）

人民卫生出版社

·北 京·

图书在版编目（CIP）数据

全科医学基本技能学 / 董卫国主编. —2版. —北京：人民卫生出版社，2024.2

ISBN 978-7-117-35942-9

Ⅰ. ①全⋯　Ⅱ. ①董⋯　Ⅲ. ①家庭医学　Ⅳ.
①R499

中国国家版本馆 CIP 数据核字（2024）第 026437 号

| 人卫智网 | www.ipmph.com | 医学教育、学术、考试、健康，购书智慧智能综合服务平台 |
| 人卫官网 | www.pmph.com | 人卫官方资讯发布平台 |

全科医学基本技能学

Quanke Yixue Jiben Jinengxue

第 2 版

主　　编：董卫国
出版发行：人民卫生出版社（中继线 010-59780011）
地　　址：北京市朝阳区潘家园南里 19 号
邮　　编：100021
E - mail：pmph @ pmph.com
购书热线：010-59787592　010-59787584　010-65264830
印　　刷：北京印刷集团有限责任公司
经　　销：新华书店
开　　本：850×1168　1/16　印张：23　插页：2
字　　数：712 千字
版　　次：2016 年 7 月第 1 版　　2024 年 2 月第 2 版
印　　次：2024 年 3 月第 1 次印刷
标准书号：ISBN 978-7-117-35942-9
定　　价：79.00 元

打击盗版举报电话：010-59787491　E-mail：WQ @ pmph.com
质量问题联系电话：010-59787234　E-mail：zhiliang @ pmph.com
数字融合服务电话：4001118166　E-mail：zengzhi @ pmph.com

主 编 简 介

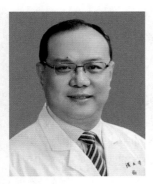

董卫国

二级教授，一级主任医师，博士生导师。曾任武汉大学人民医院（湖北省人民医院）医疗部主任、院长助理、副院长、纪委书记，现任武汉大学医学部副部长、武汉大学人民医院消化内科副主任及全科医学教研室主任。国家"万人计划"教学名师，教育部首批课程思政教学名师，享受国务院政府特殊津贴专家，湖北省医学领军人才，武汉大学弘毅特聘教授，武汉大学珞珈杰出学者。兼任教育部高等学校医学人文素养与全科医学教学指导委员会委员，中华医学会消化病学分会常务委员，湖北省医学会消化病学分会候任主任委员，武汉医学会理事会副会长等。

从事消化系统疾病的基础与临床研究及医学教育研究35年，主讲湖北省一流本科课程"临床伦理学"及武汉大学医学人文课程"医学与人文"。先后主持国家自然科学基金、湖北省自然科学基金重点项目及武汉市重点科技攻关项目等20余项。已发表SCI论文180余篇。主编及主译专著和教材32部，其中5部为国家级"十二五""十四五"规划教材，副主编国家级"十三五""十四五"规划教材2部，参编全国高等学校医学五年制本科临床医学专业第九轮、第十轮规划教材《内科学》等。作为第一完成人获高等教育国家级教学成果奖二等奖1项，湖北省高等学校教学成果奖一等奖2项、三等奖1项及湖北省科学技术进步奖二等奖1项、湖北省自然科学奖三等奖2项。

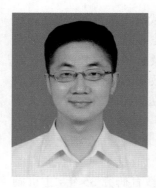

朱俊勇

研究员，硕士生导师。现任武汉大学公共卫生学院党委书记。兼任中国性学会性教育分会常务委员、湖北省预防医学会副会长、湖北省医师协会理事，《中华医学教育杂志》等期刊通讯编委。

从事医学教育、高等教育管理工作22年。主持、主讲国家级一流本科课程"性与健康"、湖北省一流本科课程"创新教育实践"及武汉大学通识教育课程"生死教育"。主持中华医学会医学教育分会、湖北省教研项目6项。发表学术论文30余篇。主编、副主编、参编教材18部，其中国家级规划教材5部。获国家级教学成果奖二等奖1项，湖北省教学成果奖一等奖2项、二等奖及三等奖各1项。

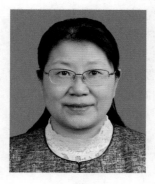

路孝琴

教授，博士生导师。现任首都医科大学全科医学与继续教育学院党支部书记、全科基础与管理学系主任。兼任教育部高等学校医学人文素养与全科医学教学指导委员会副主任委员，中华医学会全科医学分会副主任委员，中国医疗保健国际交流促进会全科医学分会第一届主任委员，《中华全科医师杂志》副总编等。

从事全科医学工作32年，承担多项课题研究，主讲国家级一流本科课程"全科医学概论"。发表学术论文80余篇。主编教材13部。获国家级教学成果奖二等奖1项，中华医学科技奖三等奖1项，北京市教学成果奖一等奖、二等奖各1项。

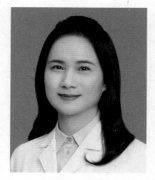

任菁菁

主任医师，博士生导师。现任浙江大学医学院附属第一医院全科医学科主任。2019年吴阶平全科医生奖获得者。兼任中国医疗保健国际交流促进会全科医学分会副主任委员，中国医师协会全科医师分会常务委员，海峡两岸医药卫生交流协会全科医学分会常务委员，中华医学会全科医学分会委员，浙江省医学会全科医学分会候任主任委员，浙江省数理医学学会全科未分化疾病专业委员会主任委员，中国医学教育题库主编等。

从事全科临床、教学与科研工作20余年，主持国家自然科学基金等多项课题。"十三五"国家科技重大专项负责人，领衔国内首个未分化疾病全国多中心真实世界研究。发表学术论文100余篇。主编、参编多部专著。获国家级教学成果奖二等奖、浙江省科学技术进步奖和浙江省教学成果奖一等奖。

前　言

党的二十大报告指出"推进健康中国建设"，把保障人民健康放在优先发展的战略位置，同时强调坚持预防为主，加强重大慢性病健康管理，提高基层防病治病和健康管理能力，把工作重点放在农村和社区。国务院办公厅发布的《关于改革完善全科医生培养与使用激励机制的意见》和《关于加快医学教育创新发展的指导意见》也要求改革完善全科医生培养与使用激励机制，建立健全适应行业特点的全科医生培养制度，加大全科医学人才培养力度；到 2030 年，城乡每万名居民拥有 5 名合格的全科医生，全科医生队伍基本满足健康中国建设需求。

全科医生作为居民健康的"守门人"，在基本医疗卫生服务中发挥着重要作用。随着人口老龄化加速，慢性病发病率增高，如果健康"守门人"制度不能很好地落实和执行，将直接影响"健康中国"步伐的推进。但当前我国全科医生队伍建设与培训面临数量不足、培训欠缺、能力不足、激励不足、重防轻医、条件限制、签而不约、待遇偏低、稳定性差等众多方面的挑战。这些都需要我们大力发展全科医学教育，积极培养"强基层"急需的防治结合型全科医学人才。

《全科医学基本技能学》2016 年出版发行以来，对提高全科医生规范化培训质量，加强医学生全科医学及公共卫生管理基本技能训练和预防整体观教育，提升医学生解决基层卫生实际问题的综合能力起到了重要作用。但面对健康中国战略新任务，其内容已不能满足当前我国全科医学教育及全科医生规范化培训发展的需要。基于此，我们组织国内相关专家进行了修订。本次修订参考国内外全科医学教育最新成果和经验，紧紧围绕"大健康"理念，比较客观地总结了国内外全科医学基本理论与基层卫生实践经验。全书内容涵盖全科医学基本技能学概论、全科医学临床基本技能、基本公共卫生服务技能、基层医疗机构管理技能四篇，着重强调基层卫生实践技能的训练与培养，将全科医学基本理论、全科临床思维、全科医疗基本技能及预防保健、公共卫生实践技能有机结合，体现了以治病为中心向以健康为中心的转变，体现了为群众提供全方位全周期健康服务的总要求，以及全科医学基本技能学当前的新理念、新发展、新前沿，具备更强的实践性和时代性。修订后教材以基层卫生服务的需求为导向，力求内容全面系统，方法具体实用，文字通俗易懂，图表清晰明了，实例有益借鉴；既可作为医学院校本科生和研究生的教材，又可作为全科医生规范化培训、基层医生的全科医学转岗培训及继续医学教育的培训教材，还可以作为全科医学研究和社区卫生服务机构专业技术人员学习的参考用书。

本次修订得到了武汉大学、首都医科大学、浙江大学、华中科技大学、中国医科大学、西安交通大学、内蒙古医科大学、昆明医科大学、武汉市武昌区武汉大学社区卫生服务中心、武汉市洪山区青菱街社区卫生服务中心等单位的大力支持，在此谨致以衷心的感谢！在修订过程中，虽然编委作出了许多努力，但由于我国的全科医学教育仍处于发展阶段，加之编委对全科医学基本技能的理解还缺乏足够的深度与广度，难免挂一漏万。恳切希望同道与读者在使用过程中给予批评指正，以便今后修订完善。

董卫国

2023 年 11 月于武汉大学

第一临床学院都司湖畔

目 录

第三篇　基本公共卫生服务技能

第四篇　基层医疗机构管理技能

全科医学基本技能学概论

第一章 全科医学、全科医生和全科医疗

一、全科医学

（一）全科医学概念

全科医学（general practice，GP），又称家庭医学（family medicine，FM），是社会发展的产物，在医疗服务上满足综合重组的需要，为人们提供全面的医疗保健服务。全科医学是 20 世纪 60 年代末在欧美兴起的一门综合性临床医学学科，于 20 世纪 80 年代后期传入中国。

关于全科医学的定义，不同国家和地区有不同的解释。世界全科医生 / 家庭医生国立学院、大学和学术学会组织（World Organization of National Colleges，Academies and Academic Association of General Practitioners/Family Physicians，WONCA）2005 年对全科医学的定义是：全科医学是一门具有特有教育内容、科学研究、基于证据和临床实践的学科，同时也是面向初级保健的临床专科。美国家庭医生学会（American Academy of Family Physicians，AAFP）和美国家庭医学专科委员会（American Board of Family Medicine，ABFM）的定义为：家庭医学是为个人和家庭提供连续性和综合性卫生保健的医学专科。它是一门整合了生物医学、临床医学及行为科学于一体的宽广专业，其范围涵盖了不同年龄、性别、各个器官系统及各类疾病。澳大利亚皇家全科医生学院（The Royal Australian College of General Practitioners，RACGP）的定义是：全科医学是卫生保健系统的一个组成部分，它把目前的生物医学、心理学及社会学科整合在一起，为所有人、家庭及社区提供基本的、连续性的、综合性的和协调性的医疗保健服务。

我国学者普遍认同的全科医学定义是：全科医学是一个面向个人、家庭与社区，整合临床医学、预防医学、康复医学及人文社会学科相关内容于一体的综合性临床二级专业学科；其范围涵盖了各种年龄、性别、各个器官系统及各类健康问题或疾病。其主旨是强调以人为中心、以家庭为单位、以整体健康的维护与促进为方向的长期负责式照顾，并将个体与群体的健康照顾、防和治有机融为一体。

全科医学具有独特的医学观和方法论、系统的学科理论，其技术方法更适合基层医疗卫生服务。全科医学弥补了单纯生物医学模式下形成的医学观念和医疗服务体系的缺陷，以"生物 - 心理 - 社会"医学模式为理论基础，秉承整体观和系统论的医学思维，建立了一系列独特的基本原则，以此来指导全科医生利用社区内外有限的卫生资源，为社区中的个体及其家庭提供连续性、综合性、协调性、个体化和个性化医疗保健服务，并最大限度地满足社区居民追求健康生活的需求。

（二）全科医学的学科特点

全科医学主要研究各种类型社区中的常见健康问题及综合解决这些健康问题所需要的理论、方法和技术。其内容主要包括三个方面：一是通过长期的医疗实践而积累起来的实践经验；二是从其他医学学科中整合而来的知识和能力；三是通过全科医学专业研究发展起来的特有理论、态度、知识和技能。

其学科特点包括：

1. 是一门综合性的临床医学学科。

2. 具有地域和民族特点的现代服务模式。

3．强调整体性的临床思维方法。

4．高度重视服务质量。

（三）全科医学的基本原则

全科医学在不断地实践与探索过程中，逐步形成了一种独特的理论和知识体系，一种全新的价值观和解决人类问题的方法论。全科医学的基本原则决定了全科医学的本质和基本特征。全科医学的特色不在于知识和技能的广度与深度，而在于观察和解决问题时所持的观点与思维方式。了解全科医学的基本原则，有助于更好地把握全科医学的本质。

1．以"生物 - 心理 - 社会"医学模式为基础　"生物 - 心理 - 社会"医学模式既是全科医学的理论基础，又是全科医生认识和解决患者健康问题的一套必需的、自然的程序。"生物 - 心理 - 社会"医学模式认为，人的生命是一个开放系统，通过与周围环境（自然环境和社会环境）的相互作用，以及系统内部的调控能力解决健康状况。全科医生始终把患者当作一个完整的人来看待，不仅要关注患者的躯体功能等障碍，还要关注患者内心独特的感受、体验、情绪、需要和期待等，同时还需要了解患者、家庭成员、工作情况、社区及其所处的自然环境和社会环境等。全科医生始终需要用"生物 - 心理 - 社会"医学模式提供服务，要学会用"显微镜"检查患者身体器官上可能的病灶，用"肉眼"审视、了解患者的体验和内心感受，还要用"望远镜"观察患者身后的家庭及社会背景等情况。

2．科学、技术与人文相统一　全科医学是整合诊断、治疗、预防、健康促进，并将科学、技术、人文完美结合的学科。其科学性在于随着科学技术的发展与进步，人们逐步掌握了研究人体和疾病的科学方法和工具，不断地加深了对人体结构与功能及疾病本质的认识，最终形成了医学科学体系，这是全科医生进行医疗实践的重要基础；技术性在于为了实现维护健康的目的，不仅依赖于临床医学的相关技术，还依赖于预防医学、健康教育与健康促进、资源管理、团队协作管理等方法与技术；人文性体现在全科医学对人的关注，对生命的珍惜，对家庭、社区和谐的促进，不仅照顾患者，还惠及家庭，造福社区。以人为本的人文精神是全科医学的精髓。全科医学坚持科学、技术、人文的统一，使其有别于其他临床学科。

3．医疗、预防、保健、康复、健康教育整体性　全科医学注重从医疗、预防、保健、康复、健康教育等方面建立完整的健康照顾内容和机制。从学科基础上来看，全科医学是整合了临床医学、预防医学、康复医学及相关人文社会学科于一体的二级临床医学学科。从服务的内容来看，全科医学以医疗为核心，提供集医疗、预防、保健、康复、健康教育、计划生育技术指导于一体的全方位卫生服务。从服务机制来看，全科医学强调以人为中心、以家庭为单位、以社区为基础，建立以维护和促进整体健康为目标的长期负责式照顾机制，将医疗、预防、康复与健康促进有机结合，将个体保健和群体保健融为一体。从服务结果上来看，全科医生通过整合相关资源，满足患者对医疗、预防、保健、康复等各方面的需要，实现了全科医学医疗、预防、保健、康复、健康教育等的一体化。

4．个人、家庭、社区一体化　全科医学是将以患者为中心、以家庭为单位、以社区为基础的健康照顾作为基本原则。注重从"个人 - 家庭 - 社区"三个方面调整相互关系和整合维护健康资源，每个个体的健康都与其所处的环境（城市、社区等）、家庭因素、社会背景、生活习惯等密切相关。全科医生面对患者在评价健康时，不仅要考虑患者的生理疾病，还要考虑患者的家庭因素（结构、角色、生活周期、生活习惯、生活压力事件等）；在为患者制订预防和管理方案时，要充分利用家庭的资源为患者健康服务，同时要掌握社区的可利用资源，及时消除健康隐患，营造良好的社区健康环境，并且充分利用社区资源，为社区居民提供综合性的服务，不断提高基础医疗的针对性和全科医学的整体性水平。

二、全科医生

（一）全科医生的定义

全科医生（general practitioner）又称家庭医生（family doctor），是全科医疗服务的提供者，是为个人、家庭和社区提供优质、方便、经济有效、一体化的基本医疗卫生服务，进行生命、健康与疾病的全过程、全方位负责式管理的医生。全科医生的服务涵盖不同性别、年龄的对象及其所涉及的生理、心理、社会各层面的健康问题。

不同国家和地区对全科医生的定义有所不同，但在实践中，全科医生是接受过全科医学专门训练，植根于基层医疗服务系统，能够熟练处理居民所面临的常见健康问题的医生，并以预防为导向，进行健康维护与促进，能适时协调会诊和转诊服务。全科医生所服务的人群不分年龄、性别；所服务的对象不仅是针对个体，还包括患者的家庭和所在社区相关人群；所处理的疾病或健康问题涵盖了生理疾病、心理问题、影响健康的社会和家庭问题等；所提供的服务着重解决居民的常见健康问题，能积极主动地为全体居民提供基本医疗和公共卫生服务。在医疗实践中能有效地整合内、外、妇、儿等临床学科的知识和技术，以及利用行为科学、社会科学等方面的最新研究成果。

（二）全科医生的角色

全科医生与其他类别的专科医生不同，他们在社区卫生服务中面对不同服务对象和具体任务时扮演着不同的角色。

1. 对患者及其家庭

（1）临床医生：全科医生首先是临床医生，能够针对患者的健康问题，运用所学临床医学知识和技能进行正确的诊断、治疗和康复。对于不能完全治愈的疾病或健康问题，进行全方位全过程管理，包括疾病并发症的预防、早期发现、干预、康复、临终关怀照顾等。

（2）健康守门人：全科医生往往是居民就诊的首诊医生。为患者提供所需的基本医疗服务，解决大多数人一生中80%～90%的健康问题或疾病。对于少数不能解决的问题或疾病，全科医生通常选择会诊和转诊给适当的专科医生，起到协调医疗资源的作用。在一些国家的健康保险系统中，全科医生是法定的首诊医生，秉承公正和成本-效益原则，把守医疗资源和医疗保险的"门户"，协调卫生资源的合理分配与使用。

（3）健康教育者和咨询者：全科医生长期服务于居民，对居民群体和个体的健康状况、患病现状、潜在危险因素等具有较为详尽的了解。在工作中负责对健康人群、高危人群、患者个体进行形式多样、科学细致的健康教育工作，并注重健康教育的效果。同时，全科医生有责任为其服务对象提供健康与疾病的咨询服务，聆听患者的患病感受，对各种健康问题提供详细的解释和相关信息，指导服务对象卓有成效地进行自我保健。

（4）协调者：全科医生在诊疗慢性病的并发症、危重疾病、疑难病症时，通常需要组织救护或医疗团队，协调和借助专科医生的帮助，包括请会诊、转诊等。全科医生应具备医疗资源协调者的意识、知识和技能，当患者需要时，全科医生可以帮助协调家庭内外、社区内外的医疗资源及其他医疗相关资源。

（5）管理者：全科医生最了解居民的健康状况和影响健康的各相关因素，并拥有广泛的社会资源，因此最有条件在社区中针对慢性病患者实施系统化、规范化、连续性和综合性的管理计划；同时对健康人和高危人群进行健康评估和管理。此外，全科医生还承担着社区卫生服务团队管理者的角色，根据社区居民健康维护和患者管理情况组建团队，有效维护和促进团队建设，提高居民健康管理的技能和团队服务质量。

（6）患者的朋友：全科医生必须成为患者及其家庭可以信赖的朋友，只有这样，才能得到他们的信任和支持，从而深入了解患者及家庭健康问题，进而有效地帮助个人和家庭解决其健康问题，对患者及其家庭的健康全面负责。

2. 对社会医疗保健与保险体系

（1）守门人：作为首诊医生和医疗保险体系的"门户"，全科医生要用最少的资源尽量解决最多的健康问题或疾病，为患者提供所需的基本医疗保健，将大多数患者的问题在社区解决，为少数需要专科医疗者有选择地联系会诊/转诊；向保险系统登记注册，取得"守门人"的资格，并严格依照有关规章制度和公正原则、成本-效果原则从事医疗保健活动，与保险系统共同实施基本医疗保险。

（2）团队管理与教育者：全科医生作为社区卫生服务团队的核心人物，在日常医疗保健工作中管理人、财、物，协调各种人际关系及社会关系，负责团队成员的业务发展和继续教育，保证团队服务质量和学术水平。

（3）组织者：全科医生作为社区健康维护的领导者，动员、组织和协调社区各方面积极因素，协助建立与管理社区健康网络，利用各种场合做好健康促进、疾病预防和全面健康管理工作；建立与管理社区健康信息网络，运用各类形式的健康档案资料协助做好疾病监测和卫生统计工作，推动健康的社会环境和家庭环境的建立与维护。

（4）研究者：为了更好地做好社区卫生服务工作，全科医生有必要加强学科和团队建设，针对全科医学理论、教育、技能规范、居民健康需求、居民的健康状况、居民常见健康问题、资源配置、管理效率等方面进行研究,成为一个严谨的科学研究工作者。

(三)全科医生的工作任务

世界各国赋予全科医生在医疗保健体系的基本功能是一致的,但具体任务又各有不同。国外全科医生的工作任务中更加注重对社区居民常见病多发病的诊治、院前急诊急救和转会诊等临床诊疗服务,同时也强调对患者的个体化健康教育。在我国,除了与国外一样强调临床诊疗、健康教育等服务技能外,又根据我国社区卫生服务在不同时期发展的特点强化了公共卫生服务技能。在落实社区卫生服务工作过程中,各地区根据社区卫生服务机构的主要任务,对全科医生的工作任务做了相应的规定,也就是通常所说的"六位一体"社区卫生服务工作内容,即预防、医疗、保健、康复、健康教育、计划生育技术指导。对于社区卫生服务机构来讲,并不一定必须完成"六位一体"的全部服务内容,而是强调在诊疗一个患者时具备"六位一体"的诊疗思维,及时处理自己能够处理的疾病或健康问题,而将自己没有能力或没有把握处理好的疾病或健康问题转诊或请其他专科医生会诊。

目前,在我国不同地区虽然社区卫生服务的发展阶段和水平不同,但综合起来看,一名合格的全科医生应能胜任如下工作:

1. 常见病、多发病的诊疗。
2. 急危重患者的院前急救、转诊与出院后管理。
3. 健康教育与咨询服务。
4. 特殊人群的保健。
5. 家庭医疗服务。
6. 康复医疗服务。
7. 慢性病预防与控制。
8. 协助处理突发公共卫生事件。
9. 传染病管理与控制。
10. 精神疾病的控制与管理。
11. 计划生育咨询与指导。
12. 社区卫生/全科医学服务的管理。
13. 科学研究。
14. 其他工作任务。

随着我国社区卫生服务功能的不断规范和完善,全科医生的工作任务也会更加具体和规范。

(四)全科医生应具备的能力要求

全科医生应具备强烈的人文情怀、扎实的业务功底、出色的管理能力和严谨的科学态度等素质,并具备以下能力:

1. 首诊医生的能力　全科医生需要独立处理80%～90%就诊患者的常见健康问题及疾病,同时能及时识别临床上少见而威胁患者生命安全的疾病和健康问题,并将患者及时、恰当地转诊给相应的专科医生,以保证患者的安全。

2. 以人为中心的服务能力　全科医生需要从全人观念出发,以人为中心,按生命周期各个阶段的卫生保健需求,利用相应的一级、二级预防理论和方法,提供针对性健康促进和健康保护服务。全科医生应具备提供连续性、全面性、可及性和综合性卫生保健服务的能力,满足患者多样化需求,取得最佳的健康结局。

3. 疾病预防和疾病控制能力　全科医生应具有群体预防和公共卫生服务的观念,能够通过社区调查,明确社区人群的主要健康问题,组织协调社区内外资源,为社区重点人群、高危人群和健康人群提供针对性的预防保健服务;对已患病人群尤其是慢性病人群,能够提供有效的干预和控制措施,将临床医学、预防医学、社会学、行为学等研究成果应用于人群健康管理中。

4. 沟通与协调能力　全科医生在日常工作中,需要与患者、患者家庭成员、社区志愿者、社区管理者、专科医生、各类相关专家、卫生行政人员进行有效沟通,协调社区患者诊治与预防工作。

5. 信息管理的能力　全科医生不仅要在医疗实践中有效地收集患者的诊疗信息,还应能够利用网络或其他信息资源,科学、及时、有效地收集有关医学进展与循证医学信息等来指导临床实践,并将所收集到的信息有效地应用于健康管理、疾病干预、社区卫生服务管理实践中。

6. 社区卫生服务管理能力　全科医生作为社区卫生服务团队的骨干和领导者，不仅要对团队的业务服务质量进行管理，还要参与整个社区卫生服务机构人、财、物的管理。

7. 自主学习和教学能力　全科医生长期在社区环境中工作，到其他医疗机构长期进修学习的机会相对较少，为了提高业务技能，多采用短期培训和自学的方式，要充分利用网络信息技术，参与各种形式的学习。全科医生还要承担社区卫生服务技术人员的相关培训工作，应具备一定的教学意识与能力。

三、全科医疗

（一）全科医疗的定义

全科医疗（general medicine）是将全科/家庭医学理论应用于患者、家庭和社区照顾的一种基层医疗专业服务，是社区卫生服务中的主要医疗服务形式。它是一种集合了许多学科领域内容的一体化的临床专业；除了利用其他医学专业的内容外，还强调运用家庭动力学、人际关系、咨询和心理治疗等方面的知识技能提供服务。

美国家庭医生学会对家庭医疗（即全科医疗）的定义是：家庭医疗是一个为个人和家庭提供连续性与综合性卫生保健的医学专业，它是一个整合了生物医学、临床医学与行为科学的宽广专业。家庭医疗的范围涵盖了所有年龄、性别，每一种器官系统和各类疾病实体。

（二）全科医疗的特点

全科医疗是一种基层医疗保健服务，是社区居民为其健康问题寻求卫生服务时最先接触、最经常利用的专业性服务，是整个医疗保健体系的门户和基础，通常把全科医疗称为首诊服务。除了提供优质的诊疗服务，全科医生还应通过家庭访视和社区调查，关注未就医的患者及健康人的需求。全科医疗以相对简便、低廉有效的手段解决社区居民80%～90%的健康问题，并根据需要安排患者及时、适当地利用其他级别或类别的医疗保健服务。

全科医疗的特点包括：①强调连续性、综合性、个体化的照顾；②强调早期发现并处理病患；③强调预防疾病和维持促进健康；④强调在社区场所对患者提供服务，并在必要时协调利用社区内外的其他资源。最大特点是强调对当事人的"长期负责式照顾"，关注的中心是把服务对象作为整体的人，并对其长期负有管理责任。只要全科医生与服务对象建立了某种契约关系，就应随时关注他们的身心健康，对其主观和客观的、即刻与长期的各种卫生需求作出及时的评价和反应；而且无论何时何地都不能放弃这种责任，提供以人为本、以健康为中心、以需要为基础、以需求为导向的主动服务，确保患者在适宜的地点和时间接受最恰当的医疗照顾。

（三）全科医疗在卫生服务系统中的作用

卫生系统的层级是指卫生系统针对具体人群，按卫生机构服务功能的不同而划分的功能层次。基层或社区卫生机构，为所在地区提供基本卫生服务；二级卫生服务机构，常由顾问医生或专科医生提供有选择性的专科服务；三级卫生服务机构，为有限的、需要复杂诊疗技术和设备的人群提供服务，通常以医院服务为主。理想的医疗体系应该向每个人提供公平、可及、全面、持续的卫生服务。世界卫生组织确定基本卫生保健是提供基本医疗服务的最有效途径。

全科医疗是基本卫生服务系统中的主要医疗服务形式，并以其合理使用卫生资源、有效节约卫生经费成为整个卫生保健系统的坚实基础。发展全科医疗是我国医疗卫生事业改革的关键，也是解决医疗卫生事业改革中所遇重要问题的有效方法。全科医疗根据实际情况和背景开展多种服务，尤其重视常见慢性病的防治，通过干预人们的行为和生活方式，为公众提供预防保健指导。

以全科医疗为主的基本卫生服务系统使人们在一个机构就诊就可以解决大部分健康问题，可以更充分利用有限的卫生资源，取得更高的效率和更好的成本、效益。全科医疗在我国卫生事业中具有不可替代的作用，只有坚持推进全科医疗实践，为人民群众提供全方位全周期的健康服务，才能从根本上解决现行医疗卫生服务系统与公共卫生服务需求不相适应的矛盾，满足人民群众日益增长的健康服务需求，真正实现健康中国战略。

（董卫国　朱俊勇）

全科基本技能的内容、分类及应用

一、全科基本技能的内容

全科医生对个人及其家庭提供第一线、连续性、综合性和整体性的医疗服务和公共卫生服务,全科医生所需要掌握的知识和技能应该是基层卫生服务中必需的,不可缺少的,同时足够满足解决基层卫生服务中各种健康问题的需要。因此,全科医生必须具备的基本技能包括临床基本技能和公共卫生服务基本技能。相对于专科医生,全科医生更加强调基本技能的广度,即基本技能的全面性,而专科医生则注重技能的专一性,即技能的深度和前沿发展。因此,就知识结构来讲,全科基本技能和专科医生的技能相比并没有水平的高低,而只是分工的不同、学科领域的不同、工作任务的不同。一个心血管专家也许不会精神病患者的管理,但全科医生却能应付自如,他能利用自己丰富的、多方面的技能为患者提供满意的服务。当然,全科医生也并不是万能的,在涉及专业领域方面也有其知识的局限性,需要专科医生的协助。

全科基本技能对于全科医生至关重要,几乎涉及所有全科医学工作和公共卫生服务工作。在全科基本技能的项目中,既包括用于诊断、治疗的操作技能,也包括公共卫生管理服务中需要应用的技能。

(一)询问病史和体格检查是最基本、最重要的全科基本技能

询问病史和体格检查是全科医生运用最多、最为重要的全科基本技能。早在 30 多年前,美国心血管病专家 Havey 就提出了"五指诊断法",即以五个手指代表五种诊断方法:拇指代表病史,示指代表体格检查,其余三指分别代表心电图、X 线检查和实验室检查。尽管当时美国已经有许多先进的仪器检查方法,如二维超声、心血管造影等新技术,但是,Havey 非常形象地用五个手指中具有最重要功能的拇指和示指,来比喻病史和体格检查的重要性,说明两者是构成诊断的最基本要素,在诊断疾病时居于首要地位。

在全科医学工作中,全科门诊是最主要的医疗活动,根据实际情况,不同程度地运用问诊和体格检查,再经过全科医生的综合分析得到初步诊断,并拟订初步处理意见。只有诊断准确,才能制订正确的治疗方案。虽然全科医生常常需要参考一些其他检查结果,但问诊和体格检查仍然是全科医生最基本和最重要的全科基本技能。细致地询问病史和体格检查不但可以作出全面、准确的诊断,还可能修正其他医院或门诊不正确的诊断。

现场急救也是全科医学工作之一,在急救现场全科医生需要用最快、最简明扼要的问诊及体格检查来进行诊断和处理。急救时的问诊和体格检查尽管不可能系统和完整,但一定要目的明确、重点突出、快速准确。问诊的内容往往围绕最主要的症状进行,如根据头痛、腹痛、出血、昏迷、发热等症状,进行必要的体格检查和实验室检查,即刻作出正确诊断和有效治疗。全科医生在问诊和体格检查的同时,如果发现患者有需要急救处理的紧急情况,如骨折、气胸、内出血、外出血、中毒等,应该立即采取相应的有效措施进行处理。脊椎骨折的固定和搬运、体腔穿刺术、止血包扎、插胃管洗胃等,均是全科医生需要熟练掌握的基本操作技能。

(二)居民健康档案管理是公共卫生服务的重中之重

居民健康档案是记录与居民健康有关资料的系统化文件或资料库,是居民疾病防治、健康保护、健康促进等过程的规范、科学记录。居民健康档案以居民个人健康为核心,贯穿整个生命过程,涵盖各种健

康相关因素,实现多渠道信息动态收集,提供满足居民自我保健和健康管理、健康决策需要的信息资源。

建立系统的居民健康档案可以为全科医生的诊疗活动提供全面而简洁明了的基础资料。这些资料也是全科医生正确理解个人及其家庭健康问题、作出明智临床决策的重要基础。健康档案记录所有家庭成员的就诊过程,为全科医生了解家庭成员之间的相互影响、提供以家庭为单位的卫生服务创造条件。有时,家庭成员的就医行为可以为理解个人及其家庭问题的原因提供重要线索,如某一家庭成员因微小的健康问题而频繁就诊往往提示有严重的家庭功能障碍。健康档案还记录社区中所有健康问题的发生、发展和变化过程,有利于全科医生分析、掌握社区中健康问题的发生、发展规律和变异情况,从而有利于全科医生及时诊断和处理早期出现的健康问题,提高工作效率和服务水平。

健康档案包含系统的预防保健项目,为全科医生提供规划性的预防保健服务奠定基础。健康档案可以及时提醒全科医生已经执行和应该执行什么预防医学计划,并使全科医生可在适当的时候及时地提供有效的预防保健服务,使预防保健计划和服务真正融入全科医生的综合性公共卫生服务中。健康档案的建立还可以促进全科医生的经验积累,全科医生对过去多年积累的居民健康档案进行有意识的分析和总结,可以加快自身的经验积累。通过对全社区建档和档案的有效积累与统计,可以了解所在社区居民健康问题的流行病学特征,以便提供以社区为范围的卫生服务,促进社区的健康发展。

(三)掌握全科基本操作技能的必要性

1. 全科基本技能是全科医学的基础与核心内容 全科医学基本技能学是一门将全科医学各种基本技能整合在一起的课程,是全科医生开展工作的基础,也是全科医生规范化培训和在校医学生学习全科医学课程的基础和核心内容。进行全科基本技能的学习,不但可以提高学生对全科医学的整体认识,巩固所学基础知识,提高学习热情与学习效果,而且有利于培养学生投身于基层卫生事业的责任心和使命感。

2. 全科基本技能是全科医生必须具备的基本功 全科医生最主要的日常工作包括医疗活动和公共卫生服务。医疗活动主要是针对基层常见疾病或特殊情况作出正确的诊断和治疗。在此过程中全科医生需要运用许多全科基本技能进行实践操作。一般情况下,只要实施基本操作技能就能够达到全科诊疗的目的。因此,问诊技巧、体格检查、全科临床思维、常用全科基本操作技术、心电图和基本实验室检查等,始终是全科医生需要掌握的基本功。公共卫生服务也是全科医生重要的日常工作,主要包括健康档案和卫生信息管理、免疫预防、健康教育与促进、慢性病和传染病防治、妇幼保健、计划生育、卫生监督协管等,国家对这些工作的开展都有明确的要求和技术规范,开展这些工作所需要的基本技能也是全科医生必须具备的基本功。

3. 全科基本技能是全科医生规范化培训的重要组成部分 住院医师规范化培训是培养合格临床医师的必经途径,是加强卫生人才队伍建设、提高医疗卫生工作质量和水平的治本之策,是深化医药卫生体制改革和医学教育改革的重大举措。到2020年,我国已经基本建立了住院医师规范化培训制度,所有新进医疗岗位的本科及以上学历临床医师均需接受住院医师规范化培训。全科医生规范化培养以提高临床和公共卫生实践能力为主,在国家认定的全科医生规范化培养基地进行,实行导师制和学分制管理。

(四)学习全科医学基本技能学的意义

作为未来从事全科医学事业的医学生,学习和掌握全科基本技能尤为重要。

1. 学习全科医学基本技能学,有利于医学生了解全科医生作为居民健康"守门人"的重要意义,树立未来从事全科医学的意识。

我国医药卫生事业改革发展的重点就是加强基层医疗卫生工作,提高基本医疗卫生服务的公平性和可及性,而决定基层医疗卫生服务水平的关键就是医疗卫生人才。全科医生作为综合程度较高的医学人才,主要在基层承担预防保健、常见病多发病的诊疗和转诊、患者康复和慢性病管理、健康管理等一体化服务,担负着居民健康的"守门人"的职责。学习全科医学基本技能学,可以促进学生理解全科医生是高素质的基层医生,是国家最急需的人才,有利于引导学生毕业后从事全科医学服务工作,并将全科医生作为自己的终身职业。

2. 学习全科医学基本技能学,有利于医学生了解全科医学的思想、观念、原则及核心知识的技能,培养对全科医学的兴趣。

全科医学作为一门综合性的医学二级学科，以现代的整体医学观和系统整体性的方法论为基础形成其独特的理论体系。医学生学习全科基本技能，了解全科医学的思想、观念、原则和方法，来指导自己的学习和医疗实践，有利于开阔视野，培养医学基本素质，建立服务意识，提高医疗水平。同时医学生通过学习全科基本技能，了解全科医学在国内外的发展现状，以及全科医生在世界各国卫生服务体系中的地位与作用，逐步培养对全科医学的兴趣，为未来可能选择全科医生作为自己的职业奠定基础。

3. 学习全科医学基本技能学，有利于医学生了解全科医生的主要职责，做到有的放矢。

全科医生是接受过全科医学专门训练，能运用全科医学理论、知识和技能，在社区、家庭、诊所或医院向个人和家庭提供优质、便捷、连续性、综合性、协调性、可及性和个体化医疗服务，对生命、健康和疾病的全过程、全方位负责式管理的医生，并为每位服务对象当好健康代理人。全科医生的工作职责也赋予全科医生多种角色，需要全科医生作为全科医学的主要执行者和第一责任者，社区卫生服务的规划者和高职业素质团队的管理者，社区群体与个人预防服务的监控者和实施者，高质量初级卫生服务的组织者和实施者，院后和愈后康复的责任者和指导者，健康教育的宣讲者和全科医学的教育者，全科医学的终身学习者和奉献者。医学生通过学习全科医学基本技能学，了解全科医生的主要职责，有意识地培养各方面的素质和能力，同时能够了解全科医生和专科医生之间的关系，为未来选择职业提供方向性指导。

二、全科基本技能的分类

关于全科基本技能的分类，传统的方法亦是按照学科分类的原则，分为内科、外科、妇产科、儿科、眼科、耳鼻喉科等的基本技能。分得更细致的，在上述学科中又细分为普外、骨科、胸外基本技能等。

全科基本技能应该是每个全科医生都必须掌握的医疗技术。在实际工作中，特别是在急救医疗时，过分强调分科的概念往往会有害无益。因此全科医生必须掌握必要的基本技能，能够进行简单的伤口缝合、急救止血、伤口包扎等。所以，全科基本技能的分类必须打破传统观念，树立新的理念，真正反映它的内涵。我们主张全科基本技能的分类按照其功能和作用分类，这样比较符合实际，大体上可以分为全科医学基本技能和公共卫生服务基本技能。

三、全科基本技能的应用

尽管当前许多新的检查技术和方法层出不穷，但是，在全科医学工作中应用最多的，也是最方便、最有效的方法，仍然是全科基本技能。

1. 日常医疗工作　病史采集与体格检查、静脉穿刺采血、各种注射技术、穿刺术、拆线换药、拔管等。

2. 门诊工作　各种注射技术、门诊小手术等。

3. 现场急救处理　心肺复苏术、吸氧、气管插管、各种注射技术、止血包扎技术、穿刺引流术、骨折固定及伤员搬运技术、洗胃术、导尿术等。

4. 公共卫生服务　健康档案的建立与管理、健康宣教、家庭访视、免疫预防、保健康复、临终关怀、卫生监督协管等。

（董卫国　朱俊勇）

第二篇

全科医学临床基本技能

第一章　全科医疗基本技能

第一节　全科接诊流程训练

随着全科医疗的不断发展,对于全科医生的要求不断提高而趋于全面化,全科医生不仅需要掌握扎实的临床知识、技能和经验,还需要具备个体化接诊和出诊技能。

一、全科接诊

(一)诊前准备

1．诊室环境要干净、明亮、简洁,诊桌、医生与患者的座椅、诊查床及医生洗手盆等布局合理,诊室应为相对独立的空间。

2．诊疗工具准备齐全,包括听诊器、血压计、叩诊锤、指脉氧仪等,必要时准备演示挂图、资料和模型等。

3．整理衣着,保持干净整洁,仪容仪表良好。

4．注意自身姿势、位置,与患者有合适的距离。

5．从导诊与接诊护士处获取患者的基本信息和有价值的信息。

6．微笑、有礼貌地示意患者坐下就诊,检查和完善病历的一般项目,尽可能获得较完整的资料。

(二)以患者为中心的接诊五步骤 LEARN 模式

LEAEN 模式是全科医生在医疗服务过程中以人为中心的重要体现,是需要遵守的基本策略。

1．L(listen)——倾听　具备同理心,收集患者所有健康问题及该患者对此健康问题的认知和理解。

2．E(explain)——解释　详细收集所有可供疾病诊治的资料后,向患者及家属解释对当下健康问题的诊断和看法。

3．A(acknowledge)——容许　在解释和说明病情后,容许患者有机会与医生共同讨论、沟通彼此对病情的看法,使医生和患者对于健康问题看法趋于一致。

4．R(recommend)——建议　医生按照达成的共识提出对患者最佳或最合适的健康教育、检查和治疗建议,让患者参与。

5．N(negotiate)——协商　对于患者存疑的检查和治疗,需要与患者进一步协商,最后确定医患均可接受的方案。

(三)全科医生 BATHE 问诊方式和 SOAP(to BATHE)问诊记录格式

Stuart 和 Liberman 在 1986 年提出全新的全科医疗 BATHE 问诊方式和 SOAP(to BATHE)问诊记录格式,通过这种问诊流程训练方式,全科医生可迅速有效地了解到患者心理、社会问题的核心,提高医患沟通效率。

1．BATHE 问诊方式　是一种开放性问诊方式,通过这种方式,有利于医患深入沟通,对患者心理状态进行有效的评估,使得医疗服务更为有效,强调从以下 5 个方面进行问诊。

B(background)——背景:了解患者的背景、心理和社会状况等。比如"最近过得好吗""新的工作还顺利吗""换个环境现在的生活有改变吗"等。

A（affect）——情感：询问患者近期情绪、情感状态变化。如"最近和家人相处怎么样""这件事对您的心情有很大影响吗"等。

T（trouble）——烦恼：询问现患问题对患者带来的影响。如"最近的烦心事很多吗""目前这个事情让您很担心吗"。

H（handing）——处理：了解患者的自我管理能力。如"发生了现在这个事情，您准备如何处理"。

E（empathy）——移情：即换位体验，站在患者角度对其发生的不幸表示理解和同情，使患者感受到医生对他的理解、支持和关心。如告诉患者"是的，最近您很不容易""确实，换了谁遇到这种事都会这样"等。

2. SOAP 记录格式　用于缓解患者各方面压力，最终达到 BATHE 问诊目的，全科医生常常将 BATHE 问诊和 SOAP 问诊结合使用，更加能体现以人为中心的健康照顾的优点。SOAP 格式包括支持（support）、客观性（objective）、接受（acceptance）、关注现状（present focus）四个方面内容，全科医生需要把患者的问题尽量正常化，使患者建立自信心，引导患者客观地对待健康问题，使患者接受现患问题和其他问题的现实，鼓励患者关注当下。

二、全科出诊

（一）全科出诊的意义与重要性

全科出诊是指全科医护人员到患者家中提供上门医疗服务，包括家庭访视、家庭护理、家庭病床及健康咨询等。随着社会的进步，人们对医疗护理便利与人性化的要求日益提高，家庭出诊已成为社区百姓重要的需求之一。全科出诊对于社区百姓的健康保障具有重大意义，包括有助于发现老年人与慢性病患者的病情变化，有助于社区人群控制血压血糖、预防心脑血管并发症的发生，有利于慢性病的监测和系统用药，从而真正体现全科医学以人为中心、以家庭为单位、以整体健康的维护与促进为方向的长期综合性、负责式照顾的宗旨。

2013 年以来，国务院及国家卫生健康委等部门多次发文，包括《国务院关于加快发展养老服务业的若干意见》《关于推进医疗卫生与养老服务相结合的指导意见》《关于推进家庭医生签约服务的指导意见》等，从政策层面积极支持与推动社区实施上门医疗服务。在患者家中提供诊疗服务能使患者的生活与心理需求都得到更好的照料，还能减轻患者及家属体力和经济的负担。同时，一次高质量的出诊，不单是对一个患者的一次性治疗，还可以成为对一家人，甚至一群人的预防、保健、康复指导的全面咨询服务。随着人口老龄化的加剧，老年人越来越依赖社区医疗服务，全科出诊既减轻子女负担，又使老年人享受到家庭式医疗照顾，全科出诊将成为社区医疗的一项重要工作。

（二）全科出诊的工作内容

社区百姓寻求出诊的问题可能涉及各种各样的情况，绝大多数属于内科症状与疾病，少数为外科、妇产科、皮肤科、耳鼻喉科及精神科等方面的疾病，也可能涉及急诊救治，因此出诊是一次对医护人员临床综合判断能力的考验。全科医生不仅要熟练掌握常见病、多发病的诊治，还要掌握急危重症的救治，并具备良好的心理素质、一定的沟通与协调能力。

出诊医护人员必须对患者属于以下哪种情况作出快速判断：①经现场处置，病情稳定，患者可留在家中；②需要带回到社区医院观察治疗；③病情较重或需要较长时间的治疗，收入社区医院住院；④病情危重，协助患者转入上级医院救治。大多数因年龄大或行动不便要求出诊的患者，都可以通过全科出诊、上门服务解决诊疗问题。

（三）全科出诊的流程与注意事项

1. 出诊人员应至少一医一护两人或两人以上。

2. 如非紧急情况，医护人员在出诊前应查阅患者的健康档案，掌握患者的基本信息，包括既往病情、药物过敏史及家庭状况等，核实患者家庭住址。对出诊风险进行评估，对出诊中可能遇到的情况应有处置预案。

3. 检查出诊箱，出诊箱中应有基本的诊疗工具，包括体温计、血压计、听诊器、叩诊锤、指脉氧仪、血糖仪，以及消毒、清创、缝合等药品与器械，并备好常用的抢救药品。如有条件可携带实时诊疗在线上传设备，或音像采集设备。

4. 依据出诊路程选择合适的交通工具。到达患者家中后，需细致地询问患者情况，并作出快速的综合判断：患者是可以留在家中，或需带回社区医院，还是应立即转上级医院？难以明确诊断时，应向社区上级医生汇报，进行商讨后决定。

5. 耐心向患者和家属解释病情和注意事项，严格遵守各项技术操作规程，针对性开展个体化的诊疗指导与健康宣教，并如实做好出诊记录。

6. 如需在患者家中进行比较特殊的诊疗，尤其是有创性操作（如置入鼻胃管、插入导尿管等）时，必须向患者和家属进行风险告知并签署知情同意书，给出书面处置医嘱与用药清单，避免发生医疗纠纷。必要时，与患者和家属协商后可适当采用录音、录像设备记录诊疗过程，回到医疗机构后将出诊资料归档保存。

7. 出诊比在医疗机构中所承受的风险要高，医护人员需增强法律保护意识，注意人身安全，包括避免被患者家中宠物伤害等。如遇到突发状况，可立即向社区民警寻求帮助；如人身安全受到威胁，可选择立即报警。

（四）全科出诊的风险与规避

全科医护离开医疗机构到患者家中开展诊疗存在较大的安全隐患，且要求上门服务的辖区患者多为高龄、行动不便或病情危重者，医患双方易产生误解、矛盾，导致医疗纠纷，甚至威胁到出诊医护的人身安全。出诊医护对于出诊风险需要高度重视与评估。目前相关的法律法规还较少，相关部门应建立健全相关规章制度，明确社区出诊的对象、服务内容、服务形式及操作规范。医疗机构和医务人员可以购买医疗责任保险，利用保险化解医疗风险。还要制定出诊医疗服务的医保政策，解决全科出诊的医保付费。同时社区医疗机构需要制定一套切合实际的、科学的管理和考核方案，对出诊服务的数量、质量进行量化考核，建立相应的激励机制，提高医护人员出诊的积极性。只有医患双方合法权益均得到保障，全科出诊才能得以健康、持久地发展，全科医护才能真正承担起居民健康"守门人"的职能。

（朱刚艳　廖　斐　董卫国）

第二节　全科临床思维

全科临床思维过程，是指全科医生基于各专科医学知识、技能和临床实践经验，借助科学的临床思维方法，对获得的患者临床资料进行综合分析和逻辑推理，进而作出诊断并进行临床决策的过程。全科临床思维与专科具有相似点，但又具有其独特性，主要体现在以人为中心，具有系统性、整体性，以健康问题为导向，以证据为基础的临床思维模式。

（一）以健康问题为导向的临床思维

在基层医疗卫生体系，全科医学涉及的内容中，健康问题多于疾病，常见病多于少见病及罕见病，研究整体重于研究部分。大多数患者就诊是以症状或者健康问题，而不是因为疾病，多数健康问题处于疾病的早期或未分化阶段，例如有一些症状是一过性的，可能与心理、社会因素有关，属于健康问题，但尚不能构成疾病。鉴于临床问题的特殊性和可利用诊疗资源的有限性，只有少部分健康问题可以诊断、确诊为疾病。因此，全科医生多采用以问题为导向的方法分析、应对和处理患者的健康问题，进而逐渐形成以健康问题为导向的临床思维。在这里，健康问题不仅仅包括患者临床资料如症状和体征、客观实验室检查结果，同时还包含以患者为中心的、与其目前健康或疾病有关的心理、社会、经济、文化等方面的其他问题。

1. 社区常见健康问题　社区居民常见健康问题种类繁多，包括呼吸、消化和泌尿等系统常见的感染，慢性病如高血压、糖尿病、慢性阻塞性肺疾病、缺血性心脏病等，超重与肥胖，吸烟和酗酒，营养不良，记忆力减退，青少年早孕，计划免疫接种等问题，以及经济、社会、家庭等其他问题。此外，还有一些常见的症状，如咳嗽、咳痰、发热、头痛、鼻塞、腹泻、便血、便秘、皮疹、耳鸣、关节疼痛、胸闷、胸痛、尿频等。

2. 社区常见健康问题的临床特点　全科医生在接诊过程中遇到的健康问题，涉及多专科、多因素，常见的健康问题具有以下方面的特点。

（1）大多数健康问题处于疾病早期或未分化阶段。在基层卫生医疗服务体系，大多数患者就诊主诉为症状，症状轻微或只是一过性的、自限性的感觉不适，症状和体征并不特异地指向某种某类疾病，多处于疾病的早期或未分化阶段，在有限的医疗资源条件环境下，全科医生难以作出确切的疾病诊断。在一些严重疾病的早期，具有一定的隐匿性。同时患者受限于自身健康意识、疾病重视程度或其他心理、社会、经济等方面的因素，很少主动就医和去专科就诊，因此要求全科医生具有掌握和处理处于疾病早期或未分化阶段健康问题的能力。

（2）多伴随心理、社会问题。躯体疾病和精神疾病常常互为因果，躯体疾病可以伴随大量心理、社会问题，精神疾病也可以伴随躯体障碍，这在基层医疗卫生服务中十分常见。全科医生必须通过仔细询问病史、背景等，才能发现患者躯体症状所伴随的心理、社会问题。在起初就诊时，患者并不会主动陈述存在的这些心理、社会问题，因此要求全科医生对这些问题必须持有高度敏感性。

（3）健康问题具有广泛性、变异性和隐秘性。专科医生面临的是以专科或器官系统为导向的问题，疾病类型相对固定，但全科医生接诊患者的健康问题非常广泛，可涵盖不同年龄段、性别、多专科或器官系统的各类问题，同一症状可能涉及多个专科、器官系统，可能涉及心理、生物、社会、经济等多因素的健康问题。因而，全科医生面临的健康问题具有广泛性、变异性。此外，这些健康问题可能是急重症的早期表现，也可能是慢性病，或处于疾病未分化阶段，症状轻微或只是一过性的、自限性的不适，因此，全科医生面临的健康问题同时具有一定的隐秘性。

（4）健康问题的原因和影响涉及多个维度。社区医疗服务中，健康问题的原因和影响可能涉及生物、躯体、心理、社会、经济、文化、个人背景等多因素，是这些错综复杂的多因素相互作用的结果。全科医生接诊的是以患者为中心的、涉及多因素多维度的健康问题。

（5）健康问题多于疾病，常见病多于少见病及罕见病。全科医生接诊过程中面对的健康问题或疾病，往往健康问题多于疾病，常见病多于少见病、罕见病。因而要求全科医生不仅要掌握多学科常见疾病的知识和具备处理技能，还需要学习心理学、社会学、行为学等相关的知识和技能，善于发现与患者健康问题或疾病相关的各种不良生活和行为方式，如吸烟、酗酒、作息不规律、高糖高脂饮食、肥胖等，尽早制订干预和治疗的临床综合策略。

（6）多见慢性病。慢性病如高血压、糖尿病、缺血性心脏病、慢性阻塞性肺疾病等在社区医疗体系中十分常见，并且患者可能罹患多种慢性病，长期服用多种药物，或同时存在多种健康问题。慢性病患者是全科医生日常的重要服务对象，全科医生需要掌握常见慢性病诊疗方法并具备处理和管理能力。

3. 全科医生临床主要诊断思维方法　临床医生基本诊断思维方法包括从症状或体征入手、从疾病入手、从系统入手的诊断思维方法。鉴于前文所述全科医学涉及的社区常见健康问题的特点，从症状或体征入手的临床思维方法是全科医生应掌握的主要诊断思维方法，在必要情况下，辅以从疾病或从系统入手的诊断思维方法。从症状入手的诊断方法包括有现场即刻诊断法、刻画诊断法和诊断三联征等多种方法。其中，诊断三联征是由疾病典型症状或体征构成，是全科医生常用的快速识别和诊断疾病症状、体征的方法。

（二）全科医生常用的推理方法与诊断策略

全科医生在社区接诊过程中，首先要掌握常用的临床推理方法，再结合实际情况如接诊健康问题的特点和特殊的诊疗环境等，选择合适的诊断策略，作出最有利于患者的、最适宜的科学诊断和决策。

1. 常用的临床推理方法　推理是从医生获取临床资料或诊断信息以后到形成结论的中间的思维过程。推理分前提和结论两个部分。推理不但是一种思维形式，而且是一种认识各种疾病的方法和表达诊断依据的手段。

（1）演绎推理：是指从带有共性或普遍性的原理出发来推论对个别事物的认识并且导出新的结论，

是从一般到个别的推理方法，获得结论是否正确，取决于所得临床资料的真实性。演绎推理所推导出的临床初步诊断往往是不全面的，因此有其局限性。

（2）归纳推理：是从个别和特殊的临床表现导出一般性或普遍性结论的一种推理方法，是从特殊到一般的推理方法。医生所搜集的每一个诊断依据都是个别的，根据这些诊断依据所提出的临床初步判断，就是由个别而上升到一般，由特殊性而上升到普遍性的过程和结果。

（3）类比推理：是医生认识疾病的一种重要方法。类比推理是指将两个或两个以上在临床表现上有某些相同或相似之处，但也有不同之处的疾病，经过比较、鉴别和推论而确定其中一个疾病的推理方法。临床上经常应用的通过鉴别诊断来认识疾病的方法就属于此类。

（4）概率推理：是指利用特定的症状、体征或诊断试验的诊断价值来确定或排除诊断的推理方法。在临床诊疗过程中，医生根据临床资料作出的可能的诊断往往不是一个，而是多个，一般情况下，会根据每一个诊断可能发生的概率进行排序，形成鉴别诊断列表，随之进一步完善相关资料，查找诊断依据，最终获得最可能的诊断。

（5）模型识别：在临床工作中，有些疾病具有典型特征，是经过临床实践反复证实形成的，当遇到患者的临床表现和检查结果与之相同或相似时，迅速作出初步的诊断，如：出现腹痛、寒战高热、黄疸，考虑急性胆管炎；出现转移性右下腹疼痛，考虑急性阑尾炎。模型识别其实属于类比推理的一种方法，但要注意，临床上存在很多不典型的情况，这时候模型识别法并不适用。

（6）临床预测规则：属于一种模型识别方法，这是根据已明确定义、广泛验证的综合征，通过类比建立初步诊断或进行鉴别诊断、确定，譬如卒中风险预测 ABCD2 评分、深静脉血栓形成的 Wells 评分等。

2. Murtagh 安全诊断策略模型　　澳大利亚著名的全科医学先驱者 John Murtagh 教授，提出了一种适合全科医生的安全诊断策略，我们称为"Murtagh 安全诊断策略"。它采用了 5 个问题的诊断思维模式：患者可能的诊断是什么；是否有严重的、不能被忽略的疾病；是否有漏诊的疾病；患者是否患有其他潜在的、不容易被识别的疾病；患者是不是有什么话还没有说出来。通过这种策略，快速作出常见疾病初步诊断，能尽快识别或排除急性、危重疾病，分析和判断是否可能存在引起某种症状、体征的容易遗漏的疾病。同时，患者可能隐瞒或忽视了一些症状或健康问题，这种情况往往是与心理、社会、经济、背景等多方面相关的问题，也是不容忽视的。由于条件有限，全科医生可能并不能依照常规的通过采集病史、体格检查、分析临床资料作出诊断与鉴别诊断，完善进一步的辅助检查来验证诊断并最终作出临床决策的步骤进行。因此全科医生可通过 Murtagh 安全诊断策略，对患者目前症状或健康问题的最可能病因作出初步诊断，并识别和排除急性、严重或危重性疾病，若需要进一步检查或诊疗，及时转诊至上级医院。

3. 全科医生诊疗注意事项　　在基层医疗实践中，全科医生需要在关键事件点作出最有利于患者当前健康问题的重要决策。在全科医生诊疗中，需要注意以下几方面问题。

（1）识别和排除危及患者生命的健康问题：根据患者症状、体征等临床资料，通过常用的临床推理方法或 Murtagh 安全诊断策略等，能够在疾病早期识别急、重、危及生命的关键健康问题并实现及时转诊，是全科医生需要掌握的基本技能。

（2）及时判断患者症状轻重缓急：全科医生在接诊时，根据患者症状、体征等临床表现，要判断症状的轻重缓急，尤其要判断出急症、重症、危重患者，紧急处理或转诊；器质性问题，需要排除最可能或严重的容易误诊、漏诊的疾病。

（3）其他问题：对于留在基层诊疗服务中心，需要观察和治疗的患者，全科医生需告知其可能的结果，并确认患者知晓，持续观察诊疗情况，在此过程中，一定要动态观察病情变化，不能遗漏重要检查，以免患者生命健康受到威胁。

（三）多病共患案例分析

多病共患是指同时患有两种或两种以上的慢性病。多病共患案例分析是提高全科医生临床思维的重要方法。在国际社区医疗分类法中，SOAP 准则被用来组织结构化的社区医疗病历。SOAP 是全球通用的病历书写程序，能够较好地体现全科医生临床诊疗思维，本部分案例采用这种模式进行探讨和分析。

案例：患者，老年女性，79 岁，2 个月前老伴突然离世，独居，高中学历，退休，身高 153cm，体重 70kg。

1. 主观资料（subjective）

因"间断头晕 5 年，加重 2 个月"前来社区就诊。

患者于 5 年前无明显诱因出现头晕不适，间断发作，时间无规律，无头痛、恶心、呕吐，无黑矇、视物旋转，无摔倒、意识障碍，无耳鸣、耳痛等伴随症状，在家自测血压为 155/80mmHg，于医院就诊测血压为 160/90mmHg，后多次测量血压超过 140/90mmHg，诊断为"高血压"，治疗上予以"氨氯地平 5mg，每日 1 次"，但未规律服药。2 个月前老伴因突发心肌梗死离世后，头晕反复发作，多次自测血压在 160～189/82～96mmHg，伴头沉重感、轻微头痛，伴胸闷、左侧心前区隐痛不适，疼痛程度较轻可耐受，多于劳累或情绪激动后加重，持续数分钟，休息后可缓解，无恶心、呕吐、视物旋转、摔倒等，前来社区就诊。发病以来，因老伴突然心肌梗死离世，母亲也有冠心病，非常担心自身病情，精神差，失眠，饮食较前减少，二便如常，体力体重无明显变化。

有高脂血症、多发腔隙性脑梗死病史多年，服用过降脂药物，具体不详，未规律服用，未定期复查；有高血压病史 5 年，自述"服用氨氯地平 5mg，早上 1 片"，未规律服药，血压未规律监测。否认糖尿病、慢性支气管炎、慢性阻塞性肺疾病等病史，否认肝炎、结核等传染病病史，无手术、外伤史，无药物及食物过敏史，无烟酒史。平素食盐摄入在每日 8g 以上，重油，饮食结构单一，喜食肉食，缺乏锻炼。2 个月前老伴突发心肌梗死离世，儿女定居其他省份，独居。母亲 52 岁开始诊断为高血压，有冠心病病史，60 岁发病。

2. 客观资料（objective）

（1）体格检查：体温 36.3℃，脉搏 76 次 /min，呼吸 22 次 /min，血压 180/100mmHg，身高 153cm，体重 70kg，体质量指数（body mass index，BMI）29.9kg/m²。神志清楚，腹型肥胖，精神欠佳，情绪低落，语言流利，自主体位，查体合作。全身皮肤及巩膜未见黄染，浅表淋巴结未触及，双肺呼吸音清，双肺未闻及干、湿啰音，心律齐，心率 76 次 /min，无病理性杂音，腹壁膨隆，腹软，无压痛反跳痛，肝脾肋下未及，双下肢不肿，生理反射健存，病理反射未引出。

（2）辅助检查

实验室检查：血常规、尿常规和大便常规未见明显异常，血生化为谷丙转氨酶 66U/L、谷草转氨酶 59U/L、γ- 谷氨酰转肽酶 33U/L、总胆固醇 6.7mmol/L、甘油三酯 2.0mmol/L、高密度脂蛋白 0.89mmol/L、低密度脂蛋白 4.6mmol/L、尿素氮 6.76mmol/L、肌酐 76μmol/L、空腹血糖 5.7mmol/L、同型半胱氨酸 13.2μmol/L。

3. 问题评估（assessment）

（1）目前诊断：高血压病 3 级（很高危）；冠心病、稳定型心绞痛可能性大；高脂血症；高同型半胱氨酸血症；腔隙性脑梗死；肝功能异常。

（2）目前健康问题

1）危险因素：老年女性，腹型肥胖（腰围大于 85cm），BMI 大于 28kg/m²，摄入盐、油过多，缺乏锻炼，血脂异常，高同型半胱氨酸血症，早发心血管病家族史（母亲 <65 岁诊断高血压、冠心病）。

2）不适症状：间断头晕 5 年，加重 2 个月，近期伴随有胸闷、左侧心前区不适，多于劳累或情绪激动后加重，持续数分钟，休息后可缓解，考虑稳定型心绞痛可能性大，缺乏实验室检查明确冠状动脉情况。

3）既往有血脂异常和高血压病史，服用过降血脂药物（具体不详）、降压药等，但自行停药，依从性差。

4）2 个月前老伴突发心肌梗死离世，生活状态发生了较大改变，出现情绪低落、精神紧张、睡眠障碍，有心理创伤；另外，长时间劳累、熬夜睡眠不足等会导致肝功能轻度异常，需复查肝功能，完善肝脏彩超、肝脏硬度、甲胎蛋白（AFP）、凝血功能等，排除其他因素如脂肪肝、肝硬化、肝炎等导致的肝功能异常。

5）目前独居，儿女定居省外不能陪伴，不利于心理状态调整。

4. 问题处理计划（plan）

（1）诊断计划

1）长程动态血压、动态心电图监测，完善心脏超声心动图、颈动脉血管彩超、头颅磁共振成像

（MRI）等检查；复查肝功能，完善肝脏彩超、肝脏硬度、甲胎蛋白、凝血功能等；完善尿常规、尿蛋白、眼底等检查，明确有无高血压导致的靶器官损害。

2）建议心内科就诊，必要时行冠状动脉 CT 血管成像（CTA）或冠状动脉造影明确诊断。

3）定期复查肝肾功能、血脂、血糖、同型半胱氨酸（HCY）等指标，特别是注意监测经积极启动降血脂治疗后血脂是否达标和药物不良反应。

（2）治疗计划

1）非药物治疗：低盐低脂清淡饮食，食盐量每日 5g 以下，油脂每日摄入 20～30g，多吃新鲜的蔬菜、水果及粗粮等；规律适当锻炼，以可耐受的体力活动为主，持续半小时以上；控制体重，尽可能达到 BMI<24kg/m²，腰围最好控制在 85cm 以内；帮助患者减轻、舒缓精神压力，注意休息，不要劳累。

2）药物治疗：苯磺酸氨氯地平 5mg，每日 1 次，缬沙坦 80mg，每日 1 次，琥珀酸美托洛尔 47.5mg 1/4 片，每日 1 次，根据检查结果进一步调整方案。

（3）全科医生建议：纳入冠心病、高血压、高脂血症、腔隙性脑梗死等多病共患管理计划，建议心内科专科就诊，必要时行冠状动脉 CTA 或冠状动脉造影。

本例患者属于社区多病共患案例，需要长期规范管理。本例患者以"间断头昏 5 年，加重 2 个月"就诊，平素高血压、高脂血症等均未规范用药，因为老伴突发心肌梗死离世、自身母亲有冠心病病史，且独居，非常担心自身身体状况而就诊，存在生理、心理和社会多方面的问题，全科医生作出诊断并提出目前多因素的健康问题。患者精神紧张、失眠，对自己病情不了解，应充分告知患者目前疾病、健康问题，并耐心地进行解释，帮助改善患者的精神和心理状态；对患者高血压进行规范用药管理；结合患者近期症状，考虑稳定型心绞痛可能性大，向患者强调心内科专科就诊的必要性，可待明确诊断后返回社区进行规范管理；患者同时合并有高脂血症应启动降血脂治疗，但患者目前肝功能轻度异常，他汀类降脂药物有引起转氨酶升高、肌痛等不良反应，用药后需动态复查和关注肝功能指标，必要时进一步完善肝脏彩超、肝脏硬度、甲胎蛋白等检查，排除其他因素导致的肝功能异常；合并高同型半胱氨酸血症（轻度），通过合理膳食、增加运动量、减重等方法降低同型半胱氨酸水平，必要时启动药物治疗如补充叶酸、维生素 B₁₂ 或维生素 B₆ 等；多发性腔隙性脑梗死，可通过改善生活方式，积极控制血压、血脂，必要时给予抗血小板聚集治疗等综合性治疗，定期复查头颅 MRI。

（四）周期性健康体检

周期性健康体检是根据不同性别、年龄、职业等健康危险因素、易患疾病和高死亡原因的差异等，运用格式化健康筛查表格，设计的个体化健康检查项目，以期发现高危人群、亚健康状态和早期疾病患者，为其进行健康危险因素评价和制订健康维护计划提供依据。

周期性健康检查具有以下特点：

1．具有针对性和个性化，有利于早期发现健康问题。

2．可于患者因健康问题就诊时实施，便捷，节省时间和医疗成本。

3．在社区，全科医生利用就诊、随访等方式对居民人群实施，取得收益大。

4．有利于全科医生实现对居民的连续性服务，特别是慢性病防治管理。

5．周期性健康体检筛查表格的项目是动态变化、个体化的，医生可根据就诊人性别、年龄、职业等情况或其他特别危险因素进行项目调整。

6．健康筛查经过科学的设计和流行病学的研究，周期性健康检查具有较高的科学性和有效性。

周期性健康检查是社区居民就诊时针对个体的健康危险因素而实施的科学、高效的健康筛查，能够很好地节约医疗成本，并可获得较广覆盖面的收益。

（朱刚艳　董卫国　路孝琴）

问　诊

第一节　问诊一般技能

问诊是采集病史,了解病情发生发展、既往健康等情况的重要方法,是诊断疾病的第一步。它不仅是每个全科医生需要掌握的基本技能,也是评估全科医生临床能力的重要标准。临床上部分常见疾病仅通过问诊即可基本确定诊断,如上呼吸道感染、糖尿病等。

一、问诊的一般要求

1. 问诊环境　适宜的问诊环境有利于患者放松心情,帮助获取全面、完整的病史信息。问诊环境应是一个安静、整洁、光照柔和且隔音良好的相对独立空间,注意尊重患者隐私。

2. 问诊人员　参与问诊的人员最好只有医生和患者本人,即"一医一患"。但对于难以独立完成问诊的特殊患者,如婴孩、老年人、神志不清等患者,应有熟悉患者病情的家属或他人陪同参与问诊。

3. 医患关系　与患者建立良好的医患关系可以提高问诊效率。理想的医患关系模式是"引导 - 合作型"和"共同参与型",这需要医生将患者的利益放在首位,理解并尊重患者的人格;需要患者信任医生的专业能力并尊重医生的决策。

4. 医德要求　严肃认真且细致地问诊是对医生的基本要求,同时应做到对所有患者一视同仁,充分尊重患者隐私,保守患者秘密。对于自己的同道,医生不应随意发表评价。问诊过程中应利用机会对患者及其家属进行有关疾病的教育和健康指导。

5. 问诊方法和技巧　创造宽松和谐的环境,缓解患者紧张情绪;避免使用医学术语,用通俗易懂的词语提问;尽量让患者陈述其认为重要的事情,但不能反复陈述,偏离病情时要委婉打断;询问不同项目时合理使用过渡性语言;根据具体情况使用不同类型的提问,正确使用一般性提问、直接提问和直接选择提问;整个问诊过程应注意自己的仪表、礼节和举止,不应只埋头记录,忽视与患者的视线接触;了解患者的就诊目的、要求和期望,最后告知患者后续诊疗安排及复诊时间。

6. 不同类型的问诊安排

(1)初诊患者:按照首诊病例档案的项目细则,逐条进行详细问诊,并做好病例记录。

(2)复诊的慢性病患者:对于已建立健康档案的慢性病患者,应遵循疾病管理要求进行定期复诊。全科医生在充分了解患者病情后,应重点询问患者自上次就诊后的病情变化和对治疗的依从性。对于诊治过程中遇到的问题,与患者共同商议决定进一步诊治方案。

(3)急症患者:视病情严重程度,将问诊、急救处理、转诊同步进行。待患者病情稳定后再按照上述程序进行详细问诊。

(4)留观、日间病房和住院患者:按照标准病例档案的项目要求和程序问诊,全面了解和掌握患者情况。

(5)需要安排转诊和复诊的患者:全科医生应按照全科与专科在患者诊疗工作中的定位和分工,将问诊、会诊和转诊的工作有效衔接,充分了解患者对转诊和复诊的意愿。并对转诊到专科的患者进行随访,配合完成后续诊疗工作。

二、问诊的内容

1. 一般情况　包括姓名、性别、年龄、籍贯、出生地、民族、婚姻、住址(通信地址)、联系方式、职业、工作单位、就诊科室、入院日期、记录日期、病史陈述者及可靠程度。

2. 主诉　患者的主要症状或体征及其发生以来的时间。记录主诉语言应精练,常用一两句话概括,一般不超过20个字,如"咽痛、高热2日"。

3. 现病史　患病的发生、发展及演变过程。包括以下内容:

(1)起病情况与时间:如起病急、缓等。

(2)主要症状的特点:如部位、性质、持续时间和程度等。

(3)病因与诱因。

(4)病情的发展与演变。

(5)伴随症状:是疾病鉴别诊断的重要依据,如突发剧烈腹痛伴有血尿,多提示是泌尿系统结石。

(6)诊治经过:患者在此之前有无在其他医疗机构就诊,包括具体的诊断结果、治疗措施(所用药物、剂量和疗效)。

(7)一般情况:如精神、体力、食欲、睡眠与大小便等。

4. 既往史　包括既往健康情况、曾患疾病(包括传染病病史)、外伤手术、预防注射及食物药物过敏史等。

5. 系统回顾　按系统询问可能发生的疾病,一般每个系统询问2~4个症状,如有阳性的,再详细询问。主要包括以下内容:

(1)呼吸系统:是否有咳嗽、咳痰、呼吸困难、胸痛等。

(2)循环系统:是否有心悸、心前区疼痛等。

(3)消化系统:是否有反酸、嗳气、腹胀、腹痛等。

(4)泌尿系统:是否有尿频、尿急、尿痛、尿颜色改变等。

(5)造血系统:是否有乏力、头晕、眼花、耳鸣、心悸、肝脾大等。

(6)内分泌系统:是否有畏寒、怕热、多汗、烦渴、多尿、体重改变等。

(7)神经系统:是否有头痛、失眠、嗜睡、晕厥、感觉与定向障碍等。

(8)肌肉骨骼系统:是否有肌肉麻木、疼痛、萎缩,关节肿痛、骨折等。

6. 个人史

(1)社会经历:出生地、居留地等。

(2)职业及工作条件。

(3)习惯与嗜好:烟酒、饮食等。

(4)冶游史。

(5)性生活史:注意患者个人隐私的保护。

7. 婚姻史

8. 月经史

9. 生育史

10. 家族史

(朱刚艳　陈　平　张黎军)

第二节　全科问诊技能

(一)全科问诊方式与技巧

1. 问诊的基本方式　全科医生面临的疾病种类多、复杂且具有不确定性,如何在有限的时间里,明确患者就诊的原因，全面系统地采集病史并作出准确的判断，是全科医生需要不断努力提高的临床基本技能。

（1）BATHE 问诊模式：BATHE 问诊法（背景、情感、烦恼、处理、移情）是临床工作中一种有效的生物 - 心理 - 社会医学问诊模式，能迅速有效地了解到患者心理社会问题的核心。通过集中地询问一些有针对性的问题，从而得到一个简略而综合的回答。

（2）RICE 问诊模式：在全科问诊时也可采用以人为本的 RICE 问诊模式来明确患者的就诊原因、想法、关注和期望。①原因（reason）：患者为什么会来就诊；②想法（ideas）：患者自己认为是出了什么问题；③关注（concerns）：患者担忧什么；④期望（expectations）：患者希望医生帮助做些什么，患者对诊疗过程、治疗方式及治疗结果的期盼。在采用 RICE 模式问诊时可更换问诊问题的顺序，持续探索和询问，深入了解疾病对患者生活的影响，明确患者的问题。

2. 问诊的基本技巧　应仔细询问首发症状开始的确切时间，直至目前的演变过程，有多个症状应确定其先后顺序，询问过程中要注意系统性、目的性，避免连续性、责难性、诱导性、暗示性及反复提问。尽可能核实病史的准确性，询问完病史的每一部分应归纳小结。同时回答患者提问时不能不懂装懂，要尽自己所能提供相关信息。

3. 特殊情况的问诊技巧

（1）缄默与忧伤：仔细观察患者的表情、目光和躯体姿势，为可能的诊断提供线索。态度要好、有耐心，通过各种方式给患者信任感，鼓励其叙述病情，避免过多、过快提问或触及患者的敏感方面。

（2）焦虑与抑郁：给予宽慰、鼓励，必要时做精神方面的检查，提问时限定在主要问题上，偏题太远时马上巧妙打断，分次限定时间问诊。

（3）愤怒与敌意：面对患者的愤怒与敌意，不能发怒，应该采取理解的态度，谨慎询问比较敏感的问题；当患者叙述症状多且无重点时，要尽量抓关键、把握实质，同时还需注意有无精神因素。

（4）说谎和对医生不信任：态度和蔼，耐心倾听，根据所学医学知识判断患者所叙述的病情是否真实；对于文化程度低和有语言障碍的患者，应用通俗易懂的语言，提问速度减慢。

（5）危重和晚期患者：询问病史时要高度浓缩，与体格检查要同时进行，用亲切语言进行交流给予安慰，昏迷患者应向家属询问病史；残疾患者用身体语言或手势问诊，必要时书面提问。

（6）老年人：询问时用简单清楚、通俗易懂的语言，速度要慢。

（7）儿童：需向家长了解患儿病情，结合医学专业知识综合分析，归纳整理后记录。

（8）精神病患者：需向家属及相关人员询问病史。

（二）全科医生应诊能力评估

根据 WHO 专家委员会和各国制定的临床技能分类界定，我国目前对于医生临床实践能力评价主要包括病史采集和病例书写能力、全面体格检查能力、诊断性检查运用和诊断能力、治疗计划的制订能力、临床操作能力、言语表达能力、工作态度和自学能力等。全科医生的工作涉及多方面的知识与能力，这也决定了其评价体系必须是多维度、多方式的，建立系统、全面、标准、规范的全科医生能力评价体系非常重要。国外主要的评价工具包括列斯特评估量表（LAP）、Mass 全面评分表、戴维斯观察代码等。其中 LAP 的使用已经在西方国家得到广泛认可。各国需根据自身国情，制定出合适的评估量表，在合理、客观评价的基础上，进一步探讨提高全科医生应诊能力的策略和方法，从而提高患者满意度，更好地为患者服务。

（陈　平　朱刚艳　董卫国）

第三章

体 格 检 查

第一节　基本检查方法

体格检查是医生运用自体的感官并借助于传统或简便的检查工具来客观地了解和评估患者身体状况的一系列最基本的检查方法。体格检查的方法有视诊、触诊、叩诊、听诊和嗅诊。

一、视诊

视诊大体可分成两个方面：一是全身状态视诊；二是局部视诊。

1. 评价患者的营养状态　营养不良表现为眼窝下陷、皮肤松弛、消瘦等，多见于肿瘤、结核病等慢性消耗性疾病。

2. 体型对诊断疾病有参考意义　无力型者常见于结核病、胃十二指肠溃疡；超力型者有患高血压、冠心病的倾向。

3. 特殊体位是某些疾病的表现　大量心包积液患者常端坐呼吸；肾或胆绞痛患者表现为辗转体位；腹膜炎患者常仰卧屈膝来减轻疼痛。

4. 步态、姿势　有无跛行等对脊柱、四肢、肌肉和神经系统疾病的诊断有一定帮助。

二、触诊

（一）浅部触诊法

一手轻放于被检查的部位，利用掌指关节和腕关节的协调动作，轻柔地进行滑动触摸。浅部触诊适用于体表浅在的病变、关节、软组织，以及浅部的动脉、静脉、神经、阴囊和精索等。

（二）深部触诊法

主要用于检查腹内脏器的大小和腹部异常包块等。深部触诊时，患者平卧、屈膝以松弛腹肌，张口平静呼吸。以一手或两手重叠，由浅入深，逐渐加压以达深部。检查脾脏时可嘱患者采取侧卧位。检查下腹部时，嘱患者排尿，以免充盈的膀胱影响深部触诊或被误认为腹部包块。

1. 深部滑行触诊法　并拢示指、中指、环指指端，逐渐触向腹腔的脏器或包块，做上下左右滑动触摸。如为肠管或条索状包块，则需做与长轴相垂直方向的滑动触诊。该法常用于腹腔深部的包块和胃肠病变的检查。

2. 双手触诊法　检查者左手置于被检查脏器或包块后方，右手中间三指并拢平置于腹壁被检查部位，左手掌将被检查部位或脏器向右手方向推动。该法常用于肝、脾、肾及腹腔肿物的检查。

3. 深压触诊法　以拇指或并拢的 2～3 个手指逐渐深压以探测腹腔深部病变的部位或确定压痛点。检查反跳痛时，在压痛点深压的基础上迅速将手抬起，并询问患者是否疼痛或观察患者是否出现痛苦表情。

4. 冲击触诊法　又称浮沉触诊法，将并拢的 3～4 个手指取 70°～90°，置于腹壁欲检查部位，做数次急速而较有力的冲击动作，此法仅用于大量腹腔积液患者肝脾的触诊。冲击触诊常使患者感到不适,应避免用力过猛。

三、叩诊

(一)叩诊方法

根据叩诊手法与目的不同,分为间接叩诊与直接叩诊,间接叩诊法使用更广。

1. 间接叩诊法   检查者将左手中指第二指节紧贴于叩诊部位,其他手指稍微抬起,不与体表接触,右手手指自然弯曲,以中指指端叩击左手中指第二指骨的前端,叩击方向应与叩诊部位的体表垂直。叩诊时以腕关节与指掌关节的活动为主,避免肘关节及肩关节参与运动。叩击动作要灵活、短促、富有弹性,叩击后右手立即抬起。一个叩诊部位,每次只需连续叩击2~3下,不能连续不断。

2. 直接叩诊法   检查者用右手中间3指的掌面或指端直接拍击或叩击被检查的部位,借拍击或叩击产生的反响和指下的震动感来判断病变的情况。

(二)叩诊音

被叩击的组织或脏器因致密度、弹性、含气量,以及与体表距离的不同,可发出不同的叩诊音,包括清音、鼓音、过清音、浊音和实音(表2-3-1-1)。

表2-3-1-1   叩诊音类型及意义

叩诊音	被叩脏器的类别	正常可出现的部位	病理情况
清音	正常肺部	正常肺部	
鼓音	含大量气体的空腔器官	胃泡、腹部	肺内有巨大空洞、气胸、气腹
过清音	儿童的肺部	正常儿童的肺部(可出现相对过清音)	肺气肿(肺组织含气量增加,弹性减弱)
浊音	被少量含气组织覆盖的实质脏器	心脏、肝脏的相对浊音区	肺炎(肺组织含气量减少)
实音	无肺组织覆盖的心脏或肝脏	心或肝脏的绝对浊音区	大量胸腔积液和肺实变

四、听诊

听诊器分成三部分:耳件、体件及软管。体件有两型:钟型,用来听低音调的声音,如二尖瓣狭窄的隆隆样舒张期杂音;膜型,用来听取高调的声音,如主动脉瓣关闭不全的叹气样舒张早期杂音。

五、嗅诊

嗅诊是以嗅觉来判断异常气味与疾病之间关系的方法。异常气味大多来自皮肤、黏膜和呼吸道的分泌物,胃肠道的呕吐物和排泄物,以及脓液或血液等。

临床中通过嗅诊能够获取具有重要意义的诊断线索。痰液具有恶臭多见于肺脓肿或支气管扩张;呕吐物呈酸臭味,见于幽门梗阻的患者;带刺激性蒜味常见于有机磷中毒;烂苹果味为糖尿病酮症酸中毒的特征等。

（张黎军　金雅磊　葡　蓉）

第二节   常规体格检查

一、全身状态检查

(一)性别

正常人检查第二性征可判断。

(二)年龄

年龄一般通过问诊得知,特殊情况(如昏迷、死亡或隐瞒)需通过观察判断。

（三）生命体征

生命体征包括体温、脉搏、呼吸与血压。

1. 体温（表2-3-2-1）

表2-3-2-1 三种体温测量方法及正常值

项目	口测法	腋测法	肛测法
方法	舌下含5min	腋下夹紧10min	表头涂润滑剂，插入肛门1/2表长，5min
正常值	36.3～37.2℃	36.0～37.0℃	36.5～37.7℃
优缺点	可靠，不能用于婴幼儿或神志不清者	简便、安全，不易发生交叉感染	可靠、安全，可用于小儿及昏迷患者

2. 脉搏 安静状态下，触诊桡动脉搏动30秒，将次数乘2，即得每分钟脉搏；节律不齐计1分钟。

3. 呼吸 观察胸廓起伏，计数呼吸运动30秒，将次数乘2，即得每分钟呼吸次数。

4. 血压测量（表2-3-2-2）

表2-3-2-2 血压测量步骤和方法

步骤	操作方法
1	洗手、戴口罩，携用物至患者床旁，核对、解释
2	取坐位或仰卧位，暴露测量部位（肱动脉最常用），被测肢体伸直、掌心向上并稍外展。被测肢体与心脏处于同一水平（坐位时肱动脉平第四肋软骨，仰卧位时肱动脉平腋中线水平）
3	放平血压计于上臂旁，开启水银槽开关，驱尽袖带内的空气，袖带缠于上臂中部，松紧以能放入一指为宜，袖带下缘距肘窝2～3cm
4	听诊器放在肱动脉搏动最明显处
5	关闭输气球气门，充气至肱动脉搏动音消失，再升高20～30mmHg，然后以4mmHg/s的速度缓慢放气听肱动脉搏动，视线与汞柱凸面在同一水平。听到第一声搏动时，汞柱所指刻度即为收缩压；当搏动音突然变弱或消失时，即为舒张压
6	测量毕，收拾用物、记录、洗手

（四）发育与体型

1. 发育 发育正常者，年龄、智力与体格的成长状态处于均衡一致。成人发育正常的指标包括：

（1）头的长度为身高的1/8～1/7。

（2）胸围为身高的1/2。

（3）双上肢展开后，左右指端的距离与身高基本一致。

（4）坐高等于下肢的长度。

2. 体型 成年人的体型可分为以下三种：

（1）无力型：体高肌瘦、颈细长、肩窄下垂、胸廓扁平及腹上角小于90°。

（2）正力型：身体各部分结构匀称适中，腹上角90°左右，见于多数正常成人。

（3）超力型：表现为体格粗壮、颈粗短、面红、肩宽平、胸围大及腹上角大于90°。

（五）营养状态

营养状态通常根据皮肤、毛发、皮下脂肪、肌肉的发育情况进行综合判断，多采用观察皮下脂肪（前臂屈侧或上臂背侧的下1/3）充实的程度。

1. 营养状态的分级

（1）良好：黏膜红润、皮肤光泽、弹性良好，皮下脂肪丰满而有弹性，皮褶厚度正常或增大，肌肉结实，指甲、毛发润泽，肋间隙及锁骨上窝深浅适中，肩胛部和股部肌肉丰满。体重和体质量指数（BMI）在正常范围内或略高于正常。

（2）不良：皮肤黏膜干燥、弹性降低，皮下脂肪菲薄，皮褶厚度低于正常，肌肉松弛无力，指甲粗糙无光泽、毛发稀疏,肋间隙及锁骨上窝凹陷,肩胛骨和髂骨嶙峋突出。体重和BMI明显低于正常范围。

（3）中等：介于上述两者之间。

2. 营养状态异常　包括营养不良和营养过度。

（1）营养不良：消瘦,体重减轻低于标准体重的10%以上。当体重减轻低于正常10%时称为消瘦,极度消瘦者为恶病质。

（2）营养过度：主要表现为体重增加和性功能障碍。体重超过标准体重20%以上称为肥胖,根据原因不同肥胖可分为外源性和内源性。

1）外源性肥胖：为摄入热量过多所致,全身脂肪分布均匀,身体各部位无异常改变,有一定遗传倾向。

2）内源性肥胖：主要为某些内分泌疾病所致。如肾上腺皮质功能亢进所致向心性肥胖,以及甲状腺功能减退、肥胖性生殖无能综合征等引起的肥胖。

（六）意识状态

意识状态是指人对周围环境和自身状态的认知与觉察能力,是大脑高级神经中枢功能活动的综合表现。凡能影响大脑功能活动的疾病均可引起程度不等的意识改变,称为意识障碍。根据意识障碍的程度分为嗜睡、意识模糊、谵妄、昏睡和昏迷。

（七）语调与语态

语调是指言语过程中的音调。喉部炎症、结核和肿瘤可引起声音嘶哑,喉返神经麻痹引起音调降低和语音共鸣消失。

语态是指言语过程的节奏。异常时表现为语言节奏紊乱,出现语言不畅,快慢不均,音节不清,见于帕金森病、舞蹈症、手足徐动症等。

（八）面容与表情

由于疾病困扰,患者常有异常的面容和表情（表2-3-2-3）。

表2-3-2-3　面容与表情检查常见异常表现及临床意义

异常面容	临床表现	临床意义
急性面容	面色潮红,兴奋不安,鼻翼扇动,口唇疱疹,表情痛苦	见于急性感染性疾病
慢性病容	面容憔悴、面色晦暗或苍白无华,目光黯淡	见于慢性消耗性疾病（恶性肿瘤、肝硬化、结核等）
贫血面容	面色苍白,唇舌色淡,表情疲惫	见于不同疾病导致的贫血
肝病面容	面色晦暗,额部、鼻背、双颊褐色色素沉着	见于慢性肝病
肾病面容	面色苍白,颜面水肿	见于慢性肾脏病
甲状腺功能亢进面容	面容惊愕,眼裂增宽,眼球突出,目光炯炯,兴奋不安,烦躁易怒	见于甲状腺功能亢进
黏液性水肿面容	面色苍黄,颜面水肿,睑厚面宽,目光呆滞,反应迟钝,眉毛、头发稀疏,舌色淡、肥大	见于甲状腺功能减退
二尖瓣面容	面色晦暗,双颊紫红、口唇轻度发绀	见于风湿性心脏瓣膜病二尖瓣狭窄
肢端肥大面容	头颅增大,面部变长,下颌增大、向前突出,眉弓及两颧隆起。唇舌肥厚,耳鼻增大	见于肢端肥大症
伤寒面容	表情淡漠,反应迟钝,呈无欲状态	见于高热衰竭患者
苦笑面容	牙关紧闭,面肌痉挛,呈苦笑状	见于破伤风
满月面容	面圆如满月,皮肤发红,常伴痤疮和胡须生长	见于皮质醇增多症[库欣综合征（Cushing syndrome）]及长期应用糖皮质激素者
面具面容	面部呆板、无表情,假面具样	见于帕金森病、脑炎等

（九）体位

常见的体位有以下几种：

1. 自主体位　身体活动自如,不受限制。

2. 被动体位 不能自己调整或变换身体的位置。

3. 强迫体位 为减轻痛苦,被迫采取某种特殊的体位(表2-3-2-4)。

表2-3-2-4 强迫体位分类及临床意义

分类	临床意义
强迫仰卧位	仰卧,双腿蜷曲,以减轻腹部肌肉的紧张程度。见于急性腹膜炎等
强迫俯卧位	该体位可减轻脊背肌肉的紧张程度。见于脊柱疾病
强迫侧卧位	胸膜疾病的患者多采取患侧卧位,可限制患侧胸廓活动而减轻疼痛并有利于健侧代偿。见于一侧胸膜炎和大量胸腔积液
强迫坐位	亦称端坐呼吸,患者坐于床沿,两手置于膝盖或扶持床边。见于心、肺功能不全者
强迫蹲位	因呼吸困难和心悸而停止活动并采用蹲踞位或膝胸位以缓解症状。见于先天性发绀型心脏病
强迫停立位	步行时突发心前区疼痛,被迫停下,以右手安抚心前部位,待症状稍缓解后,才继续行走。见于心绞痛
辗转体位	辗转反侧,坐卧不安。见于胆石症、肾绞痛等
角弓反张位	颈及脊背肌肉强直,出现头向后仰,胸腹前凸,背过伸,躯干呈弓形。见于破伤风及小儿脑膜炎

(十)姿势

姿势是指举止的状态。健康人躯干端正,肢体活动灵活适度。颈部活动受限提示颈椎疾病;腹部疾病可有躯干制动或弯曲。

(十一)步态

步态是指走动时所表现的姿态(表2-3-2-5)。

表2-3-2-5 异常步态及其临床意义

分类	临床意义
蹒跚步态	行走时身体左右摇摆似鸭行。见于佝偻病、大骨节病、进行性肌营养不良或先天性双侧髋关节脱位等
醉酒步态	行走时躯干重心不稳,步态紊乱不准确如醉酒状。见于小脑疾病、乙醇及巴比妥中毒等
共济失调步态	起步时一脚高抬,骤然垂落,且双目向下注视,两脚间距很宽,以防身体倾斜,闭目不能平衡。见于脊髓痨
慌张步态	起步后小步急速趋行,身体前倾,有难以止步之势。见于帕金森病
跨阈步态	患足下垂,须抬高下肢才能起步。见于腓总神经麻痹
剪刀步态	移步时下肢内收过度,两腿交叉呈剪刀状。见于脑性瘫痪、截瘫
间歇性跛行	步行中,因下肢突发酸痛乏力,被迫停止行进,休息后方能继续行进。见于高血压、动脉硬化

二、局部状态的检查

(一)皮肤

皮肤是身体与外在环境间的一层屏障,外在环境改变或体内疾病均可造成皮肤生理功能和/或组织结构改变。

1. 颜色(表2-3-2-6)

表2-3-2-6 皮肤颜色、对应临床表现及临床意义

皮肤颜色	临床表现	临床意义
苍白	由贫血或末梢毛细血管痉挛或充盈不足所致	雷诺病、血栓闭塞性脉管炎等
发红	由毛细血管扩张充血、血流加速和红细胞量增多所致	饮酒、发热性疾病及中毒(如阿托品、一氧化碳)、库欣综合征、长期服用糖皮质激素及真性红细胞增多症
发绀	皮肤呈青紫色(舌、口唇、耳郭、面颊及肢端明显),是单位容积血液中还原血红蛋白量增高所致	心、肺疾病,亚硝酸盐中毒等

续表

皮肤颜色	临床表现	临床意义
黄染	皮肤呈黄色	生理:摄入过多胡萝卜素 病理:服用含黄色素药物、黄疸
色素沉着	生理情况下,身体的外露部分,乳头、腋窝、生殖器官、关节、肛周等处皮肤色素较深,掌跖部位皮肤颜色最浅	药物、肾上腺皮质功能减退、肝硬化、肝癌、黑热病、妇女妊娠期、老年等
色素脱失	皮肤黑色素减少	白斑、白癜风及白化病

2. 湿度　皮肤湿度与皮肤的排泌功能有关。排泌功能由汗腺和皮脂腺完成。皮肤干燥见于维生素 A 缺乏、脱水、硬皮病等;手足皮肤发凉且大汗淋漓,见于休克和虚脱患者;阵发性出汗见于自主神经功能紊乱。

3. 弹性　皮肤弹性与年龄、营养状态、皮下脂肪及组织间隙所含液体量有关。以拇指和示指提起手背或上臂内侧皮肤,1～2 秒后松开,观察皮肤皱褶平复速度。迅速平复为弹性正常,平复缓慢为弹性减退,后者常见于长期消耗性疾病、营养不良和严重脱水患者。

4. 皮疹　记录皮疹出现与消失的时间、发生顺序、分布部位、形态大小、颜色,压之是否褪色,平坦或隆起,有无瘙痒及脱屑等(表 2-3-2-7)。

表 2-3-2-7　皮疹的分类、临床表现及临床意义

分类	临床表现	临床意义
斑疹	局部皮肤发红,不凸出皮面	斑疹伤寒、丹毒等
玫瑰疹	鲜红色圆形斑疹,直径 2～3mm,拉紧皮肤或按压皮疹消退,松开复现,多见于胸腹部	伤寒和副伤寒特征性皮疹
丘疹	局部颜色改变,病灶凸出皮肤表面	药疹、麻疹、猩红热及湿疹等
斑丘疹	丘疹周围有皮肤发红的底盘	猩红热、风疹及药疹等
荨麻疹	又称风团,为稍隆起皮肤表面的苍白色或红色的局限性水肿,消退后不留痕迹,为速发型皮肤变态反应	异性蛋白性食物、过敏、虫咬伤等

5. 脱屑　表皮角质层由于新陈代谢脱落形成皮肤脱屑。注意观察有无脱屑及皮屑的类型。

6. 皮下出血　皮下出血分为:小于 2mm 的瘀点,3～5mm 的紫癜,大于 5mm 的瘀斑,片状出血并伴有皮肤显著隆起的血肿。注意鉴别瘀点、皮疹、小红痣:皮疹受压可褪色或消失;瘀点和小红痣受压后不褪色;小红痣稍高于皮面,且表面光滑。

7. 蜘蛛痣与肝掌　皮肤小动脉末端分支性扩张形成血管痣,形似蜘蛛,称为蜘蛛痣,多分布于上腔静脉分布区域内。压迫蜘蛛痣中心,其辐射状小血管网即消退,去除压力后又复现。常见于急、慢性肝炎或肝硬化。慢性肝病患者手掌大鱼际和小鱼际处常发红,加压后褪色,称为肝掌。

8. 水肿　皮下组织的细胞及组织间隙内液体积聚过多称为水肿。手指按压被检查部位皮肤(通常是胫骨前内侧皮肤)3～5 秒,凹陷性水肿指局部受压后可出现凹陷;非凹陷性水肿指局部组织虽然有明显肿胀,但受压后无明显凹陷。根据水肿的轻重将其分为轻、中、重三度。轻度水肿指压后组织轻度下陷,平复较快。中度水肿,指压后可出现明显的或较深的组织下陷,平复缓慢。重度水肿,身体低位皮肤张紧发亮,甚至有液体渗出。胸腔、腹腔等浆膜腔内可见积液,外阴部亦可见严重水肿。

9. 皮下结节　应注意其部位、大小、硬度、活动度、有无压痛等。

10. 瘢痕　指皮肤外伤或病变愈合后结缔组织增生形成的斑块。

11. 毛发　毛发的颜色、粗细、曲直、分布等常与种族、年龄、性别及疾病状态有关,检查时注意毛发的颜色、分布及多少等。

12. 溃疡与糜烂　皮肤缺损或皮肤破坏达真皮或真皮以下者称为溃疡,愈后留有瘢痕。检查时应注意大小、颜色、边缘、基底、分泌物及发展过程等。由于表皮脱落或表皮破损而呈现潮湿面的皮肤损害称为糜烂,愈后不留瘢痕。见于湿疹、接触性皮炎等。

(二)淋巴结

1. 浅表淋巴结的分区及引流范围(表2-3-2-8)

表2-3-2-8 浅表淋巴结的分区及引流范围

淋巴结分区	引流(收集)范围
耳前、耳后、乳突区及枕下淋巴结	头皮
颌下淋巴结	口底、颊黏膜、齿龈等
颏下淋巴结	颏下三角区、唇和舌部
颈深淋巴结上群	鼻咽部
颈下淋巴结下群	咽喉、气管、甲状腺等
锁骨上淋巴结(左侧)	食管、胃等
锁骨上淋巴结(右侧)	气管、胸膜、肺等
腋窝淋巴结	躯干上部、乳腺、胸壁等
腹股沟淋巴结	下肢、会阴等

2. 浅表淋巴结的检查顺序 头颈部淋巴结检查顺序为:耳前、耳后、枕部、颌下、颈前、颈后及锁骨上淋巴结。上肢淋巴结检查顺序为:腋窝淋巴结、滑车上淋巴结。腋窝淋巴结按腋尖群、中央群、胸肌群、肩胛下群和外侧群的顺序进行。下肢淋巴结检查顺序为:腹股沟部(先查上群、后查下群)、腘窝部。

3. 浅表淋巴结的检查方法

(1)颈部淋巴结检查:被检查者头稍低,或偏向检查侧。检查者四指并拢紧贴检查部位,由浅及深进行滑动触诊,一般顺序:耳前、耳后、乳突区、枕骨下区、颈前三角、颈后三角。

(2)锁骨上淋巴结检查:被检查者取坐位或仰卧位,头部稍向前屈,并嘱被检者耸肩。检查者用左手触患者右侧,右手触患者左侧,由浅部逐渐触摸至锁骨后深部。

(3)腋窝淋巴结检查:检查腋窝时面对被检查者。检查者以右手触诊被检查者左侧腋窝,左手检查右侧腋窝,并用另一手将被检查者前臂稍外展。检查腋窝两侧由浅及深至腋窝各部。

(4)滑车上淋巴结检查:左手扶托患者左腕部,屈肘90°,以小指抵在肱骨内上髁上,右手的示指、中指、环指并拢在肱二头肌与肱三头肌间沟中纵行、横行触摸。同法检查右侧。

(5)腹股沟淋巴结检查:被检者平卧,检查者站在被检者右侧。右手四指并拢,以指腹触及腹股沟,由浅及深滑动触诊。先触摸腹股沟韧带下方水平组淋巴结,再触摸腹股沟大隐静脉处的垂直组淋巴结。左右腹股沟对比检查。

4. 浅表淋巴结的检查内容 发现肿大淋巴结时,应注意其部位、大小和形状、数目与排列、表面特性、质地、压痛、移动度,局部皮肤有无红肿、瘢痕及瘘管等。

5. 浅表淋巴结肿大的临床意义

(1)局部淋巴结肿大:常见原因有感染性淋巴结肿大、恶性肿瘤淋巴结转移。左侧锁骨上窝大而坚硬无压痛的淋巴结,称为 Virchow 淋巴结,考虑胃癌或食管癌的转移所致。右锁骨上窝大、硬、不痛的淋巴结考虑肺癌转移所致。

(2)全身性淋巴结肿大

1)感染性疾病:如传染性单核细胞增多症、艾滋病等疾病;病毒感染;布鲁氏菌病、血行播散型肺结核;原虫、寄生虫感染等。

2)结缔组织疾病:如干燥综合征、系统性红斑狼疮等。

3)血液与造血组织疾病:如急、慢性白血病,淋巴瘤等。

三、头部检查

（一）头发及头皮

头发检查应注意头发颜色、疏密度、有无脱发等。头皮检查时应将毛发分开，观察头皮颜色、头皮屑及有无银屑病、脂溢性皮炎、头癣、毛囊炎、痈、疖、血肿及外伤等。

（二）头颅

视诊时应注意大小，外形正常及有无异常活动，对小儿还应注意前囟是否闭合。头围是以软尺自眉间绕到颅后通过枕骨粗隆的周长。

（三）眼

包括眼部形态学及视功能检查。

1. 眼睑　有无睑内翻、下垂、闭合障碍、水肿等。检查上睑结膜嘱患者向下看，检查者将示指放在睑板缘上，拇指放在睑缘中央稍上方，两指轻轻挟提上睑皮肤，在示指向下压的同时，拇指向前上方翻卷，使上睑翻转，固定于眶骨上缘。

2. 结膜　有无充血、苍白。

3. 眼球　有无突出、凹陷及眼球运动。眼球运动：示指按水平向外、外上、外下、水平向内、内上、内下，共6个方向进行，检查每个方向时均从中位开始。

4. 巩膜　正常为瓷白色，注意有无黄染。

5. 角膜　有无混浊、白斑、云翳及溃疡等，角膜反射是否正常。

6. 瞳孔　注意瞳孔大小、形状，双侧是否等圆、等大，对光反射及调节反射等。正常成人瞳孔直径2.5～4mm。

（1）瞳孔形状：青光眼或眼内肿瘤时，瞳孔呈椭圆形；巩膜粘连时形状不规则。

（2）瞳孔大小改变。

1）瞳孔偏小：见于虹膜炎症、有机磷农药中毒、吗啡等药物反应。

2）瞳孔扩大：见于外伤、青光眼、视神经萎缩、阿托品类药物反应；双侧瞳孔散大且对光反应消失为濒死表现。

3）瞳孔大小不等：提示颅内病变，如脑外伤、肿瘤、脑疝。

（3）对光反射：直接对光反射，用手电筒直接照射瞳孔并观察其动态反应，受到光线刺激瞳孔缩小，移开光源后瞳孔复原；间接对光反射，以一手挡在鼻中央，光线照射一眼时，另一眼瞳孔缩小，移开光线，瞳孔复原。

（4）集合反射：嘱患者注视1m以外检查者的示指指尖，将指尖逐渐移近眼球至5～10cm，正常可见双眼内聚，瞳孔缩小，称集合反射。

（四）耳

注意外耳、中耳和乳突。检查乳突处有无红肿、压痛。

（五）口腔

检查时应注意口腔黏膜，麻疹患者可见科氏斑（Koplik spot）（第二磨牙颊黏膜处出现帽针头大小的白色斑点）；艾迪生病（Addison disease）可见口腔黏膜有蓝黑色色素沉着。还应注意口腔气味，糖尿病酮症酸中毒时呼出烂苹果味气体，有机磷农药中毒口腔中能闻到大蒜味。

（六）鼻咽、口咽和喉咽

1. 口咽检查方法　头部后仰，张口发"啊"音，用压舌板在舌的前2/3与后1/3交界处迅速下压，视诊软腭、软腭弓、扁桃体和咽后壁。

2. 扁桃体肿大分三度　超过腭舌弓但不超过腭咽弓者为Ⅰ度；超过咽弓腭者为Ⅱ度；达到或超过咽后壁中线者为Ⅲ度。

（七）腮腺

腮腺体薄而软，触诊时摸不出腺体轮廓。

（八）鼻

观察鼻外形、鼻前庭和鼻腔，检查两侧鼻通气。触诊双侧额窦、筛窦和上颌窦，或叩击鼻窦，询问有无压痛及叩击痛。

四、颈部检查

（一）颈前三角和颈后三角的划分

颈前三角为胸锁乳突肌内缘、下颌骨下缘与前正中线之间的区域；颈后三角为胸锁乳突肌后缘、锁骨上缘与斜方肌前缘之间的区域。

（二）检查患者颈部的姿势与运动

患者做颈部自由活动（直立、屈伸和转动）是否自如，有无头斜颈。

（三）颈部淋巴结尤其是锁骨上淋巴结有无肿大

应注意大小、硬度、活动度。还要注意颈前、颈后有无淋巴结肿大或气体的囊肿。

（四）颈部血管的搏动强弱

立位或坐位时颈静脉不可见，若取 30°～45° 的平卧位静脉充盈度超过正常水平，提示静脉压增高，见于右心衰竭、心包积液、上腔静脉阻塞综合征。

安静时出现增强的颈动脉搏动，见于主动脉瓣关闭不全、甲状腺功能亢进、高血压等。在三尖瓣关闭不全时可出现颈静脉搏动，应注意颈动脉搏动和颈静脉搏动的鉴别，颈静脉搏动一般只要轻压其搏动便可消失。

（五）甲状腺

甲状腺分峡部和侧叶，检查时包括视诊、触诊、听诊。

甲状腺位于甲状软骨下方，正常不易触及。在做吞咽动作时随吞咽上下移动。检查甲状腺时患者取坐位，颈部充分暴露。

1. 视诊　观察甲状腺的大小和对称性。检查时嘱被检查者做吞咽动作，可见甲状腺随吞咽而上下移动。

2. 触诊　分别对甲状腺的两侧叶及峡部进行触诊以明确甲状腺是否肿大、是否对称、有无结节，以及结节的部位、大小、数目、表面性状、质地、活动度、压痛、震颤、波动感等。触诊有两种方法：

（1）双手触诊法：检查者位于患者的背面，右手示指及中指在甲状软骨下气管右侧向左轻推甲状腺右叶，左手示指、中指、环指三指触摸甲状腺左叶轮廓、大小、有无结节等，用同法检查右叶，再以双侧示指和中指指尖触诊甲状腺峡部。双手检查法也可在患者前面进行，检查者以左手拇指置于甲状软骨下气管右侧向左轻推右叶，右手示指、中指、环指三指触摸左叶，换手检查右叶。

（2）单手触诊法：检查者右手拇指置于环状软骨下气管右侧，将甲状腺轻推向左侧，示指、中指、环指三指触摸甲状腺左叶，换手以同样方法检查右叶。

甲状腺肿大可分为三度：不能看出但能触及肿大者为Ⅰ度；既能看到又能触及肿大，但在胸锁乳突肌以内者为Ⅱ度；超过胸锁乳突肌外缘者为Ⅲ度。

3. 听诊　正常甲状腺区听不到血管杂音，检查甲状腺功能亢进患者可以听到连续性血管杂音。

（六）气管

气管位于颈前正中部，检查时医生将示指和环指分别置于两侧胸锁关节上，然后将中指置于气管之上，观察中指是否在示指和环指中间。

五、胸部检查

胸部检查主要包括胸壁、胸廓、乳房、肺与胸膜、心脏检查几个部分。胸部体表标志包括骨骼标志、体表划线及常用的凹陷和分区（表 2-3-2-9）。

表 2-3-2-9 胸部体表标志、划线与分区

体表标志	检查项目	检查方法
骨骼标志	胸骨角	由胸骨柄与胸骨体的连接处向前突起而成,计数肋骨和肋间隙顺序的主要标志
	脊柱棘突	是后正中线的标志,以第 7 颈椎棘突最为突出
	肩胛下角	两上肢自然下垂时,肩胛下角平第 7 或第 8 肋骨水平,作为后胸部计数肋骨的标志
	肋脊角	为第 12 肋骨和脊柱构成的夹角,其前为肾脏和输尿管上端所在的区域
	腹上角	左右肋弓在胸骨下端汇合处所形成的夹角,其后为肝脏左叶、胃及胰腺的所在区域
体表划线	前正中线	通过胸骨正中的垂直线
	锁骨中线	通过锁骨的肩峰端与胸骨端两者中点的垂直线
	腋前线	通过腋窝前皱襞沿前侧胸壁向下的垂直线
	腋中线	自腋窝顶端于腋前线和腋后线之间向下的垂直线
	腋后线	通过腋窝后皱襞沿侧胸壁向下的垂直线
	肩胛线	双臂下垂时通过肩胛下角与后正中线平行的垂直线
	后正中线	通过椎骨棘突,或沿脊柱正中下行的垂直线
凹陷和分区	腋窝	上肢内侧与胸壁相连的凹陷部
	胸骨上窝	胸骨柄上方的凹陷部,正常气管位于其后
	锁骨上 / 下窝	锁骨上 / 下方的凹陷部,相当于两肺上叶肺尖的上 / 下部
	肩胛上区	肩胛冈以上的区域
	肩胛下区	两肩胛下角的连线与第 12 胸椎水平线之间的区域
	肩胛间区	两肩胛骨内缘之间的区域

(一)胸壁、胸廓与乳房

1. 检查方法 胸壁、胸廓与乳房的检查方法以视诊和触诊为主(表 2-3-2-10)。

表 2-3-2-10 胸壁、胸廓与乳房检查部位及方法

检查部位	检查方法
胸壁	视诊:正常胸壁静脉不易显现,无肋间隙回缩或膨隆 触诊:正常一般胸壁无压痛
胸廓	视诊:正常胸廓两侧大致对称,呈椭圆形。成年人胸廓前后径较左右径短,两者比例约为 1:1.5
乳房	视诊:包括对称性、表观情况、乳头、皮肤有无回缩、腋窝和锁骨上窝等 触诊:一般由外上象限开始,左侧沿顺时针,右侧沿逆时针方向进行,最后触诊乳头
腋窝	触诊:一手托住患者的一侧前臂并稍外展,另一只手指尖采取小幅度的旋转,由浅入深、由低到高触诊腋窝五组淋巴结(中央组、外侧腋组、肩胛下组、胸大肌组和腋尖组)

2. 常见异常表现及临床意义(表 2-3-2-11)

表 2-3-2-11 胸壁、胸廓与乳房常见异常表现及临床意义

异常表现	临床意义
胸壁静脉充盈或曲张	见于上腔或下腔静脉阻塞
胸壁压痛	可见于肋间神经炎、肋软骨炎、胸壁软组织炎、肋骨骨折及白血病患者
肋间隙回缩	吸气时肋间隙回缩提示呼吸道阻塞
肋间隙膨隆	见于大量胸腔积液、张力性气胸、严重肺气肿;亦可见于胸壁肿瘤、主动脉瘤、婴儿和儿童心脏明显肿大者
扁平胸	见于慢性消耗性疾病及瘦长体型者
桶状胸	见于严重肺气肿、老年或矮胖体型者
佝偻病胸	多见于儿童,包括佝偻病串珠、肋膈沟、漏斗胸、鸡胸

续表

异常表现	临床意义
胸廓一侧变形	一侧膨隆多见于大量胸腔积液、气胸或一侧严重代偿性肺气肿；一侧平坦或下陷常见于肺不张、肺纤维化、广泛性胸膜增厚和粘连等
胸廓局部隆起	见于心脏明显肿大、心包大量积液、主动脉瘤及胸内或胸壁肿瘤、肋软骨炎和肋骨骨折等
脊柱畸形	常见于脊柱结核等
乳房红肿热痛	提示急性乳腺炎
乳腺橘皮样、乳头回缩	提示乳腺肿瘤可能
男性乳腺增生	常见于内分泌紊乱，如使用雌激素、肾上腺皮质功能亢进及肝硬化等

（二）肺与胸膜

1. 检查方法 肺和胸膜的检查，一般应包括视、触、叩、听四个部分，其中听诊最为重要。

（1）视诊：包括呼吸运动、呼吸频率、节律及深度的变化。

1）呼吸运动：正常男性和儿童以腹式呼吸为主，女性以胸式呼吸为主。

2）呼吸频率、节律和深度的变化：正常成人静息状态下，呼吸频率为 $16\sim18$ 次 /min，呼吸与脉搏之比为 1:4，节律均匀整齐，深浅适宜。

（2）触诊：包括胸廓扩张度、语音震颤和胸膜摩擦感。

1）胸廓扩张度：即呼吸时的胸廓扩张的幅度。检查者双手平置于下前侧胸壁，拇指沿肋缘指向剑突，而手掌和手指伸展。检查后胸廓时，两手平置于患者背部，手掌腕关节处约平第 10 肋骨，拇指与后正中线平行。平静呼吸和深呼吸两种状态均需检查。

2）语音震颤：发声引起的胸壁振动被触及即为语音震颤。其强弱主要取决于气管、支气管是否通畅，胸壁传导是否良好。欲引出语音震颤，可嘱受检者反复发"一、二、三"，或发长"一"音。检查过程中要求受检查者采用同等强度发音以便比较。检查者将双手手指掌面置于受检查者两侧胸壁的对应位置，比较两侧语音震颤的强弱。亦可用手掌尺侧缘进行触诊。

3）胸膜摩擦感：当急性胸膜炎时，因纤维蛋白沉着于两层胸膜，使其表面变粗糙，呼吸时脏层和壁层胸膜相互摩擦，可由检查者的手感觉到，称为胸膜摩擦感。两层胸膜摩擦最易触及的部位是下前侧胸壁，因该处胸廓活动度最大。

（3）叩诊：有间接叩诊和直接叩诊法两种。

1）叩诊音：分类有清音、鼓音、过清音、浊音和实音。

2）正常胸部叩诊音：正常胸部叩诊为清音，其音响强弱和高低与肺脏的含气量的多少、胸壁的厚薄，以及邻近器官的影响有关。一般前胸上部较下部为浊；右肺上部较左肺为浊；背部较前胸部位为浊；右腋下受肝脏的影响叩诊稍浊；而左腋前线下方有胃泡的存在，叩诊呈鼓音，又称为 Traube 鼓音区。

3）肺界叩诊：①肺上界，即肺尖的上界，又称为 Kronig 峡，正常为 $4\sim6$cm；②肺前界，正常的肺前界相当于心脏的绝对浊音区；③肺下界，两侧肺下界大致相同，平静呼吸时位于锁骨中线第 6 肋间隙上，腋中线第 8 肋间隙上，肩胛线第 10 肋间隙上。

4）肺下界移动范围：即相当于呼吸时膈肌的移动范围，正常人为 $6\sim8$cm。一般腋中线和腋后线上的移动度最大。

5）胸部异常叩诊音：正常胸部的清音区范围内出现浊音、实音、过清音或鼓音时则为异常叩诊音，提示存在肺、胸膜、膈或胸壁的病理改变。

（4）听诊：包括正常呼吸音、异常呼吸音、啰音、语音共振和胸膜摩擦音。正常呼吸音有以下几种：

1）气管呼吸音：于胸外气管上面可闻及。

2）支气管呼吸音：正常人于喉部，胸骨上窝，背部第 6、7 颈椎及第 1、2 胸椎附近均可听到。

3）支气管肺泡呼吸音：正常人于胸骨两侧第 1、2 肋间隙，肩胛间区第 3、4 胸椎水平和肺尖前后部可闻及。

4）肺泡呼吸音：正常情况下大部分肺野听到的都是肺泡呼吸音。

2. 常见异常表现及临床意义

（1）呼吸困难：上呼吸道部分阻塞患者，因气流不能顺利进入肺，故当吸气时呼吸肌收缩，造成肺内负压极度增高，从而引起胸骨上窝、锁骨上窝及肋间隙向内凹陷，称为三凹征。因吸气时间延长，又称为吸气性呼吸困难。下呼吸道阻塞患者，因气流呼出不畅，呼气用力，引起肋间隙膨隆，呼气时间延长，称为呼气性呼吸困难。

（2）异常呼吸音：异常呼吸音主要有以下几种。

1）异常肺泡呼吸音：包括肺泡呼吸音减弱或消失；肺泡呼吸音增强；呼气音延长；断续性呼吸音和粗糙性呼吸音。

2）异常支气管呼吸音：即如在正常肺泡呼吸音部位听到支气管呼吸音，则为异常的支气管呼吸音，或称管样呼吸音。

3）异常支气管肺泡呼吸音。

（3）啰音：按性质不同可分为下列两种。

1）湿啰音：又称水泡音，系由于吸气时气体通过呼吸道内的分泌物时，形成的水泡破裂所产生的声音；或为小支气管壁因分泌物黏着而陷闭，当吸气时突然张开重新充气所产生的爆裂音。特点：为呼吸音外的附加音，断续而短暂，一次连续多个出现，于吸气时或吸气终末较为明显，部位恒定，性质不易变，中、小湿啰音可同时存在，咳嗽后可减轻或消失。按音响强度可分为响亮性和非响亮性；按呼吸道腔径大小和腔内渗出物多少可分为粗、中、细湿啰音和捻发音。

2）干啰音：其特点为持续时间长，吸气呼气相均可听到，以呼气相明显，性质、强度及部位均易变，数量上在瞬间可有明显增减。可分为高调（哨笛音）和低调（鼾音）两种。

（4）语音共振：可分为支气管语音、胸语音、羊鸣音和耳语音。

（5）胸膜摩擦音：最常听到的部位是前下侧胸壁（表2-3-2-12）。

表 2-3-2-12 肺与胸膜检查常见异常表现及临床意义

异常表现	临床意义
胸式呼吸减弱，腹式呼吸运动增强	常见于肺炎、严重肺结核、胸膜炎等肺或胸膜疾病
腹式呼吸减弱，胸式呼吸增强	常见于阑尾炎、腹膜炎、大量腹腔积液、肝和脾重度肿大、腹腔内巨大肿瘤和妊娠晚期等
吸气性呼吸困难（三凹征）	常见于气管阻塞，如气管异物
呼气性呼吸困难	常见于支气管哮喘、阻塞性肺气肿
潮式呼吸	常见于脑炎、脑膜炎、颅内高压及某些中毒时
库斯莫尔（Kussmaul）呼吸	常见于严重代谢性酸中毒时
抑制性呼吸	常见于胸部发生剧烈疼痛时
叹息样呼吸	常见于神经衰弱、精神紧张或抑郁症患者
一侧胸廓扩张度受限	见于大量胸腔积液、气胸、胸膜增厚和肺不张等
语音震颤减弱或消失	主要见于肺泡含气量过多，如肺气肿、支气管阻塞、大量胸腔积液或气胸、胸膜高度增厚粘连、胸壁皮下气肿等
语音震颤增强	主要见于肺组织实变，如大叶性肺炎实变期、肺梗死等；接近胸膜的肺内巨大空腔，如空洞型肺结核、肺脓肿等
肺上界变窄或叩诊浊音	常见于肺结核所致的肺尖浸润、纤维性变和萎缩
肺上界增宽	常见于肺气肿
肺下界降低	常见于肺气肿、腹腔内脏下垂
肺下界上升	常见于肺不张、腹内压使膈高升
肺下界移动度减弱	见于肺组织弹性消失，如肺气肿；肺组织萎缩，如肺不张和肺纤维化等；肺组织炎症和水肿

续表

异常表现	临床意义
无法扣得肺下界及移动度	见于胸腔大量积液、积气及胸膜广泛增厚粘连时
异常支气管呼吸音	常由肺组织实变、肺内大空腔和压迫性肺不张等因素引起
异常支气管肺泡呼吸音	常见于支气管肺炎、肺结核、大叶性肺炎初期或在胸腔积液上方肺膨胀不全
胸膜摩擦音	常见于纤维素性胸膜炎、肺梗死、胸膜肿瘤及尿毒症等患者

（三）心脏检查

1. 检查方法　运用视、触、叩、听等检查方法初步判定有无心脏疾病，判断心脏病的病因、性质、部位及程度，在临床上具有重要的意义。

（1）视诊

1）心前区隆起与凹陷：正常人心前区与右侧相应部位对称，无异常隆起及凹陷。

2）心尖搏动：心尖主要由左心室构成。心脏收缩时，心尖冲击心前区胸壁对应部位，使局部肋间组织向外搏动，称为心尖搏动。正常心尖搏动位置在第 5 肋间左锁骨中线内 0.5～1.0cm 处，范围以直径计算为 2.0～2.5cm。一般明显可见。肥胖者或女性乳房垂悬时不易看见，所以临床常常与心尖搏动的触诊相结合来共同判断。心尖搏动的改变主要是心尖搏动位置、强弱及范围的改变。

①心尖搏动位置的改变：生理条件下，心尖搏动位置可因体位改变和体型不同有所变化。仰卧时，心尖搏动略上移；左侧卧位，心尖搏动可左移 2.0～3.0cm；右侧卧位可向右移 1.0～2.5cm；小儿、矮胖体型、妊娠时，心脏横位，心尖搏动向上外移，可达第 4 肋间；瘦长型，心脏呈垂直位，心尖搏动向下移，可达第 6 肋间。

②心尖搏动强度及范围的改变：生理条件下，胸壁增厚（肥胖、乳房大）或肋间变窄时，心尖搏动减弱，搏动范围也减小；胸壁薄（消瘦、儿童）或肋间增宽时，心尖搏动强，范围也较大。此外，在剧烈运动或情绪激动时，由于心搏有力和心率加快，心尖搏动也可增强。

（2）触诊：用触诊法确定心尖搏动的位置、强弱和范围，较视诊更准确，尤其在视诊时看不清心尖搏动的情况下，必须进行触诊方能确定。由于心尖搏动外向运动标志着心室收缩期，内向运动为舒张期，故可以此来帮助确定震颤、心音和杂音的时期。除心尖搏动外，还可用触诊来确定心前区其他部位的搏动。

（3）叩诊：心脏不含气，叩诊呈绝对浊音（实音）。心左右缘被肺遮盖的部分叩诊呈相对浊音，不被肺遮盖的部分叩诊仍呈绝对浊音。叩心界是指叩诊心相对浊音界，一般不要求叩诊心绝对浊音界，因为相对浊音界反映心脏的实际大小，具有重要的临床意义。

1）正常心浊音界：正常人心左界在第 2 肋间，几乎与胸骨左缘一致，第 3 间以下心界逐渐向外形成一个外凸弧形，达第 5 肋间。右界除第 4 肋间处稍偏离胸骨右缘以外，其余各肋间几乎与胸骨右缘一致。正常成人左锁骨中线至前正中线的距离为 8～10cm（表 2-3-2-13）。

表 2-3-2-13　正常心脏相对浊音界（与前正中线的距离）

右 /cm	肋间	左 /cm
2～3	Ⅱ	2～3
2～3	Ⅲ	3.5～4.5
3～4	Ⅳ	5～6
	Ⅴ	7～9

2）心浊音界各部的组成：心左界第 2 肋间处相当于肺动脉段，第 3 肋间为左心耳，第 4、5 肋间为左心室；心右界第 2 肋间相当于升主动脉和上腔静脉，第 3 肋间以下为右心房；心上界相当于第 3 肋骨前端下缘水平，其上即第 2 肋间以上为心底部浊音区，相当于主动脉、肺动脉段，主动脉与左心室交接处向内凹陷，称为心腰；心下界由右心室及左心室心尖部组成。

（4）听诊：听诊心脏时，环境应安静，医生的思想要高度集中，按照规范的方法，仔细而认真地听诊。患者多采取仰卧位，医生站在病床的右侧。如在门诊，也可采取坐位。为了更好地听清和辨别心音或杂音，有时需让患者改变体位，做深吸气或深呼气，或做适当运动（在病情允许时）。

1）心脏瓣膜听诊区：传统的心脏瓣膜听诊区为四个瓣膜五个区。对疑有心脏病的患者还可以听诊其他部位（如颈部、肩胛间区等）（表2-3-2-14）。

表2-3-2-14　心脏瓣膜听诊区及听诊位置

心脏瓣膜听诊区	听诊位置
二尖瓣区	位于心尖部，即左侧第5肋间锁骨中线稍内侧。当心脏增大时，心尖位置向左或左下移位，听诊部位亦随之移位
肺动脉瓣区	在胸骨左缘第2肋间
主动脉瓣区	在胸骨右缘第2肋间
主动脉瓣第二听诊区	在胸骨左缘第3肋间。风湿性心脏瓣膜病联合主动脉瓣关闭不全时的舒张期叹气样杂音在此区听诊较为清晰
三尖瓣区	在胸骨体下端左缘，即胸骨左缘第4、5肋间

2）心脏听诊顺序：心脏听诊的规范顺序是按逆时钟方向依次听诊，即二尖瓣区（心尖部）→肺动脉瓣区→主动脉瓣区→主动脉瓣第二听诊区→三尖瓣区。其他心脏听诊顺序如从心底部开始，后听心尖部。此法区分第一、第二心音较好，适用于在心尖部不易分清第一、第二心音的患者。

3）听诊内容：包括心率、心律、心音、额外心音、心脏杂音及心包摩擦音等。

（5）检查的注意事项

1）一般采取仰卧位或坐位。

2）环境应安静，对于杂音的听诊尤为重要，光线最好是来源于左侧，室温不低于20℃。

3）受检者应充分袒露胸部，绝不可隔着衣服听诊。

4）检查者应全神贯注，按规范的检查手法，一丝不苟地仔细检查。

5）认真做好记录，以便全面分析。

2. 常见异常表现及临床意义（表2-3-2-15）

表2-3-2-15　心脏检查常见异常表现及临床意义

异常表现	临床意义
心前区异常隆起	提示可能为先天性心脏病或儿童时期即患风湿性心脏瓣膜病
心前区膨隆	可见于大量心包积液
鸡胸和漏斗胸	提示可能合并先天性心脏病
心尖搏动增强	见于左心室肥大、甲状腺功能亢进、发热、贫血时
心尖搏动减弱	心肌病变（急性心肌梗死、心肌病等）、心包积液、左侧胸腔大量积液或气胸、肺气肿
负性心尖搏动	粘连性心包炎、右心室明显肥大
胸骨左缘第2肋间心尖搏动	见于肺动脉高压，有时也可见于正常青年人
胸骨左缘第3~4肋间心尖搏动	见于右心室肥大
剑突下心尖搏动	各种原因引起的右心室肥大时，亦可见于腹主动脉瘤
胸骨右缘第2肋间及其邻近部位或胸骨上窝搏动	见于升主动脉瘤或主动脉弓瘤
抬举性搏动	提示左心室肥大
胸骨右缘第2肋间收缩期震颤	常见于主动脉瓣狭窄
胸骨左缘第2肋间收缩期震颤	常见于肺动脉瓣狭窄
胸骨左缘第3、4肋间收缩期震颤	常见于室间隔缺损

续表

异常表现	临床意义
心尖部舒张期震颤	常见于二尖瓣狭窄
胸骨左缘第2肋间连续性震颤	常见于动脉导管未闭
心包摩擦感	提示心包炎
第一心音、第二心音的同时改变：同时增强	可见于胸壁薄或心脏活动增强时，如劳动、情绪激动、贫血等
第一心音、第二心音的同时改变：同时减弱	可见于肥胖、胸壁水肿、胸腔积液、肺气肿、心肌炎及心包积液等
第一心音增强	可见于高热、甲状腺功能亢进及心室肥大、PR间期缩短、心动过速、完全性房室传导阻滞等
第一心音减弱	可见于心肌炎及心肌梗死、二尖瓣关闭不全、主动脉瓣关闭不全
主动脉瓣第二心音增强	可见于高血压、主动脉硬化
肺动脉瓣第二心音增强	可见于二尖瓣狭窄、左心衰竭及肺气肿等
主动脉瓣第二心音减弱	可见于主动脉瓣狭窄或关闭不全
肺动脉瓣第二心音减弱	可见于肺动脉瓣狭窄或关闭不全
第一心音分裂	生理上偶见于儿童与青年；在病理情况下，常见于右束支传导阻滞
第二心音分裂	在健康的儿童和青年可听到，以及任何原因引起一侧心室排血量过多时
舒张期奔马律	多见于高血压心脏病、冠状动脉粥样硬化性心脏病及心肌病等
二尖瓣区收缩期杂音	常见于左心室扩张所致的相对性二尖瓣关闭不全、发热、贫血、甲状腺功能亢进、器质性二尖瓣关闭不全等
主动脉瓣区收缩期杂音	常见于主动脉瓣狭窄、主动脉粥样硬化、高血压心脏病等
肺动脉瓣区收缩期杂音	提示肺动脉瓣狭窄
三尖瓣区收缩期杂音	提示三尖瓣关闭不全
二尖瓣区舒张期杂音	常见于风湿性二尖瓣狭窄、主动脉瓣关闭不全
主动脉瓣区舒张期杂音	提示主动脉瓣关闭不全
肺动脉瓣区舒张期杂音	可出现于二尖瓣狭窄、肺动脉扩张
三尖瓣区舒张期杂音	提示三尖瓣狭窄
连续性杂音	常见于动脉导管未闭
心包摩擦音	可见于风湿性、结核性及化脓性心包炎，心肌梗死及严重尿毒症时

六、腹部检查

（一）腹部的体表标志及分区

1. 体表标志 肋弓下缘、剑突、腹上角、脐、髂前上棘、腹直肌外缘、腹中线、腹部体表下界、肋脊角。

2. 腹部分区

（1）四区分法：通过脐划一水平线及一垂直线，将腹部分为左、右上腹及左、右下腹四区。

（2）九区分法：通过两侧肋弓下缘连线及两侧髂前上棘连线划两条水平线，通过左右髂前上棘至前正中线连线的中点划两条垂直线，四线相交将腹部分为左右上腹部、左右侧腹部、左右下腹部及上腹部、中腹部和下腹部九区（图2-3-2-1）。

（二）视诊

患者排空膀胱，检查者站在患者的右侧，患者取低枕仰卧位，充分暴露腹部，眼睛与患者腹部在同一水平，从侧面呈切线方向观察腹部。

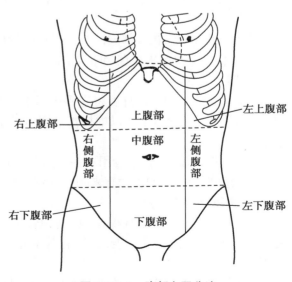

图2-3-2-1 腹部九区分法

1. 腹部外形   正常人腹部外形平坦对称；弥漫性全腹膨隆见于腹腔积液、胃肠胀气或巨大卵巢囊肿等；局部膨隆见于肿块或肿大的脏器等；腹部凹陷如舟状者见于恶病质及严重脱水；局限性凹陷见于手术瘢痕收缩。

2. 腹部呼吸   正常人腹式呼吸运动自如；腹式呼吸运动减弱见于腹膜炎症、腹腔积液、急性腹痛、腹腔内巨大肿物或妊娠等；增强见于胸腔疾病。

3. 腹壁静脉   正常人一般不显露，腹壁静脉怒张见于肝硬化及上、下腔静脉梗阻，通过血流方向鉴别。

4. 胃肠型及蠕动波   正常人一般看不到胃肠蠕动波；胃肠型见于幽门梗阻和肠梗阻。

5. 上腹部搏动   可见于正常较瘦者；病理情况见于腹主动脉瘤、右心室肥大、肝血管瘤等。

6. 腹壁其他情况   皮疹、色素、腹纹、瘢痕、疝、脐部和腹部体毛等。

（三）听诊

1. 肠鸣音   正常人为 4～5 次 /min；超过 10 次 /min 为肠鸣音活跃，同时伴响亮、高亢的金属音为肠鸣音亢进；肠鸣音少于正常为肠鸣音减弱；持续听诊 3～5 分钟未听到肠鸣音，且刺激腹部仍无肠鸣音，为肠鸣音消失。

2. 血管杂音   腹部血管杂音（动脉性和静脉性）（图 2-3-2-2、表 2-3-2-16）。

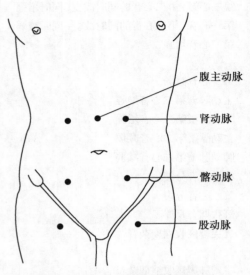

图 2-3-2-2   腹部血管杂音听诊位置

表 2-3-2-16   腹部血管杂音及其临床意义

异常表现	临床意义
动脉性杂音	左、右上腹的收缩期血管杂音，提示肾动脉狭窄；下腹两侧的收缩期杂音，提示髂动脉狭窄；腹主动脉瘤可听到收缩期杂音；肝癌肿块压迫肝动脉或腹主动脉，可听到收缩期吹风样杂音
静脉性杂音	腹壁静脉曲张严重时，闻及连续的嗡鸣声，提示门静脉高压时的侧支循环形成
摩擦音	脾梗死、肝脾周围炎，可在深吸气时于相应部位听到摩擦音
搔刮音	可协助测定肝下缘、微量腹腔积液及扩张的胃界

3. 肝下缘的测定   患者仰卧，医生将听诊器体件用左手固定按压在肝左叶上，右手指沿腹中线自脐部向上轻弹或搔刮腹壁，当搔刮至肝脏表面时，搔刮音明显增强。

（四）叩诊

患者取仰卧位，在腹部的四个区进行叩诊检查。腹部叩诊音分浊音、实音、鼓音，大部分区域为鼓音。手法有间接叩诊法和直接叩诊法。

1. 叩诊手法

（1）间接叩诊法：检查者将左手中指第二指节紧贴于叩诊部位，其他手指稍微抬起，不要与体表接触，右手手指自然弯曲，以中指指端叩击左手中指第二指骨的前端，叩击方向应与叩诊部位的体表垂直。

（2）直接叩诊法：检查者用右手中间 3 指的掌面或指端直接拍击或叩击被检查的部位，借拍击或叩击产生的反响和指下的震动感来判断病变的情况。

2. 腹部叩诊音分布

（1）肝叩诊：①肝上界叩诊，由右锁骨中线各肋间从上至下叩诊，叩诊音由清音转为浊音即肝上界。②肝下界叩诊，肝下界与结肠、胃等空腔脏器重叠，叩诊准确性差。③肝区叩击痛，可见于肝脓肿、肝炎。

（2）胃泡鼓音区叩诊：位于左前胸下部，呈半圆形的鼓音区，为胃内含气所致；此区缩小或消失见于脾大、左侧胸腔积液、心包积液、肝左叶肿大及急性胃扩张或溺水患者。

（3）脾叩诊：左腋中线 9～11 肋间为脾浊音区，宽度 4～7cm。

（4）肾叩诊：正常无肾叩击痛，肾脏病变时有不同程度叩击痛。

（5）膀胱叩诊：一般从脐向下叩至耻骨联合上方，了解膀胱充盈度。

（6）移动性浊音叩诊：根据游离腹腔积液随体位转换而发生浊音区的改变，用来检查有无腹腔积液的存在，一般在 1 000ml 以上才能叩出。

（五）触诊

1. 触诊方法　包括浅触诊法、深部滑行触诊法、双手触诊法、深压触诊法、冲击触诊法、钩指触诊法等。

2. 触诊内容

（1）腹壁紧张度：正常腹壁柔软，紧张度增加见于腹膜炎、血腹、大量腹腔积液。

（2）压痛及反跳痛：正常人无压痛及反跳痛，当腹腔脏器炎症未累及壁腹膜时仅有压痛，若累及壁腹膜即可引起反跳痛，腹膜炎三联征包括腹肌紧张度增加、压痛及反跳痛。

（3）肝脏：正常人肋下不能扪及，少数人可触及肝下缘，但不超过肋下 1cm，剑突下小于 3cm，质软光滑无压痛。肝大可见于肝炎、肝肿瘤、肝脓肿、肝淤血等。应注意肝大小、质地、压痛、表面形态、边缘、搏动及摩擦感。

肝脏触诊方法：用左手拇指置于季肋部，其余四指置于背部，右手自右髂窝沿右锁骨中线，与呼吸配合，向肋缘滑行移动，直至触及肝缘或肋缘（图 2-3-2-3）。如果肋下触及肝脏，必要时宜在右锁骨中线叩出肝上界并测量肝脏的上下径。肝脏大者做肝 - 颈静脉回流征检查。在前正中线触诊肝脏。一般从脐部开始，自下向上滑行移动，与呼吸运动配合，测量肝缘与剑突根部间的距离。

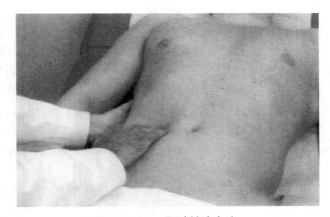

图 2-3-2-3　肝脏触诊方法

（4）胆囊：正常人不能触及，如在右肋下腹直肌外缘触及一梨形或卵圆形张力较高的包块，随呼吸上下移动，即为肿大的胆囊，见于胆囊炎、癌及结石，壶腹癌引起的胆囊肿大无压痛。

墨菲征（Murphy sign）检查：以左手拇指钩压腹直肌外缘与肋弓交界处，其余四指与肋骨交叉，嘱做深吸气，同时注意被检者的面部表情及反应。在吸气过程中发炎的胆囊下移时碰到用力按压的拇指，即可引起疼痛，此为胆囊触痛，如深吸气时患者感觉疼痛并终止吸气称为墨菲征阳性。由于胰头癌压迫胆总管所致的胆道梗阻、黄疸进行性加深，胆囊亦显著增大，但无压痛，称为库瓦西耶征（Courvoisier sign）阳性。

（5）脾脏：正常人脾脏不能触及，临床将脾大分为轻、中、高三度。轻度肿大时，脾下界在左肋下 2cm 以内；中度肿大时，超过 2cm 至脐水平以上；超过脐水平线或前正中线为高度肿大。

脾脏触诊方法：左手掌置于被检者左腰部第 7～10 肋处，右手掌自脐部开始，两手配合，随呼吸运动深部滑行向肋弓方向触诊脾脏，直至触及脾缘或左肋缘。触诊不满意时，可嘱被检者右侧卧位，右下肢伸直，左下肢屈曲再做触诊（图 2-3-2-4、图 2-3-2-5）。如脾大，则测量甲乙线、甲丙线和丁戊线。第一测量（甲乙线）：指左锁骨中线与左肋缘交点至脾下缘的距离。第二测量（甲丙线）：指左锁骨中线与左肋缘交点至脾最远点的距离。第三测量（丁戊线）：指脾右缘与前正中线的距离。

（6）肾脏：采用双手触诊法，正常人一般不能触及，小儿或消瘦者可触及右肾下极。肾脏、输尿管压痛点：季肋点——腹直肌外缘与肋弓交点处，相当于肾盂位置；上输尿管点——脐水平线上腹直肌外缘；中输尿管点——髂前上棘水平腹直肌外缘，相当于输尿管第二狭窄处；肋脊点——背部第 12 肋骨与脊柱的夹角的顶点；肋腰点——背部第 12 肋骨与腰肌外缘的夹角顶点（图 2-3-2-6）。肾及尿路炎症或结石病变时，上述各点可有压痛。

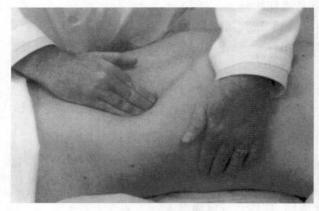

图 2-3-2-4　仰卧位脾脏触诊方法

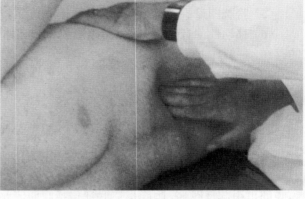

图 2-3-2-5　侧卧位脾脏触诊方法

（7）膀胱：充盈的膀胱可在耻骨上方扪及，呈半球形囊样感，排尿后消失。

（8）胰腺：正常不能触及。

（9）腹部包块：

①正常腹部可触及的包块：腹直肌肌腹及腱划；腰椎椎体及骶骨岬；乙状结肠粪块；横结肠；盲肠；右肾下极；腹主动脉。②异常包块：扪及除上述外的异常包块，需注意包块位置、大小、形态、质地、压痛、搏动、移动度及与腹壁、皮肤的关系。

（10）液波震颤：超过 3 000～4 000ml 液体才能查出。

检查方法：左手掌轻贴被检者右侧腹壁，右手指指腹部叩击左侧腹壁，检查时请被检查者或助手用右手掌尺侧缘压在脐部腹中线上，再叩击对侧腹壁。

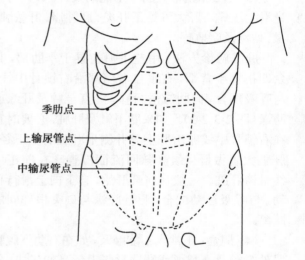

图 2-3-2-6　肾脏、输尿管压痛点

（图中标注）季肋点　上输尿管点　中输尿管点

（11）振水音：正常人在餐后或饮食大量液体时可有上腹振水音，若在清晨空腹或餐后 6～8 小时以上仍有此音则为病理状态，见于幽门梗阻或胃扩张。

检查方法：检查时，左耳凑近被检查者上腹部，或将听诊器的听件放在上腹部，然后用稍弯曲的手指，连续冲击患者的腹部，如听到气体和液体撞击发出的声音，则为振水音。

（六）腹部常见病变的主要症状和体征（表 2-3-2-17）

表 2-3-2-17　腹部常见病变的主要症状和体征

病变	症状和体征
胃、十二指肠溃疡	①上腹痛的特点、部位、性质、节律和季节性及伴随症状不尽相同，如胃溃疡多为餐后痛（30min 内），多为烧灼痛或钝痛，十二指肠溃疡多为空腹痛，可有剧痛或绞痛 ②体征：可有上腹部压痛 ③并发症：出血、穿孔、幽门梗阻和癌变
急性腹膜炎	①分类：弥漫性与局限性，继发性和原发性，无菌性和感染性 ②症状：突发持续性剧烈腹痛，恶心、呕吐及发热等脓毒血症症状，严重时有休克 ③体征：发现患者呈急性危重病容，表情痛苦，被迫采取仰卧位，两下肢屈曲，呼吸频速表浅，腹式呼吸明显减弱或消失，腹壁运动受限，有积液时，腹部膨隆。皮肤弹性减退，脉搏频速而无力，腹肌紧张，腹壁压痛和反跳痛。有胃肠穿孔时肝浊音界缩小或消失，有积液时可叩出移动性浊音。肠鸣音减弱或消失

续表

病变	症状和体征
肝硬化	①症状：消化道及全身症状，无特异性 ②体征：面色灰暗，缺少光泽，皮肤、巩膜多有黄疸，面、颈、上胸部可见毛细血管扩张或蜘蛛痣及肝掌，男性患者可见乳房发育，腹部膨隆，呈蛙腹，可见腹壁静脉曲张，脐疝。脾肋下可扪及，液波震颤阳性。腹腔积液移动性浊音阳性。脐周或剑突下有时可听到静脉营营音
急性阑尾炎	①症状：早期为上腹痛或脐周痛，数小时后，出现定位清楚的右下腹痛 ②体征：右下腹 McBurney 点（阑尾点）有显著而固定的压痛和反跳痛
肠梗阻	①症状：腹部剧烈的阵发性绞痛，呕吐。高位梗阻呕吐早；低位梗阻呕吐出现晚，可出现粪臭味，可出现腹胀，排气排便停止 ②体征：痛苦表情，脱水貌，呼吸急促，脉快，甚至休克，腹膨隆，腹壁紧张，有压痛。绞窄性肠梗阻有反跳痛；机械性肠梗阻可见肠型及蠕动波，肠鸣音活跃、亢进，伴金属音；麻痹性肠梗阻无肠型，肠鸣音减弱或消失

七、肛门、直肠和生殖器检查

（一）男性生殖器

1. 阴茎

（1）包皮：成年人包皮如果不能翻起露出尿道口或阴茎头者称为包茎。多见于先天性包皮口狭窄或炎症、外伤后粘连。如果包皮长度超过阴茎头，但翻起后能露出阴茎头，称为包皮过长。

（2）阴茎头与阴茎颈：检查时应尽量将包皮上翻暴露全部阴茎头及阴茎颈，观察其表面色泽，有无充血、水肿、分泌物及结节等。如有硬结并伴有暗红色溃疡、易出血，或融合为菜花状，应怀疑阴茎癌的可能。阴茎颈是尖锐湿疣的好发部位。

（3）尿道口：检查时用拇指和示指将尿道口分开。如尿道口红肿，附着分泌物或有溃疡，且有触痛，多见于淋病奈瑟球菌或其他病原体感染所致的尿道炎；尿道口狭窄多由先天性畸形或炎症粘连所致；尿道口位于阴茎腹面多由尿道下裂所致。

（4）阴茎大小与形态：成年人阴茎过小见于垂体功能或性腺功能不全患者；在儿童期阴茎过大为"性早熟"现象，真性性早熟见于促性腺激素过早分泌，假性性早熟见于睾丸间质细胞瘤，后者不产生精子。

2. 阴囊

（1）精索：输精管呈串珠状改变见于输精管结核；有挤压痛且局部皮肤红肿多为急性精索炎；靠近附睾的精索触及硬结多由丝虫病所致；精索有蚯蚓团样感为精索静脉曲张的特征。

（2）睾丸：检查时应注意大小、形状、硬度及有无触压痛等，并做两侧对比。睾丸急性肿痛且压痛明显者，多为外伤或急性睾丸炎、流行性腮腺炎、淋病等炎症所致；一侧睾丸肿大、质硬并有结节应怀疑睾丸肿瘤。如果睾丸未降入阴囊内而在腹腔、腹股沟管内或阴茎根部、会阴部等处称为隐睾症。

（3）附睾：慢性附睾炎时可触及附睾肿大，有结节，稍有压痛。急性附睾炎时肿痛明显，常伴有急性睾丸炎，触诊时不易分清附睾和睾丸。如果触及附睾呈结节状之硬块，并伴有输精管增粗且呈串珠状，多为附睾结核。

3. 前列腺

（1）前列腺检查方法：被检者取肘膝卧位，检查者示指戴好指套（或手套），指端涂以润滑剂，缓慢插入被检查者直肠，向腹侧触诊。

（2）前列腺肿大而表面光滑、质韧、无压痛及粘连，见于老年人的良性前列腺肥大；前列腺肿大且有明显压痛，多见于急性前列腺炎；前列腺肿大、质硬，并可触及坚硬结节者，多为前列腺癌。

4. 精囊 精囊病变常继发于前列腺病变，如前列腺炎或积脓累及精囊时，精囊肿胀并有压痛；前列腺结核累及精囊时，可触及精囊表面呈结节状。精囊也是前列腺癌最易侵犯的器官。

（二）女性生殖器

1. 外生殖器

（1）阴阜：阴毛明显稀少或缺如见于性功能减退；如阴毛明显增多，呈男性分布，多与肾上腺皮质功能亢进有关。

（2）大阴唇：未生育妇女两侧自然合拢遮盖外阴；经产妇两侧大阴唇常分开；绝经后常萎缩。

（3）小阴唇：小阴唇红肿、疼痛，常见于炎症；局部色素脱失见于白斑症；若有溃疡可能为癌变。

（4）阴蒂：阴蒂过小见于性发育不全；过大应考虑两性畸形；红肿见于外阴炎症。

（5）前庭：局部红肿、硬结、疼痛或有脓液溢出，多见于炎症。

2. 内生殖器

（1）阴道：如有糜烂、息肉、肥大，常提示有炎症；如有接触性出血和质硬不平应怀疑宫颈癌的可能。

（2）子宫：子宫体积均匀性增大见于妊娠；非均匀性增大见于各种肿瘤。

（3）输卵管：输卵管肿胀、增粗、有结节、弯曲或僵直，且与周围组织粘连、固定、压痛明显者，多见于急、慢性炎症或结核。明显肿大可为输卵管积脓或积水。双侧输卵管病变致管腔狭窄或梗阻者，则难以受孕。

（4）卵巢：绝经后萎缩变小、变硬；增大有压痛常见于炎症。

八、脊柱与四肢检查

（一）脊柱

脊柱的病变主要表现为疼痛、姿势或形态异常，以及活动度受限等，检查时应注意其弯曲度及有无畸形、活动是否受限、有无压痛及叩击痛。

1. 脊柱弯曲度（表2-3-2-18）

表2-3-2-18 脊柱弯曲度检查正常表现及常见异常表现

原因		特点
生理性弯曲		正常人立位时侧面观察脊柱，有四个似"S"形生理弯曲：颈段稍向前凸；腰段有较明显的前凸；胸段稍向后凸；骶椎则有较大幅度的后凸。背后观察：正常时脊柱无侧弯
脊柱后凸	佝偻病	多在小儿或儿童期发病，坐位时胸段呈明显均匀性向后弯曲，仰卧位时弯曲可消失
	脊椎结核	多在青少年时期发病，病变常在胸椎下段及腰椎。椎体破坏、压缩，棘突明显向后突出，形成特征性的成角畸形
	强直性脊柱炎	多见于青年人，病变累及脊柱胸段时可导致脊柱胸段呈弧形后凸，仰卧位时亦不能伸直
	脊椎退行性变	多见于老年人，因椎间盘萎缩及椎体骨质退行性变导致脊椎胸腰段后凸曲线增大，形成驼背
	其他	如外伤致脊椎骨折后造成脊柱后凸，可发生于任何年龄组；青少年胸段下部及腰椎呈均匀性后凸，见于发育期姿势不良或脊椎骨软骨炎
脊柱前凸		多发生在腰椎部位，患者腹部明显向前突出，臀部明显向后突出，多由于晚期妊娠、大量腹腔积液、腹腔巨大肿瘤、髋关节结核及先天性髋关节后脱位所致
脊柱侧凸	姿势性侧凸	脊柱的弯曲度多不固定（尤其是早期），改变体位可使侧凸得以纠正，平卧或向前弯腰时脊柱侧凸可消失。多见于儿童发育期坐立姿势经常不端正、一侧下肢明显短于另一侧、椎间盘突出症、脊髓灰质炎后遗症等
	器质性侧凸	其特点为改变体位不能使侧弯得到纠正，多见于佝偻病、慢性胸膜增厚、胸膜粘连、肩部或胸廓的畸形等

2. 脊柱的活动度

（1）正常活动度：检查脊柱的活动度时应让患者做前屈、后伸、侧弯、旋转等动作，以观察脊柱的活动情况及有无变形。如有脊椎外伤骨折或关节脱位时应避免脊柱活动，以免损伤脊髓。

（2）活动受限：脊柱颈椎、腰椎段活动受限常见于颈部、腰部肌肉肌纤维炎及韧带劳损；颈椎、腰椎骨质增生；颈椎、腰椎骨质破坏（结核或肿瘤浸润）；颈椎、腰椎外伤，骨折或关节脱位；腰椎间盘突出等。

（3）脊柱压痛与叩击痛

1）压痛：患者端坐位，身体稍向前倾，检查者以右手拇指从上而下逐个按压脊椎棘突及椎旁肌肉，正常应无压痛。若存在脊柱压痛提示脊椎结核、椎间盘突出、脊椎外伤或骨折。若存在椎旁肌肉压痛提示腰肌纤维炎、腰肌劳损等。

2）叩击痛：①直接叩击法，用手指或叩诊锤直接叩击各椎体的棘突（多用于胸、腰椎）。②间接叩击法，患者取坐位，医生将左手掌面置于患者头顶部，右手半握拳以小鱼际肌部位叩击左手背，观察患者有无疼痛。存在叩击痛提示脊椎结核、脊椎骨折或椎间盘突出，且病变多在叩击痛部位。

（二）四肢与关节

四肢及关节的检查常运用视诊与触诊，两者相互配合，观察四肢及其关节的形态，肢体位置、活动度或运动情况等。

1. 四肢

（1）形态异常

1）匙状甲：又称反甲，其特点为指甲中央凹陷，边缘翘起，指甲变薄、表面粗糙、干脆有条纹。常为组织缺铁或某些氨基酸代谢紊乱所致的营养障碍，多见于缺铁性贫血、高原疾病，偶见于甲癣及风湿热。

2）杵状指/趾：手指或足趾末端增生、肥厚、呈杵状膨大称为杵状指。其产生的机制可能为肢体末端慢性缺氧、代谢障碍、中毒性损伤等。

（2）足内、外翻：正常人当膝关节固定时，足掌可向内翻、外翻达35°。若足掌部活动受限呈固定性内翻、内收畸形，称为足内翻。足掌部呈固定性外翻、外展，称为足外翻。足外翻或内翻畸形多见于先天性畸形及脊髓灰质炎后遗症。

（3）骨折与关节脱位：骨折可使肢体缩短或变形，局部可有红肿、压痛，有时可触到骨擦感或听到骨擦音。关节脱位后可有肢体位置改变、关节活动受限，如伸屈、内翻、外展或旋转功能发生障碍。

（4）肌肉萎缩：某一肢体的部分或全部肌肉萎缩常见于脊髓灰质炎后遗症、偏瘫、周围神经损伤；双下肢的部分或全部肌肉萎缩多见于多发性神经炎、多肌炎、横贯性脊髓炎、外伤性截瘫、进行性肌萎缩。

（5）下肢静脉曲张：多见于小腿，主要是下肢的浅静脉（大、小隐静脉）血液回流受阻所致，静脉如蚯蚓状怒张、弯曲，久立者更明显。严重者有小腿肿胀感，局部皮肤暗紫、色素沉着，甚至溃疡经久不愈，常见于从事站立性工作者或栓塞性静脉炎。

2. 关节 关节病变时出现红、肿、热、痛，关节可膨大变形，出现功能障碍。临床常见关节形态异常有：

（1）腕关节形态异常

1）腱鞘滑膜炎：腕关节背面和掌面呈结节状隆起、压痛，见于类风湿关节炎、关节结核。

2）腱鞘囊肿：腕关节背面或横侧，为圆形无痛性隆起，触之坚韧，推之可沿肌腱的垂直方向稍微移动。

3）腕关节僵硬：见于类风湿关节炎。

（2）指关节形态异常

1）近端指间关节梭形肿胀：见于类风湿关节炎。

2）爪形手：手指关节呈鸟爪样变形，见于尺神经损伤、进行性肌萎缩。

3）远端指间关节坚硬增生结节（Heberden结节）：见于骨性关节炎。

（3）膝关节形态异常：红、肿、热、痛、功能障碍、积液征，见于类风湿关节炎、骨性关节炎、外伤、结核。

九、神经系统检查

（一）脑神经、运动功能及感觉功能检查

1. 脑神经检查（表2-3-2-19）

表2-3-2-19   脑神经功能及检查方法

脑神经	功能及检查方法
嗅神经	以特殊气味的物品分别测试双侧嗅觉，引起嗅觉障碍提示同侧嗅神经损害，可有创伤、前颅凹占位性病变和脑膜结核等。鼻腔本身疾病也可引起嗅觉障碍
视神经	检查包括视力、视野、眼底检查等
动眼、滑车、展神经	这三对脑神经同司眼球运动，合称眼球运动神经 上睑下垂与眼球运动向内、向上及向下运动受限，均提示动眼神经麻痹。眼球向下及向外运动减弱，提示滑车神经损害。眼球向外转动障碍提示展神经受损。瞳孔反射异常可由动眼神经或视神经受损所致
三叉神经	面部感觉及咀嚼运动由三叉神经支配
面神经	主要支配面部表情肌和具有味觉功能。观察鼻唇沟是否变浅，口角有无低垂或歪向一侧。面神经损害时，舌前2/3味觉丧失
前庭蜗神经	包括前庭及耳蜗神经。检查包括听力及前庭功能检查
舌咽、迷走神经	询问有无吞咽困难、呛咳，观察腭垂是否居中，咽反射及舌后1/3味觉是否正常
副神经	检查胸锁乳突肌与斜方肌是否萎缩，耸肩及转颈运动是否正常
舌下神经	观察舌肌有无萎缩，伸舌有无偏斜

2. 运动功能检查

（1）肌力（表2-3-2-20）

表2-3-2-20   肌力分级及表现

分级	表现
0级	完全瘫痪
1级	可见肌肉轻微收缩，而无关节运动
2级	肢体能在床上水平移动，但不能抬离床面
3级	肢体可以抬离床面，但是不能抵抗阻力
4级	能够抵抗部分阻力
5级	正常肌力

（2）肌张力：肌张力增高分为痉挛性及强直性，分别为锥体束及锥体外系损害所致。肌张力降低见于周围神经炎、前角灰质炎和小脑病变等。

（3）不自主运动：是随意肌不自主收缩所产生的一些无目的的异常动作，多为锥体外系损害的表现。包括震颤、舞蹈样运动及手足徐动等。

（4）共济运动（表2-3-2-21）

表2-3-2-21   共济运动检查项目及方法

检查项目	检查方法
指鼻试验	让被检者手臂外展伸直，再以示指指尖触自己的鼻尖，先慢后快，先睁眼后闭眼，反复进行，观察被检者动作是否稳准
对指试验	让被检者两上肢向外展开，伸出两个示指，再使两示指在前方相碰，先睁眼后闭眼，反复进行，观察动作是否稳准
轮替动作	让被检者伸直手掌，快速做旋前、旋后动作，先睁眼后闭眼，反复进行，观察其协调动作

检查项目	检查方法
跟 - 膝 - 胫试验	让被检者仰卧,上抬一侧下肢,使其足跟放置对侧膝盖上,然后令被检者沿胫骨前缘向下移动,先睁眼后闭眼,反复进行,观察其动作是否稳准
龙贝格征(闭目难立征)	让被检者两足并拢,两臂向前平举,然后闭眼,医生应保护被检者以免摔倒,并观察其有无摇晃或倾倒。如出现摇摆不稳或倾倒为阳性

以上 5 项检查,正常人动作协调,稳准。如果动作不协调,显得笨拙,称为"共济失调",按病损部位分为小脑性、前庭性及感觉性三种。

3. 感觉功能检查

(1)浅感觉:包括痛觉、触觉及温度觉。

(2)深感觉:包括运动觉、位置觉及振动觉。

(3)复合感觉:指皮肤定位觉、两点辨别觉和实体觉等,也称皮质感觉。

4. 自主神经功能检查

(1)眼心反射:眼球加压 20～30 秒后,心率减慢 10～12 次 /min,减慢超过 12 次 /min 提示副交感神经功能增强,心率加快提示交感神经功能亢进,迷走神经麻痹则无反应。

(2)卧立位试验:由卧位到立位脉率增加超过 10～12 次 /min 为交感神经兴奋性增强;由立位到卧位,脉率减慢超过 10～12 次 /min 为迷走神经兴奋性增强。

(3)皮肤划痕试验:用钝头竹签在皮肤上适度加压划一条线,数秒后,皮肤先出现白色划痕(血管收缩)高出皮面,以后变红属正常反应。如白色划痕持续较久,超过 5 分钟,提示交感神经兴奋性增高。如红色划痕迅速出现且持续时间长,提示副交感神经兴奋性增高或交感神经麻痹。

(4)自主神经对内脏器官的作用(表 2-3-2-22)

表 2-3-2-22 自主神经对内脏器官的作用

内脏器官	自主神经作用	
	交感神经作用	副交感神经作用
瞳孔	散大	缩小
唾液腺	分泌少量黏稠唾液	分泌大量稀薄唾液
心	心率加快	心率减慢
冠状动脉	扩张	无明显作用
其他动脉	收缩	影响很小或无
皮肤血管	收缩	扩张
支气管	扩张,黏液分泌减少	收缩,黏液分泌增多
胃肠道	蠕动减慢,分泌减少	蠕动加快,分泌增多
膀胱	内括约肌收缩,排空抑制	内括约肌舒张,排空加强
肾上腺	髓质分泌增多	髓质分泌减少
汗腺	泌汗增多	泌汗减少

(二)神经反射检查

反射是通过反射弧完成的,一个反射弧包括感受器、传入神经元、中枢、传出神经元和效应器等部分。反射弧中任何一部分有病变,都可使反射活动受到影响(减弱或消失)。临床上根据刺激部位,将反射分为浅反射、深反射两部分。

1. 浅反射 刺激皮肤或黏膜引起的反应称为浅反射。

(1)角膜反射:被检查者向内上方注视,医生用细棉签由角膜外缘轻触患者的角膜。正常时被检者眼睑迅速闭合,称为直接角膜反射。刺激一侧角膜,对侧出现眼睑闭合反应称为间接角膜反射。

直接与间接角膜反射皆消失多见于患者三叉神经病变(传入障碍);直接反射消失,间接反射存在见于患侧面神经瘫痪（传出障碍）；角膜反射完全消失见于深昏迷患者。

（2）腹壁反射：嘱患者仰卧，两下肢稍屈，腹壁放松，然后用火柴杆或钝头竹签按上、中、下三个部位轻划腹壁皮肤，受刺激的部位可见腹壁肌收缩。腹壁反射消失多提示不同平面的胸髓受损。

（3）提睾反射：用火柴杆或钝头竹签由下向上轻划股内侧上方皮肤，可引起同侧提睾肌收缩，睾丸上提。

双侧反射消失见于腰髓1～2节病损。一侧反射减弱或消失见于锥体束损害。此外还可见于老年人或局部病变（腹股沟疝、阴囊水肿、睾丸炎等）。

2. 深反射　刺激骨膜、肌腱引起的反应是通过深部感觉器完成的。

（1）肱二头肌反射：医生以左手托扶患者屈曲的肘部，并将拇指置于肱二头肌肌腱上，然后以叩诊锤叩击拇指，正常反应为肱二头肌收缩，前臂快速屈曲。反射中枢在颈髓5～6节。

（2）肱三头肌反射：医生以左手托扶患者的肘部，嘱患者肘部屈曲，然后以叩诊锤直接叩击鹰嘴突上方的肱三头肌肌腱，反应为三头肌收缩，前臂稍伸展。反射中枢在颈髓6～7节。

（3）桡骨骨膜反射：医生左手轻托腕部，并使腕关节自然下垂，然后以叩诊锤轻叩桡骨下端，正常反应为前臂旋前、屈肘。反射中枢在颈髓5～8节。

（4）膝反射：坐位检查时，小腿完全松弛，自然悬垂。卧位时医生用左手在腘窝处托起两下肢，使髋、膝关节稍屈，用右手持叩诊锤叩击髌骨下方的股四头肌腱（图2-3-2-7）。正常反应为小腿伸展。有些患者精神过于紧张、反射引不出，可嘱患者双手扣起，用力拉紧再试即可引出。反射中枢在腰髓2～4节。

（5）跟腱反射：方法为仰卧、髋、膝关节屈曲、下肢外旋外展位，医生用左手托患者足掌，使足呈过伸位，然后以叩诊锤叩击跟腱（图2-3-2-7）。反应为腓肠肌收缩，足向跖面屈曲。反射中枢在骶髓1～2节。

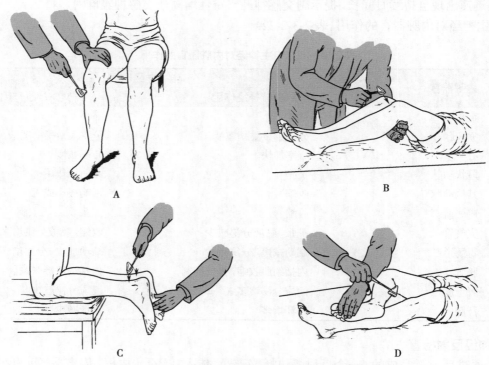

图2-3-2-7　膝反射（A、B）与跟腱反射（C、D）示意图

深反射的减弱或消失多为器质性病变，如末梢神经炎、神经根炎及脊髓前角灰质炎可使反射弧遭受损害。

3. 病理反射　锥体束病损时，失去了对脑干和骨髓的抑制功能，而释放出使踝和跗趾背伸的反射作用。1岁半以下的婴幼儿由于锥体束尚未发育完善，可以出现上述反射现象。成人出现则为病理反射（表2-3-2-23）。

表 2-3-2-23　病理反射检查项目及方法

检查项目	检查方法
Babinski 征 （图 2-3-2-8）	患者仰卧，髋及膝关节伸直，医生手持患者踝部，用钝头竹签由后向前划足底外侧，阳性反应为 跗趾缓缓背伸，其他四趾呈扇形展开
Chaddock 征 （图 2-3-2-9）	竹签在外踝下方由后向前划至趾跖关节处为止，阳性反应同 Babinski 征
Gordon 征 （图 2-3-2-9）	拇指和其他四指分置于腓肠肌部位，以适度的力量捏压，阳性反应同 Babinski 征
Oppenheim 征 （图 2-3-2-9）	拇指及示指沿患者胫骨前缘用力由上向下滑压，阳性反应同 Babinski 征
Conda 征	将手置于足外侧两趾背面，然后向跖面按压，数秒后突然松开，阳性反应同 Babinski 征
Hoffmann 征	医生左手持患者腕关节，右手以中指及示指夹持患者中指，稍向上提，使腕部处于轻度过伸位， 然后以拇指迅速弹刮患者中指指甲，若出现其余四指的掌屈反应为阳性。此为上肢锥体束征， 多见于颈髓病变
阵挛	阵挛是在深反射亢进时，用一持续力量使被检查的肌肉处于紧张状态，则该深反射涉及的肌肉 就会发生节律性收缩

其中前 5 种检查项目的测试方法不同，但结果及其临床意义相同。

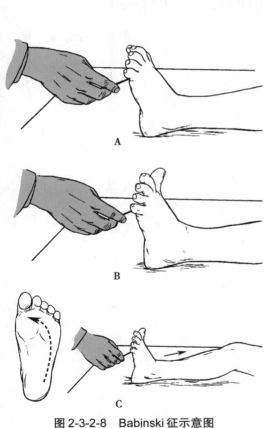

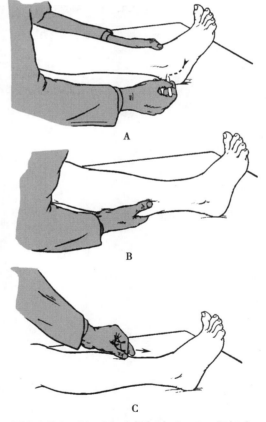

图 2-3-2-8　Babinski 征示意图
A. 阴性表现；B. 阳性表现；C. 手法示意。

图 2-3-2-9　Chaddock 征（A）、Gordon 征（B）、
Oppenheim 征（C）示意图

4. 脑膜刺激征　脑膜受刺激的表现，多见于脑膜炎、脑膜出血、脑脊液压力增加。常见的重要体征如下（图 2-3-2-10）：

（1）颈强直：患者仰卧，检查者以手托扶患者枕部做被动屈颈动作，以测试颈肌抵抗力。

（2）Brudzinski 征：患者仰卧，下肢自然伸直，医生左手托住患者枕部，右手置于患者胸前，然后使

头部前屈,两侧膝关节、髋关节屈曲为阳性。

(3) Kernig 征:患者仰卧,先将一侧髋关节屈成直角,再用手抬高小腿,正常人可将膝关节伸达135°以上。伸膝受限,疼痛、屈肌痉挛为阳性。

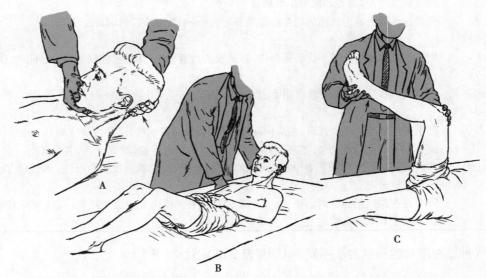

图 2-3-2-10　颈项强直(A)、Brudzinski 征(B)、Kernig 征(C)示意图

(张黎军　金雅磊　廖　斐)

第四章

临床基本技能操作

第一节　内科基本技能操作

一、导尿术

（一）适应证

1. 尿潴留、充溢性尿失禁患者。
2. 获得未受污染的尿标本。
3. 尿流动力学检查，测定膀胱容量、压力、残余尿量。
4. 危重患者监测尿量。
5. 行膀胱检查（膀胱造影、膀胱内压测量图）。
6. 膀胱内灌注药物进行治疗。
7. 腹部及盆腔手术前准备。
8. 膀胱、尿道手术或损伤患者。

（二）禁忌证

1. 急性下尿路感染。
2. 尿道狭窄及先天性畸形无法留置导尿管者。
3. 相对禁忌证为严重全身出血性疾病及女性月经期。

（三）操作规范（表2-4-1-1、表2-4-1-2）

表2-4-1-1　女性导尿术操作步骤及规范

操作步骤	操作规范
准备	医生准备：穿工作服，戴口罩、帽子，洗手
	核对患者信息，如床号、姓名
	自我介绍，告知操作目的，取得配合，签署知情同意书
	评估环境，保护患者隐私
	用物准备：一次性导尿包（导尿管、液状石蜡、棉球、碘伏棉球、10ml注射器、纱布、镊子、引流袋等），一次性中单
操作过程	臀下垫中单
	患者褪去一侧裤腿
	取仰卧位、屈膝外展暴露外阴
	衣物、被褥覆盖双腿
	检查导尿包包装及有效期
	打开导尿包首层，单手戴手套
	消毒顺序：由外向内、由上向下

操作步骤	操作规范
操作过程	依次消毒阴阜、大小阴唇、尿道口,最后一个棉球从尿道口消毒至肛门
	消毒尿道时以手分开小阴唇,暴露尿道外口
	每个棉球仅用于消毒一处、一次,不可重复
	移去清洁外阴物品,脱手套置于医疗垃圾桶内
	于适当位置打开导尿包内层,戴无菌手套
	铺孔巾
	依次消毒,顺序:由内向外,由上向下(尿道口、两侧小阴唇、尿道口)
	检查导尿管球囊完好
	无菌液状石蜡润滑导尿管前端
	分开小阴唇
	嘱患者张口呼吸
	持镊子将导尿管插入 4~6cm
	见尿液流出,再插入 5~7cm(若为一次性导尿为 2~3cm)
	向球囊注入适量生理盐水(根据导尿管上注明的气囊容积向气囊注入等量生理盐水)
	轻拉确定位于膀胱内,再向内插入 1cm
	无菌试管取适量中段尿送尿液检查、尿培养
	引流袋下端封闭,连接导尿管并将引流袋固定于膀胱以下位置
	操作中要随时询问患者感觉,尿潴留患者一次放尿不超过 500ml
	撤臀下中单,脱手套,还原患者衣物、被褥
	整理用物,垃圾分类处理,洗手,记录

表 2-4-1-2　男性导尿术标准操作规程

操作步骤	操作规范
准备	医生准备:穿工作服,戴口罩、帽子,洗手
	核对患者信息,如床号、姓名
	自我介绍,告知操作目的,取得配合,签署知情同意书
	评估环境,保护患者隐私
	用物准备:一次性导尿包(导尿管、液状石蜡、棉球、碘伏棉球、10ml 注射器、纱布、镊子、引流袋等),一次性中单
操作过程	臀下垫中单
	患者褪去一侧裤腿
	取仰卧位、屈膝外展,充分暴露外阴
	衣物、被褥覆盖双腿
	检查导尿包包装及有效期
	打开导尿包首层,单手戴手套
	依次消毒阴阜、阴茎、阴囊
	无菌纱布裹住阴茎包皮向后推暴露尿道外口
	自尿道口向外向后旋转擦拭尿道口、龟头及冠状沟数次
	每个棉球仅用于消毒一处、一次,不可重复
	移去清洁外阴物品,脱手套置于医疗垃圾桶内
	于适当位置打开导尿包内层,戴无菌手套
	铺孔巾
	依次消毒尿道口、龟头、冠状沟、尿道口、龟头
	检查导尿管球囊完好
	无菌液状石蜡润滑导尿管前端至气囊后 20~22cm
	暴露尿道外口,将阴茎提高与腹壁呈 90°角

操作步骤	操作规范
操作过程	嘱患者张口呼吸
	持镊子将导尿管插入 20～22cm
	见尿液流出,再插入 5～7cm,若为一次性导尿为 2～3cm
	向球囊注入适量生理盐水(根据导尿管上注明的气囊容积向气囊注入等量生理盐水)
	轻拉确定位于膀胱内,再向内插入 1cm
	无菌试管取适量中段尿送尿液检查、尿培养
	导尿成功后将包皮复位,引流袋下端封闭,连接导尿管,并将引流袋固定于膀胱以下位置
	撤臀下中单,脱手套
	还原患者衣物、被褥
	整理用物,垃圾分类处理,洗手,记录

(四)注意事项

1. 注重保护患者隐私,尽量少暴露患者,男医生为女性导尿时须有一名女性医务人员在场。

2. 最大限度降低尿道损伤,正确选择导尿管型号。

3. 插导尿管前使用液状石蜡润滑导尿管,它只起到润滑作用。有黏性的 2% 盐酸利多卡因凝胶不仅能起到润滑作用,而且能起到麻醉尿道黏膜的作用,可注入利多卡因凝胶 5 分钟后再行操作,以使凝胶发挥麻醉作用。

4. 注意尿袋的高度,集尿袋要低于膀胱,防止逆行感染。

5. 尿潴留患者排尿宜缓慢,不宜一次放尿过多,首次放尿不超过 500ml,以后每小时放尿 500ml,可防止患者虚脱。

6. 男性导尿插管成功后,要注意将包皮复位,以防止包皮嵌顿水肿。

7. 正确把握留置导尿管时间,每日应评估留置导尿管的必要性,不需要时应尽早拔除导尿管,尽可能缩短留置导尿管时间。拔管时应先将水囊内液体完全抽吸干净,夹闭引流管后将导尿管拔除。

(五)常见并发症及处理

1. 拔管困难　拔管前认真核查抽出的溶液量,证明气囊内的液体完全抽吸干净后再拔管,必要时行超声检查。

2. 尿管阻塞　对于有血尿的患者,根据血尿的程度、性质适当给予膀胱冲洗,清除膀胱内的血凝块;随时观察尿液引流情况,必要时请泌尿外科会诊。

3. 尿路感染

(1)置管前严格掌握留置导尿管的适应证。

(2)对留置导尿患者,应该采用密闭式引流装置。

(3)告知患者留置导尿管的目的、配合要点和置管后的注意事项。

(4)仔细检查无菌导尿包,置管时严格无菌技术操作原则等。

(5)鼓励患者多饮水,集尿袋要低于膀胱,达到自然冲洗尿路的目的。

(6)如已出现尿路感染,及时更换导尿管,留取尿液进行微生物病原学检查,必要时应用抗生素。

4. 尿道损伤　正确选择导尿管型号,成人 16～18Fr,小儿 6～8Fr,最大限度降低尿道损伤;置管时动作要轻柔,置管后将导尿管固定稳妥,防止脱出,从而避免损伤尿道黏膜。

5. 气囊破裂致膀胱异物

(1)插管前认真检查气囊质量。

(2)导尿时应根据导尿管上注明的气囊容积向气囊注入等量的无菌溶液。

(3)如果发生气囊破裂,及时请泌尿外科会诊。

6. 虚脱或血尿

(1)对身体极度虚弱且膀胱过度充盈者,放尿宜缓慢。

（2）尿潴留患者首次放尿不超过 500ml，以后每小时放尿 500ml，以防因腹压突然下降，大量血液进入腹腔血管，而引起血压下降，产生虚脱；或因膀胱突然减压而引起膀胱黏膜充血，发生血尿。

二、胸腔穿刺术

（一）适应证

1．胸腔积液需要明确诊断。

2．大量胸腔积液且患者有呼吸困难等压迫症状，需要抽出液体促进肺复张，缓解症状。

3．胸膜腔内给药。

（二）禁忌证

1．胸膜粘连致胸膜腔消失者。

2．凝血功能障碍或重症血小板减少者。

3．穿刺部位有感染。

4．麻醉药品过敏者。

（三）操作规范（表 2-4-1-3）

表 2-4-1-3　胸腔穿刺术操作步骤及规范

操作步骤	操作规范
医生准备	穿工作服，戴口罩、帽子，洗手
术前准备	核对患者信息，如床号、姓名；嘱患者排尿并询问麻醉药过敏史
	知情同意并签字，测血压、脉搏
	用物准备：胸腔穿刺包、碘伏、无菌棉签、手套、胶布、2% 利多卡因，5ml、20ml 或 50ml 注射器
操作过程	体位：常用反骑跨位，患者取坐位，面向椅背，两前臂置于椅背上，前额伏于前臂上；不能取坐位者可取半卧位，患侧前臂上举双手抱于枕部
	穿刺点选择：复习患者胸部 X 线片，肺部叩诊、听诊；常规选取肩胛线或腋后线第 7～8 肋间、腋中线第 6～7 肋间、腋前线第 5 肋间，包裹性积液结合超声定位；准确判断穿刺点及标记
	消毒顺序：以穿刺点为圆心，由内向外
	消毒范围：直径 15cm 以上
	消毒 3 次，消毒不留空隙，每次范围小于前 1 次，最后范围大于孔巾直径
	取胸腔穿刺包，检查包的有效期
	打开胸腔穿刺包的外层 3/4
	戴无菌手套，打开胸腔穿刺包的外层 1/4 及内层
	清点物品，铺孔巾
	检查穿刺针及胶管通畅性
	核对麻醉药，正确开启
	于穿刺点行皮丘注射
	沿穿刺点垂直进针
	边进针边回抽及推药
	若抽到胸腔积液则停止注药
	取穿刺针，止血钳夹闭穿刺针橡胶管
	固定穿刺部位的皮肤
	沿穿刺点垂直进针，有突破感后停止进针
	助手用止血钳协助固定穿刺针
	连接注射器后松止血钳
	操作过程应该注意观察患者生命体征，如有头晕、面色苍白、出汗、心悸、胸部压迫或剧痛、昏厥等胸膜反应，或出现连续性咳嗽、气促、咳泡沫痰等现象时，应立即停止抽液，操作过程中询问患者的感受；首次抽液量不超过 700ml，以后每次抽液量不超过 1 000ml

续表

操作步骤	操作规范
操作过程	配合抽液（及时夹闭胶管）
	留取胸腔积液标本送检：常规、生化、脱落细胞；必要时予以胸腔内给药
	夹闭胶管，拔出穿刺针，纱布按压 1~2min
	消毒穿刺点，敷料覆盖，胶布固定
	操作完成后为患者复原衣物
	术后嘱患者卧位或半卧位休息半小时，测血压，术后观察生命体征、有无出血及继发感染等

（四）注意事项

1. 始终保持胸腔与外界隔离，防止气胸的形成。
2. 注意患者有无以下症状，包括头晕、心悸、胸闷或胸部压迫感、咳嗽、气促、咳大量泡沫痰。
3. 注意患者有无以下体征，包括面色苍白、呼吸音减弱、血压下降、心动过速等。
4. 必要时可行胸部 X 线检查以评估胸腔残余积液量和除外气胸。
5. 穿刺点 24 小时内保持干燥。

（五）常见并发症及处理

1. 胸膜反应　穿刺过程中患者如出现头晕、心悸、出冷汗、面色苍白、胸闷或胸部压迫感、血压下降，甚至昏厥时应考虑"胸膜反应"。

（1）立即停止操作，拔出穿刺针，平卧，皮下注射 0.1% 肾上腺素 0.3~0.5ml。

（2）开放静脉通道，予以心电监护，吸氧（采用常规湿化，氧流量调节为 2~4L/min）。

（3）与患者家属交代病情，处理完后常规复查患者血压、脉搏。

2. 气胸

（1）停止操作，平卧，检查生命体征，并行胸部重点体格检查。

（2）行床旁胸部 X 线检查，少量气胸（侧胸壁与肺边缘 <2cm，气胸线与胸腔顶部距离 <3cm）且生命体征稳定者观察即可，同时予以吸氧；大量气胸（侧胸壁与肺边缘 ≥2cm，气胸线与胸腔顶部距离 ≥3cm）或生命体征不稳定者，应立即予以吸氧，心电监护，立即予以锁骨中线第 2 肋间穿刺排气，放置胸腔闭式引流管。

（3）与患者家属交代病情，处理完后常规复查患者血压、脉搏。

3. 复张性肺水肿

（1）停止操作，半卧，立即予以吸氧，心电监护，建立静脉通道。

（2）限制入量，利尿（呋塞米 20mg 静脉注射）；必要时使用地塞米松 5mg 静脉注射。

（3）与患者家属交代病情，处理完后常规复查患者血压、脉搏。

4. 血胸

（1）停止操作，半卧，立即予以吸氧，心电监护，建立静脉通道。

（2）输液、胸腔闭式引流，必要时输血，甚至开胸探查止血。

（3）与患者家属交代病情，处理完后常规复查患者血压、脉搏。

5. 腹腔脏器损伤

（1）穿刺部位过低，故尽量避免在肩胛线第 9 肋间和腋后线第 8 肋间以下穿刺。

（2）停止操作，建立静脉通道，补液，必要时输血，甚至外科手术治疗。

（3）与患者家属交代病情，处理完后常规复查患者血压、脉搏。

三、腹腔穿刺术

（一）适应证

1. 腹腔积液需明确诊断。

2. 大量腹腔积液导致呼吸困难、胸闷、腹部胀痛或少尿时,需穿刺放液减轻症状。

3. 腹腔内给药。

4. 顽固性腹腔积液时,腹腔积液浓缩回输治疗。

5. 腹腔灌洗或行人工气腹作为治疗手段。

（二）禁忌证

1. 肝性脑病前驱期（相对禁忌证）及昏迷前期、昏睡期、昏迷期。

2. 精神异常或不能配合。

3. 结核性腹膜炎腹腔广泛粘连。

4. 棘球蚴病。

5. 巨大卵巢囊肿。

6. 腹腔内穿刺部位包块。

7. 妊娠中晚期。

8. 凝血功能障碍或重症血小板减少。

9. 严重电解质平衡紊乱。

10. 麻痹性肠梗阻,腹部胀气明显时。

（三）操作规范（表2-4-1-4）

表2-4-1-4　腹腔穿刺术操作步骤及规范

操作步骤	操作规范
准备	医生准备:穿工作服,戴口罩、帽子,洗手
	核对患者信息,如床号、姓名;嘱患者排尿并询问麻醉药过敏史
	知情同意并签字,测腹围、血压、脉搏,检查腹部体征(有无肝脾大、膀胱充盈及移动性浊音)
	物品准备:腹腔穿刺包、碘伏、无菌棉签、手套、胶布、2%利多卡因,5ml、20ml或50ml注射器
操作过程	体位:患者可采取坐位(坐在靠背椅上)、平卧位、半卧位或稍左侧卧位,尽量使其舒适
	穿刺点选择:腹部叩诊;常规取左下腹,脐与髂前上棘连线中、外1/3交点;脐与耻骨联合连线中点上方1.0cm偏左或偏右1.5cm处;脐水平线与腋前线或腋中线之延长线相交处;少量腹腔积液超声定位,准确判断穿刺点及标记
	消毒顺序:以穿刺点为圆心,由内向外
	消毒范围:直径15cm以上
	消毒3次,消毒不留空隙,每次范围小于前一次,最后一次范围大于孔巾直径
	取腹腔穿刺包,检查包的有效期
	打开腹腔穿刺包的外层3/4
	戴无菌手套,打开腹腔穿刺包的外层1/4及内层
	清点物品,铺孔巾
	检查穿刺针及胶管通畅性
	核对麻醉药,正确开启
	于穿刺点行皮丘注射
	沿穿刺点垂直进针
	边进针边回抽及推药
	若抽到腹腔积液则停止注药
	取穿刺针,止血钳夹闭穿刺针橡胶管
	固定穿刺部位的皮肤
	沿穿刺点采取迷路法进针,有突破感后停止进针
	助手用止血钳协助固定穿刺针
	连接注射器后松止血钳

续表

操作步骤	操作规范
操作过程	操作过程应该注意观察患者生命体征,如有头晕、面色苍白、出汗、心悸、昏厥等腹膜反应,立即停止抽液,并询问患者的感受;放腹腔积液的速度不应过快,每次抽液量不超过 3 000ml,若大量放腹腔积液则抽取同时缩紧腹带,若为血性液体则只抽取少量留取标本,不得大量放液
	配合抽液,及时夹闭胶管
	留取腹腔积液标本送检:常规、生化、脱落细胞
	夹闭胶管,拔出穿刺针,纱布按压 1~2min
	消毒穿刺点,敷料覆盖,胶布固定
	操作完成后为患者复原衣物
	术后嘱患者卧位或半卧位休息 1~2h,保持穿刺点朝上,测血压及腹围,检查腹部体征。术后观察生命体征、有无出血及继发感染等

(四)注意事项

1. 术中应密切观察患者,如发现患者头晕、恶心、心悸、气促、脉快、面色苍白应立即停止操作,监测生命体征,必要时皮下注射 0.1% 肾上腺素 0.3~0.5ml,或进行吸氧、输液等其他对症处理。

2. 腹腔放液不宜过快过多。每次放腹腔积液量过大时,可引起腹腔内压力骤然降低,内脏血管扩张,引起血压下降甚至休克等发生;肝硬化患者一般一次放腹腔积液不超过 3 000ml,过多过快放液可诱发肝性脑病和电解质紊乱。

3. 腹腔积液引流不畅时,可稍移动穿刺针或令患者稍变换体位,进针不宜太深以免伤及肠管,术时嘱患者尽量不咳嗽,以免伤及内脏,进入腹腔后宜缓慢进针以免刺破肠管,回抽时应缓慢抽吸,防止网膜或肠面堵塞针头。

4. 术后密切观察患者有无出血和继发感染的并发症。术前复核患者的凝血功能,动作规范、轻柔,穿刺避开腹部血管。注意无菌操作,以防止腹腔感染。

(五)常见并发症及处理

1. 腹膜反应

(1)停止操作,平卧,皮下注射 0.1% 肾上腺素 0.3~0.5ml。

(2)开放静脉通道,予以心电监护,吸氧(采用常规湿化,氧流量调节为 2~4L/min)。

(3)与患者家属交代病情,处理完后常规复查患者血压、脉搏。

2. 肝性脑病和电解质紊乱

(1)停止操作,予以吸氧,心电监护,监测患者神志是否清楚,血压、脉搏和尿量的变化。

(2)控制放液的量和速度,首次放液量不超过 3 000ml,1~2 小时内放完。

(3)按照肝性脑病处理,并维持电解质和酸碱平衡。

3. 损伤穿刺部位血管和腹腔脏器

(1)术前要审查患者的血常规和凝血功能,叮嘱患者排空膀胱,仔细进行腹部体格检查,以防损伤膀胱。

(2)操作规范,根据病情选好穿刺点,动作轻柔,避开腹部血管和肿大的脾脏。进针速度不宜过快,以免刺破漂浮在腹腔积液中的乙状结肠、空肠和回肠。

(3)一旦出现穿刺液为血液时,应尽快停止操作。建立静脉通道,补液,必要时输血,甚至外科手术治疗。

(4)术中和术后严密观察患者血压、脉搏和腹部体征的变化。

4. 麻醉意外

(1)术前应详细询问患者的药物过敏史,特别是麻醉药品。并备好肾上腺素等抢救药品。

(2)使用普鲁卡因麻醉,术前应完善皮试检查。

(3)一旦出现,立即停止操作,半卧,予以吸氧,心电监护,建立静脉通道。

5. 感染

（1）严格按照腹腔穿刺的要求进行穿刺。

（2）穿刺部位处皮肤有破损、瘢痕等应尽量避开。

（3）感染后根据细菌培养结果酌情使用抗生素。

6. 穿刺部位腹腔积液渗漏

（1）腹腔穿刺进针时采用迷路进针法。

（2）穿刺术后嘱患者卧位或半卧位休息 1～2 小时，保持穿刺点朝上。

（3）如穿刺孔继续有腹腔积液渗漏时，可用蝶形胶布或火棉胶粘贴。

四、骨髓穿刺术

（一）适应证

1. 血液病的诊断、鉴别诊断及疗效的评估。

2. 感染性疾病或发热待查，病原生物学检查。

3. 造血干细胞培养、免疫分型，细胞遗传学分析。

4. 紧急情况下输液。

（二）禁忌证

1. 血友病。

2. 凝血功能障碍或重症血小板减少者。

3. 穿刺部位有感染。

（三）操作规范（表2-4-1-5）

表 2-4-1-5　骨髓穿刺术操作步骤及规范

操作步骤	操作规范
医生准备	穿工作服，戴口罩、帽子，洗手
术前准备	核对患者信息，如床号、姓名；嘱患者排尿
	知情同意并签字，测血压、脉搏
	了解患者药物过敏史及血友病史、凝血功能
	评估局部皮肤
	用物准备：骨髓穿刺包、碘伏、无菌棉签、手套、胶布、玻片、2% 利多卡因，5ml、20ml 注射器
	去污剂清洁玻片并擦干
操作过程	体位：采用髂前上棘和胸骨穿刺时，患者取仰卧位；采用髂后上棘穿刺时，患者取侧卧位；采用腰椎棘突穿刺时，患者取坐位或侧卧位
	穿刺点选择：髂前上棘、髂后上棘、胸骨、腰椎棘突、胫骨
	消毒顺序：以穿刺点为圆心，由内向外
	消毒范围：直径 15cm 以上
	消毒 3 次，每次范围小于前一次，最后一次消毒大于孔巾直径，消毒不留空隙
	取骨髓穿刺包，检查有效期
	打开骨髓穿刺包的外层 3/4
	戴无菌手套打开骨髓穿刺包的外层 1/4 及内层
	检查灭菌指示卡
	清点物品，铺孔巾
	选择合适型号穿刺针，检查通畅性，针芯是否配套，注射器是否干燥
	调节固定器距针尖 1～1.5cm
	核对麻醉药，正确开启
	于穿刺点行皮丘注射
	沿穿刺点垂直进针

操作步骤	操作规范
操作过程	边进针边回抽及推药
	在骨膜表面行多点麻醉
	左手拇指、示指绷紧穿刺点附近皮肤
	右手持穿刺针垂直刺入皮肤
	注射器回抽 1～2ml 空气
	抽出骨髓液 0.1～0.2ml
	拔下注射器，插上针芯，迅速将抽出的骨髓液滴于玻片上
	立刻涂骨髓片 5～7 张，涂片手法正确
	根据病情判定是否继续抽取骨髓液送检，再次抽取后插入针芯
	拔出穿刺针，用无菌纱布压迫穿刺点
	消毒穿刺点
	敷料覆盖，胶布固定
操作后	按压针眼
	取 2～3 张外周血涂片写好标签一同送检
	操作完成后为患者复原衣物
	做好操作记录
	术后嘱患者卧位或半卧位休息半小时，术后观察生命体征、有无出血及继发感染

（四）注意事项

1．胸骨穿刺选择胸骨与第 2 或第 3 肋骨相接处，即胸骨柄与胸骨体相接处。胫骨穿刺时针尖向下，使穿刺针与骨干长径呈 60°角缓慢旋转进针，将针头斜面朝下；胸骨穿刺时针尖到达骨膜后与胸骨呈 45°～60°角，于胸骨柄、胸骨体交界处正中进针。

2．湿润注射器容易发生溶血。

3．如涂片同时需要培养时，则应先抽取 0.1～0.2ml 涂片，再抽取 1～2ml 行培养，否则容易造成涂片稀释。

4．骨髓液较浓时，推片角度要小，推片速度要慢，反之推片角度要大，推片速度要快。

（五）常见并发症及处理

1. 穿刺部位出血 经局部按压后出血能被控制。

2. 穿刺部位红肿 对症处理。

3. 穿透胸骨内侧骨板，伤及心脏和大血管 很罕见但非常危险！这是胸骨穿刺时用力过猛或穿刺过深发生的意外。因此，胸骨穿刺时固定穿刺针长度在距针尖约 1cm 处，缓慢左右旋转骨髓穿刺针刺入，且开始用力一定要轻，特别是对老年骨质疏松者和多发性骨髓瘤患者。

4. 穿刺针被折断在骨内 很罕见，动作应轻柔。若穿刺针被折断在骨内，可请外科处理。

五、腰椎穿刺术

（一）适应证

1．留取脑脊液分析以协助疾病诊断蛛网膜下隙出血、脑膜炎、脑炎、吉兰-巴雷综合征、淋巴瘤、脑膜瘤等情况。

2．脑脊液压力及脑脊液动力学检查。

3．动态观察脑脊液变化，帮助判断病情、预后及指导治疗。

4．注入放射性核素行脑、脊髓扫描。

5．注射液体或放出脑脊液以维持颅内压平衡，或注入药物治疗相关疾病。

（二）禁忌证

1．颅内压明显增高，若已有脑疝或怀疑颅后窝占位性病变者为绝对禁忌。

2．穿刺部位附近有感染灶、脊柱结核或开放性损伤。

3．血液系统疾病有明显出血倾向者、使用抗凝药物导致的出血倾向者、血小板 <$50×10^9$/L 者。

4．休克、衰竭或濒危状态。

5．脊髓压迫症的脊髓功能处于即将丧失的临界状态，如脊髓严重畸形，不能配合者。

6．开放性头颅损伤。

（三）操作规范（表 2-4-1-6）

表 2-4-1-6　腰椎穿刺术操作步骤及规范

操作步骤	操作规范
医生准备	穿工作服，戴口罩、帽子，洗手
术前准备	核对床号、姓名，嘱患者排尿，询问麻醉药过敏史
	知情同意并签字，测血压、脉搏正常，行眼底检查和头颅 MRI、CT 排除禁忌证
	用物准备：腰椎穿刺包、碘伏、无菌棉签、手套、胶布、2% 利多卡因、5ml 注射器、0.9% 氯化钠注射液
操作过程	体位：侧卧位，背部与床面垂直，离床边须有一定距离，头部俯屈至胸，两膝弯曲至腹，双手抱膝紧贴腹部
	穿刺点选择：取双侧髂嵴最高点连线与后正中线交会处为穿刺点，即第 3～4 腰椎棘突间隙，有时可上移或下移一个腰椎间隙，准确判断穿刺点及标记
	穿刺时要有专人固定患者体位，避免移动
	消毒顺序：以穿刺点为圆心，由内向外
	消毒范围：直径 15cm 以上
	消毒 3 次，不留空隙，每次范围小于前一次，末次范围大于孔巾直径
	取腰椎穿刺包，检查包的有效期
	打开腰椎穿刺包的外层 3/4
	戴无菌手套，打开腰椎穿刺包的外层 1/4 及内层
	清点物品，铺孔巾
	选择穿刺针（成人 9 号，小孩 7 号）及检查通畅性
	核对麻醉药，正确开启
	于穿刺点行皮丘注射
	沿穿刺点垂直进针
	边进针边回抽及推药
	固定穿刺部位的皮肤
	沿穿刺点垂直进针，针尖斜面与患者身体长轴平行
	有突破感后停止进针，进针深度为 4～6cm
	见脑脊液流出后协助患者改变体位：嘱患者放松，头稍伸直，双下肢改为半卧位，压腹试验
	正确连接测压管并测压、读出压力值
	操作过程应该注意观察患者生命体征，如有头晕、面色苍白、出汗、心悸、头部剧痛、昏厥等脑膜反应，下肢麻木等不适，应立即停止操作，一次抽液量不超过 10ml
	撤去测压管，收集标本 2～5ml，送检内容及先后次序：细菌学检查（第一管）、生化检查（第二管）、血常规检查（第三管），必要时予以蛛网膜下隙内给药及脑脊液置换术
	核对 0.9% 氯化钠注射液（10ml）1 支，正确开启，开启 10ml 注射器抽取
	缓慢放出脑脊液 5～10ml，再向蛛网膜下隙内缓慢注射 0.9% 氯化钠注射液 10ml（注射前调整穿刺针斜面朝脚方向），边注射边询问患者情况
	注射完成后套入针芯，等待 5～10min，后拔出针芯缓慢留取 10ml 脑脊液，同理完成上述操作 3～4 次
	回复针芯，拔出穿刺针，纱布按压 1～2min
	操作完成后为患者复原衣物
操作后	恢复患者体位，嘱患者去枕平卧 4～6h，测血压
	术后观察生命体征，并观察有无头痛、气促、胸闷、呼吸困难等情况的发生，有无出血及继发感染等

（四）注意事项

1. 严格掌握禁忌证，凡怀疑有颅内压升高者必须先做眼底检查，如有明显视盘水肿或有脑疝先兆者，禁忌穿刺。

2. 穿刺时患者如出现呼吸、脉搏、面色异常等情况时，立即停止操作，并做相应处理。

3. 鞘内给药时，应先放出等量脑脊液，然后再等量置换药液注入。

4. 严格无菌操作。

（五）常见并发症及处理

1. 腰椎穿刺后头痛　是最常见的腰椎穿刺并发症，见于穿刺后 24 小时，表现为患者卧位时头痛消失，坐位时头痛加剧，多为枕部跳痛，可持续一周，病因可能是穿刺点渗出或脑组织牵拉、移位。处理方法为腰椎穿刺后嘱患者去枕平卧 6 小时、多饮水，尽量用细的腰椎穿刺针，穿刺针的针尖斜面与患者身体长轴平行有助于预防腰椎穿刺后头痛。

2. 马尾及脊髓圆锥损伤　少见。腰椎穿刺过程中如果突然出现感觉异常（如下肢麻木或疼痛）应立即停止穿刺。

3. 小脑或延髓下疝　非常少见，多见于高颅压患者，及早发现则可以治疗。

4. 脑膜炎　少见，加强无菌操作可减少发生。

5. 蛛网膜下腔或硬膜下腔出血　见于正在接受抗凝治疗或存在凝血功能障碍者，可导致瘫痪。

六、吸痰术

（一）适应证

1. 老年体弱者。

2. 昏迷、危重、麻醉未苏醒者。

3. 各种原因所致的咳嗽反射迟钝或会厌功能不全，不能自行清除呼吸道分泌物或误吸呕吐物的患者。

4. 各种原因引起的窒息患者。

5. 正在行机械通气的患者出现以下情况：

（1）出现明显痰鸣音或从人工气道观察到有痰液冒出。

（2）血氧饱和度（SaO_2）和动脉血氧分压（PaO_2）明显下降。

（3）患者机械通气时呼吸机上（使用容量控制模式）显示气道峰压明显增加或（使用压力控制模式）显示潮气量明显下降。

（4）患者机械通气时，呼吸机波形图上显示，压力 - 时间或流速 - 时间曲线中吸气相和呼气相同时出现锯齿图形。

（二）禁忌证

1. 绝对禁忌证　通常无，但对颅底骨折患者禁忌经鼻腔吸痰。

2. 相对禁忌证　严重缺氧者、严重心律失常者。

（三）操作规范（表 2-4-1-7）

表 2-4-1-7　吸痰术操作步骤及规范

操作步骤	操作规范
医生准备	穿工作服，戴口罩、帽子，洗手
术前准备	核对患者信息，如床号、姓名等
	评估患者病情、意识、呼吸情况
	检查口腔，取出活动性义齿，听诊双肺及喉部痰鸣音
	给患者拍背
	讲解吸痰目的，嘱患者配合
	环境评估
	器械准备：电动吸引器、治疗碗 2 个（内盛无菌 0.9% 氯化钠注射液）、吸痰管数根、吸痰包（内含止血钳 2 个，弯盘 2 个，必要时备压舌板，开口器，舌钳）、手电筒、治疗巾等

续表

操作步骤	操作规范
操作过程	检查电动吸引器设备完好
	吸引器储液瓶内消毒液,不超过 2/3 瓶
	将消毒瓶挂于床头
	打开开关,调节合适负压(成人 40～53.3kPa/300～400mmHg,儿童 33～40kPa/ 250～300mmHg)
	体位:患者头偏向一侧,略后仰,铺治疗巾于颌下
	取吸痰包,检查有效期
	正确戴手套
	再次检查调节负压＋连接合适型号吸痰管
	吸痰:先吸口腔中分泌物,再吸咽喉部分泌物,最后吸气管内分泌物
	每次吸痰前,需试吸 0.9% 氯化钠注射液
	嘱患者张口,昏迷患者用压舌板或开口器协助张口
	用无菌止血钳持吸痰管前端,插入口腔
	禁止带负压插管
	吸痰管插入预定部位后,带负压轻轻左右旋转吸痰管上提吸痰
	注意观察患者反应及生命体征,吸出物性状、量、颜色等
	每次吸痰时间小于 15s
	每吸痰一次更换一次吸痰管
	吸痰结束后,吸 0.9% 氯化钠注射液冲洗导管
	关闭吸引器开关,将玻璃接头插入消毒液瓶内
	擦净患者面部分泌物,撤治疗巾,脱手套
	检查口腔黏膜有无损伤,听诊双肺痰鸣音情况
	协助患者取舒适体位,整理床单
	整理用物,垃圾分类处理
	洗手,做好操作记录

（四）注意事项

1. 遵循无菌操作原则,插管动作应轻柔、准确、快速。

2. 根据患者缺氧情况,吸痰前后给予高流量吸氧。

3. 注意吸痰管插入是否顺利,遇到阻力时应分析原因,不可粗暴盲插。

4. 吸痰管最大外径不能超过气管导管内径的 1/2。负压不可过大,插送吸痰管时不可予负压,以免损伤患者气道。

5. 持续吸痰时,负压连接管 24 小时更换一次;储痰瓶 2/3 满时要及时倾倒。

6. 如痰液黏稠,可以配合雾化吸入、翻身叩背、使用振动排痰仪等方法促进排痰。

（五）常见并发症及处理

1. **吸入性肺炎**　对此类患者吸痰时需先吸引口腔分泌物,然后在气囊放气后吸痰,是预防并发吸入性肺炎的有效措施。对于经气管插管、气管切开吸痰的患者,封闭式吸痰可预防吸入性肺炎的发生。

2. **低氧血症**　注意预防,吸痰前先予以氧气吸入,提高患者的血氧分压。对于经气管插管、气管切开吸痰的患者,封闭式吸痰可预防低氧血症的发生。

3. **气管组织或支气管黏膜损伤**　气道黏膜损伤的程度与吸引的负压和持续时间成正比,严格遵守操作规程可减少该并发症的发生。

4. **支气管收缩 / 支气管痉挛**　预防是关键,经气管插管,气管切开吸痰应注意:吸痰管最大外径 <气管导管内径的 1/2;先吸气管切开处,再吸口、鼻部;进吸痰管时不可用负压;吸痰时不能在气管内上下提拉。如已发生,按支气管哮喘急性发作处理,并立即停止吸痰。

5. 颅内压升高　应立即停止吸痰,按颅内压升高处理。

6. 血压骤升或骤降　应立即停止吸痰,给予对症处理。

7. 心律失常　应立即停止吸痰,给予对症处理。

七、测血糖

（一）适应证

1. 监测患者血糖水平。

2. 评价代谢指标。

3. 为临床治疗提供依据。

（二）操作规范（表2-4-1-8）

表2-4-1-8　测血糖操作步骤及规范

操作步骤	操作规范
医生准备	穿工作服,戴口罩、帽子,洗手
术前准备	评估患者意识、病情、体位,评估患者末梢循环及皮肤情况、进食时间,是否空腹(指空腹时间在8h或以上)或进餐后2h
	向患者解释血糖监测的目的及配合事项,以取得患者合作
	准备用物:治疗车(治疗盘、血糖仪、采血针、血糖试纸、棉签、75%乙醇、化验单、记录本、笔、快速手消毒剂、利器盒、医用废物桶、生活垃圾桶)
	另备:医嘱执行单
	检查血糖仪是否完好,试纸有无变色,是否在有效期内,仪器表面是否干净、清洁
患者准备	做好手指的清洁,环境符合操作要求
操作过程	操作者洗手
	备齐用物,携至床旁,严格三查七对
	协助患者取舒适体位
	指导患者手臂下垂5~10s,75%乙醇消毒指尖,待干
	快速取出血糖试纸,血糖仪试纸代码与试纸型号要一致,当血糖仪显示插入图样时,将试纸平直插入血糖仪
	选择手指侧面(避开指腹神经末梢丰富部位,减轻疼痛),将采血针紧紧压住采血部位,按下释放按钮,采血。从手指根部向指尖轻轻挤压出充足的血液。弃去第一滴血液,用第二滴血液进行测试
	将血样滴于试纸的采血区,使试纸测试区完全变成红色,仪器进行倒计时开始,同时干棉签按压采血部位,至不出血为止
	待检查结果出来,读取并告知患者结果,若有异常及时告知医生
	将试纸条、采血针取出分别放入弯盘和利器盒内,关闭血糖仪
	询问患者需要,协助患者取舒适卧位,整理床单位,交代注意事项
	回处置室分类处理用物,洗手,取口罩。记录血糖结果、测量日期、时间
	准确测量患者血糖,为诊断和治疗提供依据
健康指导	告知患者监测结果
	指导患者穿刺部位正确按压,凝血功能差的要增加按压时间
	对新发病者强调查血糖的目的和注意事项
	对需要长期监测者,测量部位要进行轮换,教会患者自我监测的方法

（三）注意事项

1. 测血糖前,确认血糖仪上的号码与试纸号码一致。

2. 确认患者手指乙醇干透后再实施采血,滴入血液量应合适。

3. 避免试纸受潮、污染。

4. 测血糖时应轮换采血部位。

八、动态血压测定

（一）适应证

1. 诊断

（1）白大衣高血压。

（2）确诊临界高血压及隐性高血压。

（3）继发性高血压的诊断思路。

（4）低血压和发作性高血压。

2. 评估高血压严重程度及预后。

3. 指导降压治疗及评估治疗效果。

（二）禁忌证

1. 急需要保持安静和休息的患者。

2. 有血液系统疾病、严重皮肤疾病、血管疾病、传染病急性期和发热的患者等。

3. 严重心律不齐，如心房颤动、频发室性期前收缩等。

（三）操作规范（表 2-4-1-9）

表 2-4-1-9　动态血压测定操作步骤及规范

操作步骤	操作规范	
医生准备	穿工作服，戴口罩、帽子，洗手	
准备	评估：患者病情、皮肤情况	
	核对：医嘱	
	用物：治疗盘、24h 动态血压监测仪、5 号电池、检查单、胶布	
操作过程	核对床号、姓名，向患者解释目的，取得患者的合作	
	评估患者（皮肤情况，肢体活动情况，有无静脉通路）	
	正确安置电池，电脑设置编号（一般编号为当日的年月日）	
	插入连接线，点击动态血压，电脑与血压监测仪进行通信，注意保证通信完成（监测仪会发出两次"嘀嘀嘀"的声音）再按提示进行确认，拔出连接线	
	洗手，戴口罩，备齐用物至患者床旁	
	再次核对床号、姓名，准备一长胶布	
	正确为患者安置动态血压监测仪，告知注意事项	
	时间已足 24h 为患者进行一次手动测量	
	监测仪关机，插入连接线，找出患者登记信息并点击	
	点击读回按钮（监测仪会发出两次"嘀嘀嘀"的声音）	
	读回完成后，拔出连接线，卸下电池，注意一定要将袖带与监测仪分离开，并压出袖带内气体保证袖带内没有气体存留	
	点击左下方对话框中时间处，查看患者测量信息，打印报告（打印测量值、趋势、摘要，可在打印按钮旁下拉键中选取打印选定格式）	

（四）注意事项

1. 动态血压监测一般在白天每半小时测量血压 1 次，夜间每 1 小时测量血压 1 次。

2. 动态血压监测报告内容包括 24 小时收缩压和舒张压的平均值、最大值、最小值；清醒期间（08:00～22:00）收缩压及舒张压平均值、最大值、最小值；睡眠期间（22:00～08:00）收缩压及舒张压平均值、最大值、最小值；收缩压及舒张压超过限值百分比；各个测量点血压具体数值；24 小时血压变化趋势等。24 小时动态血压监测血压正常值为小于 130/80mmHg；白天（清醒期间）血压正常值为小于 135/85mmHg；夜间（睡眠期间）血压正常值为小于 120/70mmHg。正常血压波动白天高，夜间低，呈勺形曲线。

（五）常见并发症及处理

一般无。动态血压监测是安全的、无创伤性的检查，自动血压记录仪使用也比较轻便，检查时由受检者随身携带，记录仪按预先设定的程序进行监测血压。

九、三腔二囊管插管术

（一）适应证

1. 食管 - 胃底静脉曲张破裂大出血，经输血、补液、降门静脉压力等药物治疗仍难以控制的出血。

2. 经内镜下食管曲张静脉套扎术、硬化剂注射术或胃底曲张静脉组织胶注射术后再出血者。

3. 无紧急手术和内镜下治疗条件的基层医院，对食管 - 胃底静脉曲张破裂大出血患者进行紧急止血。

（二）禁忌证

无绝对禁忌证，相对禁忌证如下：

1. 严重的心力衰竭、心律失常、高血压。

2. 咽喉部、食管肿瘤导致梗阻。

3. 近期内食管腐蚀性损伤。

4. 近期因食管下段、胃底静脉曲张接受硬化剂治疗。

5. 呼吸衰竭。

6. 不能肯定为食管 - 胃底曲张静脉破裂出血。

7. 精神异常或极度不合作的患者。

8. 胸腹主动脉瘤。

（三）操作规范（表 2-4-1-10）

表 2-4-1-10　三腔二囊管插管术操作步骤及规范

操作步骤	操作规范
医生准备	穿工作服，戴口罩、帽子，洗手
术前准备	核对患者信息，询问有无鼻咽部病史，并询问麻醉药物过敏史
	知情同意并签字，测血压、脉搏
	用湿棉签清洁、检查双侧鼻腔，提前向患者说明操作中需配合吞咽
	物品准备：一次性三腔二囊管、弯盘、钳子或镊子、0.5kg 的沙袋、牵引架、50ml 注射器、手套、纱布、治疗巾、液状石蜡、棉球、手电筒、棉签、胶布、夹子、听诊器、压舌板
操作过程	协助患者取半坐卧位或左侧卧位（昏迷患者取仰卧位或左侧卧位），铺治疗巾于患者颌下
	打开三腔二囊管插管包，将操作所需用品打入包内
	戴手套
	弯盘置于患者口角旁
	检查三腔二囊管有无破损及是否通畅
	比量长度：患者前额发际至剑突的长度，做好标记
	检查三腔二囊管是否漏气，用液状石蜡润滑三腔二囊管前 50～60cm，润滑鼻腔
	术者左手持纱布托住三腔二囊管，右手将三腔二囊管前端，自患者鼻孔轻轻缓缓插入
	三腔二囊管插入 12～15cm 时，检查是否盘曲在口中
	嘱患者吞咽，送至标记长度，查看标记（55～65cm）
	抽取胃液
	听气过水声或清水检验是否有气泡
	插管成功后，向胃囊内注入气体 200～300ml，并用止血钳夹闭胃气囊管口，将三腔二囊管向口腔方向牵引，有中等阻力感
	用胶布固定三腔二囊管于双鼻翼，并用 0.5kg 的沙袋拉于床前的牵引架上
	向食管气囊内注入 100～150ml 空气，并用止血钳夹闭食管气囊管口

续表

操作步骤	操作规范
操作过程	操作过程应该注意观察患者生命体征并询问患者感受,如有呛咳、发绀等,应立即停止操作
	操作完毕后清理患者口腔和鼻腔,为患者复原衣物
	术后观察患者生命体征、保持三腔二囊管通畅及适度牵引;每隔15～30min抽1次胃液,每次抽尽;每隔12～24h胃囊和食管囊放气15～30min

（四）注意事项

1. 应特别注意昏迷患者吞咽及咳嗽反射消失,应使下颌靠近胸骨柄,以增大咽部弧度,提高插管成功率。

2. 间断放气,避免因食管囊和胃囊压迫过久易导致黏膜糜烂。

3. 术中大出血需将患者头偏向一侧,尽量吐出口中血块,防止窒息。必要时使用吸痰器吸引。

（五）常见并发症及处理

1. 鼻出血

（1）对于清醒合作的患者,插管前向其解释病情,耐心讲解插管止血的必要性,以取得合作。对于烦躁不合作的患者,可与家属充分沟通获得认可后,适量给予镇静剂,以减少插管时因患者不配合对鼻黏膜造成的损害。

（2）插管前使用液状石蜡充分润滑三腔二囊管和鼻腔,插管时动作尽量轻柔,争取一次插管成功,避免多次插管。三腔二囊管牵拉方向应与鼻孔成一直线。

（3）每日定时向鼻腔内滴入少量液状石蜡或润鼻液,防止三腔二囊管黏附于鼻黏膜表面。

（4）改良三腔二囊管固定方法:在三腔二囊管出外鼻孔处使用海绵对折包裹三腔二囊管管道1周并用棉线固定。亦可以使用脱脂棉垫在出外鼻孔处开始包裹管道约10cm后,用棉布胶布外固定脱脂棉垫,减少牵引不当对鼻黏膜的压伤。

（5）在三腔二囊管成功置入后,每12～24小时放气15～30分钟,避免压迫过久引起鼻黏膜损伤。

（6）已出现鼻出血者,迅速明确出血的原因,请耳鼻喉科会诊,立即适当给予去甲肾上腺素冷盐水棉球局部压迫止血。如果因肝硬化患者凝血功能差所致,给予新鲜血浆或冷沉淀输入改善凝血功能。

2. 食管黏膜损伤、食管穿孔、食管狭窄

（1）插管前使用液状石蜡充分润滑三腔二囊管,插管时动作尽量轻柔,争取一次插管成功,避免多次插管。

（2）改良三腔二囊管插入方法,减少插管阻力对食管黏膜的损害:①在三腔二囊管插入12～15cm时,对于插入有困难的患者,可让患者用吸管连续吸服去甲肾上腺素盐水25～50ml,在其自然吞咽时将三腔二囊管推进通过咽喉部,继续送入至所需长度（55～65cm）;②用沙氏导丝置入三腔二囊管的胃腔内,提高三腔二囊管管身的硬度;③如能确定为胃底静脉曲张破裂出血者,插管前可去除食管囊,单用胃囊压迫止血。

（3）在三腔二囊管成功置入后,每12～24小时放气15～30分钟。病情稳定后,有内镜下止血治疗条件的医院,可行内镜下治疗,避免压迫过久引起的食管黏膜损伤。

（邹莉萍　王　爽　廖　斐）

第二节　外科基本技能操作

一、创伤包扎、止血固定

创伤包扎分为绷带包扎和三角巾包扎,常用材料是绷带、三角巾、四头带及其他临时替代品,如衣裤、巾单等裁开做包扎用,包扎后固定良好、松紧适度。

止血固定能快速、有效地控制外出血,减少血容量丢失,避免休克发生。主要包括指压止血法、加压包扎止血法、填塞止血法、止血带法四种。根据不同出血类型和出血部位选择合适的止血固定方法是有必要的。

(一)创伤包扎的适应证和禁忌证

1. 适应证

(1)头面部、躯干及四肢开放性损伤。

(2)头颅外伤伴脑组织外露、胸腹部开放性损伤伴脏器外露及骨断端外露的伤口需特殊方式包扎。

2. 禁忌证

(1)特殊原因需开放、暴露的伤口不能包扎,如颜面部烧伤等。

(2)局部骨折并伴有神经损伤症状的伤口禁忌行加压包扎。

(二)创伤包扎分类(表2-4-2-1)

1. 绷带的正确持法 左手持绷带头,右手持绷带卷,以绷带外面贴近包扎部位。

2. 绷带包扎的顺序 注意"三点一走行",即绷带起点、终点、着力点及缠绕走行,通常遵循由左到右、由远心端向近心端的顺序缠绕。

表2-4-2-1 创伤包扎的分类

分类	方法	操作方法
绷带包扎法	环形包扎法	第一圈环绕稍做斜状,第二圈、第三圈做环形,并将第一圈斜出的一角压于环形圈内,最后将尾固定,或将尾剪成两头打结。用于开始和结束包扎时,或包扎腕等较小部位处
	螺旋包扎法	绷带卷斜行缠绕,每卷压着前面的1/2或1/3。多用于肢体粗细差别不大的部位
	反螺旋包扎法	螺旋包扎时,用一拇指压住绷带上方,将其反折向下,压住前一圈的1/2或1/3。多用于肢体粗细相差较大的部位
	"8"字包扎法	在关节上方开始做环形包扎数圈,然后将绷带斜行缠绕,一圈在关节下缠绕,两圈在关节凹面交叉,反复进行,每圈压过前一圈1/2或1/3。多用于手部、足踝部及肩关节部位的包扎
	回返包扎法	先行环形包扎,再将绷带反转90°,反复来回反折。第一道在中央,以后每道依次向左右延伸,直至伤口全部覆盖,最后进行环形包扎,压住所有绷带反折处。用于头部、指/趾末端及断肢残端的包扎
三角巾包扎法	头顶帽式包扎法	先将三角巾底边折叠,把三角巾底边放于前额拉到脑后,相交后先打一半结,再绕至前额打结。适用于头顶部出血的包扎
	头顶风帽式包扎法	将三角巾顶角和底边中央各打一结成风帽状。顶角放于额前,底边结放在后脑勺下方,包住头部,两角往面部拉紧向外反折绕下颌。适用于颜面部、下颌部出血的包扎
	面包式包扎法	将三角巾顶角打一结,适当位置剪孔(眼、鼻处)。打结处放于头顶处,三角巾罩于面部,剪孔处正好露出眼、鼻。三角巾左右两角拉到颈后在前面打结。适用于面部创伤出血的包扎
	单肩包扎法	三角巾折成燕尾状(90°)放于肩上,夹角对准颈部,燕尾底边两角包绕上臂上部并打结,再拉紧两燕尾角,分别经胸背拉到对侧腋下打结
	双肩包扎法	三角巾折成燕尾状(120°),夹角对准颈后正中,燕尾分别披在两肩处,燕尾角向前包住肩部至腋下,与燕尾底边打结
	胸背部包扎法	三角巾折成燕尾状(100°),夹角对准胸骨上窝,两燕尾角过肩于背后,与底边系带,围胸在后背打结,将一燕尾角系带拉紧绕横带后上提,与另一燕尾角打结
	三角巾腹部包扎法	将三角巾底边向上,顶角向下,两底角绕到腰后打结,顶角由腿间拉向后面与底角结再打一结。适用于无内脏脱出的腹部外伤包扎
	三角巾四肢包扎法	包扎膝、肘部时,将三角巾扎叠成比伤口稍宽的带状,斜放于伤处,两端压住上下两边绕肢体一周,在肢体侧方打结固定。手指/脚趾平放于三角巾中央,朝向顶角,底边横于腕部,将顶角折回盖手/足背部,两底角绕到背部交叉,围绕腕部一圈后在背部打结

续表

分类	方法	操作方法
三角巾包扎法	三角巾单侧臀部包扎法	燕尾底边包绕至伤侧大腿根部，在腿根部内侧打结，两燕尾角分别通过腰腹部至对侧腰间打结，后片应大于前片并压住
	三角巾前臂悬挂包扎法	大手挂：将伤肢屈曲呈 80°～85° 角（手略高于肘）。三角巾展开于臂胸之间，顶角与肘部方向一致，上端从未受伤的肩部绕过颈部，至对侧腋窝处，另一端拉起在锁骨上窝处打结，挂住手臂。适用于手腕、手臂、肘部上肢中间部分的悬吊
		小手挂：将伤肢屈曲呈 30° 角（手指向肩）。三角巾展开盖住臂胸，顶角与肘部方向一致，先将顶角塞入肘后夹紧，再将底边从手部起塞入臂内，下端绕过背部在健侧锁骨上窝处打结，挂在手臂。适用于手及肩部上肢两头部分的悬吊
特殊伤口的包扎	存在较大异物	先将两打敷料置于异物两侧，再用棉垫覆盖敷料及伤口周围，尽量使其挤靠住异物使其无法活动，然后用绷带将棉垫加压固定牢固
	腹部脏器溢出	协助伤者仰卧屈膝位，在脱出脏器表面覆盖生理盐水纱垫，用碗、盆等器皿扣住脱出的内脏，再用宽胶布或三角巾固定
	伴有创伤性气胸	协助伤者半卧位，检查伤者呼吸情况及气管位置，判断是否存在开放性气胸；检查伤者胸壁、颈根部皮肤有无皮下气肿及捻发感，判断是否存在张力性气胸。需立即在呼气末密封伤口，可用无菌敷料加塑料薄膜及宽胶布封闭三遍，外部用棉垫加压包扎
	伴有肢体离断伤	大量敷料覆盖肢体断端，采取回返加压包扎，以宽胶布自肢端往向心端拉紧粘贴；离断肢体用无菌敷料包裹，外套塑料袋，放入另装满冰块的塑料袋中保存
	伴有颅底骨折	头颅外伤者伴鼻腔耳道流出较大量淡红色液体，高度怀疑颅底骨折存在。只包扎头部其他部位伤口，以无菌敷料擦拭耳道及鼻孔，禁忌压迫、填塞伤者鼻腔及耳道
	开放性骨折伴骨断端外露	禁止现场复位还纳、冲洗、上药。无菌敷料覆盖伤口及骨折端绷带包扎，包扎过程中应适度牵引防止骨折端反复异常活动

（三）创伤包扎并发症处理

1. 包扎脱落　主要由于包扎方法不当，绷带及三角巾尾端固定失效所致，需重新包扎。

2. 皮肤压疮及水疱　创伤后伤口周围软组织水肿，包扎过紧可使皮肤进一步受压，从而产生压疮及水疱。包扎后应密切观察患肢肿胀情况，调整绷带及三角巾松紧度。

3. 肢体缺血坏死　加压包扎力量过大、时间过长可使伤后组织缺血加重，严重者可导致肢体缺血坏死。包扎后观察肢体血运情况，适当调整绷带缠绕力度。

（四）止血固定的适应证和禁忌证

1. 适应证

（1）周围血管创伤性出血。

（2）某些特殊部位创伤或病理性血管破裂出血，如肝破裂、食管静脉曲张等。

2. 禁忌证

（1）需要施行断肢 / 指再植者不用止血带。

（2）特殊感染截肢不用止血带，如气性坏疽截肢。

（3）动脉硬化症、糖尿病、慢性肾功能不全者，慎用止血带或休克裤。

（五）止血固定的分类

止血措施及具体方法见表 2-4-2-2，操作前应消除伤者紧张、恐惧情绪，取得伤者配合。

表 2-4-2-2　止血固定的分类

分类	内容
指压止血法	简单有效的临时性止血方法，根据动脉的走向，在出血伤口的近心端，用指压住动脉处，向骨骼方向加压，达到临时止血的目的。适用于头部、颈部、四肢的动脉出血

分类	内容
加压包扎止血法	多用于静脉出血和毛细血管出血。用消毒纱布或干净的毛巾、布块折叠成比伤口稍大的垫盖住伤口，再用绷带或折成条状的布带或三角巾紧紧包扎，其松紧度以能达到止血目的为宜
填塞止血法	广泛而深层的软组织创伤，如腹股沟或腋窝等部位活动性出血，以及内脏实质性脏器破裂，如肝粉碎性破裂出血，可用灭菌纱布或子宫垫填塞伤口，外加包扎固定。外部加压敷料应超出伤口至少5cm。在做好彻底止血的准备前，不得将填入的纱布抽走，以免发生大出血时措手不及
止血带法	一般适用于四肢大动脉的出血，并常常在采用加压包扎不能有效止血的情况下才选用止血带

（六）止血固定的并发症处理

1. 持续出血　因加压包扎及止血带止血中压力不足导致。需要调整绷带及止血带压力。

2. 皮肤瘀斑、水疱　创伤后伤口周围软组织肿胀，应用加压包扎及止血带止血均可加重皮肤受压，从而产生瘀斑及张力性水疱。加压包扎及止血带止血后应密切观察局部肿胀情况，调整绷带及止血带压力。

3. 伤者烦躁不安及伤口远端疼痛加重　主要原因为阻断肢体供血时间过久，导致肢体缺血性疼痛。可根据出血控制情况调整绷带及止血带压力。

4. 神经损伤　常见于：①伤者存在骨折及关节脱位，已有局部神经压迫，此时继续伤口局部加压包扎，进一步加重神经损伤；②止血带放置位置不当引起，应用止血带止血应放置正确位置。

5. 肢体缺血坏死　止血带应用压力过高及持续时间过长所致。应严格遵守止血带应用规范。

6. 止血带休克　放松止血带时，大量血液流向患肢，造成全身有效血容量急剧减少所导致的休克。放松止血带时应遵循"慢放—观察—再慢放—再观察"的原则，不要放到底。

7. 下肢深静脉血栓　使用止血带会造成患肢远端静脉血流淤滞和血管内皮损伤，同时可加剧伤者的高凝状态，有深静脉血栓形成倾向。严格遵守止血带应用规范及尽量减少止血带使用时间尤为重要。

二、小夹板及石膏固定

夹板固定是从肢体的生理功能出发，通过扎带对夹板的约束力，压垫对骨折断端防止或矫正成角畸形和侧方移位的效应力，充分利用肢体肌肉收缩活动时所产生的内在动力，使肢体内部动力因骨折所致的不平衡重新恢复到平衡。

石膏固定利用熟石膏加水后迅速硬化的特性，使肢体固定在特定位置，防止患部肌肉进行不必要的收缩和活动，同时可以保护患部避免再次受伤，封闭伤口减少感染机会，临床应用广泛。

（一）小夹板固定的适应证和禁忌证

1. 适应证

（1）最常用于桡骨远端骨折。

（2）适用于肱骨、尺桡骨、胫腓骨骨折。

（3）关节骨折、关节附近骨折及股骨骨折，多不适宜小夹板固定治疗。

2. 禁忌证

（1）不能按时观察的患者。

（2）开放性骨折（如创面小，经处理后创口愈合，也可考虑小夹板固定治疗）。

（3）皮肤广泛擦伤。

（4）伤肢严重肿胀，末端已有血循环障碍现象者。

（5）骨折严重移位，整复对位不佳者。

（6）骨折肢体已有神经损伤症状，局部加压可加重神经损伤者。

（7）伤肢肥胖、皮下脂肪多，因固定不牢易发生延迟愈合或不愈合者。

（二）小夹板固定的操作规范（表2-4-2-3）

表2-4-2-3　小夹板固定操作步骤及规范

操作步骤	操作规范
医生准备	穿工作服，戴口罩、帽子，洗手
准备	核对患者信息，如床号、姓名
	与患者做好有效沟通，帮助树立战胜疾病的信心，使其主动配合
	检查患肢皮肤有无破损、溃疡等，如有给予相应的处理
	做好患肢的皮肤清洁
	准备好操作用物，相应型号的小夹板、绑带、加压垫等
操作过程	根据骨折断端的移位情况手法复位，助手对抗牵引
	满意后，由助手双手扶托稳固，维持骨折端位置
	在相应部位的皮肤表面，缠绕1～2层棉纸
	放置前、后、内、外侧夹板，再用绷带或布带在夹板上缠绕2周后打结捆扎夹板
	固定后用三角带托起，悬吊于胸前
	或直接用绷带悬吊制动
	整理用物，垃圾分类处理，洗手，记录

（三）小夹板固定注意事项

1. 小夹板固定时的注意事项

（1）整复后伤肢体位应放正确，由助手扶持稳固。夹板下方衬1～2层棉纸，以免压坏皮肤。

（2）选择固定垫要求大小合适，放置加压点准确，并用胶布固定，防止移位。

（3）选用小夹板的型号要合适，且按需要放置前、后、内、外侧夹板。

（4）捆扎布带或绷带的长短及松紧度要适宜。

（5）捆扎完毕后，应检查伤肢末端的血循环及感觉情况。

2. 小夹板固定后的注意事项

（1）防止骨折端移位：上肢骨折复位固定后用三角带托起，悬吊于胸前；或直接用绷带悬吊制动。下肢骨折复位固定后在搬运时，一定要给予充分的支托。1～2周内骨折端容易移位，应多次拍摄X线片复查。此后，每1～2周拍片复查。桡骨远端骨折的X线复位标准：①掌倾角10°～15°。②尺偏角20°～25°。③远端关节面短缩不超过1mm。固定时间，一般上肢6～8周，下肢8～10周。拍片证实骨折愈合满意后，才能去除固定。

（2）抬高患肢，减轻肿胀：骨折后肢体肿胀，一般在伤后3～7日达到高峰，随即逐渐消肿。肿胀较重时，可采取平卧等措施，尽量让患肢高于心脏水平，以利于血液回流，减轻肿胀。

（3）密切观察末梢血运及感觉、运动功能：如发现患肢末端不能自主活动，感觉迟钝或消失，末梢皮肤苍白或发青，皮温较健侧低现象时，说明患肢已出现循环障碍，应立即松解布带、放松夹板，并迅速到医院就诊。

（4）辨清疼痛的性质：骨折的疼痛局限于骨折部位。血运障碍引起的疼痛表现为整段肢体的搏动性疼痛。出现骨隆突处或夹板两端的持续性疼痛时，要注意局部压疮。对剧烈疼痛患者，应警惕骨筋膜隔室综合征的发生。

（5）随时调整松紧度：骨折创伤加之复位继发性损伤，在复位后3～4日内肢体肿胀明显，夹板内侧压力上升，应每日适当放松布带；随着肿胀的消退，再每日适当收紧布带；但均以能上下移动1cm为宜，并教会患者家属。

（6）指导患者功能锻炼：鼓励患者进行肢端手指或足趾的活动，骨折部位肌肉的等长收缩锻炼，及未固定关节的屈伸运动。

（四）石膏固定的适应证和禁忌证

1. 适应证

（1）骨折脱位的固定，包括临时及长期治疗所需固定。

（2）肢体肌腱、血管、神经损伤吻合术后，维持肢体位置，保护上述组织修复。

（3）肢体矫形术后，固定肢体，对抗软组织挛缩，防止畸形再发。

（4）对于骨关节炎症、结核等，可固定肢体，减轻疼痛，促进修复，预防畸形。

（5）运动损伤，包括韧带、肌腱损伤，石膏固定可减轻疼痛，促进修复，减少后遗症发生。

2. 禁忌证

（1）开放性损伤，包括软组织缺损及开放性骨折。

（2）肢体严重肿胀，张力性水疱形成，血液循环障碍者。

（3）相对禁忌：局部皮肤病患者酌情应用。儿童，以及年老、体弱、神志不清及精神异常，不能正确描述固定后感觉及异常者慎重使用。

（五）石膏固定的操作规范（表2-4-2-4）

表2-4-2-4 小夹板及石膏固定操作步骤及规范

操作步骤	操作规范
医生准备	穿工作服，戴口罩、帽子，洗手
准备	核对患者信息，询问既往病史，近6个月内有无心肌梗死病史（以免操作过程中患者无法耐受疼痛而出现休克等意外）
	知情同意，并测量血压、脉搏等生命体征
	了解患者情况，协助患者摆放体位（坐位，患侧肩关节外展，屈肘）
	评估环境：清洁、明亮
	物品准备：石膏、绷带、棉纸、剪刀、温水、手套、石膏桌等
操作过程	选用合适规格的石膏（小号或中号）
	以健肢做参照测量所需石膏长度（大于实际长度10%），由于患侧骨折端常有短缩，且测量过程中可能导致患肢疼痛，故选用健侧作为测量参照
	将石膏远端用剪刀从中间剪开5cm左右，背侧：掌指关节至前臂中上段（近端长度在屈肘时不会造成肘关节周围皮肤卡压刺激为标准）
	掌侧：远侧掌横纹至前臂中上段（近端长度在屈肘时不会造成肘关节周围皮肤卡压刺激为标准）
	石膏层数：8～12层（根据石膏质量决定）
	石膏放在温水内，待气泡出尽，手握两端，轻轻挤去水分。石膏的硬化速度取决于水温高低，水温越高，石膏硬化越快，越不利于塑形，一般控制在3～5min比较适当，故夏天和冬天需对水温做适宜的调整
	用棉纸将石膏包绕
	患者腕关节固定于功能位
	以手掌或手均匀用力地将石膏铺平后置于前臂掌、背侧（靠桡侧铺放），不能以指尖按压石膏
	绷带由远端向近端缠绕
	每层绷带覆盖上一层的1/3或1/2
	绷带缠绕过程中不能拉紧再绷
	绷带缠绕过程中不能翻转
	待石膏出现弹响，患肢悬吊于胸前
	石膏上注明操作日期，便于复查及拆除石膏
	石膏松紧度合适
	了解患肢手指（掌指关节、指间关节）、肘关节屈伸有无明显受限
	复原患者衣物，用温水擦干净患肢残余的石膏灰浆
	整理用物，垃圾分类处理
	洗手，记录

（六）石膏固定并发症处理

注意：观察肢体远端皮温、皮色等很重要。

石膏固定不能调节松紧度，固定范围较大，应超过骨折端相邻的两个关节。

1. 皮肤压疮　主要原因是骨突处未加衬垫，包扎过紧，石膏接触皮肤部分不平坦（特别是操作时，在石膏固化前手指挤压造成局部凹陷，接触皮肤面则局部突出压迫皮肤），时间长则出现压疮。操作、塑形及抹平石膏应使用手掌，避免手指挤压，及时恢复石膏夹板或膏体表面顺滑。

2. 神经麻痹　主要发生在表浅神经，原因是不熟悉表浅神经的解剖，局部压迫时间过长，相应神经麻痹。早期发现及时解除压迫可能恢复，时间过长则难以恢复，重在预防。

3. 骨筋膜隔室综合征　闭合骨折早期肢体肿胀，局部血肿或软组织反应会使肿胀加重，石膏固定过紧会进一步限制间室容积的扩大，造成间室内压力增高，影响血液回流，引起骨筋膜隔室压力增高，使肌肉缺血坏死，导致肢体坏疽或缺血性肌挛缩，最终发生骨筋膜隔室综合征。患者往往表现为剧烈疼痛，镇痛药难以控制，被动活动足趾会加剧疼痛。早期发现应及时彻底松解石膏，解除肢体的外部挤压因素。应高度警惕，及时处理，重在预防，骨折早期固定不可过紧，要密切观察。

4. 肢体功能障碍　关节固定时间过久会发生僵硬、粘连，特别是非功能位固定会造成肢体功能障碍，应及时拆除石膏，尽早进行关节功能练习，恢复关节活动度，必要时辅助理疗或应用药物。

5. 肌肉萎缩　石膏固定会造成失用性肌肉萎缩、骨质疏松，固定期间应做等长肌肉收缩练习，拆除石膏后加强肌肉力量训练及负重练习。

三、伤口的清创与缝合

（一）缝合技术

1. 操作目的　缝合是将已经切开或外伤断裂的组织、器官进行对合或重建其通道，恢复其功能。正确的缝合方法，良好的缝合技术，能使组织顺利闭合和愈合，否则常可导致愈合不良，甚至导致手术失败。

2. 操作原则

（1）分层对合：良好的分层对合，才能确保伤口良好地愈合和保持美观。

（2）松紧适度：组织间的愈合是组织间产生纤维粘连而愈合，而不是靠缝线的绑扎。

（3）针距和边距适宜：要根据具体情况决定边距和针距的大小，做到均匀一致。

（4）选择适当的器械和缝线：要想达到理想的缝合效果，必须注意选择适当的器械和缝线。

3. 操作步骤　以皮肤间断缝合为例说明，缝合包括以下几个基本步骤。

（1）进针：缝合时左手执有齿镊，提起皮肤边缘，右手执持针钳，用腕臂力由外旋进，顺针的弧度刺入皮肤，经皮下从对侧切口皮缘穿出。

（2）拔针：可用有齿镊夹持针前端顺针的弧度外拔，同时持针器从针后部顺势前推。

（3）出针、夹针：当针要完全拔出时，阻力已很小，可松开持针器，单用镊子夹针继续外拔，持针器迅速转位再夹针体（后 1/3 弧处），将针完全拔出，由第一助手打结，第二助手剪线，完成缝合步骤。

4. 外科缝合法的分类（表2-4-2-5）

表2-4-2-5　常见外科缝合法的分类

分类		操作要点
单纯缝合法	单纯间断缝合	操作简单，应用最多，每缝一针单独打结，多用于皮肤、皮下组织、肌肉、腱膜的缝合，尤其适用于有感染的创口缝合
	单纯间断绞锁缝合法	为每个单纯间断缝合的线环相互连结，使缝合后的垂直断面组织完全位于缝合线结之内，使其充分结扎。常用于环绕肝脏切面的缝合、胃底血管断流手术的缝合。缝合时要求上次的缝线暂不结扎，待缝完下次缝线后，再结扎上次的缝线，以此类推
	单纯连续缝合法	在第一针缝合后打结，继而用该缝线缝合整个创口，结束前的一针，将重线尾拉出留在对侧，形成双线与重线尾打结

分类		操作要点
单纯缝合法	单纯连续绞索缝合法	是单纯连续缝合法的改进。这种方法由于表面缝线绞索，断面的缝线相互平行，因此拉力与断面垂直，可视为"连续单纯结节缝合"。此法断面对合较单纯连续缝合法为好，其余优缺点及用途均相同
	连续锁边缝合法	操作省时，止血效果好，缝合过程中每次将线交错，多用于胃肠道断端的关闭、皮肤移植时的缝合
	"8"字缝合	由两个间断缝合组成，缝扎牢固省时，如筋膜的缝合
	贯穿缝合法	也称缝扎法或缝合止血法，此法多用于钳夹的组织较多，单纯结扎有困难或线结容易脱落时
内翻缝合法	间断垂直褥式内翻缝合法	又称仑字特（Lembert）缝合法，进针不穿透断端组织全层，每侧断端各有两个针孔，缝线拉紧后组织即向内翻入。常用于胃肠道吻合时缝合浆肌层
	间断水平褥式内翻缝合法	又称何尔斯得（Halsted）缝合法，一条缝线完成两个垂直面的缝合，分别有两线段垂直断缘及平行断缘，常用于空腔器官的浆肌层缝合及骨骼肌的缝合，如胃肠道浆肌层缝合
	连续水平褥式浆肌层内翻缝合法	又称库欣（Cushing）缝合法，与断端平行进针，每个线环内有两次组织进针，缝合仅深入浆肌层，如胃肠道浆肌层缝合
	连续全层水平褥式内翻缝合法	又称康乃尔缝合法，与库欣缝合法类似，区别是库欣缝合贯穿全层，如胃肠道全层缝合
	荷包缝合法	在组织表面以环形连续缝合一周，结扎时将中心内翻包埋，表面光滑，有利于愈合。常用于胃肠道小切口或针眼的关闭、阑尾残端的包埋、造瘘管在器官的固定等
	半荷包缝合法	常用于十二指肠残角部、胃残端角部的包埋内翻等
外翻缝合法	间断垂直褥式外翻缝合法	缝线均在同一垂直面上，各断端表面各有一次进针和一次出针。要求先缝合深层，再缝合浅层。如松弛皮肤的缝合
	间断水平褥式外翻缝合法	常用于血管吻合，使内膜光滑，防止血栓形成，也可用于皮肤缝合
	连续水平褥式外翻缝合法	间断外翻缝合法的连续组合，其缺点是当缝线拉紧后，易造成缝合组织短缩。多用于血管壁吻合
减张缝合法		对于缝合处组织张力大，全身情况较差时，为防止切口裂开可采用此法，主要用于腹壁切口的减张
皮内缝合法		从切口的一端进针，然后交替经过两侧切口边缘的皮内穿过，一直缝到切口的另一端穿出，最后抽紧，两端可做蝴蝶结或纱布小球垫。常用于外露皮肤切口的缝合，如颈部甲状腺手术切口

5. 注意事项

（1）良好的组织分层对合是组织最佳愈合的前提，愈合后表面平整，粘连最轻，瘢痕最少。

（2）要根据不同的组织、不同的器官，选用不同的器械和缝合材料，采用不同的方式进行缝合。

（3）进针、出针、缝线走行、缝合深度、缝合的内翻或外翻等，必须符合不同组织和器官相应的要求。如皮肤缝合过浅，可造成皮下无效腔；缝合过深，可使皮缘下陷；缝合过宽，可使皮缘对合不整齐，瘢痕过度。

（4）不同组织、不同创口，缝合针距、边距大小不同，缝合过密、过稀均不利于组织愈合。在保证创口闭拢的情况下，缝线越少越好，以减少组织异物反应。一般缝合的密度以两针间距不发生弧形裂隙为好。

（5）缝合线结扎张力过大时，易将缝合组织切割，使组织缺血坏死，造成感染或脓肿，愈合后形成明显的十字形缝线瘢痕；结扎过松，使被缝合组织间隙不能闭拢，遗留无效腔，形成血肿，易导致感染而影响愈合。

（二）清创术

清创术，指用外科手术处理污染的伤口，清除伤口内的异物，切除坏死、失活或严重污染的组织使其转变为清洁创口的方法。适时、彻底的清创对于防止伤口感染,加速伤口愈合,减少伤病员痛苦,具有十分重要的意义。

1. 清创目的

(1) 对新鲜开放性污染伤口进行清洗、清除血块和异物、切除失活的组织、止血、缝合伤口等,使之尽量减少污染,甚至使污染伤口变成清洁伤口。

(2) 加速组织修复,争取达到一期愈合。

2. 清创的时间

(1) 伤后6~8小时内的新鲜伤口,污染伤口的细菌尚未侵入组织深部,也未大量繁殖,在患者全身情况许可的条件下,均应清创,并行一期缝合。

(2) 如果局部污染不严重,伤口整齐,受伤即使超过6~8小时,但在24小时内,感染尚未确立,伤后已应用抗生素,仍可争取行清创术。如损伤部位血运丰富(如头面部)或某些浆膜腔(胸腔、腹腔、关节腔等)开放性创伤,伤口无明显感染,虽时间较长,也应尽可能彻底清创后缝合。

(3) 受伤时间已超过24小时,伤口已有感染,则不做清创,仅需将伤口周围皮肤擦净,消毒周围皮肤后,敞开引流即可;火器伤一般只做清创,不宜一期缝合。

3. 操作规范(表2-4-2-6)

表2-4-2-6　清创术操作步骤及规范

操作步骤	操作规范	
医生准备	穿工作服,戴口罩、帽子,洗手	
准备	核对患者信息,测量生命体征	
	了解病史及伤口情况,有无其他合并伤	
	查体及进行X线检查,明确有无骨折	
	了解麻醉药物过敏史,无禁忌证	
	知情同意并签字	
	评估环境	
	用物准备:清创包、缝线、引流条或橡皮膜、毛刷、肥皂水、生理盐水、3%的过氧化氢、碘伏、2%的利多卡因、绷带、纱布、胶布、5ml注射器、备皮剃刀等。检查物品有效期	
操作过程	充分暴露受伤部位,必要时备皮	
	取清创包,检查包的有效期	
	打开包的外层3/4	
	以持物钳打开包的外层1/4及内层	
	检查灭菌指示卡	
	正确戴手套+清点物品	
	用无菌纱布覆盖伤口	
	肥皂水刷洗伤口周围皮肤,再用生理盐水冲洗干净	
	如皮肤上有油垢,可先用汽油或乙醚擦洗干净	
	反复冲洗2~3次,每次更换无菌手套及毛刷	
	用生理盐水冲洗伤口	
	去除伤口内较大的异物、血凝块	
	3%过氧化氢冲洗伤口,待呈现泡沫后再用生理盐水冲洗,擦干	
	用无菌纱布覆盖创面	
	再次洗手,更换无菌手套	
	以伤口为中心,由内向外,常规消毒伤口周围皮肤3遍	
	铺孔巾	
	核对麻醉药,正确开启,2%的利多卡因局部麻醉	
	用稀释的碘伏浸泡伤口5min	

续表

操作步骤	操作规范
操作过程	修整皮缘，切除1~2mm明显受挫伤、失活的创缘皮肤
	依解剖层次由浅入深仔细探查，识别组织活力，检查有无血管、神经、肌腱、骨骼损伤
	如有出血，彻底止血
	清除伤口内血凝块、异物、污染失活组织
	必要时可扩大切口，以便处理深部损伤组织
	生理盐水冲洗伤口内部，擦干
	过氧化氢浸泡、生理盐水冲洗后擦干
	用无菌纱布覆盖创面
	撤孔巾
	正确打开缝合包，检查灭菌指示卡
	再次洗手，更换手套
	以伤口为中心由内向外消毒3次，范围大于15cm
	铺孔巾
	选择合适大小三角针、1号丝线进行缝合
	缝合方法正确，缝合间距恰当，所留线结长度合适
	若有必要伤口较深处放置引流膜
	挤出皮下积血，对合皮肤
	再次消毒
	纱布覆盖，胶布固定
	复原患者衣物，取舒适体位
	整理用物，垃圾分类处理
	洗手，记录

4. 注意事项

（1）清创应尽早施行，越早效果越好。

（2）严格按照无菌操作规程，认真清洗和消毒，尽量清除血凝块、异物和失活组织。

（3）清创时既要彻底切除已失去活力的组织，又要尽量爱护和保留存活的组织，以使形态和功能得到最大限度的恢复。机体裸露部位的修复，还需注意美观。如皮肤缺损大时应考虑是否植皮或皮瓣移植。

（4）止血要彻底，以免术后血肿形成。

（5）缝合时要做到逐层对合缝合，勿残留无效腔，组织缝合必须避免张力太大，以免造成缺血或坏死。

（6）伴有血管损伤时，应做好止血准备。四肢伤口准备扎止血带，以便从伤口找到出血点，予以结扎。如伤口近端不能上止血带，应在伤口的上方另做切口，找到血管，用橡皮条或动脉血管夹暂时止血或结扎止血。

（7）神经损伤时，应行神经吻合术。

（8）有骨损伤时，除彻底处理软组织及异物外，应尽量保留一切与软组织有联系的骨片，只将完全游离的骨片摘除。

（9）关节损伤时，应做定型切口以显露关节囊，摘除异物，游离骨片及软骨碎片，彻底冲洗关节囊及止血，尽可能缝合滑膜及关节囊。

5. 术后处理

（1）根据全身情况输液或输血。

（2）术后应严密观察病情变化，合理应用抗生素，防止伤口感染，促使炎症消退。

（3）预防特异性感染：肌内注射破伤风抗毒素（TAT）1 500～3 000U。如污染严重应用气性坏疽抗毒血清 10 000U 肌内注射。注射前均应做皮肤过敏试验，阴性者，方可应用；如为阳性，应按照脱敏方法注射。

（4）固定、抬高伤肢：肢体创伤如有骨折，清创后必须进行有效的外固定，以防骨折移位，可采用小夹板、石膏托、石膏夹板。此外，伤肢抬高有利于血液、淋巴液回流，以减轻组织水肿，避免张力，促使伤口愈合。

（5）对包扎固定的肢体，应注意观察肢端血液循环，血管搏动、皮肤的颜色、温度、肿胀等情况，以便及早处理。

（6）酌情使用镇静、镇痛及安眠药物。

（7）伤口引流条，一般根据引流物的情况，在术后 24～48 小时内拔除。

（8）伤口局部出血或发生感染时，应立即拆除缝线，检查原因，进行相应处理。

四、无菌操作

（一）无菌持物钳使用

1. 操作方法

（1）戴口罩、帽子，洗手，根据操作目的准备环境及用物。

（2）检查用物有效日期，将存放无菌持物钳的容器盖打开。

（3）手持无菌持物钳上 1/3，将钳移至容器中央，垂直取出，关闭容器盖。

（4）使用时保持钳端向下，在腰部以上视线范围活动，不可倒转向上。

（5）用后闭合钳端，快速垂直放回容器，浸泡时要松开轴节，使钳端分开。

（6）无菌持物钳及其浸泡容器每周消毒 2 次，同时更换消毒液；使用频率较高的部门应每日清洁、灭菌。

（7）需要到较远处取物时，要将无菌持物钳连同容器一并移至操作处进行操作。

2. 注意事项

（1）取放无菌持物钳时钳端应闭合，不可以触及溶液面以上部分或罐口边缘。

（2）使用完毕应立即放回罐内，且要将钳端打开，以便充分接触消毒液。

（3）用过程中要始终保持钳端向下，不可以触及非无菌区。

（4）到远距离取物时，应将持物钳和容器一起移至操作处，就地取出。

（5）不可用无菌持物钳夹取油纱布，防止油粘于钳端而影响消毒效果；不可用无菌持物钳换药或消毒皮肤，防止钳被污染。

（6）无菌持物钳一经污染或可疑污染应重新灭菌。

（7）无菌持物钳及其浸泡容器每周清洁、消毒 2 次，同时更换消毒液；使用频率较高的部门（如门诊换药室、注射室、手术室及监护室等），建议干燥法保存，每 4 小时更换 1 次。

（二）无菌容器使用

1. 操作方法

（1）戴口罩、帽子，洗手，根据操作目的准备环境及用物。

（2）检查无菌容器标记、灭菌日期，有无破损或潮湿。

（3）取物时，打开容器盖，内面向上置于稳妥状态，用无菌持物钳从无菌容器中夹取无菌物品。

（4）取物后，立即盖严。

（5）手持无菌容器时，应托住容器底部。

2. 注意事项

（1）无菌持物钳取物时，钳及物品不要触及容器边缘。

（2）手不能触及无菌容器盖的内面及边缘。

（3）无菌容器定期消毒灭菌。

（三）无菌包的使用

1. 操作方法

（1）洗手，戴口罩、帽子，根据操作目的准备环境及用物。

（2）包扎无菌包：将需要灭菌的物品放于包布的中央，用包布一角盖住物品，左右两角先后盖上并将角尖向外翻折，盖上最后一角后以"十"字形扎妥，或用胶带贴妥，再贴上注明物品名称及灭菌日期的标签。

（3）打开无菌包

1）核对无菌包名称、灭菌日期、有无破损。

2）将无菌包平放于器械台上，解开系带，卷放于包布下，逐层打开无菌包。

3）用无菌钳夹取所需物品，放在无菌区内。

4）如包内物品未用完，应包盖，系带横向扎好，并注明开包日期及时间。

5）如需将包内物品全部取出，可将包托在手上打开，另一手将包布四角抓住，慢慢地将包内物品放在无菌区内。

2. 注意事项

（1）打开包布时手只能接触包布四角的外面，不可触及包布内面，不可跨越无菌面。

（2）包内物品未用完，应按原折痕包好，系带横向扎好，注明开包日期及时间，限 24 小时内使用。

（3）如包内物品超过有效期、被污染或包布受潮，则需重新灭菌。

（四）铺无菌盘

1. 操作方法

（1）单层底铺盘

1）打开无菌包，用无菌持物钳夹取一块无菌治疗巾放入治疗盘。

2）双手夹住无菌巾同侧两角，轻轻抖开，对折铺于治疗盘，再将上层折成扇形，边缘向外，这样治疗巾内面即构成无菌区。

3）放入无菌物品，掀开扇形折叠层盖住物品，上下两层边缘对齐。将开口处向上折叠两次，两侧边缘再分别向下折一次，露出治疗盘边缘。

（2）双层底铺盘：取出无菌巾，双手夹住无菌巾同侧两角，轻轻抖开，从远到近，叠成三层，放入无菌物品，拉平扇形折叠层，盖于物品上，边缘对齐。

2. 注意事项

（1）无菌巾放置在适当的位置，放入无菌物品后，上下两层的边缘要对齐。

（2）无菌巾上物品的放置应有序，以方便取用。

（3）操作中注意无菌巾内面不被污染。

（4）铺好的无菌盘尽早使用，有效期不超过 4 小时。

（五）取用无菌溶液

1. 操作方法

（1）洗手，戴口罩、帽子，做好各种准备。

（2）擦净瓶外灰尘，核对瓶签上的药名、剂量、浓度和有效期，检查瓶盖有无松动，瓶身有无裂缝；检查溶液有无沉淀、混浊和变色。

（3）将盛有无菌溶液的密封瓶外擦净，核对无误后用启瓶器开启瓶盖，用拇指和示指将瓶塞边缘向上翻起。

（4）用拇指和示指拉出瓶塞后，瓶塞朝向掌心，倒出少量溶液，边倒边旋转冲洗瓶口，再按量倒入无菌容器中。

（5）倒完后塞紧瓶塞并消毒。

（6）在瓶签上注明开瓶详细时间，放回原处。

2. 注意事项

（1）不可将物品伸入无菌溶液瓶内蘸取溶液；倾倒液体时不可直接接触无菌溶液瓶口；已倒出的溶

液不可再倒回瓶内。

（2）倾倒溶液时不要污染标签。

（六）戴、脱外科口罩

1. 外科口罩佩戴方法

（1）先进行手卫生。

（2）将口罩罩住鼻、口及下颌，口罩下方带系于颈后，上方带系于头顶中部。

（3）将两手示指和中指指端放在鼻夹处，并逐步向两侧移动，根据鼻梁形状塑造鼻夹。

（4）调整系带的松紧度，使其紧密贴合于面部。

（5）检查口罩四周边缘的密闭性。

2. 外科口罩脱卸方法

（1）先进行手卫生。

（2）先解下面的系带，再解上面的系带。

（3）不要接触口罩外侧面（已污染）。

（4）用手紧捏住口罩系带轻投入医疗废物桶内。

（5）防止用后的口罩污染无菌操作区。

（6）再进行手卫生。

3. 注意事项

（1）口罩在使用过程中变湿、损坏或明显被污染时，应及时更换。

（2）外科口罩为非密闭性设计，不能防止吸气时口罩的边缘漏气，因此不能用于空气隔离。

（3）上述口罩均为一次性使用。

（七）戴、脱无菌手套

1. 戴无菌手套方法

（1）修剪指甲，洗手、戴口罩，做好相关准备。

（2）核对无菌手套号码、灭菌日期。

（3）手套平放于清洁、干燥的弯盘内，取出滑石粉包，涂擦双手。

（4）戴手套

1）分次提取法：一手捏住一只手套的反折部分（手套内面）取出手套，对准五指戴上；打开另一只手套袋，用戴好手套的手指插入手套的反折内面（手套外面），取出手套，对准五指戴上。

2）一次提取法：双手分别捏住两只手套的反折部分（手套内面），取出手套；将两手套五指对准，先戴一只手，再以戴好手套的手指插入另一只手套的反折内面（手套外面），对准五指戴上。

（5）调整手套位置，将手套的反折部分打开包住工作服袖口。

2. 脱无菌手套的方法

（1）手套对手套法脱下第一只手套：先用戴手套的手提取另一手的手套外面脱下手套，不触及皮肤。

（2）皮肤对皮肤法脱下第二只手套：用已脱手套的拇指伸入另一戴手套的手掌部以下，并用其他各指协助，提起手套翻转脱下，手部皮肤不接触手套的外面。

（3）亦可用右手插入左手手套翻折部（左手手套的外面），将左手手套脱至手掌部，再以左手拇指插入右手手套的翻折部（右手手套的内面）脱去右手手套，最后用右手指在左手掌部（左手手套的内面）推下左手手套。脱第一只手套时勿将手套全部脱去，留住部分以帮助脱另一只手套。注意脱手套时手套外面不能接触皮肤，否则需重新刷手。

3. 注意事项

（1）戴、脱手套时不要强行拉拽，并应防止污染。

（2）戴手套后双手应始终保持在腰部或操作台以上范围内。如发现有破洞或可疑污染应立即更换。

五、各种伤口的拆线和换药

（一）拆线

1. 操作前准备

（1）患者准备

1）了解拆线伤口的愈合情况，对操作过程可能出现的状况作出评价。

2）告知患者拆线的目的、操作过程及可能出现的情况。

3）患者应采取相对舒适且伤口暴露最好的体位，注意保护患者隐私。

4）应注意保暖，避免患者着凉。

5）如拆线过程复杂或者使患者有不适的感觉，操作前应向患者做充分的解释，取得患者的配合。

（2）操作者准备

1）核对患者信息。

2）了解伤口情况，协助患者摆放体位。

3）避开患者进食、陪护人员陪护及进行检查的时间，操作前半小时勿清扫整理房间。

4）多个伤口需要拆线时，先安排清洁伤口，再处理污染伤口，避免交叉感染。

5）做好无菌准备，即穿工作服，戴帽子、口罩，洗手，剪指甲等。

6）根据拆线部位和操作的复杂程度，选择在病房或换药室进行，优先选择换药室。

7）多个患者需要拆线时，操作前后均应做好手卫生，以免发生交叉污染。

（3）材料准备

1）拆线包：内含治疗碗（盘）2个，有齿、无齿镊各1把或血管钳2把，拆线剪刀一把。

2）换药用品：2%碘伏和75%乙醇棉球或2.5%碘酊，生理盐水棉球若干，根据伤口所选择的敷料、胶布卷、无菌手套。

2. 剪线技术

（1）操作原则：在不引起线结松脱的情况下，剪线越短越好。缝合皮肤的缝线，根据部位不同，线头留0.5～1cm。

（2）操作方法

1）在完成打结后，应将双线合拢提起偏向一侧，以免妨碍剪线者的视线。

2）剪线者用"靠、滑、斜、剪"4个动作剪线，先手心朝下，微张开剪尖，以一侧剪刀紧靠提起的线，向下滑至线结处，再将剪刀倾斜将线剪断，倾斜的角度取决于需要留下线头的长短。

3）一般情况下，丝线留1～2mm，尼龙线、羊肠线留3～4mm，不锈钢丝留5～6mm，并将钢丝两断端拧紧。

4）皮肤缝线的线头可留0.5～1cm，便于以后拆线。

（3）注意事项

1）剪线后要求线头长短合适，过短容易使线结滑脱，过长则残留异物过多。

2）正确掌握手术剪的握持方法。

3）剪线、解剖、剪切组织时，均利用剪刀头部进行，不要张口过大或用刀刃后端剪割，既操作不便，又易损伤邻近组织。

4）剪线时张开剪刀头沿缝线下移到线结处，并根据需留线头的长度将剪刀倾斜一定角度再剪断缝线；倾斜的角度越大，所留的线头越长。

5）剪线时根据方便和不妨碍视野的原则，最好掌心朝上，有时也可掌心朝下；必要时可用左手托住剪柄，以保证剪线动作更为准确和右手剪切时不抖动。

3. 拆线技术

（1）操作原则

1）组织内的缝线无须拆除，皮肤的缝线必须拆除。

2）拆线时间：根据缝合部位和手术方式决定（表2-4-2-7）。

表2-4-2-7　缝合部位及拆线时间

部位	拆除时间/d
头、颈部	5～7
面部	4～5
胸、腹、背、臀部	7～9
会阴部	5～6
四肢	10～14
近关节处、减张缝线	14

3）缝线的拆除时间应综合考虑切口部位、局部血液供应情况、患者的年龄及营养状况、切口的大小与张力等因素来决定。伤口术后有红、肿、热、痛等明显感染者，应提前拆线。

（2）操作方法

1）观察切口部位、局部血液供应情况、患者的年龄及营养状况、切口的大小与张力等因素，决定拆线方式。

2）拆线前以75%的乙醇消毒皮肤。

3）用镊子提起缝线的线头，使埋于皮肤的缝线露出，用拆线剪将露出部剪断，拉出缝线。

4）拆完全部缝线后，用乙醇棉球再消毒一次，覆盖无菌纱布，用胶布固定。

（3）注意事项

1）拆线时的剪线部不应在缝合线的中间或线结的对侧，否则拉出线头时势必将暴露在皮肤外已被污染的部分缝合线拉过皮下，增加局部感染的机会。

2）拆线时最好用剪尖剪断缝合线，可避免过分牵引缝合线而导致局部疼痛和移动缝线致局部感染。

3）拆线后1～2日应观察伤口情况，是否有伤口裂开。如有伤口愈合不良或裂开时，可用蝶形胶布牵拉和保护伤口直至伤口愈合。

4）对于切口长、局部张力高、营养情况较差及其他不利于伤口愈合因素的患者，可采用间断拆线法，即到了常规拆线时间时可先拆去一半的缝线，余下的在1～2日后拆除。这样既减轻了延迟拆线造成的皮肤针眼瘢痕，也确保了伤口的安全愈合。

5）拆线后伤口24小时内避免沾湿。72小时后，在确认伤口已经完全愈合后可少量沾水，但应避免对伤口进行揉搓。

6）一般来说，6～8周内防止剧烈运动形成的张力对伤口的影响。老年、体弱和服用皮质激素者的活动更为延后。

7）遇有下列情况，应考虑延迟拆线：①严重贫血、消瘦、恶病质者；②严重水、电解质代谢紊乱尚未纠正者；③老年体弱及婴幼儿等伤口愈合不良者；④伴有呼吸道感染、咳嗽没有消除的胸、腹部伤口；⑤切口局部水肿明显且持续时间较长者；⑥有糖尿病病史者；⑦长期使用糖皮质激素者。⑧腹内压增高、有大量腹腔积液者。

（二）换药

1. 目的

（1）观察伤口的情况及变化，及时给予必要和恰当的处理。

（2）针对各种伤口的清洁或污染程度，通过规范的换药操作（包括Ⅰ、Ⅱ类手术后缝合切口的清洁换药和外伤后污染伤口的清创术等）去除伤口创面的异物、坏死组织和分泌物，保持伤口引流通畅；减少细菌繁殖和分泌物的刺激。

（3）包扎固定，保护伤口，避免二次损伤。

（4）预防和控制伤口的继发性感染。

2. 适应证

（1）需要拆线的缝合伤口；有出血、渗出、脓性分泌物的伤口。

（2）有异物存留、引流物松动或需去除引流物的切口。

（3）创面周围或肢体水肿、引流不畅需要扩大创面的患者。

（4）瘘管、窦道、胃肠道、唾液腺分泌液、排泄物污染伤口敷料者。

（5）术前需要清洁创面，消毒皮肤者。

（6）体温升高，需排除局部感染、积液积血等因素。

（7）创面处理者。

3. 时机选择

（1）术后无菌伤口无特殊反应者，3～5日后第1次换药。

（2）伤口有渗液、渗血者，需换药检视并止血。

（3）感染伤口，分泌物较多者，需每日换药。

（4）新鲜肉芽创面，隔1～2日换药。

（5）严重感染、置引流管的伤口、粪瘘等，根据引流量决定换药次数。

（6）烟卷引流伤口，为保持敷料干燥，应每日换药1～2次。

（7）硅胶管引流伤口隔2～3日换药1次，引流3～7日更换或拔除引流管时换药1次。

4. 换药操作规范（表2-4-2-8）

表2-4-2-8　伤口拆线和换药操作步骤及规范

操作步骤	操作规范
医生准备	穿工作服，戴口罩、帽子，洗手
准备	核对床号、姓名
	告知患者操作目的，取得配合
	摆好体位，询问患者伤口感觉，了解伤口情况
	评估环境，注意保暖，保护隐私
	物品准备：换药包（治疗碗或盘2个，有齿、无齿镊各1把，血管钳2把，拆线剪1把）、棉球若干、纱布若干、胶布、碘伏等
操作过程	巴氏液洗手，取换药包，检查有效期
	打开换药包，将此次操作需要的碘伏棉球及敷料等放入换药包中
	暴露患者换药拆线部位
	用手揭开外层敷料，胶布撕脱方向是由内向外
	用镊子或血管钳揭开内层敷料（若敷料黏结于创面，先用生理盐水渗透）
	描述伤口情况（有无红肿及渗出，根据情况需要行感染伤口换药处理）
	处理方式：拆线，清创，换药
	换药过程中，一只镊子或血管钳直接用于接触伤口，另一只镊子或血管钳专用于传递换药碗中物品
	用碘伏棉球由外至内消毒切口及周围皮肤5～6cm，消毒范围应超出纱布覆盖范围
	消毒两次后拆线，敞开伤口
	用拆线剪将线头下方露出部剪断，向伤口方向轻轻抽出，避免将暴露在皮肤外面的缝线经皮下拉出
	清除伤口内脓液，拆除伤口内线结，坏死组织
	生理盐水冲洗伤口内部，擦干
	过氧化氢浸泡、生理盐水冲洗后擦干
	伤口用生理盐水纱布或高渗盐水纱布填塞
	操作过程中注意观察患者反应，必要时可予以局麻后操作
	用碘伏棉球再擦拭伤口周围皮肤一次
	覆盖敷料
	胶布固定
	整理患者衣物、床单
	整理用物，垃圾分类处理

5. 注意事项

（1）严格执行无菌操作技术，操作前做好手卫生。凡接触伤口的物品，均须无菌，防止污染及交叉感染。各种无菌敷料从容器中取出后，不得放回。污染的敷料须放入弯盘或污物桶内，不得随便乱丢。

（2）换药顺序：先无菌伤口，后感染伤口。对特异性感染伤口，如气性坏疽、破伤风等，应在最后换药或指定专人负责。

（3）特殊感染伤口的换药：如气性坏疽、破伤风、铜绿假单胞菌等感染伤口，换药时必须严格执行隔离技术，除必要物品外，不带其他物品。用过的器械要专门处理，敷料要及时焚毁或深埋。

（4）换药时伤口分泌物识别

1）血液：血性、淡血性、鲜红血性、陈旧血性分泌物。

2）血浆：淡黄色清亮液体。

3）脓液：颜色、气味、黏稠度等根据细菌种类不同而不同。

4）空腔脏器漏出液：胆汁、胰液、胃肠道液体和尿液等。

六、浅表脓肿的切开引流

（一）目的

1. 组织感染形成脓肿时，应当按照诊疗原则及时切开引流，能减少毒素吸收，减轻全身或局部的中毒症状，同时也能防止脓液向周围健康组织蔓延而造成感染的扩散。

2. 将感染部位切开引流后，引流脓液可按照要求送检，并行细菌药敏试验，以指导后续的抗感染治疗。

（二）适应证

1. 浅表组织发生化脓性感染并伴有脓肿形成，按诊疗原则需要行切开引流。

2. 按照诊疗方案，需要对导致感染的细菌行药敏试验，来指导后续的治疗。

（三）禁忌证

1. 全身出血性疾病患者。

2. 化脓性感染处于早期阶段，脓肿尚未形成，并且抗感染治疗有效，化脓性感染有好转、自行吸收消散的趋势。

（四）操作规范（表 2-4-2-9）

表 2-4-2-9　脓肿切开引流术操作步骤及规范

操作步骤	操作规范	
医生准备	穿工作服，戴口罩、帽子，洗手	
准备	核对床号、姓名	
	了解麻醉药物过敏史	
	知情同意并签字	
	测血压、脉搏等生命体征	
	评估周围环境，注意保暖	
	物品准备：切开缝合包（3 号刀柄、剪刀、小弯血管钳、有齿镊、无齿镊、无菌杯、治疗盘等），尖刀片，5ml 注射器，2% 利多卡因，棉球若干，纱布若干，胶布，碘伏，无菌手套，无菌培养瓶，凡士林纱条等	
操作过程	体位：俯卧位，充分暴露脓肿部位	
	触诊脓肿，正确选择切口并标记	
	取器械包，检查包的有效期，打开器械包的外层 3/4	
	持物钳打开器械包的外层 1/4 及内层	
	外科洗手消毒，戴无菌手套	
	检查灭菌指示卡，清点物品	
	消毒范围：脓肿周围 30cm	

续表

操作步骤	操作规范
操作过程	消毒顺序：由外向内消毒
	消毒三次，消毒不留空隙，每次范围小于前一次，末次范围大于孔巾直径
	铺孔巾并固定孔巾
	打开器械包前将麻醉药品准备好，核对麻醉药，正确开启
	先行皮丘注射
	从远处向脓腔附近推进针头
	再沿肿块周围逐层浸润麻醉
	边进针边回抽及推注麻药
	需麻醉一圈（区域阻滞麻醉）
	测试麻醉效果（有齿镊检查）
	选择尖刀片，左手拇、示指绷紧固定脓肿两侧皮肤，于脓肿中央适当刺入，再向上反挑约1cm切口
	注射器抽取适量脓液
	纱布蘸尽脓液，血管钳伸入脓腔探查确定切口大小、方向是否适当
	在止血钳引导下，向两端延长切口，到达脓腔两边缘（附：因局部解剖关系切口不能扩大或脓腔过大者，可在两极做对口引流，充分敞开脓腔，以甲硝唑或庆大霉素冲洗脓腔。）
	示指钝性分离脓腔内纤维隔膜，使其成为单一大脓腔
	术中避免动作粗暴及挤压脓肿
	更换无菌手套，将脓腔擦拭干净
	检查脓腔有无活动性出血
	消毒皮肤切口（由外向内）
	放置凡士林纱条，填充引流条时底松口紧
	纱布覆盖，胶布固定
	整理物品，垃圾分类处理

（五）并发症及处理

1. 出血　脓肿壁渗血时，不应盲目止血，应该用无菌凡士林纱布条填塞压迫，以达到止血目的。

2. 感染扩散　调整局部引流，并且结合药敏试验的结果，全身使用敏感抗生素治疗。

（六）相关注意事项

1. 手术切口应该选择在波动最明显处，手术切口应该选择脓肿腔最低处，长度合适，以便于充分引流。

2. 手术切口切忌穿过对侧脓腔壁而达到正常组织，以免造成感染扩散。

3. 手术切口方向的选择，应保持与大血管、神经干平行，并且避免切口跨越关节，以免后期瘢痕挛缩而影响关节功能。

4. 脓肿切开术后，切口如果长时间不愈合，可能与脓腔引流不畅、有异物存留或形成冷脓肿等原因有关。

七、疼痛封闭治疗

封闭疗法适用于全身各部位的肌肉、韧带、筋膜、腱鞘、滑膜的急慢性损伤、退行性变等疾病及骨关节病。

（一）目的

1. 消炎镇痛，能用于疼痛的早期治疗，并且减少形成难治性疼痛的概率。

2. 协助诊断疼痛产生的原因和具体部位。

3. 用于诊断性治疗。

4. 软化纤维瘢痕组织。

5．减轻局部创伤所导致的免疫反应。

（二）适应证

1. 急性损伤性疾病　如急性的腰部扭伤、软组织部位的扭伤和挫伤、创伤性滑膜炎等疾病。

2. 慢性劳损性疾病　如腰肌腱膜炎、跟痛症、滑囊炎等。

3. 骨 - 纤维管压迫综合征　如弹响指、桡骨茎突部狭窄性腱鞘炎、腕管综合征等疾病。

4. 退行性病变　如腰椎间盘突出症、骨关节炎等疾病。

5. 其他疾病　如尾骨痛。

（三）禁忌证

1．患者坚持拒绝接受封闭治疗或对封闭治疗有所疑虑。

2．行封闭治疗需要穿刺的部位或邻近部位皮肤有局部感染。

3．患者的局部疼痛可能与局部感染相关。

4．患者痛点处或痛点邻近处的影像学检查提示有骨或软组织病理性病变，如骨肿瘤。

5．患者正在接受全身慢性感染性疾病的治疗，如结核病。

6．患者的凝血功能异常。

7．既往有消化道反复出血史，特别是近期有消化道出血的患者。

8．有严重的高血压或糖尿病的患者。

9．患者不能使用激素或对激素、麻醉药过敏。

10．严重的肝脏疾病、晚期严重脓毒血症及败血症等疾病。

（四）操作规范（表 2-4-2-10）

表 2-4-2-10　疼痛封闭治疗操作步骤及规范

操作步骤	操作规范	
医生准备	穿工作服，戴口罩、帽子，洗手	
准备	核对患者信息，如床号、姓名	
	充分向患者解释操作的目的、操作的大概过程和可能存在的风险	
	告知患者注意事项，签署知情同意书	
	取得患者配合，在操作过程中要求患者避免剧烈活动，保持体位，如有不适及时报告	
	用物准备，消毒用品、麻醉药、类固醇类药物	
操作过程	取舒适体位，充分暴露穿刺点	
	选择穿刺点	
	消毒铺单	
	检查核对药物	
	选择合适部位进针，到达预期部位后，回抽药物，确定针头不在血管内后再推药	
	注意不可将药物注射到皮下，更不能注入皮内，以免造成皮肤发白、变薄	
	注意不可将药物注入肌腱内，因为某些药物如激素有软化纤维组织的作用，可能造成肌腱断裂	
	拔针后注射点用无菌输液贴覆盖	
	让患者休息，并观察 10～15min，注意部分患者可能出现头晕、步态不稳等情况	

（五）并发症及处理

1. 局部难以治愈的感染　某些药物有软化纤维组织的作用，可能导致肌腱断裂甚至跟腱断裂，皮肤皮下脂肪组织明显萎缩、发白等。若局部感染沿组织间隙蔓延，治疗不及时可能会累及骨与关节，严重时甚至截肢。

2. 激素副作用　激素注射能减少局部的免疫细胞浸润，减少血管的扩张，抑制巨噬细胞的吞噬作用，减少前列腺素及相关物质生成。激素可能发生的副作用在封闭治疗时均可能发生，例如骨质疏松、股骨头无菌性坏死等，只是局部封闭时激素的用量小、间隔时间长，发生激素副作用的概率小。因此激素的封闭治疗不可频繁注射,避免副作用发生概率增大。

3. 麻醉药副作用 局麻药封闭,注射后可能产生头晕、步态不稳等情况,注射点距离头部越近就越容易发生。因此,局部封闭后要求患者休息并观察15~20分钟。

4. 神经损伤 注射时切忌将药物直接注入神经干内,这将造成患者剧烈的麻痛,随后该神经干支配区域会发生感觉麻痹、运动丧失,极少数患者甚至会发生不可逆的神经损伤。因此,患者在穿刺过程中感觉麻痛,应立即调整穿刺方向。

5. 邻近脏器损伤 在胸背部做封闭治疗可能导致张力性气胸,膝部注射可能导致膝关节内血肿等。因此,应充分考虑穿刺部位可能发生的危险并加以避免。

八、体表肿物切除

(一)目的

1. 了解体表肿物的性质。
2. 解除肿物引起的局部压迫和其他不适症状。
3. 特殊部位手术如脸部等,可满足患者对美观的要求。

(二)适应证

全身各部位的体表肿物,如皮脂腺囊肿、表皮样囊肿、皮样囊肿、腱鞘囊肿等,以及一些体表的良性肿瘤,如脂肪瘤、神经纤维瘤、血管瘤、色素痣等影响劳动、功能和美观者。

(三)禁忌证

出血性疾病;肿物合并周围皮肤感染。

(四)操作规范(表2-4-2-11)

表2-4-2-11 体表肿块切除术操作步骤及规范

步骤	操作规范
医生准备	穿工作服,戴口罩、帽子,洗手
准备	核对患者信息,如床号、姓名
	自我介绍,告知操作目的,取得配合,签署知情同意书
	评估环境,保护患者隐私
	物品准备,如圆刀片、刀柄、剪刀、止血钳、组织钳、纱布、注射器、2%利多卡因
操作过程	选择合适体位
	消毒手术部位
	铺无菌洞巾
	沿体表肿物周围做局部浸润麻醉,皮肤切口线可加用皮内麻醉
	沿体表肿物长轴做皮肤切口,直达瘤体包膜
	先用组织钳将一侧皮缘提起,再用剪刀沿囊肿或肿瘤包膜外做钝性或者锐性分离,同样的方法分离囊肿或肿瘤的另一侧及基部,直到肿瘤完全摘除
	结扎止血后,逐层缝合
	切取标本置于90%乙醇溶液或者5%甲醛溶液中,送病理检查

(五)并发症及处理

1. 出血 出血量少,可行加压包扎止血;出血量较多时,需重新打开止血。

2. 感染 感染部位切口早期敞开,清除各种积液、积脓及坏死组织,用碘仿纱条覆盖创面,每日切口换药,更换引流条,再行二期缝合切口。

(六)注意事项

1. 脂肪瘤 血运丰富,出血较多,术中要彻底止血,消灭无效腔,术后加压包扎,引流通畅,防止血肿及渗出液的积聚,较大的脂肪瘤切除后应予以留置皮膜引流。多发性对称性脂肪瘤无完整包膜,且常沿周围组织结构间隙生长,不易切净,故手术仅强调达到美容效果,不以完全切除为目的。

2. 皮脂腺囊肿 术中可在与囊肿相连的皮肤处,尤其是见到导管开口时,沿着皮纹方向设计梭形的皮肤切口,连同囊肿一起摘除。分离时应特别小心,囊壁很薄,应当尽量完整地摘除。如果残留囊壁,则易于复发。如果术前有红、肿、热、痛等炎症表现,则应先控制炎症,择期手术。

3. 腱鞘囊肿 为了减少复发机会,需将囊肿连同其茎部的病变组织和周围部分的正常腱鞘及韧带彻底切除。

4. 神经纤维瘤 术中需将肿瘤与其起源的神经干一并游离出来,将病变神经及肿瘤完整切除,近端神经断端应置于血液供应丰富的组织内,以防术后疼痛。如肿瘤发源于粗大的神经干,如尺、桡、正中神经等,则应注意手术时勿将其损伤,如有损伤,需做神经缝合。

5. 血管瘤 术中应尽可能切除病灶,以免复发,切除病灶后的创面处理应以能拉拢缝合,且不引起局部器官移位及功能障碍为宜。对于创面较大的头面部、手部及其他重要的创面,可进行全厚皮或中厚皮移植、修复。

6. 色素痣 凡有恶变信号的痣,应立即切除,切勿延误,如:痣骤然增大;颜色加深或不均匀;痣边界变模糊,色素呈放射状扩展;痣周围出现色素环、色素小点或卫星小痣;痣上原有毛发,而毛发脱落者;局部有轻微刺痒、灼热、疼痛;表面易出血、结痂或溃疡。手术切除时应包括周围正常皮肤,怀疑恶变的需要切除周围正常皮肤3cm,并将全层皮肤切除,切下组织送病理检查。

九、灌肠术

灌肠是指将一定量的溶液由肛门经直肠灌入结肠,以协助患者清洁肠道、排出粪便和积存的气体,也可借以输入药物,达到确定诊断和治疗的目的。根据灌肠目的,可分为不保留灌肠和保留灌肠两大类。不保留灌肠可分为大量不保留灌肠、少量不保留灌肠和清洁灌肠。

(一)大量不保留灌肠

1. 目的 刺激肠蠕动,软化和清除粪便,排除肠内积气,减轻腹胀;清洁肠道,作为手术、检查和分娩前的准备;稀释和清除肠道内有害物质,减轻中毒;为高热患者降温。

2. 操作步骤

(1)携用物至患者床旁,解释目的,以取得合作,嘱患者排尿。

(2)协助患者取左侧卧位,双膝屈曲,脱裤至膝部,臀部移至床沿,将橡胶单和治疗巾垫于患者臀下,弯盘置于臀边。对于肛门括约肌失去控制能力的患者,可取仰卧位,将橡胶单、治疗巾、便盆置于臀下。

(3)将灌肠筒挂于输液架,筒内液面距肛门40～60cm。

(4)用润滑剂润滑肛管前端,排出管内气体,用血管钳夹紧。分开患者臀部,将肛管自肛门轻轻插入直肠7～10cm,松开血管钳,固定肛管,使灌肠液缓缓流入。若灌肠液流入受阻,可轻轻转动肛管,必要时检查有无粪块阻塞。如患者有便意感,应将灌肠筒适当放低,并嘱患者深呼吸以减轻腹压。

(5)待灌肠液即将流尽,夹闭橡胶管,用卫生纸包住肛管拔出,放入弯盘内,擦净肛门。嘱患者平卧,尽可能保留5～10分钟或更久,以利于软化粪便。

(6)整理用物,协助患者排便。

(7)开窗通风,协助患者洗手,卧床休息。并在体温单上记录灌肠结果。

3. 注意事项

(1)在灌肠过程中,严密观察病情变化。若患者出现脉速、面色苍白、出冷汗、剧烈腹痛、心慌气短等症状,应立即停止灌肠,并通知医生。若患者出现腹胀或便意感,嘱患者做深呼吸。

(2)灌肠完毕,嘱患者不要立即排便,尽量使灌肠液保留5～10分钟或更久。对于灌肠降温患者,灌肠液应保留30分钟后再排出,排便后隔半小时再测量体温并做好记录。

(3)灌肠过程中,尽量减少暴露患者肢体,防止着凉感冒。

(4)正确选择灌肠液,肝昏迷患者禁用肥皂液灌肠;充血性心力衰竭和水钠潴留的患者禁用生理盐水；急腹症、消化道出血、妊娠、严重心血管疾病等患者禁止大量不保留灌肠。

（5）准确掌握灌肠液的温度、浓度、流速、压力和溶液的量。灌肠液量：成人500~1 000ml/次；小儿根据年龄酌情减量，200~500ml。灌肠筒底距离肛门30~40ml；伤寒患者，灌肠筒内液面距肛门≤30cm，灌肠液量≤500ml。

（二）少量不保留灌肠

1. 目的　软化粪便，排除肠道积气，减轻腹胀，适用于腹部及盆腔手术后肠胀气以及为保胎孕妇解除便秘等。

2. 操作步骤

（1）携用物至患者床旁，准备工作和大量不保留灌肠相同。

（2）润滑肛管前端，用注洗器吸取溶液，连接肛管，排气后夹闭肛管。将肛管轻轻插入直肠内10~15cm，松开血管钳，将溶液缓缓注入直肠。注毕，将肛管末端抬高，使溶液全部注入，然后灌入温水5~10ml，反折肛管，轻轻拔出，放于弯盘中。

（3）嘱患者尽量保留溶液10~20分钟。

3. 注意事项

（1）灌肠时插管深度为7~10cm，压力宜低，灌肠液注入的速度不得过快，如用小容量灌肠筒，液面距肛门不能超过30cm。

（2）每次抽吸灌肠液时需夹闭肛管，防止空气进入肠道，引起腹胀。

（三）清洁灌肠

1. 目的　彻底清除结肠中的粪便，协助排除体内毒素，为直肠、结肠检查和手术前的肠道做准备。

2. 操作步骤　反复多次进行大量不保留灌肠，直至排出液清洁无粪便，首次使用0.1%~0.2%肥皂液，之后使用等渗盐水。

（四）保留灌肠

1. 目的　镇静催眠，治疗肠道感染等。

2. 操作步骤

（1）携用物至患者床旁，解释目的，取得合作。

（2）嘱患者排尿、排便。

（3）灌肠方法与小量不保留灌肠相同。根据病情选择不同的体位，臀部垫高约10cm。若病变在直肠与乙状结肠，患者应取左侧卧位；若病变在回盲部，患者应取右侧卧位。插管深度为10~15cm，溶液流速宜慢，压力要低（液面距肛门≤30cm），便于药液保留。

（4）拔出肛管，用卫生纸在肛门处轻轻按揉，嘱患者保留>1小时。

（5）整理用物，观察患者反应，并做好记录。

3. 注意事项

（1）保留灌肠前，根据灌肠目的和病变的部位，协助患者采取卧位，注意插入导管的深度。

（2）保留灌肠选择肛管要细，插入要深，液量要少，压力要低，使灌入药物保留时间长，利于肠黏膜的充分吸收。

（3）肛门、直肠、结肠等手术后的患者，以及排便失禁的患者，均不宜做保留灌肠。

（程　帆　张进祥　朱俊勇）

第三节　妇产科基本技能操作

一、妇科盆腔检查

（一）适应证

对怀疑有妇产科疾病或需要排除妇产科疾病的患者，以及进行常规妇科查体的人员需做盆腔检查。

（二）操作规范（表 2-4-3-1）

表 2-4-3-1　妇科盆腔检查操作步骤及规范

步骤	操作规范	
医生准备	穿工作服，戴口罩、帽子，洗手	
准备	核对患者信息，如床号、姓名	
	在检查前应充分了解患者的既往病史及月经婚育史	
	告知患者妇科检查的必要性和可能引起的不适，嘱患者不必紧张	
	患者检查前应排空膀胱，如有排尿困难，必要时导尿后检查	
	用物准备，一次性臀部垫单、无菌或消毒手套、阴道扩张器、长钳、宫颈刮板、玻片、棉拭子、干棉球、液状石蜡、生理盐水、10% 氢氧化钾等，如需进行宫颈防癌涂片准备好制片物品	
操作过程	患者取膀胱截石位，臀部下放置一块一次性消毒垫单	
	观察外阴发育、阴毛的分布和多少、有无畸形，观察外阴皮肤的颜色，有无溃疡、肿物、增厚、变薄或萎缩，有无手术瘢痕	
	观察大小阴唇有无新生物、尿道口及阴道口有无畸形和新生物，处女膜是否完整、有无闭锁或突出	
	嘱患者屏气后观察阴道前后壁有无膨出、子宫有无脱垂，令患者咳嗽或屏气，观察有无尿液流出了解有无压力性尿失禁	
	了解有无前庭大腺囊肿及其大小、质地、有无触痛，并挤压观察腺体开口是否有异常分泌物溢出	
	正确选择阴道扩张器，禁止涂润滑剂，可用生理盐水润滑	
	正确放置阴道扩张器	
	检查阴道通畅度和深度，黏膜情况，有无先天畸形，有无溃疡、赘生物或囊肿，分泌物量、性质、色泽、有无异味	
	检查宫颈大小，有无柱状上皮移位、息肉、腺囊肿，有无接触性出血	
	滴一滴生理盐水于玻片上，用无菌刮板或棉拭子在阴道侧壁上 1/3 刮取阴道分泌物，均匀涂抹于玻片，显微镜下检查	
	正确取出阴道扩张器	
	一手示指、中指涂润滑剂后缓慢插入阴道（轻轻通过阴道口沿后壁放入阴道），另一手在腹部随患者呼吸配合检查，手法正确	
	检查阴道通畅度和深度，有无先天畸形，有无赘生物或囊肿	
	检查宫颈大小、硬度，有无息肉、腺囊肿，有无接触性出血、举痛	
	检查子宫位置、大小、硬度、活动度、有无压痛等	
	检查双侧附件有无肿块，增厚或压痛	
	如双合诊检查不满意行三合诊检查	
	退出手指，撤臀下单，脱手套，垃圾分类处理	

（三）注意事项

1. 对于无性生活的女性禁做双合诊、三合诊及阴道扩张器检查，如病情所致确需进行如上检查时，须经患者及其家属同意，并签署知情同意书后进行。

2. 对于病情危重患者除非必须立即进行妇科检查以确定诊断，否则应待病情稳定后再进行盆腔检查。

3. 男医生对患者进行妇科检查时必须有一名女医务人员在场，以消除患者的紧张情绪或减少不必要的误会。

4. 对于有阴道流血的患者，如确需妇科检查，应行外阴消毒后进行，以减少感染的发生。

二、宫颈细胞学检查

（一）适应证

1. 一般人群的宫颈癌筛查。凡有性生活的女性，应每 1～2 年进行一次宫颈癌筛查。

2. 有接触性出血、不规则阴道流血或有阴道排液者、临床检查宫颈异常的妇女。

3. 因妇科良性疾患拟行子宫切除手术前。

4. 高危人群的复查：曾有过细胞学异常、宫颈病变或宫颈癌治疗后的随诊。

（二）操作前准备

1. 器械准备

（1）一般材料同妇科盆腔检查所用材料。

（2）宫颈涂片所需特殊物品：干燥棉球、长弯钳、特殊形状的刮板、毛刷、玻片（一侧为毛玻璃）、95% 酒精、含检查介质的小瓶。

2. 患者准备　同妇科盆腔检查。

3. 操作者准备　同妇科盆腔检查。

（三）操作步骤

患者取膀胱截石位，臀部紧邻检查床缘，头部稍高，双手臂自然放置于床两侧，腹部放松，检查者面向患者，站立在其两腿之间。如患者病情危重，不能搬动时也可在病床上检查，检查者站立在病床的右侧。根据需要选择所用器具。放置阴道扩张器方法见盆腔检查。

1. 涂片法

（1）将一张干燥的玻片取出，用铅笔在有毛玻璃的一侧写好患者姓名（不要贴不干胶等，以免染色时将患者姓名消掉）。

（2）正确放置阴道扩张器，暴露宫颈后，用干棉球轻轻擦拭宫颈表面黏液样分泌物后进行涂片做细胞学检查。

（3）用特制的小刮板的一头伸入宫颈管，另一头贴覆在宫颈表面，以宫颈外口为圆心沿一个方向轻轻旋转一周，将其沿一个方向涂在已准备好的玻片上。

（4）95% 酒精固定标本后待巴氏染色后显微镜下观察细胞形态。

（5）如果没有特制刮板，可分别进行宫颈表面和宫颈管涂片：即用普通刮板贴覆于宫颈表面轻轻刮取分泌物后涂片；再用较细的刮板伸入至宫颈管内，沿一个方向旋转后再将所取细胞涂在玻片上送检。

（6）如遇宫颈肥大患者应注意涂片时在宫颈表面取材，不得遗漏涂片区域，特别是鳞柱上皮交界处。

2. 液基薄层细胞学涂片

（1）取一个装有细胞保存液体的小瓶，在其表面贴上患者信息的标签或用记号笔写上患者姓名等身份记号。

（2）正确放置阴道扩张器，暴露宫颈时避免阴道扩张器触碰宫颈，勿用干棉球等擦拭宫颈表面。

（3）用专用的特制毛刷伸入宫颈管约 1cm，以宫颈外口为中心，旋转 360°～720° 后取出并将毛刷头浸泡至保存液体中备检。

（4）如遇宫颈肥大患者，应注意刷取宫颈表面旋转毛刷不能刷到的区域，特别是鳞柱上皮交界处。如有必要可使用刮板补充抹片。

（四）注意事项

1. 采集标本前 24～48 小时内应禁止性生活、阴道检查、阴道灌洗及阴道上药。

2. 使用的阴道扩张器不得涂润滑剂。

3. 采集器等用品应保持干燥。

4. 阴道流血量非常多时，除特别需要应暂缓进行宫颈涂片。

5. 阴道炎症的急性期，应先治疗阴道炎症后再行宫颈涂片检查，否则不仅易于发生感染，还会影响细胞学检查结果的准确性。

三、经阴道后穹窿穿刺术

（一）适应证

1. 对疑有腹腔内出血的患者，如异位妊娠、卵巢滤泡破裂、黄体破裂等的辅助诊断。

2. 怀疑腹腔内积液或积脓时，了解积液性质，协助明确诊断；如为腹腔积脓，可以穿刺做病原学检查、穿刺引流及进行局部药物治疗。

3. 对于可疑恶性肿瘤的患者，可以通过穿刺留取腹腔积液进行脱落细胞检查，也可以对后穹窿肿物进行细针穿刺病理检查（但目前对后者存在争议）。

4. 超声引导下行卵巢子宫内膜异位囊肿穿刺治疗、包裹性积液穿刺治疗、输卵管妊娠部位药物注射。

5. 超声引导下经阴道后穹窿穿刺取卵，用于各种助孕技术。

（二）禁忌证

1. 严重的盆腔粘连，直肠子宫陷凹完全被巨大肿物占据。

2. 疑有肠管与子宫后壁粘连。

3. 异位妊娠拟用非手术治疗时，无须进行后穹窿穿刺，以免引起感染。

4. 对于高度怀疑恶性肿瘤的患者，一部分学者主张尽量避免后穹窿穿刺，以免肿瘤细胞种植。

5. 合并严重的阴道炎症。

（三）操作规范（表2-4-3-2）

表2-4-3-2   经阴道后穹窿穿刺术检查操作步骤及规范

步骤	操作规范	
医生准备	穿工作服，戴口罩、帽子，洗手	
准备	核对床号、姓名	
	自我介绍	
	知情同意并签字，测量生命体征，术前无禁忌证	
	嘱患者排尿并清洗外阴	
	用物准备：后穹窿穿刺包、注射器、碘伏、液状石蜡、臀下巾、手套等，检查包装是否完好，是否在有效期内	
	评估环境，保护隐私	
	男医生操作需一名女医务人员在场	
操作步骤	垫好臀下巾	
	协助患者取膀胱截石位	
	打开后穹窿穿刺包，检查灭菌指示卡	
	将此次操作需要的棉球取出，碘伏及液状石蜡倒在相应容器中，包布无渗湿	
	正确戴手套	
	常规消毒外阴，顺序正确（小阴唇→大阴唇→阴阜→大腿内侧1/3→会阴及肛周）	
	方向：从内到外，从上到下	
	消毒次数3次，不留空隙	
	铺孔巾	
	正确选择阴道扩张器	
	消毒阴道	
	双合诊了解子宫、附件情况	
	注意描述后穹窿是否膨隆	
	是否有宫颈举痛	
	阴道扩张器暴露宫颈，固定扩张器	
	宫颈钳夹持宫颈后唇	
	选择合适穿刺针，检查通畅性	
	穿刺点选择：在后穹窿中央或稍偏患侧、阴道宫颈交界处稍下方	
	消毒穿刺点1次	
	平行宫颈管方向进针约2cm	
	抽吸液体如无液体抽出，适当改变方向或深浅度，边退针边抽吸	
	目测穿刺液性质	

续表

步骤	操作规范
操作步骤	常规涂片及行细胞学检查
	拔针后检查穿刺点有无出血,及时棉球压迫止血
	再次消毒
	检查阴道内无异物残留后取下宫颈钳、阴道扩张器
	撤臀下巾
	脱手套
	协助患者复位,复原衣物、被褥
	交代术后注意事项,禁房事盆浴2周
	洗手、做好操作记录

（四）并发症及注意事项

1. 误伤血管 进针方向错误,误伤血管,抽出血液静置后可以凝固,要注意患者自诉,如出现穿刺后腹痛、肛门坠胀,甚至血压下降,应及时进行盆腔检查,必要时进行超声检查,了解有无血肿发生。

2. 误伤直肠 进针方向过于靠后时,可以伤及直肠,一般小损伤无须特别处理;如破口较大出现相应症状,应请外科会诊,决定治疗方案。对盆腔轻度粘连,确需穿刺时可以在超声引导下进行。

3. 感染 应严格按无菌规则进行操作,阴道炎症患者应治疗后进行穿刺,必要时同时应用抗生素。

四、女性骨盆内、外测量

（一）适应证

1. 妊娠24～35^{+6}周。

2. ≥36周或有阴道流血者应在外阴消毒后进行内测量。

（二）操作前准备

1. 外阴消毒包（备皮钳、无菌纱布）。

2. 无菌手套。

3. 消毒液（0.5%碘伏;如碘过敏,用1/1 000苯扎溴铵溶液）。

4. 骨盆外测量器、骨盆出口测量器、汤姆斯骨盆出口测量器。

5. 一次性检查手套。

6. 液状石蜡。

（三）操作步骤

1. **体位** 孕妇排尿后仰卧在检查床上,双腿屈曲稍分开,或仰卧于妇科检查床上呈膀胱截石位,在臀下放便盆或塑料布。

2. 孕36周后骨盆内测量前要消毒外阴,使用备皮钳钳夹无菌纱布一块,蘸肥皂水擦洗外阴部,顺序是小阴唇、大阴唇、阴阜、大腿内上1/3、会阴及肛门周围,用温开水冲掉肥皂水,用消毒干纱球盖住阴道口,防止冲洗液流入阴道,用备皮钳钳夹无菌纱布一块,浸透0.5%碘伏（或1/1 000苯扎溴铵溶液）,进行外阴消毒。取下阴道口纱球和臀下便盆或塑料布。

3. **骨盆内测量径线** 检查者面向孕妇,立于孕妇两腿间,右手戴无菌手套,可用0.5%碘伏（或1/1 000苯扎溴铵溶液）润滑手套,示指与中指同时进入阴道内,拇指伸直,其余各指屈曲。注意检查前清洗双手,佩戴无菌手套,避免接触肛周。减少手指进出阴道次数,或用无菌纱布遮盖肛门。

（1）对角径:为耻骨联合下缘至骶岬上缘中点的距离,正常值为12.5～13cm,此值减去1.5～2cm为骨盆入口前后径长度,又称真结合径。检查者一手示指、中指伸入阴道,用中指指尖触到骶岬上缘中点,示指上缘紧贴耻骨联合下缘,另一手示指标记此接触点,抽出阴道内的手指,测量中指指尖至此接触点的距离。测量时中指指尖触不到骶岬上缘表示对角径值>12.5cm。

（2）坐骨棘间径:测量两坐骨棘间的距离,正常值为10cm（可容6横指）。检查者一手示指、中指伸入阴道,触及两侧坐骨棘,估计其间的距离。代表中骨盆横径。

(3)坐骨切迹宽度(骶棘韧带宽度):代表中骨盆后矢状径,为坐骨棘与骶骨下段间的距离,即骶棘韧带宽度。将阴道内的示指、中指置在骶棘韧带上移动,能容纳3横指(5.5~6cm)为正常。

4. **骨盆外测量径线**　在使用骨盆外测量器和出口测量器前要校零,避免由于测量器不准而引起的测量误差。

(1)髂棘间径:孕妇伸腿仰卧位,检查者立于孕妇右侧,双手持骨盆外测量器,测量两侧髂前上棘外缘的距离。正常值为23~26cm。此径线用于间接推测骨盆入口横径长度。

(2)髂嵴间径:如上体位,测量两侧髂嵴最宽点外缘距离,正常值为25~28cm。此径线用于间接推测骨盆入口横径长度。

(3)骶耻外径:检查者立于孕妇右侧,孕妇取左侧卧位,右腿伸直,左腿屈曲,测量耻骨联合上缘中点到第5腰椎棘突下缘的距离(第5腰椎棘突下找法:髂嵴后连线中点下1.5cm,相当于米氏菱形窝上角)。正常值为18~20cm。此径线用于间接推测骨盆入口前后径长度,是骨盆外测量中最重要的径线。

(4)坐骨结节间径或称出口横径:孕妇仰卧位,双腿向腹部弯曲,双手紧抱双膝,并向两侧外上方充分展开,检查者面向孕妇立于孕妇双腿之间,测量两坐骨结节内侧缘的距离,正常值为8.5~9.5cm。此径线直接测出骨盆出口横径长度。若此值<8cm,应加测出口后矢状径。

(5)出口后矢状径:为坐骨结节间径中点至骶骨尖端的长度。检查者戴一次性检查手套,右手示指蘸少量液状石蜡伸入孕妇肛门向骶骨方向,拇指置于孕妇体外骶尾部,两指共同找到骶骨尖端,用尺放于坐骨结节径线上。用汤姆斯骨盆出口测量器一端放于坐骨结节间径中点,另一端放于骶骨尖端处,即可测得出口后矢状径,正常值为8~9cm。此值与坐骨结节间径之和>15cm时表明骨盆出口狭窄不明显。

(6)耻骨弓角度:孕妇仰卧位,双腿向腹部弯曲,双手紧抱双膝,并向两侧外上方充分展开,或仰卧于产床上呈膀胱截石位,检查者佩戴一次性无菌手套面向孕妇立于孕妇双腿之间,两拇指指尖对拢放置在耻骨联合下缘,拇指分别放在耻骨降支上面,测量两拇指间所形成的角度。正常值90°,小于80°为不正常。此角度反映骨盆出口横径的宽度。

五、妊娠腹部四步触诊检查法

(一)适应证
妊娠中、晚期孕妇。

(二)禁忌证
无绝对禁忌证,但对于子宫敏感或已经有宫缩者,应避开宫缩,且动作务必轻柔。

(三)操作前准备
1. **物品准备**　皮尺、洗手液。
2. **检查者准备**　清洁双手。

(四)操作步骤
1. **体位**　孕妇排尿后仰卧在检查床上,头部稍垫高,暴露腹部,双腿略屈曲稍分开,使腹部放松,检查者站在孕妇的右侧,在做前三步时,检查者面向孕妇,做第四步时,检查者面向孕妇足端。

2. **第一步**　检查者将左手置于宫底部,描述宫底距离脐或剑突的指数,估计胎儿大小与妊娠月份是否相符;两手置于宫底部,以两手指腹相对交替轻推,判断在宫底部的胎儿部分,若为胎头则硬而圆且有浮球感,若为胎臀则柔软而宽且形态不规则。

3. **第二步**　确定胎产式后,检查者两手掌分别置于腹部左右侧,轻轻深按进行检查。触到平坦饱满部分为胎背,并确定胎背向前、向侧方或向后。触到可变形的高低不平部分为胎儿肢体,有时能感到胎儿肢体在活动。

4. **第三步**　检查者右手拇指与其他4指分开,置于骨盆入口上方握住胎先露部,进一步检查是胎头或胎臀,左右推动以确定是否衔接。若胎先露部仍可以左右移动,表示尚未衔接入盆;若不能被推动,则表示已衔接。

5. 第四步 检查者左右手分别置于胎先露部的两侧,沿骨盆入口向下深按,进一步核实胎先露部的诊断是否正确,并确定胎先露部入盆程度。先露为胎头时,一手能顺利进入骨盆入口,另一手则被胎头隆起部阻挡,该隆起部为胎头隆突。枕先露时,胎头隆突为额骨,与胎儿肢体同侧;而面先露时,胎头隆突为枕骨,与胎背同侧。

(朱俊勇 王 爽 邹莉萍)

第四节 儿科基本技能操作

一、儿童体格生长发育评价

体格生长发育评价包括生长水平的评价,生长速度的评价,身体匀称度的评价三个方面。

(一)常用的评价指标

1. 身高(长) 为头部、脊柱及下肢长度的总和,反映身体骨骼的发育情况。主要反映体格发育的远期影响(遗传因素、长期营养状况)。

2. 体重 为各器官、系统、体液的总重量,反映身体各种体成分(肌肉、骨骼、脂肪、水分等)的变化情况。主要反映体格远期和近期的影响。

3. 头围 反映脑和颅骨的发育。在2岁前测量最有价值。

4. 胸围 代表肺与胸廓的生长,反映的是肺、胸廓、肌肉和皮下脂肪的发育。

5. 皮下脂肪 主要反映身体脂肪组织的厚度,可反映小儿的营养状况。

6. 上、下部量 主要反映身材匀称状况,某些疾病可使身体各部分比例失常。

(二)评价的内容

1. 生长水平 所有单项体格生长指标,如体重、身高(长)、头围、胸围、上臂围等均可用于评价生长水平。早产儿生长水平评价时应矫正胎龄至40周胎龄(足月)后再评价,身长至40月龄、头围至18月龄、体重至24月龄后不再矫正。

2. 生长速度 单项体格生长指标定期连续测量(纵向观察),以生长曲线表示生长速度最简单、直观。生长速度的评价较生长水平更能准确反映儿童的生长状况,定期体格检查是评价生长速度的关键。常用的生长曲线有体重生长曲线、身高(长)生长曲线、头围生长曲线等。

3. 身体匀称度 是对体格生长指标之间关系的评价,包括体型匀称度和身材匀称。体型匀称度评价的常用指标有身高/体重(W/H)、体质量指数/年龄(BMI/年龄)。身材匀称评价的常用指标有坐高(顶臀长)/身高(长)的比值、上下部量的比值(上部量/下部量)。

(三)评价方法的选择

评价方法的选择主要依据可能获得的参考标准值,国际上关于生长参考标准有以下参考值:百分位数(P_3、P_5、P_{10}、P_{20}、P_{30}、P_{40}、P_{50}、P_{60}、P_{70}、P_{80}、P_{90}、P_{95}、P_{97})、中位数(M、P_{50})、均数($\overline{X}$)、标准差(SD)。

1. 百分位数法 当测量值呈偏态分布时,百分位数法能更准确地反映所测数值的分布情况。评价时只要按所选择的评价指标在其参考值表中或者生长发育监测图中找到相应的位置即可(表2-4-4-1)。

通常 $P_3 \sim P_{97}$ 为正常范围,P_3 以下评定为下等,$P_3 \sim P_{25}$ 评价为中下等,$P_{25} \sim P_{75}$ 为中等,$P_{75} \sim P_{97}$ 评价为中上等,P_{97} 以上评价为上等。

P_3 以下需要引起临床医生的足够重视,提示有可能为重度低体重、消瘦、生长迟缓等;P_{97} 以上有可能发展为超重或肥胖;或提示应注意鉴别可能是某些罕见病如 XXY 染色体病、脆性 X 染色体病等。

2. 离差法和标准差分法 正常儿童生长发育状况多呈正态分布,常用均值离差法,用平均值加减标准差(SD)表示。如68.3%的儿童生长水平在 $\overline{X} \pm 1SD$ 范围内,95.6%的儿童在 $\overline{X} \pm 2SD$ 范围内或99.97% 在 $\overline{X} \pm 3SD$ 范围内。标准差分法简称"Z分法",是离差法的进化。适用于各种不同性质(指标、数值单位）的评价，如比较一个儿童身高和体重的生长情况，我们就可用这一评价方法（表2-4-4-1）。

Z=［实测值－参考人群中位数（或均数）］/标准差。

表2-4-4-1　几种发育评价方法的等级评价

发育等级	离差法	Z分法	Z分对应的百分位数法	百分位数法
上等	$>X+2SD$	>2	$>P_{97.7}$	$>P_{97}$
中上等	$\overline{X}+SD\sim X+2SD$	$1\sim2$	$P_{68.3}\sim P_{99.7}$	$P_{80}\sim P_{97}$
中等	$\overline{X}\pm SD$	$-1\sim1$	$P_{11.9}\sim P_{68.3}$	$P_{20}\sim P_{80}$
中下等	$\overline{X}-2SD\sim X-1SD$	$-2\sim-1$	$P_{2.3}\sim P_{11.9}$	$P_{3}\sim P_{20}$
下等	$<X-2SD$	<-2	$<P_{2.3}$	$<P_{3}$

3. 中位数百分比法　中位数百分比是以参考人群某项指标的中位数（M）为单位1，用所测相应指标实际值与其相比较，再乘以100%所得的值。例如，一位3岁6个月的女童，其身高为98.9cm（M=97.9cm），体重为17.8kg（M=15.1kg）。可以计算出三个中位数百分比值，分别是年龄/身高、年龄/体重、身高/体重。在这三个中位数百分比值中最有意义的是身高/体重的中位数百分比值。该指标可以用来评价儿童的营养状况（消瘦和肥胖）：例如在90%～110%评价为正常，80%～90%评价为轻度消瘦，80%以下评价为中重度消瘦；110%～120%评价为超重，120%以上评价为肥胖等。

二、儿童体格生长指标测定

体格生长应选择易于测量且有较大人群代表性的指标来表示。常用的体格生长指标有体重、身高（长）、坐高（顶臀长）、头围、胸围、上臂围、皮下脂肪、上部量/下部量等。

（一）适应证

所有处于生长发育时期的儿童。

（二）操作规范（表2-4-4-2）

表2-4-4-2　体格生长测量操作步骤及规范

操作步骤	操作规范
医生准备	穿工作服、戴口罩、帽子，洗手
准备	核对患儿信息，详细询问患儿个人史（出生史、喂养史、生长发育史、预防接种史、生活史）、既往史、家族史、传染病
	询问有无进食
	患儿已排空大、小便，换好尿布
	评估周围环境，注意保暖
	物品准备：儿童体重秤、测量床、测量具、皮尺
体重	体重秤放平、校正零点
	脱去鞋袜、帽子和外衣、尿布
	使患儿平躺在体重秤盘中央
	注意保护患儿
	读数并记录，精确到0.01kg
	结果偏差不超过0.2kg
胸围	患儿取卧位，小儿处于平静呼吸状态，两手自然平放或下垂
	皮尺绕乳头下缘，后经肩胛下角绕胸一周
	松紧以不束缚呼吸为宜
	取平静呼吸时的读数或者呼、吸气时的平均数
	读数并记录，精确到0.1cm

续表

操作步骤	操作规范
头围	患儿取坐位或仰卧位 皮尺前过眉弓上缘,后过枕骨粗隆最高处 读数并记录,精确到0.1cm
腹围	患儿取卧位,空腹时测量 儿童皮尺平脐绕腹一周,婴儿皮尺在剑突与脐连线中点绕腹一周 左右对称,松紧合适 读数并记录,精确到0.1cm
上臂围	患儿取立位、坐位或仰卧位,两手平放或下垂 一般测量左上臂,软尺零点固定于上臂外侧肩峰至尺骨鹰嘴连线中点,沿该点水平绕上臂一周 读数并记录,精确到0.1cm
皮下脂肪	患儿取卧位或立位 取患儿锁骨中线上平脐处的腹壁,皮褶方向与躯干长轴平行,捏起皮肤及皮下脂肪,捏时两指间的距离为3cm,用测量具测量 读数并记录,精确到0.1cm
身长	3岁以上立位测量,3岁以下卧位测量 选用测量床,检查测量床有无破损,刻度是否清晰 患儿脱去鞋帽,仰卧于测量床正中,头顶接触到头板,测量者位于儿童右侧用左手固定小儿膝部使双下肢伸直 将测量床足板向患儿足底移动,使其紧靠足底,记录头板与足板之间的距离即患儿身长 读数并记录,精确到0.1cm
坐高	3岁以上坐位测量,3岁以下卧位测量 提起患儿小腿使膝关节屈曲,大腿与底板垂直,骶骨紧贴底板 滑动足板紧压臀部,记录头板与足板之间的距离即为坐高 读数并记录,精确到0.1cm 分析记录结果并向患儿家属报告

注:如有条件,可再次测量读数,取两次测量的平均值作为最终测量值以减少误差。

三、儿童生长曲线的应用

生长曲线图(图2-4-4-1)是儿科临床中使用最为广泛的体格生长评价工具,具有方便、直观的特点,不仅可以评出生长水平,还可看出生长趋势,计算出生长速度,及时发现生长偏离现象,分析原因并采取措施。

正确解释生长曲线的关键如下:

(1)生长监测:定期、连续测量比一次数据更重要,可获得个体生长轨迹。

(2)生长的个体差异:体格生长存在个体差异,多数儿童体重和身高(长)测量值稳定沿着自己的轨迹进行,在P_3和P_{97}之间(或±2SD)均属正常。

(3)"回归"均值趋势:约2/3的儿童出生体重和身长在2~3岁前可出现百分位值趋向P_{50}。

(4)生长波动:生长曲线偏离原稳定的生长轨迹超过1条主百分位线者(P_3、P_{25}、P_{50}、P_{75}、P_{97}为主百分位线,2条邻近主百分位线相当于1SD),需要适当增加生长监测频率,必要时给予营养指导。

(5)生长异常:当儿童生长水平或体型匀称度<P_3或者>P_{97},或系列测量过程中出现生长曲线偏离原稳定的生长轨迹超过2条主百分位线者称为生长异常,需及时寻找可能的原因。

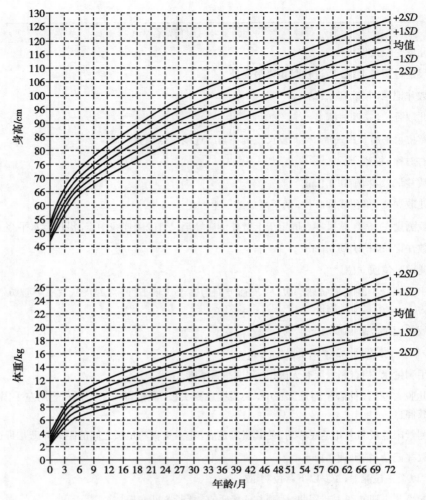

图 2-4-4-1　身高、体重生长曲线图

四、小儿查体方法

（一）儿童查体方法

检查前需要准备检查用具、洗手、消毒，自我介绍并和家属及患儿沟通意图。检查包括一般测量、一般状态评估、皮肤、淋巴结、头颈部、胸部、腹部、背部、脊柱及四肢、肛门及生殖器、神经系统检查等。

1. 一般测量　包括儿童体温、呼吸、脉搏、血压、身高（长）、体重、头围、胸围等，对于身材异常的儿童还需要测量上、下部量，腹胀及营养不良的儿童还需要测量皮下脂肪的厚度及腹围。儿童时期正常收缩压可按以下公式计算：血压（mmHg）=[年龄（岁）×2]+80；舒张压为收缩压的 2/3。一般只测任一上肢血压即可，如疑为大动脉炎或主动脉缩窄的患儿，应测四肢血压。

各年龄儿童呼吸及脉搏见表 2-4-4-3。

表 2-4-4-3　各年龄儿童呼吸及脉搏

年龄	呼吸 /（次·min⁻¹）	脉搏 /（次·min⁻¹）	呼吸∶脉搏
<28d	40~45	120~140	1∶3
<1 岁	30~40	110~130	1∶3~1∶4
1~4 岁	25~30	100~120	1∶3~1∶4
4~8 岁	20~25	80~100	1∶4
8~14 岁	18~20	70~90	1∶4

2. 一般状态　儿童的一般状态非常重要,通过视诊可以筛查出绝大多数急危重症。如生长发育、营养状况、对周围环境的反应、神志状态(清醒、嗜睡、昏睡、昏迷)、面色、面容、步态、体位等。

3. 皮肤　应在自然光下检查皮肤。注意皮肤的颜色,有无黄染,有无色素减退或沉着,有无皮疹、血管瘤、紫癜或出血点、溃疡、瘢痕、皮下结节等。注意皮肤的弹性、温湿度,是否有脱屑、水肿。是否出汗异常等。

4. 淋巴结　包括枕后、耳前、耳后、颈前、颈后、颌下、腋下及腹股沟等处浅表的淋巴结。正常淋巴结分散、质软、可活动且无压痛。颈及腹股沟正常的淋巴结直径在 1cm 以下,其他部位正常淋巴结直径在 0.5cm 以下。记录触及淋巴结的部位、数目、大小及是否融合、有无压痛等。

5. 头颈部(表 2-4-4-4)

表 2-4-4-4　头颈部检查方法及注意事项

检查部位	检查方法与注意事项
头面部	头颅大小、形状、有无畸形;前囟大小及紧张度,有无凹陷或隆起;颅骨有无软化、缺损及畸形
眼睛	眼裂大小;眼球活动情况;双侧瞳孔大小、对光反射如何;有无眼分泌物、眼球突出、眼球震颤;眼睑有无水肿;眼结膜有无充血;巩膜是否有黄染;角膜的透明度,有无溃疡
耳	位置及耳郭的大小;听力,外耳道有无分泌物、疖肿、异物或耵聍阻塞,耳屏处有无赘生物,耳前有无窦道;按压婴儿耳屏时有哭叫者需用耳镜检查,注意外耳道、鼓膜有无充血或流脓
鼻	有无鼻翼扇动、鼻出血、分泌物;两鼻孔是否通畅;鼻窦有无压痛
口咽	对合作的小儿嘱其自己张口发出"啊"的声音,不能配合的幼儿用压舌板从口角进入口腔,先检查两侧的颊黏膜及上腭,然后压舌板分别按压两侧舌根部(与按压舌中央相比,较少引起恶心、呕吐),观察两侧扁桃体(分度、渗出、假膜)、咽部、悬雍垂及咽后壁
颈	有无斜颈、短颈或蹼颈等畸形;颈椎的活动情况;颈静脉;甲状腺大小及活动度

6. 胸部　观察胸廓有无畸形、是否对称,有无鸡胸、漏斗胸、肋膈沟、肋骨外翻等。较大儿童要注意乳房发育情况。进一步行肺部(表 2-4-4-5)和心脏检查(表 2-4-4-6～表 2-4-4-9)。

表 2-4-4-5　肺部检查

检查方法	注意事项
视诊	呼吸活动度及节律;注意呼吸时两侧胸部扩张是否对称,比较两侧肋间隙的饱满程度;有无"三凹征",即吸气时锁骨上窝、胸骨上窝、肋间隙和剑突下向内凹陷;呼气时间是否延长
触诊	肋骨与肋软骨交界处是否有串珠、压痛,有无皮下气肿。可以利用婴儿哭泣时检查语音震颤,胸腔积液时患侧语音震颤降低
叩诊	儿童胸壁较薄,叩诊时用力要轻。正常小儿肺部的叩诊为清音,肝浊音界在右胸第 4 肋以下。大叶性肺炎时叩诊为浊音。胸腔积液时叩诊为实音,气胸时叩诊为鼓音
听诊	正常小儿在喉、总气管、胸骨上部及第一胸椎以上的脊柱旁可以听到支气管呼吸音。正常婴儿在胸骨旁,年长儿在胸骨柄及肩胛间上部可以听到支气管肺泡呼吸音。小儿啼哭虽然影响体格检查的结果,但利用啼哭的间隙出现的一次深吸气,这时大量空气进入肺泡,肺炎时的细湿啰音更容易闻及

表 2-4-4-6　心脏检查

检查方法	检测内容	注意事项
视诊	搏动范围、心前区有无膨隆	正常心尖搏动范围不超过 2～3cm^2 右心室增大时,心尖搏动弥散于心前区,有时可达到剑突下 左心室增大时,心尖搏动常较正常低 1～2 肋间,偏向左下 右位心时心尖搏动可在右侧 心尖搏动减弱见于心包积液、缩窄性心包炎、心肌炎及心肌病等

续表

检查方法	检测内容	注意事项
触诊	心尖搏动、心脏震颤、心包摩擦感	胸骨左缘第3~4肋间和剑突上部有明显抬举感，提示右心室肥厚 胸骨左缘第5~6肋间锁骨中线外侧有抬举感，提示左心室肥厚 胸骨左缘第2~3肋间有肺动脉瓣关闭的激动感，提示肺动脉高压 胸骨左缘第2肋间有收缩期震颤可见于肺动脉瓣狭窄、动脉导管未闭 胸骨左缘第3~4肋间隙出现震颤可能是漏斗部狭窄或室间隔缺损 心尖区出现震颤提示二尖瓣病变
叩诊	心脏浊音界	右侧心界扩大可能为心房扩大或心包积液 左侧心界扩大多为左心室扩大，少数亦可能为右心室扩大
听诊	心率、心律、心音及杂音	杂音大于2级需要警惕器质性改变

表 2-4-4-7　儿童心脏正常浊音界

年龄	左侧心界	右侧心界
≤1 岁	左乳线外 1~2cm	右胸骨旁线
1~4 岁	左乳线外 1cm	右胸骨旁线与右胸骨线间
5~12 岁	左乳线上或内 0.5~1cm	接近右胸骨旁线
≥12 岁	左乳线内 0.5~1cm	右胸骨线

表 2-4-4-8　心脏杂音强度

级别	响度	听诊特点	震颤
1	最轻	很弱，须在安静环境下仔细听诊才可听到，易被忽略	无
2	轻度	较易听到，杂音柔和	无
3	中度	明显的杂音，杂音响亮	无
4	响亮	杂音响亮	有
5	很响	杂音很强，向周围甚至背部传导	明显
6	最响	杂音震耳，即使听诊器稍离开胸壁也能听到	强烈

表 2-4-4-9　常见心脏疾病杂音特点

心脏病类型	位置	听诊特点
房间隔缺损	胸骨左缘第2肋	喷射性，第二心音固定分裂
动脉导管未闭	左锁骨下	连续性，有或没有震颤
室间隔缺损	胸骨左缘第3~4肋	吹风性，收缩期，部分有震颤，第二心音可亢进
肺动脉瓣狭窄	胸骨左缘上部	喷射性，有或没有震颤，轻者第二心音分裂，第2肋间有收缩期喀喇音，向背部传导
法洛四联症	胸骨左缘中上部	喷射性，有或没有震颤，第二心音响亮单一，如果肺动脉狭窄严重，杂音轻而短
主动脉缩窄	左侧肩胛间	喷射性

7. 腹部　患儿取仰卧位，双下肢屈曲使腹肌松弛。避免手部冰冷，幅度过大。如果患儿哭闹，可利用哭声后的吸气间隙进行腹部的触诊。检查顺序为：视、听、叩、触。视诊注意腹部的外形、大小、膨隆与否、腹壁静脉是否怒张、肠型及蠕动波。新生儿要观察脐带是否脱落，有无渗出或炎症，脐轮是否红肿。听诊肠鸣音、振水音、血管杂音。叩诊腹部叩击音，肝、脾、肾区叩击痛及移动性浊音。触诊观察患儿腹壁紧张度，检查有无压痛及反跳痛时主要观察患儿表情反应，不能完全依靠患儿回答，重点关注麦氏点及墨菲征。

如有腹痛，应先从正常部位开始触诊，逐渐移向腹痛或压痛部位，并注意腹肌紧张度及面部表情。

一个压痛点的确定有时需要多次证实才能肯定,还应注意是否有反跳痛。检查肝、脾的大小时,手指边缘或手指尖应从脐水平开始逐渐向上。当手指边缘或指端触及肝、脾边缘时即有清楚的感觉。6 岁以下的小儿,肝脏可在肋缘下 1～2cm 处触及,质地软而无压痛。3 个月以内脾脏在肋缘下刚可触及属正常。检查肝、脾时应记录其大小、质地、边缘的锐钝、有无压痛及表面光滑度等。若小儿检查时哭闹不止,可利用其吸气时做快速触诊。小儿膀胱充盈时可在耻骨上摸到,如果不能肯定可嘱其排尿后再查。经常便秘的小儿可在左下腹触及粪块,必要时通便后再行检查。检查肾脏时用双手触诊法,一手放在腰背部向上托起,另一手放在腹部相应处,在吸气时常可触及肾脏下端。腹部叩诊可以确定膨隆的腹部是否积气或积液,腹腔积液时可出现移动性浊音。正常情况下每 10～30 秒钟可听到肠鸣音一次,肠鸣音亢进可见于肠梗阻,消失可见于肠麻痹。如闻及血管杂音应注意杂音的性质、强弱和部位。

8. 背部、脊柱及四肢　腰骶部正中线有无囊性肿块膨出(可能是脊膜或脊髓脊膜膨出)、毛发增多、皮肤凹陷(相应部位可能有隐性脊柱裂)或窦道(该处可能有瘘管与蛛网膜下腔相通)。脊柱是否有前凸、侧凸或后凸,记录脊柱活动情况。注意四肢的长短、粗细、两侧是否对称,有无畸形如"O"形腿、"X"形腿、马蹄内翻足、马蹄外翻足等。各关节是否肿胀、畸形,活动度如何。肌肉的张力、肌力,有无假性肥大。有无杵状指/趾。掌纹、指纹对判断某些疾病如唐氏综合征有一定帮助;足底纹对判断新生儿的成熟度有帮助。

9. 肛门及生殖器　有腹痛、便秘、便血症状时应检查肛门有无异常,如:肛裂、肛门瘘管、肛周脓肿,必要时做肛门指检。外生殖器的检查应注意是否有两性畸形、尿道下裂、鞘膜积液、腹股沟斜疝、包茎及隐睾等,大阴唇是否遮盖小阴唇,阴毛分布范围,睾丸及阴茎大小有助于判断青春期发育的阶段。

10. 神经系统　除判断患儿神志、对外界反应、瞳孔大小及对光反射外,还应包括肌力、肌张力、脑膜刺激征、神经反射等检查。首先观察头颅大小,头围过大需注意排除脑积水、硬膜下血肿等;头围过小需警惕脑发育不全或狭颅症。某些神经系统疾病可伴随皮肤损害,如皮肤色素脱失斑、面部血管纤维瘤、咖啡牛奶斑等。

(1)脑神经(表 2-4-4-10)

表 2-4-4-10　脑神经检查方法及注意事项

检查部位	检查方法与注意事项
嗅神经	观察对香水或某些不适气味的反应
视神经	视力:视力表多用于 2 岁以上小儿 视野:年长儿可直接使用视野计检查 眼底:需在散瞳后进行,使用检眼镜,正常新生儿视盘颜色较白,切勿误认为视神经萎缩
动眼神经	眼球震颤、眼睑下垂、斜视
滑车神经	检查眼球向上、下和两侧的眼外肌运动
展神经	注意瞳孔大小、性状及对光反射等
三叉神经	运动支:注意咀嚼时两侧咬肌和颞肌收缩力,张口时下颌有无偏斜 感觉支:观察额、面部皮肤对痛刺激的反应,角膜反射也可测试感觉支
面神经	周围性面神经麻痹:患侧上下面肌同时受累,病变侧无法皱额,眼睑无法闭合,鼻唇沟变浅,口角向健侧歪斜 中枢性面神经麻痹:病变侧鼻唇沟变浅,口角向病变侧歪斜,但皱额和眼睑闭合功能正常
听神经	观察儿童对突然的响声或语声的反应,以了解有无听力损害
前庭神经	可选用旋转或冷水试验
舌咽神经、迷走神经	临床上舌咽神经损伤常合并迷走神经损伤。共同表现为吞咽困难、声音嘶哑、呼吸困难和鼻音
副神经	检查胸锁乳突肌和斜方肌的肌力、肌容积。病变时患侧肩部变低,耸肩、向对侧转头力减弱
舌下神经	一侧中枢性舌下神经麻痹时,伸舌偏向对侧肌麻痹侧;一侧周围性舌下神经麻痹时,伸舌偏向麻痹侧,同时伴舌肌萎缩与肌纤维颤动

（2）运动功能检查（表 2-4-4-11）

表 2-4-4-11   运动功能检查方法及注意事项

检查部位	检查方法与注意事项	
肌容积	检查有无肌肉假性肥大或萎缩	
肌张力	检查时触摸肌肉硬度并做被动运动	
	肌张力增高：多见于上运动神经元性损害和锥体外系病变，但半岁内正常婴儿肌张力可增高	
	肌张力降低：可见于下运动神经元或肌肉疾病	
肌力	0级：完全瘫痪，无任何肌收缩活动	
	1级：可见轻微肌收缩但无肢体移动	
	2级：肢体能床上移动但不能抬起	
	3级：肢体能抬离床面但不能对抗阻力	
	4级：能做部分对抗阻力的运动	
	5级：正常肌力	
共济运动	婴儿：观察其手拿玩具的动作	
	年长儿：进行指鼻试验、闭目难立征、轮替运动和跟-膝-胫试验等	
姿势和步态	双下肢的剪刀式或偏瘫性痉挛性步态，高举腿、落足重的感觉性共济失调步态等	
不自主运动	舞蹈样运动、手足徐动症或一组肌群的抽动等	

（3）感觉功能检查

1）浅感觉：包括触觉、痛觉和温度觉。

2）深感觉：位置觉和音叉振动觉。

3）皮质感觉：闭目状态下测试两点的辨别觉，闭目中用手辨别常用物体的大小、形态或轻重等。

4）脑膜刺激征：包括是否有颈强直、Kernig 征、Brudzinski 征。3～4 个月以内的婴儿由于屈肌紧张，Kernig 征可以阳性，但无病理价值。

5）神经反射：生理反射如肱二头肌反射、肱三头肌反射、膝反射、踝反射、腹壁反射、提睾反射等；病理反射如 Babinski 征。正常婴儿的腹壁反射及提睾反射可能阴性，腱反射略为亢进。2 岁以内 Babinski 征阳性还属正常，但一侧为阳性、另一侧为阴性则有临床价值；2 岁以后阳性具有病理意义。

（二）新生儿原始反射及 Apgar 评分

正常新生儿出生后便具有原始反射，包括拥抱反射、吸吮反射、握持反射、觅食反射，但新生儿神经系统成熟度与胎龄有关，胎龄越小，原始反射越难引出或反射不完全（表 2-4-4-12）。

表 2-4-4-12   新生儿原始反射检查及方法

原始反射	检查方法
拥抱反射	从背部托起婴儿，一手托住婴儿颈部及背部，另一手托着枕部，然后托住枕部的手突然下移数厘米（不放手），使婴儿头及颈部"后倾"，正常可见两上肢外展并伸直，手指张开，然后上肢屈曲回缩
吸吮反射	将乳头或奶嘴放入婴儿口内会有力地吸吮
握持反射	将物品或手指置入婴儿手心中，婴儿立即将其握紧
觅食反射	用左手托婴儿呈半卧位，右手示指触其一侧面颊，婴儿反射性地头转向该侧

新生儿出生时需要对其活力进行评估，目前主要采用 Apgar 评分，是临床上评价刚出生婴儿情况和复苏是否有效的可靠指标。内容包括皮肤颜色（appearance）、心率（pulse）、对刺激的反应（grimace）、肌张力（activity）和呼吸（respiration）五项指标；每项 0～2 分，总共 10 分。分别于生后 1 分钟、5 分钟和 10 分钟进行，如婴儿需复苏，15 分钟、20 分钟仍需评分。Apgar 评分往往作为判断窒息的标准，即 8～10 分为正常，4～7 分为轻度窒息，0～3 分为重度窒息。1 分钟评分反应窒息的严重程度，是复苏的依据；5 分钟评分反映了复苏的效果，有助于判断预后（表 2-4-4-13）。

表 2-4-4-13　新生儿 Apgar 评分标准

体征	评分标准			评分	
	0分	1分	2分	1min	5min
皮肤颜色	青紫或苍白	身体红，四肢青紫	全身红		
心率/(次·min⁻¹)	无	<100	>100		
弹足底或插鼻管反应	无反应	有些动作，如皱眉	哭，喷嚏		
肌张力	松弛	四肢略屈曲	四肢活动		
呼吸	无	慢，不规则	正常，哭声响		

注意事项：

1. 医生在查体开始前应与患儿建立良好的关系，可通过微笑、打招呼、播放动画片等取得患儿的信任和合作。

2. 检查时让儿童亲人陪同在身边，当检查到身体某一部位患儿出现抗拒时不要坚持，可以放在最后。

3. 检查顺序可根据年龄而定，尤其婴儿不一定完全按照成人自上而下的步骤，可以先检查皮肤、淋巴结、心、肺、腹等容易接受的部位，而比较不易接受的咽部检查可以放在最后。如果某部位出现疼痛，该处也应放在最后检查。

4. 急症病例，先重点进行生命体征和与疾病有关的体格检查，全面的检查可放在病情稳定之后。

5. 体格检查完毕后，应该对小儿的合作表示赞许，以便今后取得更多合作。

五、新生儿（婴儿）人工喂养配奶方法

母乳是新生儿及婴儿理想的天然食物，非必要不放弃母乳喂养。只有在确定母乳喂养弊大于利时，才能考虑放弃母乳喂养。同时，除人类免疫缺陷病毒（HIV）感染外，其他可经母婴传播的病原体相关疾病患者，只要采取适当措施，几乎都可以进行母乳喂养。

（一）适应证

1. 无母乳或母乳不足者。

2. 母亲疾病状态　母亲为 HIV 和人类嗜 T 细胞病毒感染者；母亲接受放射性核素、抗代谢药物治疗、化疗药物治疗、免疫抑制治疗等。

3. 新生儿（婴儿）疾病状态　如半乳糖血症和苯丙酮尿症，可适量给予母乳喂养和无苯丙氨酸及半乳糖的配方。

（二）禁忌证

1. 消化道畸形　如肠道闭锁、肠旋转不良等。

2. 肠道疾患　如新生儿坏死性小肠结肠炎、消化道活动性出血、肠梗阻等。

3. 不能耐受肠内喂养　如全身疾病较严重，生命体征不稳定者。

（三）操作规范

1. 乳类的选择　人工喂养时，根据新生儿或婴儿具体情况选择合适奶粉。

（1）选择各种婴儿或早产儿配方奶。根据年龄、体重、疾病选择合适品种。

（2）胎龄<34 周、出生体重<2.0kg 的早产儿选择早产儿配方奶粉；>34 周的早产儿或出院后早产儿，选择早产儿出院后配方奶粉。

（3）特殊配方奶：无乳糖配方用于长期腹泻、乳糖不耐受婴儿；氨基酸配方奶或深度水解奶用于牛奶蛋白过敏的婴儿；低苯丙氨酸奶粉用于苯丙酮尿症的婴儿。

（4）若无配方奶粉，可采用全牛奶配制后使用，注意加热、加糖、加水。

2. 人工喂养奶液配制方法　根据每日所需的总能量和总液体量来计算奶量及营养物质需要量。

（1）婴儿配方奶粉，每 20g 可提供 100kcal 能量。

（2）配方奶粉按说明配制后，每 100ml 配方奶可提供 67kcal 能量。

（3）每 100ml 全牛奶可提供 67kcal 能量，加入 5g 糖后提供约 90kcal 能量。

（4）每 100ml 全牛奶可提供 67kcal 能量，加入 8g 糖后提供约 100kcal 能量。

（5）儿童能量需要：第 1 周 60kcal/kg；第 2、3 周 100kcal/kg；一岁以内 110kcal/kg。

（6）营养素需要量：蛋白质 2～4g/kg；脂类 4g/kg；碳水化合物 10g/kg；水 150ml/kg。

（7）补充水量计算：配方奶喂养婴儿，不需要额外补充水分；5% 或 8% 糖牛奶喂养，计算每日所需总液体量－牛乳总量＝需另补给水分。适当分次喂给。

（8）每日喂养次数及间隔时间：早产儿每日 8～12 次，间隔 2～3 小时；新生儿每日 7～8 次，间隔 3 小时；2 周至 2～3 个月，每日 6～7 次，间隔 3.5～4 小时；4～5 个月，每日 5～6 次；7～8 个月，每日 3～4 次。

3. 人工喂养奶粉配制术操作步骤及规范（表 2-4-4-14）

表 2-4-4-14   婴儿人工喂养奶粉配制术操作步骤及规范

操作步骤		操作规范
操作前准备	1. 操作者准备	1. 着装整洁，洗手，戴口罩、帽子
	2. 患者准备	2. 检查物品，是否消毒、备齐待用
	3. 物品准备	3. 婴儿清醒饥饿状态，已更换干净的尿布
	4. 环境准备	4. 500ml 量杯消毒备用，配方奶粉适量，温开水
		5. 奶粉量勺、无菌调奶器、无菌奶瓶、奶嘴、围嘴、干净抹布
		6. 环境安静、整洁、明亮、无噪声
操作过程	1. 评估患儿	1. 评估患儿情况，根据体重、日龄计算每日需要的奶量
	2. 计算	2. 确定每日喂养次数，计算每次喂奶量
	3. 选奶	3. 根据患儿情况，选择合适奶粉
	4. 配奶	4. 计算本次需加入的配方奶粉与温开水的量
	5. 操作后清理	5. 擦净桌面，准备用物
	6. 洗手	6. 洗手，取无菌量杯、调奶器
		7. 选择合适大小的奶瓶、奶嘴
		8. 量取所需的水量，倒至有刻度的奶瓶中，用量勺取适量配方奶粉 / 奶粉倒入奶瓶，用调奶器搅匀使其完全溶解
		9. 盖上奶嘴并摇匀
		10. 倒置奶瓶观察奶汁滴出的速度
		11. 滴在手背上试温
		12. 物品复原，准备送供应室灭菌备用
		13. 洗手，结束操作

（四）常见并发症及处理

1. 人工喂养常见并发症

（1）能量营养素密度不足或过剩，营养不良或肥胖、高血糖、代谢性骨病等。

（2）皮肤湿疹、食物蛋白过敏。

（3）便秘、腹泻、腹痛腹胀等胃肠功能紊乱。

2. 处理

（1）为婴儿配制配方奶粉时，根据患儿情况，选择适当的配方奶。

（2）注意参照奶粉包装上的说明进行配制，注意现用现配。

（3）根据孩子年龄、体重，计算每日需要量、每次需要量。

（4）随访检测生长曲线、体质量成分等评估喂养效果。

六、小儿用药特点、药物剂量计算方法

儿童临床用药应以儿童个体化药物治疗为目标。

（一）小儿药物治疗的特点

1. 药物在组织内的分布因年龄而异　镇静镇痛类药物如吗啡、苯巴比妥类，在幼儿脑组织内浓度明显高于年长儿。

2. 小儿对药物的反应因年龄而异　吗啡对呼吸中枢的抑制作用在新生儿明显高于年长儿，而麻黄碱升高血压的作用在未成熟儿较年长儿低。

3. 肝脏解毒功能不足　肝脏酶系统发育不成熟，经肝脏代谢药物的半衰期延长。特别对新生儿和早产儿，增加了药物的血药浓度及毒副作用。

4. 肾脏排泄功能不足　新生儿肾功能尚未成熟，药物及其分解产物在体内滞留时间延长，增加了药物的毒副作用。故新生儿或小婴儿，一般药物剂量宜偏小。

5. 先天遗传因素　某些有遗传病家族史的患儿，如葡萄糖 -6- 磷酸脱氢酶（G6PD）缺乏，需回避呋喃类、磺胺类等氧化性药物；氨基糖苷类药物易导致耳聋，有耳聋基因者慎用。

（二）给药方法

根据年龄、疾病及病情选择给药途径、药物剂型和用药次数，以保证药效和尽量减少对患儿的不良影响。尽量选用患儿和家长均可以接受的方式给药。

1. 口服法　是最常用的给药方法，病情需要可鼻饲给药。喂药时注意防呛咳、呕吐、误吸等。

2. 注射法　起效快，但对小儿刺激大。非病情必需不宜采用肌内注射；静脉注射多在抢救时应用；静脉滴注是住院患者常用的给药途径。注意给药速度和间隔。

3. 外用药　需要注意避免药物误入眼口引起意外。

4. 其他方法　气道滴入、雾化吸入、灌肠法等。

（三）药物剂量计算方法

小儿用药剂量较成人更须准确。可按以下方法计算：

1. 按体重计算　最常用最基本的计算方法。

计算每日或每次需用量，每日（次）剂量＝患儿体重（kg）×每日（次）每千克体重所需药量。须连续应用数日的药，按每日剂量计算，再根据药物半衰期分次服用。临时对症治疗用药，按每次剂量计算。体重以实际测得值为准。年长儿按体重计算，如药量超过成人量，则以成人量为上限。

2. 按体表面积计算　较按年龄、体重计算更为准确。

（1）如体重≤30kg，小儿体表面积（m²）＝体重（kg）×0.035+0.1。

（2）如体重>30kg，小儿体表面积（m²）＝［体重（kg）−30］×0.02+1.05。

3. 按年龄计算　简单易行，用于剂量幅度大、不需十分精确的药物。

4. 从成人剂量折算　不常用。仅用于未提供小儿剂量的药物，所得剂量一般都偏小。小儿剂量＝成人剂量×小儿体重（kg）/50。

值得注意的是，采用上述任何方法计算的药物剂量，必须与患儿的具体情况相结合，才能得出比较确切的药物用量。用药目的不同，剂量亦不同。如新生儿对苯巴比妥耐受较年长儿童强，可适当增大用量；用于镇静及诱导转氨酶成熟时，剂量应根据用药目的调整；须通过血脑屏障发挥作用的药物，药物剂量应相应增大。

七、小儿股静脉穿刺术

（一）适应证

采集血标本。

（二）禁忌证

1. 有出血倾向。

2. 凝血功能障碍。

3. 血液病患儿。

（三）操作规范（表2-4-4-15）

表2-4-4-15　小儿股静脉穿刺术操作步骤及规范

操作步骤	操作规范
向家长做好解释工作	告知家长操作目的,取得家长配合
评估	了解患儿病情、治疗情况,评估患儿身体状况、检查项目和穿刺部位皮肤及血管情况
环境准备	室内环境温度适宜,保持安静
物品准备	备齐用物:治疗盘、注射器、消毒液、棉签、采血管、弯盘
洗手戴口罩,核对	六步洗手法洗手、戴口罩,携用物至床旁,核对患儿信息、医嘱卡及标本标签
摆体位,暴露穿刺部位	协助患儿取仰卧位,清洁患儿会阴部及穿刺侧大腿及皮肤,更换洁净尿片,遮盖会阴部以免尿液污染,垫高穿刺侧臀部,固定大腿外展呈蛙形,膝关节屈曲呈直角(膝盖转向外侧,腘窝向内)充分暴露腹股沟穿刺部位
消毒穿刺部位皮肤	穿刺部位下方垫一次性治疗巾,消毒范围:腹股沟至大腿根部局部皮肤
穿刺	在腹股沟中、内1/3交界处或脐至腹股沟垂直线处,以左手示指触及股动脉搏动明显处,右手持注射器于搏动点内侧0.3～0.5cm垂直刺入1～1.5cm深或感觉有阻力时停止进针并缓慢向上提针,边提边抽至见有回血时停止提针(或在腹股沟内侧1～3cm处于与大腿平行,与皮肤呈45°角刺入股静脉),根据皮下脂肪厚薄来确定进针深浅度,穿刺过程中注意观察患儿面色及生命体征有无变化
固定	见回血后固定针头,抽取所需血量。若穿刺失败,不宜多次反复穿刺
拔针,压迫止血	拔针,压迫穿刺点5min止血。如误入动脉应延长加压时间至10min
留取标本	取下针头,将注射器内血液沿采血管壁缓慢注入。根据血标本的种类和要求准确留取血标本
清理用物	再次核对,清理用物,洗手,取口罩,记录。协助患儿取舒适卧位,对家长做好相关知识宣教,整理床单位

（四）常见并发症及处理

误入动脉。加压按压穿刺点并延长压迫时间,避免揉搓,以免引起出血或形成血肿。

八、小儿头皮静脉穿刺术

（一）适应证

1. 补充水分、电解质,维持水、电解质平衡。

2. 扩充血容量,改善血液循环。

3. 输入药物,维持营养,供给热量。

（二）禁忌证

头部外伤或感染。

（三）操作规范（表2-4-4-16）

表2-4-4-16　小儿头皮静脉穿刺术操作步骤及规范

操作步骤	操作规范
操作前准备	告知家长操作目的,取得家长配合,安抚患儿,必要时给予适当约束
备齐用物	治疗车上层:所需药物、治疗盘、备皮刀、消毒用物、输液贴、输液器、一次性头皮针、弯盘、快速手消毒剂、医嘱卡;治疗车下层:生活垃圾桶、医疗垃圾桶、锐器盒
评估	了解患儿病情、治疗情况、用药史和过敏史,评估注射部位皮肤状况及静脉情况
核对	认真核对医嘱及患儿信息
洗手、戴口罩	六步洗手法洗手,戴好口罩
摆体位	取仰卧位,一名护士站于患儿足端,固定其头部,妥善约束患儿
选择合适的静脉	必要时剃净毛发,清晰暴露血管,注意辨别动静脉,以免误入动脉
消毒穿刺部位	常规消毒穿刺处皮肤,待干

操作步骤	操作规范
穿刺	一次性头皮针与输液器连接，排气，关闭输液调节器开关，去除头皮针针套，左手拇指、示指绷紧皮肤，右手持针柄在距静脉最清晰点后 0.3cm 处，与皮肤呈 15°～20°角进针，见回血后再进针少许，松开输液调节器开关，观察输液部位有无肿胀，严防渗漏，确保输液通畅
固定、约束	妥善固定头皮针及输液管道，不配合的患儿酌情给予适当约束
调节输液滴数	根据年龄及药物性质调节输液滴数，特殊药物严格按医嘱调节
核对、清理用物	再次核对，清理用物，洗手，取口罩，记录。将患儿置于合适卧位，再次核对患儿信息及药物，向家长交代注意事项。输液过程中密切观察患儿病情变化及输液情况

（四）常见并发症及处理

1. 误入动脉 立即拔针，穿刺点局部按压，避免揉搓，以免形成血肿。

2. 静脉炎 立即停止该静脉输注，及时进行局部处理，如涂抹多磺酸黏多糖乳膏。

3. 穿刺部位红肿、感染 停止该静脉输注，局部保持干燥，局部涂擦莫匹罗星软膏。

九、小儿肌内注射

（一）适应证

不宜或不能静脉注射，且要求比皮下注射更快发生疗效时。

（二）禁忌证

1. 注射部位有硬结、感染。

2. 不能用于肌内注射的药物。

（三）操作规范（表 2-4-4-17）

表 2-4-4-17 小儿肌内注射操作步骤及规范

操作步骤	操作规范
操作前准备	告知家长操作目的，取得家长配合，安抚患儿，必要时给予适当约束
备齐用物	治疗车上层：注射盘、所需药物、消毒用物、一次性注射器、快速手消毒剂、医嘱卡；治疗车下层：生活垃圾桶、医疗垃圾桶、锐器盒
评估	了解患儿病情、治疗情况、用药史和过敏史，评估注射部位皮肤及肌肉状况
核对	核对患儿信息及医嘱卡
洗手、戴口罩	六步洗手法洗手，戴口罩
摆体位	婴幼儿一般为俯卧位
选择注射部位并消毒	1. 臀大肌注射定位法 （1）十字法：从臀裂顶点向左侧或右侧划一水平线，然后从髂嵴最高点做一垂线，将一侧臀部分为四个象限，选择其外上象限并避开内角（从髂后上棘至股骨大转子连线），即为注射区 （2）连线法：从髂前上棘至尾骨做一连线，其外 1/3 处为注射部位 2. 臀中肌、臀小肌注射定位法 （1）以示指指尖和中指指尖分别置于髂前上棘和髂嵴下缘处，在髂嵴、示指、中指之间构成一个三角形区域，示指和中指构成的内角为注射区 （2）髂前上棘外侧三横指处（以患者的手指宽度为准） 3. 股外侧肌注射定位法：大腿中段外侧。2 岁以下婴幼儿因其臀大肌尚未发育好不宜选择臀大肌注射，最好选择股外侧肌、臀中肌和臀小肌注射 4. 上臂三角肌注射定位法：上臂外侧，肩峰下 2～3 横指处。此处肌肉较薄，只可做小剂量注射。需长期注射者，有计划地更换注射部位
二次核对，排尽空气	核对患儿信息及医嘱卡
穿刺	左手拇指、示指绷紧皮肤，右手以执笔式持注射器，中指固定针栓，将针梗的 1/2～2/3 迅速垂直刺入皮肤，松开绷紧皮肤的手，抽回血，如无回血，缓慢注射药液 消瘦患儿进针深度酌减，切勿将针头全部刺入，确保针头未刺入血管。注射中观察患儿反应，注意有无不适

续表

操作步骤	操作规范
拔针按压	注射完毕,用无菌棉签轻压针刺处,快速拔针后按压至不出血
核对、清理用物	再次核对,清理用物,洗手,取口罩,记录。将患儿置于合适卧位,再次核对患儿信息及药物,观察患儿有无不适并向家长交代注意事项

(四)常见并发症及处理

1. 硬结 局部热敷。

2. 臀肌挛缩 局部热敷、按摩、微波照射等,必要时手术。

3. 神经损伤 局部进行红外线或电磁波照射、按摩理疗等处理,再结合全身使用营养神经的药物。

4. 感染 积极使用抗生素治疗,局部加用红外线照射,必要时切开引流。

5. 断针 操作者一手固定局部,下压皮肤,暴露针梗,另一手持止血钳夹住断端,迅速拔出,若针头断端已埋入肌内,将患儿保持原体位,采用外科手术切开取针。

十、小儿皮下注射

(一)适应证

1. 注入小剂量药物,用于不宜口服给药而需在一定时间内发生药效。

2. 预防接种。

3. 局部麻醉用药。

(二)禁忌证

1. 注射部位有硬结、感染。

2. 不能用于皮下注射的刺激性药物。

(三)操作规范(表2-4-4-18)

表2-4-4-18 小儿皮下注射操作步骤及规范

操作步骤	操作规范
操作前准备	告知家长操作目的,取得家长配合,安抚患儿,必要时给予适当约束
备齐用物	治疗车上层:注射盘、所需药物、消毒用物、一次性注射器、快速手消毒剂、医嘱卡;治疗车下层:生活垃圾桶、医疗垃圾桶、锐器盒
评估	了解患儿病情、治疗情况、用药史和过敏史,评估注射部位皮肤状况
核对	核对患儿信息及医嘱卡
洗手、戴口罩	六步洗手法洗手,戴好口罩
摆体位	协助患儿取适当卧位
选择注射部位并消毒	常规选择的注射部位有上臂三角肌下缘、两侧腹壁、后背、大腿前侧、外侧等部位。需长期注射者,有计划地更换注射部位
二次核对,排尽空气	核对患儿信息及医嘱卡
穿刺	一手绷紧皮肤,一手持注射器,以示指固定针栓,针头斜面向上,与皮肤呈30°~40°角,将针梗的1/2~2/3迅速刺入皮下,松开绷紧皮肤的手,抽动活塞,如无回血,缓慢注射药液 进针角度不宜超过45°,以免刺入肌层,确保针头未刺入血管,消瘦患儿可捏起局部组织,适当减小进针角度。注射中观察患儿反应,注意有无不适
拔针按压	注射完毕,用无菌棉签轻压针刺处,快速拔针后按压至不出血
核对、清理用物	再次核对,清理用物,洗手,取口罩,记录。将患儿置于合适卧位,再次核对患儿信息及药物,观察患儿注射后有无不适反应并向家长交代注意事项

(四)常见并发症及处理

1. 出血 延长穿刺部位按压时间,切忌揉搓,以免形成血肿。

2. 注射部位硬结 热敷、理疗。

3. 感染　积极使用抗生素治疗,保持局部皮肤干燥。

4. 断针　操作者一只手固定局部,下压皮肤,暴露针梗,另一只手持止血钳夹住断端,迅速拔出,若针头断端已埋入皮下,将患儿保持原体位,采用外科手术切开取针。

十一、小儿皮内注射

(一)适应证

1. 药物过敏试验。

2. 预防接种。

3. 局部麻醉的起始步骤。

(二)禁忌证

1. 对需要注射的药物有过敏史。

2. 全身广泛皮肤病变。

(三)操作规范(表 2-4-4-19)

表 2-4-4-19　小儿皮内注射的操作步骤及规范

操作步骤	操作规范
操作前准备	告知家长操作目的,取得家长配合,安抚患儿,必要时给予适当约束
备齐用物	治疗车上层:注射盘、皮内注射药液(皮试液需现配现用,剂量准确)、消毒用物、一次性 1ml 注射器、快速手消毒剂、医嘱卡,备 0.1% 盐酸肾上腺素 治疗车下层:生活垃圾桶、医疗垃圾桶、锐器盒
评估	了解患儿病情、治疗情况、用药史和过敏史,评估注射部位皮肤状况
核对	核对患儿信息及医嘱卡
洗手、戴口罩	六步洗手法洗手,戴好口罩
摆体位	协助患儿取适当卧位
选择注射部位并消毒	根据皮内注射的目的选择注射部位:药物过敏试验常选择前臂掌侧下段;预防接种常选择上臂三角肌下缘;局部麻醉则选择麻醉处。忌用含碘消毒剂消毒皮肤以免影响结果观察
二次核对,排尽空气	核对患儿信息及医嘱卡
穿刺	左手绷紧局部皮肤,右手以平执式持注射器,针头斜面向上,与皮肤呈 5°角进针。待针头斜面完全进入皮内后,放平注射器,左手拇指固定针栓,注入 0.1ml 药液,使局部隆起形成一个皮丘,皮肤变白并显露毛孔。进针角度不能过大,否则会刺入皮下影响结果的观察和判断,注入剂量要准确
拔针	注射完毕,迅速拔出针头,不要按压针眼。嘱咐患儿及家长不要按揉和抓挠注射部位,以免影响结果的观察和判断,不要离开病室,15~20min 后观察结果,同时告知家长,如有不适,立即通知护士
核对、清理用物	再次核对,清理用物,洗手,取口罩,记录。将过敏试验结果记录在病历上,阳性者,应在病历、床头或腕带、门诊病历醒目标记,并将结果告知医生
整理床单位	将患儿置于合适卧位,告知家长过敏试验结果并交代注意事项

(四)常见并发症及处理

1. 注射失败　安抚好患儿,必要时给予约束,更换部位重新注射。

2. 过敏反应　立即通知医生,遵医嘱给予处理。

十二、儿童心肺复苏术

(一)适应证

各种病因所引起的心跳和 / 或呼吸骤停的患儿均须立即进行心肺复苏(cardiopulmonary resuscitation,CPR)。临床主要表现为突然昏迷、瞳孔扩大和对光反射消失、大动脉搏动消失、心音消失或心率 <60 次 /min、呼吸停止或异常等。

（二）禁忌证

心肺复苏没有绝对的禁忌证，以下为相对禁忌证：胸壁开放性损伤；肋骨骨折；胸廓畸形或心脏压塞；凡已明确心、肺、脑等重要器官功能衰竭无法逆转者。

（三）操作规范（表2-4-4-20）

表2-4-4-20　儿童心肺复苏术操作流程

操作步骤	操作规范	
快速评估	评估周围环境是否安全	
判断意识状态	快步走到患儿侧面，轻拍患儿双肩并呼叫患儿	
启动急救医疗服务体系	向周围人寻求帮助取来除颤仪或拨打120并嘱其携带除颤仪	
判断有无呼吸及检查大动脉搏动	解开患儿上衣，观察胸廓有无起伏，同时用右手示指、中指自环状软骨外移2～3cm凹陷处，触摸颈动脉搏动（5～10s内）	
摆放体位	去枕平卧，将患儿置于地上或硬板床上，并摆正身体	
胸外按压	1. 按压部位 （1）儿童：单手或双手按压胸骨下半部 （2）婴儿单人：双指按压胸骨中部（双乳头连线下方） （3）婴儿双人：双手掌及四指托住背部，双手拇指按压胸骨下1/3处 2. 按压方式：双手肘关节伸直，垂直按压，而后迅速放松并使胸廓充分回弹，掌根不离开患儿胸壁	
开放气道	1. 仰头抬颏法：用一只手的小鱼际（手掌外侧缘）部位置于前额，另一只手的示指、中指置于下颏将下颌骨抬起，使下颌角与耳垂的连线和地面垂直 2. 托颌法：将双手放置在患儿头部两侧，握住下颌角向上托下颌，使头部后仰程度为下颌角与耳垂连线和地面呈60°（儿童）或30°（婴儿）	
人工呼吸	1. 口对口人工呼吸：小婴儿可采用将嘴覆盖患儿口和鼻，较大患儿用口对口封住，拇指和示指紧捏住患儿鼻子，保持其头后倾，将气吹入，停止吹气后放开鼻孔 2. 球囊-面罩通气：采取"EC"方式，中指、无名指、小指呈"E"字形向面罩方向托颌，拇指和示指呈"C"字形将面罩紧扣在面部	
按压通气循环	共进行5个循环	
电除颤	将除颤仪调至"Monitor（监护）"，连接心电电极，确认是否为可除颤心律 打开开关，开启非同步（心室颤动、无脉性室性心动过速）/同步模式 选择合适能量 正确安放电极：两电极分开，右电极位于胸骨上部右锁骨下方，左电极位于左下胸乳头左侧（心尖部） 充电至完毕，将电极板与皮肤紧贴，大声宣布"请大家离开"确认周围无人员直接或间接接触患儿后，双手拇指同时按下电极板手柄上"放电键"	
药物治疗	如为心搏停止，尽快给予肾上腺素 对于顽固性心室颤动/无脉性室性心动过速，可使用胺碘酮或利多卡因 对于心动过缓伴有血流动力学障碍，可使用阿托品	
立即恢复心肺复苏	2min后重新评估心律	

（四）注意事项

1. 心肺复苏质量

（1）尽力快速（100～120次/min）按压（≥1/3胸部前后径，婴儿约4cm，儿童约5cm），并保证胸廓完全回弹。

（2）尽量减少胸外按压过程的中断，中断时间控制在10秒内。

（3）每2分钟需轮换一次按压人员，如感觉疲劳可提前更换。

（4）没有高级气道，应采用15:2（双人）或30:2（单人）按压通气频率；如有高级气道，应持续按压，并每2～3秒给予一次人工通气。

2. 电除颤　初始除颤能量用2J/kg，第二次除颤4J/kg，后续除颤≥4J/kg，最高10J/kg或成人剂量。

3．药物治疗

（1）肾上腺素：静脉/骨内通路，0.01mg/kg（0.1mg/ml 浓度下 0.1ml/kg），最大剂量 1mg，每 3～5 分钟重复一次；气管内给药，0.1mg/kg（1mg/ml 浓度下 0.1ml/kg）。注意不能与碱性液体同一管道输注。

（2）胺碘酮：心搏骤停期间 5mg/kg 推注，对于顽固性心室颤动或无脉性室性心动过速最多可重复 3 次，单次最大剂量为 300mg。用药时应检测心电图和血压，慎与其他延长 QT 间期的药物合用。

（3）利多卡因：初始 1mg/kg 负荷剂量，维持剂量为 20～50μg/（kg·min）。

（4）阿托品：0.02mg/kg，间隔 5 分钟可重复一次；最小剂量 0.1mg，最大单次剂量 0.5mg。

4．寻找病因

（1）"6H"：低血容量（hypovolemia）、缺氧（hypoxia）、氢离子/酸中毒（hydrogen ion/acidosis）、低血糖（hypoglycemia）、低钾/高钾血症（hypokalemia/hyperkalemia）、低体温（hypothermia）。

（2）"5T"：张力性气胸（tension pneumothorax）、心脏压塞（tamponade）、毒素（toxins）、血栓形成（thrombosis）、创伤（trauma）。

5．心搏骤停自主循环恢复后，动态监测血氧饱和度及通气功能，维持血流动力学、血糖及电解质稳定，监测体温和脑功能等。

（姚宝珍　邹莉萍　卢章洪）

第五节　急救基本技能操作

一、心肺复苏术

（一）适应证
各种原因所造成的心搏骤停（包括心室颤动、无脉性室性心动过速、无脉性电活动、心室静止）。

（二）禁忌证
心肺复苏没有绝对的禁忌证，以下为相对禁忌证：胸壁开放性损伤；肋骨骨折；胸廓畸形或心脏压塞；凡已明确心、肺、脑等重要器官功能衰竭无法逆转者。

（三）操作规范（表 2-4-5-1）

表 2-4-5-1　心肺复苏术操作步骤及规范

操作步骤	操作规范
心肺复苏前评估	（1）评估现场环境是否安全；轻拍患者双肩并呼喊患者，患者无意识，右手示指、中指放在环状软骨旁约 2 横指颈动脉搏动处，数 5s（数 1001，1002，1003，1004，1005），无搏动 （2）立即启动急救医疗服务体系（EMSS），向周围人寻求帮助，指定人拨打 120，嘱急救人员备除颤仪
胸外按压（C）	（1）将患者置于硬板或平地上，跪于其右侧，解开上衣，暴露胸部，取胸骨下 1/3（即剑突上 3 横指或两乳头连线与胸骨的交界处）按压；一个手掌置于按压部位，另一手掌根部叠放其上，双手手指紧扣进行按压 （2）按压时身体稍前倾，使肩、肘、腕位于同一直线上，与患者身体平面垂直，用上身重力按压 （3）按压时尽力减少按压中断，成人按压深度 5～6cm，婴儿或儿童深度至少达胸廓前后径的 1/3，按压频率 100～120 次/min，每次按压应使胸廓完全回弹
开放气道（A）	去枕仰卧位，清理患者气道内的异物和分泌物，取出义齿，采用仰头抬颏手法开放气道，若怀疑患者有颈椎损伤，应采取双手托下颌法开放气道
人工呼吸（B）	仰头抬颏，使口腔、咽喉处于同一轴线，一手捏紧患者鼻孔，正常吸气，向患者口内吹气，然后离开患者口唇，松开捏紧的鼻孔，使患者胸廓及肺回缩而被动呼吸。每次人工呼吸时间 1s，单人操作按压通气比为 30：2，儿童和婴儿的双人按压通气比为 15：2 口对口人工呼吸的禁忌证：患者有艾滋病、开放性肺结核、活动性肝炎等疾病
心肺复苏成功的标准	（1）颈动脉搏动恢复 （2）患者面色口唇由发绀转为红润 （3）出现自主呼吸 （4）瞳孔由大变小，对光反射存在，出现眼球活动或四肢抽动

（四）常见并发症及注意事项

1. **胃膨胀**　每次呼气用时1秒，勿同时按压胸部与腹部，勿用力过猛或给气量过大。

2. 肋骨骨折、胸骨骨折、肋骨胸骨钝性分离、气胸、心包积液、肺挫伤、肝脾穿孔、脂肪栓塞找准按压部位，勿按压胸骨剑突上方，手指不得接触患者肋骨，保持正确的按压姿势，不得冲击式按压。

二、电除颤术

（一）适应证

心室颤动、无脉性室性心动过速。

（二）禁忌证

电除颤无绝对禁忌证，一旦判断为可除颤心律应及早除颤。

（三）操作规范（表2-4-5-2）

表2-4-5-2　电除颤术操作步骤及规范

操作步骤	操作规范
评估	了解患者病情状况，评估患者意识消失、颈动脉和股动脉搏动消失、呼吸断续或停止、皮肤发绀、心音消失、血压测不出、心电图状态及是否有心室颤动波
操作前准备	（1）除颤机处于完好备用状态，准备抢救物品、导电糊、电极片、治疗碗（内放纱布5块），摆放有序 （2）暴露胸部，清洁监护导联部位皮肤，按电极片，连接导联线 （3）正确开启除颤仪，调至监护位置，观察显示仪上心电波形，检查除颤仪电量、连线、电极板及是否工作正常 （4）如患者出现心室颤动，需紧急除颤
操作	（1）将患者摆放为复苏体位，迅速擦干患者皮肤 （2）迅速擦干患者胸部皮肤，手持电极板时不能面向自己，将手控除颤电极板涂以专用导电糊，并均匀分布于两块电极板上 （3）电极板位置安放正确：将两电极板分别放置于患者心底和心尖部。心底（STERNUM）：患者右侧锁骨中线第2～4肋间。心尖（APEX）：患者左乳头外侧第4～5肋间与腋中线的交点。两个电极板之间距离不要小于10cm。电极板与皮肤紧密接触 （4）选择除颤能量：非同步，单相波形电除颤360J，双相波形电除颤200J （5）充电，口述"请旁人离开"。环顾患者四周，确定周围人员无直接或间接与患者接触（操作者身体后退一小步，不能与患者接触） （6）双手拇指同时按压放电按钮电击除颤（从启用手控除颤电极板至第一次除颤完毕，全过程不超过20s） （7）放电后即进行5个周期心肺复苏 （8）如心室颤动未能复律，继续上述过程

（四）常见并发症及处理

1. **心肌损伤**　高能量电击可引起心肌损伤，心电图上出现ST-T波改变，血心肌酶升高，约持续数小时到数日。个别患者出现心肌梗死心电图，持续时间也较长，根据情况给予相应处置。

2. **其他**　电极与皮肤接触不良、连续电击或高能量电击有可能引起皮肤灼伤，可根据情况给予相应处置，同时，要对患者进行连续心电与呼吸监测。

（五）注意事项

1. 如遇小儿除颤时，可除去成人电极板，使用小儿电极板。

2. 在除颤前，注意让医务人员及家属远离患者的床单位，不要碰到电极导电糊或盐水纱布。

3. 除颤时，将两电极板贴紧压实患者皮肤，以免给患者造成烧伤。不要接触任何金属表面，以免造成导电。

4. 如患者为细颤，应用肾上腺素1mg静脉注射，变为粗颤再除颤。

5. 贴电极处应清洁干燥，避开除颤及心电图导联位置。

6. 远离高频电磁波，以免影响仪器正常使用。

7. 如有体外起搏的患者，应除去体外除颤电极板，安装体外起搏电极膜，使用除颤器屏幕下方的按键。

8. 加强除颤器的电池保养，每周定时给蓄电池充电 24 小时，使用后的除颤器应立即充电 24 小时。

三、球囊 - 面罩通气术

（一）适应证

1. 心肺复苏。

2. 各种疾病（包括中毒或电解质紊乱等）所致的呼吸抑制。

3. 神经、肌肉疾病所致的呼吸肌麻痹。

4. 麻醉期间的呼吸管理。

5. 呼吸机出现故障时断开呼吸机用于辅助通气。

（二）禁忌证（在挽救生命时，面罩通气无绝对禁忌证）

1. 上气道异物梗阻。

2. 严重误吸引起的窒息性呼吸衰竭。

3. 饱胃。

4. 未经减压及引流的张力性气胸、纵隔气胸或大量胸腔积液。

5. 重度肺囊肿或肺大疱。

6. 中等量以上的活动性咯血。

（三）操作规范（表 2-4-5-3）

表 2-4-5-3 球囊 - 面罩通气操作步骤及规范

操作步骤	操作规范
操作前准备	物品准备：根据患者情况选择合适的球囊和面罩；患者准备：向患者或者家属交代病情，说明使用球囊 - 面罩通气的必要性，以得到理解和配合；人员准备
开放气道	患者去枕平卧，清理患者口腔与咽喉异物、分泌物与义齿等，操作者于患者头部后方，将其头部向后仰，并托牢下颌使其朝上，使气道保持通畅，注意保护颈椎
气道通气	（1）单人操作：一只手将面罩罩住患者口鼻，并用拇指和示指紧紧按住，其他的手指则紧按住下颌，另一只手挤压气囊；双人操作：一人压紧面罩，一人挤压气囊（图 2-4-5-1） （2）没有氧气供应时，潮气量（VT）10ml/kg（700～1 000ml），2s 吹入一次；有氧气供应时，VT 6～7ml/kg（400～600ml），1～2s 吹入一次 （3）如果氧气供应方便，可将储气囊后面的接头连接氧气瓶，氧流量一般 5～6L/min，最多可达 10L/min

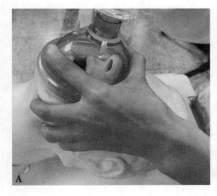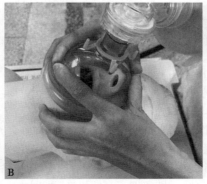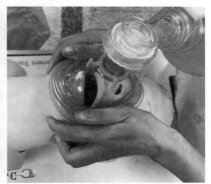

图 2-4-5-1 球囊 - 面罩通气手法
A. 单手 EC 法；B. 双手 EC 法；C. 改良双手法。

（四）常见并发症及处理

1. 胃胀气与胃内容物反流 将患者头部后仰，保持气道通畅；观察胃部嗳气情况，必要时插入胃管；胃部气体胀满时勿挤压腹部，使患者侧卧位同时清理呼吸道。对于昏迷患者，可采用环状软骨加压技术，用拇指和示指的尖端加压于环状软骨，挤压气囊时把气管向后推，使食管压在颈椎上。

2. 误吸与吸入性肺炎　立即吸出分泌物，高浓度给氧。

四、气管插管术

（一）适应证

1. 自主呼吸突然停止者。

2. 不能满足机体的通气和氧气供应需要而需机械通气者。

3. 不能自主清除上呼吸道分泌物、胃内容物反流或出血随时有误吸风险者。

4. 存在上呼吸道损伤、狭窄、阻塞等影响正常通气者。

5. 中枢性或周围性呼吸衰竭者。

6. 全身麻醉。

（二）禁忌证

气管插管术无绝对禁忌证，以下为相对禁忌证：

1. 喉头水肿、气道急性炎症、喉头黏膜下血肿、插管创伤引起的严重出血者。除非急救，禁忌气管内插管。

2. 咽喉部烧灼伤、肿瘤或异物存留者。

3. 主动脉瘤压迫气管者，插管易造成动脉瘤损伤出血为相对禁忌证。

4. 下呼吸道分泌物潴留难以从插管内清除者，应行气管切开置管术。

5. 呼吸道不全梗阻者有插管适应证，但禁忌快速诱导插管。

6. 有出血性血液病（如血友病、血小板减少性紫癜等）者，插管损伤易诱发喉头声门或气管黏膜下出血或血肿，继发呼吸道急性梗阻，为相对禁忌证。

（三）操作规范（表2-4-5-4）

表2-4-5-4　气管插管术操作步骤及规范

操作步骤	操作规范
插管前检查与估计	插管前应常规实施有关检查（鼻腔、牙齿、张口度、颈部活动度、咽喉部情况），并对下列问题作出决定： （1）选用何种插管途径（经口或经鼻）和麻醉方法（全麻或清醒） （2）是否存在插管困难问题，需采取何种插管方法解决
插管前准备	（1）选择合适的气管导管 （2）准备合适的喉镜、导管内导丝、吸引管、牙垫、注射器等 （3）准备麻醉面罩和通气装置 （4）听诊器、氧饱和度监测仪
经口明视插管步骤	（1）将患者头后仰，双手将下颌向前、向上托起以使口张开，或以右手拇指对着下齿列、示指对着上齿列，借旋转力量使口腔张开 （2）左手持喉镜柄将喉镜片由右口角放入口腔，将舌体推向左侧后缓慢推进，可见到悬雍垂。将镜片垂直提起前进，直到会厌显露。挑起会厌以显露声门 （3）如采用弯镜片插管则将镜片置于会厌与舌根交界处（会厌谷），用力向前上方提起，使舌骨会厌韧带紧张，会厌翘起紧贴喉镜片，即显露声门。如用直镜片插管，应直接挑起会厌，即可显露声门 （4）以右手拇指、示指及中指如执笔式持住导管的中、上段，由右口角进入口腔，直到导管接近喉头时再将管端移至喉镜片处，同时双目经过镜片与管壁间的狭窄间隙监视导管前进方向，准确轻巧地将导管尖端插入声门。借助管芯插管时，当导管尖端入声门后，应拔出管芯后再将导管插入气管内。导管插入气管内的深度成人为4～5cm，导管尖端至门齿的距离18～22cm （5）插管完成后，听诊双肺呼吸音或观察连续4～6个不衰减的呼气末二氧化碳波形等方法确认导管在气管内再固定

（四）常见并发症及处理

1. 插管相关心搏骤停 由于经口气管插管对患者张口度和头后仰程度要求较高，所以经口喉镜气管插管对循环影响较大。心搏骤停是经口气管插管最严重的并发症，越是危重患者，插管相关心搏骤停发生率越高。插管相关心搏骤停主要危险因素为超重或肥胖、年龄大于 75 岁、插管前低收缩压、插管前低氧血症、插管前未进行预充氧。降低插管相关心搏骤停等循环抑制最有效措施是进行气管及咽喉部的表面麻醉，其次是加深麻醉深度和合理应用血管活性抑制药。

2. 口腔及咽喉部损伤 目前由于可视喉镜的广泛应用，规范操作下，口腔及咽喉部损伤的发生率极低。

（五）注意事项

1. 插管操作需轻柔，选择导管的大小以容易通过声门裂为度，通常正力型的成年女性或男性可以选用内径为 6.5mm 或 7.0mm 的气管导管。

2. 导管尖端通过声门后再深入 5～6cm，使套囊全部越过声门。

3. 套囊充气以恰好封闭导管与气管壁间隙为度，勿盲目注射大量空气而造成气管壁缺血坏死。

五、环甲膜穿刺术

（一）适应证

1. 急性上呼吸道梗阻。

2. 喉源性呼吸困难（如白喉、喉头水肿等）。

3. 头面部严重外伤。

4. 无气管切开条件而病情紧急需快速开放气道时。

5. 需气管内注射治疗药物时。

（二）禁忌证

无绝对禁忌证，已明确呼吸道梗阻发生在环甲膜水平以下及严重出血倾向时，不宜行环甲膜穿刺术。

（三）操作规范（表 2-4-5-5）

表 2-4-5-5 环甲膜穿刺术操作步骤及规范

步骤	操作规范
操作前准备	（1）物品准备 1）穿刺用品：活力碘、无菌棉签、2% 利多卡因溶液、无菌手套、10ml 无菌注射器、12～16 号带套管的静脉穿刺针、0.9% 氯化钠溶液 2）气管导管接头、简易呼吸器、氧气、呼吸机、所需治疗药物 （2）操作者准备 1）核对患者信息 2）按要求规范着装 3）情况许可时，向患者或家属说明施行环甲膜穿刺的目的、意义等，并签署知情同意书 4）检查所需用品是否齐全
操作	（1）体位：患者仰卧位，肩下垫一薄枕，头后仰使气管向前突出，头颈中线位，操作者洗手消毒并戴无菌手套后站于患者右侧 （2）消毒：使用活力碘（或用碘酊、酒精）消毒颈部皮肤两遍，消毒范围不少于 15cm，紧急情况时可不考虑消毒 （3）麻醉：自甲状软骨下缘至胸骨上窝，用 2% 利多卡因溶液于颈前中线做皮下和筋膜下浸润麻醉；昏迷、窒息或其他危重患者为争取时间解除呼吸道梗阻，可不用麻醉 （4）穿刺 1）确定穿刺部位：环甲膜位于甲状软骨下缘和环状软骨之间，为上下窄、左右宽的筋膜组织，正中部位最薄，为穿刺部位 2）检查穿刺针是否完好、通畅，注射器内装 2～5ml 生理盐水备用

步骤	操作规范
操作	3）操作者以左手示指、中指固定环甲膜两侧，右手持注射器于正中线环甲膜处进针，针尖朝向患者足部，斜45°角进针。当针尖进入气管即可感到阻力突然消失，此时回抽注射器可见大量气泡进入注射器，患者可出现咳嗽反射或在注入少量生理盐水后出现咳嗽，表明穿刺成功 4）将外套管向气管内推入，同时去除穿刺针针芯及注射器，固定套管 5）连接气管插管接头，接呼吸球囊进行通气，也可连接呼吸机，如需气管内注射药物，可在此步骤进行 6）操作完毕，拔除穿刺针 7）穿刺点消毒压迫止血，用无菌纱布包裹并固定

（四）常见并发症及处理

1. 出血　对凝血功能障碍者应慎重穿刺。

2. 假道形成　准确定位环甲膜，谨慎穿刺，避免假道形成。

3. 食管穿孔　穿刺时不可用力过猛，以免穿透气管，形成食管 - 气管瘘。

4. 皮下气肿或纵隔积气　穿刺后不可过长时间通气，有条件时可行气管切开术。

六、洗胃术

（一）适应证

1. 各种急性口服药物、毒物或其他有害物质中毒，无禁忌证者均应采用胃管洗胃术，尤其是中、重度中毒。

2. 需留取胃液标本送毒物分析者应首选胃管洗胃术。

3. 催吐无效或者催吐不能合作者。

（二）禁忌证

1. 摄入强酸、强碱及其他对消化道有明显腐蚀作用的毒物。

2. 肝硬化伴有食管 - 胃底静脉曲张。

3. 食管或贲门狭窄。

4. 幽门梗阻、急性胃扩张、高位肠梗阻。

5. 高度怀疑胃穿孔。

6. 近期胃肠外科手术者。

7. 心肺复苏仍在进行中，或抽搐、惊厥未控制之前。

8. 存在意识障碍、误吸等气道不安全的因素，没有建立有效的气道保护。

9. 严重的心肺基础疾病、主动脉瘤患者要慎重。

（三）操作规范（表2-4-5-6）

表2-4-5-6　洗胃术操作步骤及规范

操作步骤	操作规范
准备	（1）物品准备：胃管、手套、纱布、液状石蜡、负压吸引器、压舌板、牙垫、开口器、治疗巾、检验标本容器、注射器、听诊器、洗胃机及气管插管设施等 （2）体位准备：患者取坐位或半坐位，中毒较重者取左侧卧位。胸前垫以防水布，有活动义齿应取下，盛水桶放于患者头部床下，弯盘放于患者的口角处
洗胃液选择	洗胃液可以根据不同的毒物考虑不同的选择，普通温开水应用最广泛。普通温开水适宜于所有毒物不明时的紧急洗胃或无特异拮抗剂的毒物中毒洗胃
评估患者意识	意识不清的患者左侧卧位、头低位（10°～15°）
留置胃管	（1）将胃管前端涂液状石蜡后一手用纱布托住胃管，一手用纱布裹住胃管5～6cm处，自鼻腔或口腔缓缓插入。当胃管插入10～15cm（咽喉部）时，嘱患者做吞咽动作，轻轻将胃管推进。如患者呈昏迷状态，将患者下颌靠近胸骨柄，使咽喉部弧度增大，轻快地把胃管插入。当插到45cm左右时，胃管进入胃内（插入长度以45～55cm为宜，约前额发际到剑突的距离）

续表

操作步骤	操作规范
留置胃管	（2）有意识障碍的患者，可用开口器撑开上下牙列，放入牙垫，徐徐地送入胃管，切不可过度用力
	（3）用注射器快速将10～20ml空气注入胃管，同时用听诊器在胃部听到气过水声，或用注射器回抽，可从胃管内抽出胃内容物，或将胃管置于清水中，无气泡溢出，即可确定胃管已在胃腔内。必要时拍摄腹部X线片确认位置
	（4）确认胃管在胃内后，抽尽胃内容物，必要时留标本送检
	（5）用纱布拭去口角分泌物，撤除弯盘，摘掉手套，用胶布将胃管固定于面颊部
洗胃术	（1）置入洗胃管后，使用Y型连接管连接胃管及冲洗管、引流管
	（2）首先夹闭引流管，打开冲洗管，接充满液体的冲洗袋，每次冲洗的剂量成人为300～500ml，儿童为胃容量的1/2。待冲洗完毕后夹闭冲洗管，打开引流管
	（3）洗胃过程中，冲洗及引流在重力作用下应保持通畅，如速度减慢或受阻，应考虑进管过深或管路打折，可适当调整管路直至通畅
	（4）冲洗和引流过程反复进行，洗胃总量目前尚无推荐剂量。原则上24h不少于1L，常用剂量为1～2L，在引流液清亮透明后结束
	（5）在洗胃结束后，应尽快去除洗胃管，必要时更换普通胃管
	（6）目前临床多使用"自动洗胃机"，可以按照设置的程序进行冲洗和引流。将配好的洗胃液置于清洁溶液桶内。将洗胃机上的药液管一端放入溶液桶内液面以下，出水管的一端放入污水桶内，胃管的一端和患者洗胃管相连接。调节好液量大小，接通电源后按"开始"键，机器开始对胃进行自动冲洗。待冲洗干净后，按"停机"键。如流速减慢或者受阻，应当终止洗胃适当调整管路直至通畅；如果液体只进不出，应当终止洗胃适当挤压上腹部从引流管中排出洗胃液，再调整管路直至通畅

（四）常见并发症及处理

1. 反流误吸和窒息，吸入性肺炎，呼吸衰竭。

（1）检查口咽，如有异物，立即清除：迅速将患者头转向一侧，清除口鼻腔滞留物，必要时快速用吸引器吸出口鼻及呼吸道内的异物。

（2）开放气道，进行纤维支气管镜检查、肺泡灌洗，并给予纠正低氧血症等对症支持治疗。

2. 心律失常 若发生心律失常，根据类型给予相应处理。严重时可导致心搏骤停，若发生心搏骤停，应立即行心肺复苏术，直至患者自主循环恢复，再行洗胃术。

3. 胃肠道的机械性损伤 发生出血、穿孔、破裂时，立即停止操作，禁食水，行心电监护，吸氧，动态监测患者生命体征、腹部症状及体征，完善血常规、腹部立位X线、腹部CT等影像学检查，对于血流动力学不稳定的活动性或者大量出血患者立即进行上消化道内镜检查/治疗，必要时行腹部手术或者介入治疗；伴有腹膜炎的穿孔及破裂需急诊外科手术治疗。

4. 水电解质酸碱平衡紊乱 根据患者病史、临床检查及检验结果确定电解质酸碱平衡紊乱类型，并予以纠正。注意低钾血症和低氯性碱中毒，动态复查。

七、输液

（一）操作步骤

1. 着装规范，洗手 按照静脉输液的要求准备好所有物品，无菌物品在有效期之内、无破损、无潮湿。

2. 核对、解释 核对患者床号、姓名，解释目的；核对输液卡（药名、剂量、用法、有效期）；检查药液质量（一看、二倒、三摇、四再看、五拧瓶盖）。

3. 再次核对 选择血管后再次核对（药名、剂量、用法、有效期）。

4. 连接输液器 消毒瓶塞检查输液器（有效期、有无破损），打开输液器袋，塑料袋放弯盘针头插入瓶中，输液瓶挂输液架上排气至过滤器处，关闭调节器挂输液架上；备输液贴（只撕一条胶布）。

5. 扎止血带 消毒皮肤（常规消毒），取下针帽再次排气（水入弯盘）。

6. 穿刺血管 见回血后再进少许，"三松"：嘱患者松拳，操作者松压脉带、松调节器。

7. "三固定" 先固定针翼、敷贴固定穿刺处、固定头皮针软管；调滴速（成人40～60滴/min；儿童

20～40 滴 /min）。

8. 再次核对并记录   输液卡、药液、填写输液卡并签名挂输液架上。

9. 整理用物，协助患者取舒适体位。

10. 输液完毕   除去胶布关闭调节器，将覆盖的无菌纱布或棉签置于穿刺点上方，折叠胶管下端，迅速拔针，按压片刻。

11. 处理用物   头皮针放锐器盒；输液管剪断放医疗废物箱内，棉签、胶布、塑料袋等放生活垃圾箱。

（二）注意事项

1. 输液前

（1）严格执行无菌操作，预防输液并发症的发生。在输液前要严格检查输液器和药物，要绝对无菌操作，对于连续输液超过 24 小时的患者，应更换输液器。

（2）严格执行查对制度，防止发生输液错乱。注意输液过程中的药物配伍问题，不能将有配伍禁忌的药物进行使用。

（3）注意预防空气栓塞，输液前必须将空气排尽，防止液体流空，及时更换输液瓶及添加药物，输液完毕后需要及时拔针。

2. 输液中

（1）注意观察患者在输液过程中的具体情况，防止针头滑落，注意局部是否有肿胀、有无输液反应。

（2）根据患者的情况和输注的药物来严格控制输液速度，防止急性肺水肿等不良输液反应的发生。

3. 输液后   需要按压输液部位 3～5 分钟，以免局部出血，同时还要休息 10 分钟，没有出现不适症状才能离开。

八、各种注射方法

（一）皮下注射法

1. 适应证   需迅速达到药效和不能或不宜经口服给药时；局部麻醉用药等局部供药；各种菌苗、疫苗等预防接种。

2. 部位   臂三角肌下缘、上臂外侧、腹部、后背、大腿外侧方。

3. 操作方法

（1）携物床前核对解释，选择注射部位，用 0.2% 活力碘消毒皮肤，待干。

（2）排尽空气，左手绷紧局部皮肤。右手持注射器，示指固定针栓，针头斜面向上，和皮肤呈 30°～40° 角（过瘦者可捏起注射部位皮肤，角度可减小），迅速刺入针头的 1/2～2/3，松开左手，抽动活塞，如无回血即可推注药液。

（3）注射毕，用干棉签轻压针刺处拔针。

4. 注意事项

（1）持针时，右手示指固定针栓，但不可接触针梗，以免污染。

（2）针头刺入角度不宜超过 45°，以免刺入肌层。

（3）尽量避免应用对皮肤有刺激作用的药物做皮下注射。

（4）经常注射者，应更换部位。

（5）注射少于 1ml 的药液时，必须用 1ml 注射器抽吸药液，以保证注入药液的剂量准确。

（二）肌内注射法

1. 适应证   当药物需迅速发挥药效或不能经口服用药时可用肌内注射；用于注射刺激性较强或药量较大的药物；用于不宜或不能做静脉注射的药物，要求比皮下注射更迅速发生药效者。

2. 部位   以臀大肌为最常用，其次为臀中肌、臀小肌、股外侧肌及上臂三角肌。

（1）臀大肌注射定位方法有两种：十字法，从臀裂顶点向左侧或右侧画一水平线，再从髂嵴最高点做一垂直平分线，将臀部分为四个象限，其外上象限并避开内角即为注射区。连线法，取髂前上棘和尾骨连线的外上 1/3 处为注射部位。

（2）臀中肌、臀小肌注射定位方法有两种：以示指指尖和中指指尖分别置于髂前上棘和髂嵴下缘处，这样髂嵴、示指、中指便构成一个三角形，注射部位在示指和中指构成的角内。以髂前上棘外侧三横指处（以患者自己手指宽度为标准）为注射部位。

（3）股外侧肌注射部位的定位方法：大腿中段外侧，位于膝上 10cm，髋关节下 10cm，约 7.5cm 宽。

（4）上臂三角肌注射定位方法：上臂外侧，自肩峰下 2～3 指。此处肌肉少，只能做小剂量注射。

3. 操作方法

（1）携物床前核对解释，选择注射部位，侧卧位，上腿伸直，下腿稍弯曲。俯卧位，足尖相对，足跟分开。仰卧位，常用于危重及不能翻身的患者，做臀中肌、臀小肌注射；坐位，取自然坐位，为便于操作，座位要稍高、注射侧腿不能悬空。

（2）用 0.2% 活力碘消毒皮肤，待干。

（3）排气，左手拇指、示指二指分开并绷紧皮肤，右手持针如握笔姿势，以中指固定针栓，针头和注射部位呈 90°角。用手臂带动腕部力量，将针头快速刺入肌肉内 2.5～3cm（针头 2/3，消瘦者及患儿酌减），松开左手抽动活塞，如无回血，右手固定针头，左手缓慢注入药液。注意观察患者反应。

4. 注意事项

（1）切勿将针梗全部刺入，以防针梗从衔接处折断。

（2）如同时注射两种药液时，应注意配伍禁忌。

（3）2 岁以下婴幼儿不宜选用臀大肌注射。因幼儿在未能独自走路前，其臀部肌肉一般发育不好，臀大肌注射有损伤坐骨神经的危险。应选用臀中肌、臀小肌注射。

（4）需长期做肌内注射的患者，注射部位应交替更换，以利药物吸收，减少硬结的发生。

（三）静脉注射法

1. 适应证　药物不宜口服、皮下或肌内注射时，需要迅速发生药效者；做诊断性检查；用于静脉营养治疗；输液或输血。

2. 部位　肘窝的贵要静脉、正中静脉、头静脉和腕部、手背、足背、踝部的浅静脉等四肢浅静脉；小儿头皮静脉。

3. 操作方法

（1）携物床前核对解释，戴手套，选择合适静脉。

（2）在穿刺部位的肢体下垫小枕，穿刺点上方约 6cm 处扎紧止血带，止血带末端向上，用 0.2% 活力碘消毒皮肤，嘱患者握拳，使静脉充盈。

（3）再次排气，左手拇指绷紧静脉下端皮肤，使其固定，右手持注射器，针头斜面向上，示指固定针栓，针头与皮肤呈 20°角，由静脉上方或侧方刺入皮下，再沿静脉方向潜行刺入，见回血证明针头已经进入静脉，再顺静脉进针少许。松压脉带，嘱患者松拳，缓慢推药液。

（4）在注射过程中，要密切观察患者反应，必要时试抽回血。

（5）注射毕，以干棉签按压穿刺处皮肤，迅速拔出针头，局部压迫片刻，以免出血。再次核对安瓿药名。随即拉开注射器活塞浸泡在消毒液中，脱手套。

4. 注意事项

（1）严格执行"三查七对"制度，防止发生差错。

（2）严格执行无菌操作，预防并发症。输液器及药液应绝对无菌，连续输液超过 24 小时应更换输液器。

（3）预防空气栓塞。输液时必须排尽管内空气，防止液体流空；及时更换输液瓶及添加药液，输完后及时拔针。

（4）注意观察输液情况，针头有无滑脱，局部有无肿胀，有无输液反应。

（5）注意药物配伍禁忌，抗生素类药物应现配现用；青霉素 G、钠（钾）盐与四环素、红霉素合用可出现沉淀、混浊、变色，效价降低；输液中需同时加入四环素、维生素 C 时应先溶解稀释四环素，再加入维生素 C。

（6）注意保护血管，对长期输液者可采取：

1）四肢静脉从远端小静脉开始，手足交替。

2）穿刺时掌握三个环节；选择静脉要准；穿刺要稳；针头固定要牢，提高穿刺成功率。

3）输液中加入对血管刺激性大的药物，如红霉素等，应待穿刺成功后再加药，宜充分稀释，输完药应再输入一定量的等渗溶液，以保护静脉。

（孟庆涛　缪应雷　吕菁君）

第六节　眼科基本技能操作

一、外眼一般检查

（一）眼睑

观察有无红肿、凹陷、淤血、瘢痕、气肿、缺损或肿物；有无外翻或者内翻；两侧睑裂位置是否异常，是否对称及睑裂闭合功能是否正常。睫毛是否整齐，有无双行睫、脱落、变色，方向是否正常，根部有无充血、脓痂、溃疡或鳞屑等。

（二）泪器

1. 观察泪腺的形状，颜色，有无肿物、红肿等；注意上下泪点有无闭塞或者外翻；泪囊区有无红肿、破溃或者瘘管，触诊有无压痛，按压泪囊区有无分泌物自泪点流出。

2. 泪液分泌试验　Schirmer 试验是用一条 5mm×35mm 的滤纸，将一端折弯 5mm 并将其置于被检查者下眼睑内侧 1/3 处的结膜囊内，另一端置于眼睑皮肤表面，嘱被检查者轻闭双眼，5 分钟后测量并记录滤纸被眼泪水浸湿的长度。若检查之前点了表面麻醉药，此试验主要用于评价副泪腺功能，短于 5mm 为分泌不足；如果检查之前没有点表面麻醉药，此试验主要用于评价泪腺功能，短于 10mm 为分泌不足。

3. 泪膜破裂时间　将被检查者头部安放在裂隙灯颌架上，通过钴蓝滤光片进行观察。在球结膜的颞下方滴一滴 2% 的荧光素钠，嘱被检查者眨眼数次，使荧光素钠均匀地分布于角膜的表面，然后嘱被检查者睁眼凝视正前方不得再眨眼。检查者从被检查者睁眼时持续观察被检查者角膜并开始计时，直至角膜上出现第一个黑斑（泪膜缺损）时为止。如果泪膜破裂时间小于 10 秒，说明泪膜稳定性欠佳。

（三）结膜检查

结膜检查在明亮自然光线下进行，检查睑结膜、穹窿结膜、球结膜三部分。注意观察结膜颜色，是否透明光滑、充血、水肿、出血，有无结石、瘢痕、假膜、溃疡、异物、新生物、睑球粘连、分泌物增多，滤泡及乳头、肉芽组织增生情况等。球结膜充血分为结膜充血及睫状充血，注意区别两者间的差异。结膜异物容易藏匿于上睑板下沟处。暴露睑结膜及穹窿结膜需要翻转上、下眼睑。下穹窿结膜及睑结膜较容易暴露，嘱咐患者尽量向上看，用手指按压下睑靠睑缘处皮肤往下牵引，下睑结膜及穹窿结膜可以完全暴露。翻转上眼睑时嘱患者尽量向下看，拇指及示指挟住上睑中央靠睑缘的眼睑皮肤，揉搓眼睑皮肤，示指向下及向前按压，拇指将眼睑皮肤向上捻转，上睑即被翻转过来，暴露上睑结膜及穹窿结膜。

（四）眼位检查

1. 遮盖检查

（1）遮盖-不遮盖试验

1）目的：判断斜视性质，鉴别斜视（俗称显斜）与隐斜。

2）方法：令患者注视前方33cm 或 6m 处目标，遮盖一眼，观察对侧眼是否有眼球移动。如果对侧眼有眼位移动，则对侧眼存在显斜，根据眼球运动方向进一步确定斜视性质。如由外向中运动，为外斜视；如由内向中运行，为内斜视；如由上向中运动，为上斜视；由下向中运动，为下斜视。如果对侧眼无眼球运动，则去除遮眼板观察被遮盖眼的眼球运动情况，如果被遮盖眼存在眼球运动情况，则被遮盖眼为隐斜，如果被遮盖眼停在某偏斜位，提示被遮盖眼为显斜。如果双眼分别行遮盖去遮盖，对侧眼均没有眼球移动,则说明没有显斜。

(2)交替遮盖试验

1)目的:判断有无眼位偏斜。

2)方法:令患者注视前方 33cm 或 6m 处目标,用遮掩板遮盖一眼后,迅速移至另一眼,反复多次操作,观察是否有眼球移动。如果存在眼球移动,说明存在眼位偏斜。眼位偏斜结果包括显斜和隐斜两种成分。

2. 角膜映光　患者注视前方 33cm 处点状光源,根据映光点偏离瞳孔中心的位置来判断斜视度。若光点落在双侧瞳孔中心,表明无显斜。若映光点落在瞳孔中心的颞侧表明有内斜视,在鼻侧则为外斜视,上斜视和下斜视以此类推。映光点位于瞳孔缘处,斜视度约为 15°,映光点角膜缘处为 45°,瞳孔缘与角膜缘连线的中点处为 30°,角膜缘外为 >45°。

角膜映光法临床使用简便,能够大概判断斜视度数,缺点是不够准确,并且受生理性 Kappa 角(视轴与瞳孔中线之间的夹角)的影响。对于少数有 Kappa 角的患者,单纯使用角膜映光法检查不能正确判断眼位和斜视角的大小。反光点位于瞳孔中线鼻侧,给人轻度外斜视的假象,此为阳性 Kappa 角(正Kappa 角);当反光点位于瞳孔轴颞侧时则为阴性 Kappa 角(负 Kappa 角),给人内斜视的感觉。为了避免 Kappa 角的存在而引起误诊或漏诊,常常在行角膜映光法检查时配合使用遮盖试验。

3. 三棱镜加角膜映光法　令患者注视前方 33cm 或 6m 处的目标,三棱镜置于斜视眼前。尖端朝向眼位偏斜方向,逐渐加大三棱度数至角膜映光点位于瞳孔中央,所需三棱镜度数即为斜视度数。

4. 三棱镜加遮盖试验　令患者分别注视前方 33cm 或 6m 处的目标,三棱镜置于斜视眼前。尖端朝向眼位偏斜方向,逐渐加大三棱度数至交替遮盖时眼球不再运动为止,此时三棱镜的度数即为所检查距离和注视方向的斜视度。

5. 马氏杆法　主要用来检查隐斜,令患者分别注视 6m 处的目标,马氏杆横放于非注视眼前。光线透过马氏杆非注视眼看到的是 1 条垂直线。注视点看到的是点状光源。点在线上,则无隐斜。若灯不在线上时,表明患者有隐斜。内隐斜时灯线同侧分离,外隐斜时灯线交叉。检查垂直隐斜时,马氏杆垂直放于非注视眼前。光线透过马氏杆非注视眼看到的是 1 条垂直水平线。若光点与这条线不重叠,表明患者有垂直隐斜。光点在线上方,则非注视眼为低位眼,反之则为高位眼。使用双马氏杆可以测量旋转的斜视度数。

6. 同视机　可以测量看远时的主观与客观斜视角。使用同时知觉画片检查斜视度,检查的时候一眼注视画片中心,检查者移动对侧眼镜筒至光点正落于瞳孔中央处,交替点灭双侧镜筒中的光源,调整镜筒角度直至眼球无转动,刻度盘上可以直接读取斜视度数。此检查结果为客观斜视角(他觉斜视角)。患者双眼分别注视同视机中的同时知觉画片,患者自己移动镜筒角度直至两张画片重合为一个画面,此时同视机刻度盘上的度数为患者的主觉斜视角。

(五)眼球运动检查

通过检查眼球运动可以判断眼外肌的功能。

1. 单眼眼球运动　检查时遮盖一眼,观察另一眼向各个方向注视时眼球运动能否完全到位。单眼运动正常范围:上转时角膜下缘到达内外眦连线,下转角膜上缘到达内外眦连线。外转时角膜缘颞侧达到外眦角,内转时瞳孔缘达到上下泪点连线。

2. 双眼运动检查

(1)双眼同向运动:检查时双眼分别注视各诊断眼位视标,观察双眼运动是否同时、等力、平行和协调,可发现相对功能不足的肌肉和功能亢进的配偶肌。

(2)双眼异向运动:双眼异向运动包括集合和分开运动。

1)调节性辐辏/调节(AC/A)比率:视近时一定量的调节会产生相应的调节集合。AC/A 比例是定量检查调节与调节性集合关系的方法。通常 1 个屈光度调节(1D,1D=1m^{-1})可以产生 4~6PD(prism degree,三棱镜度数)的集合。比率 <4 考虑 AC/A 过低,比率 >6,考虑 AC/A 过高。

2)集合近点检查:被检查者注视正前方一个可以引起调节的视标,视标逐渐向鼻根处移近,直到患者一眼偏离集合位或出现复视,此集合崩溃点为集合近点,随年龄增加,集合近点逐渐后退。

(3)娃娃头试验:判断是否存在假性外转受限。将患儿的头突然转向外转受限方位的对侧。观察眼球外转是否到位。如果眼球外转能到位说明是假性外展受限,若眼球外转不能到位,说明存在眼球运动障碍。

(4)牵拉试验:鉴别眼球运动障碍的类型是麻痹性还是限制性,牵拉试验分为主动牵拉试验及被动牵拉试验。

1)主动牵拉试验:局麻清醒状态下进行,双眼表面麻醉后放置开睑器,用镊子夹住受累肌作用方向的角膜缘处的结膜,嘱受检者向牵拉方向注视,眼球运动牵动镊子,检查受累肌收缩的力量。与对侧眼相同肌肉收缩力量对比,判断两眼间收缩力量的差异,定性分析眼外肌是否存在麻痹。

2)被动牵拉试验:全麻后试验效果更佳,也可以在局麻状态下进行。双眼表面麻醉后放置开睑器,镊子分别夹住3点、9点位角膜缘球结膜。向各个方向转动眼球,并着重向受限方向牵拉,牵拉时嘱受检者向牵拉方向注视。若无阻力则排除机械性限制因素,若牵拉时存在阻力,则说明存在机械性限制。

(5)Parks三步检查法:鉴别垂直斜视中原发麻痹肌肉为一眼上直肌还是另一眼上斜肌,分3个步骤逐步排除。

1)先确定上斜视是左眼还是右眼。如果右眼上斜视,提示右眼下转肌不全麻痹或者左眼上转肌不全麻痹。可能是右眼下直肌或者上斜肌,左眼上直肌或者下斜肌不全麻痹。

2)分析是向左还是向右侧注视时垂直斜视度大。如果向左侧注视时垂直斜视度数偏大,则提示左眼上直肌及右眼上斜肌麻痹。

3)歪头试验(Bielschowsky head tilt test),嘱患者向高位眼偏斜,如果头向右侧歪头时,右眼眼位向上漂,垂直斜视度数增大,即歪头试验为阳性。原发麻痹眼外肌为右眼上斜肌。如果歪头试验为阴性,则原发麻痹眼外肌为左眼上直肌。

(六)眼眶

1.观察两侧眼眶的形状,大小,是否对称,触诊眶壁有无压痛、缺损、隆起或肿物。

2.眼球突出度　可用Hertel突出度计来进行测量,检查者与被检查者面对面,嘱被检查者平视正前方,将突出度计两端卡在被检者的两侧眶外缘,从突出度计的反光镜中读出角膜顶点投影在标尺上的数值。我国眼球突出度参考值为12~14mm,两眼的突出度差值不超过2mm。

二、视力检查

通常,视力检查是指检查中心视力,又分为远视力和近视力。5m或5m以外的视力称为远视力,距离30cm阅读时的视力称为近视力(表2-4-6-1)。

表2-4-6-1　视力检查操作步骤及规范

操作步骤	操作规范	
医生准备	穿工作服,戴口罩,帽子,洗手	
准备	核对患者信息	
	用物准备:远视力表灯箱1个、50cm长小圆木杆1根、遮眼板1个、医用聚光手电筒一个、近视力表	
	了解患者既往视力	
	了解患者是否配镜并随身携带	
	嘱患者位于距视力表5m之处面对视力表	
	向患者解释如何说出或用手势表示医生指示杆所指视标的缺口方向	
	给予遮眼板(注意完全遮盖单眼,但不压迫眼球)	
	确定1.0行视标高度与受检眼等高	
	检查顺序:先右后左,先检查裸眼视力,后检查矫正视力	
	评估周围环境	

续表

操作步骤	操作规范
操作步骤	由上而下（0.1处开始）指出视力表的字符
	逐行向下，每行一个
	若开始看不清时，每行最多4个
	患者看不清最大视标（0.1）即嘱患者前行至4m处停止再测
	于4m处患者仍看不清最大视标（0.1），嘱患者依次前行至3m、2m、1m处停止再测
	移动到1m时仍不能辨认，测数指（CF）
	患者背光而立
	检查者伸出不同数目手指嘱检查者辨认
	从1m逐渐靠近，正确辨认为止并记录该距离
	若5cm时仍不能看见，测手动（HM）
	从1m逐渐靠近，能看见手动则记录该距离
	5cm仍不能看见，至暗室测光感
	严密遮盖非受检眼
	检查者持一手电照射受试眼
	从5m处开始逐渐移近，能看到光源则记录
	1m处时仍无光感则记录无光感（no LP）
	若有光感测光源定位
	嘱被检者向正前方注视不动，检查者在受试眼1m处，上、下、左、右、左上、左下、右上、右下变换光源位置，嘱被检者指出光的方向，并记录之，能辨明者记"+"，不能辨出者记"−"
	若视力小于1.0，加测针孔板检查
	正确记录检查结果
	由上而下（0.1处开始）指出视力表的字符

三、检眼镜的使用及正常眼底的识别

常见的眼底检查设备包括直接检眼镜、双目间接检眼镜、裂隙灯前置镜和三面镜。

（一）直接检眼镜

直接检眼镜是目前眼科临床中最常用的眼底检查设备，眼底图像为正立放大的实像，但其观察范围有限，单眼观察缺乏立体感，易受屈光间质混浊影响，且不适用于感染性眼表疾病患者的眼底检查。

直接检眼镜下方手柄为电源，前端为装有凸透镜及三棱镜的光学装置。三棱镜上端有一观察孔，其下有一可转动镜盘，镜盘上装有屈光度为1～25的凸透镜（以黑色"+"标示）和凹透镜（以红色"+"标示），用以矫正检查者和患者的屈光不正，以清晰地显示眼底。

1. 操作前准备

（1）告知患者检查目的及方法。

（2）暗室环境。

（3）清洁双手，佩戴口罩。

（4）调节光栅：观察已扩瞳的眼底应使用大光斑孔径3.0mm；观察正常瞳孔的眼底应使用中光斑孔径2.6mm；观察黄斑应使用小光斑孔径1.5mm。

2. 操作步骤

（1）受检者取坐位，检查者取站位。检查受检者右眼时，检查者用右手持镜，站在受检者右侧，用右眼观察，同法检查左眼（即"四右"和"四左"原则）。

（2）透照法检查屈光间质：嘱受检者直视前方，将检眼镜盘拨到+8～+10（黑色）屈光度处。将检眼镜置于受检者眼前10cm偏颞侧，与受检者视线呈15°夹角。嘱受检者上下左右各方向转动眼球。

　1）有无混浊判读

　①呈均匀一致的橙红色反光：屈光间质无混浊。

　②呈橙红色反光中出现黑影：屈光间质有混浊或屈光力存在局部异常。

③呈黑色或暗红色：晶状体混浊或玻璃体积血。

2）混浊部位判读

①顺动：混浊位于晶状体前方。

②逆动：混浊位于晶状体后方。

③不动：混浊位于晶状体。

（3）检查眼底：检查者一手持镜，另一手放置于受检者头部前面，并用拇指轻轻固定受检眼上睑。减少正镜度数并向患者移近，直到聚焦于眼底。检查顺序：视盘→视网膜动、静脉分支→视网膜各象限→黄斑部。

1）视盘：光线自颞侧15°处射入。观察视盘的形状、大小、色泽，边缘是否清晰。

2）视网膜：沿从视盘出发的血管，分别从上方、下方、鼻侧至颞侧，依次观察眼底中周部和周边部。观察视网膜动、静脉，注意血管的粗细、行径、管壁反光、分支角度及动、静脉交叉处有无压迫或拱桥现象；观察视网膜，注意有无水肿、渗出、出血、脱离及新生血管等。

3）黄斑部：嘱受检者注视光源。注意中心凹反射是否存在，有无水肿、出血、渗出及色素紊乱等。

3. 注意事项

（1）一般先检查右眼再检查左眼，或者先检查患眼再检查对侧眼。

（2）即使单眼发病也要进行双眼眼底检查。

（3）小儿或瞳孔过小不易窥入者，可散瞳观察，但散瞳前应排除青光眼。

（二）双目间接检眼镜

双目间接检眼镜的眼底图像为全反倒像。其受屈光间质的影响较小，可见范围大，具有立体视，但需配置专用设备，学习难度较大。

双目间接检眼镜配合屈光度 +20 的前置镜，可以看见眼底，放大倍数约 3 倍；再借助巩膜顶压器，可以检查视网膜周边部。

1. 操作前准备

（1）告知患者检查目的及方法。

（2）暗室环境。

（3）清洁双手，佩戴口罩。

（4）佩戴双目间接检眼镜，扣上头带，调整瞳距及反射镜位置，工作距离根据聚光镜的屈光度而定：+20 的透镜工作距离为 50mm，+13 的透镜工作距离为 77mm。

2. 操作步骤

（1）受检者取坐位或平卧位。检查者位于受检者对面（坐位）或受检者的头部方位（卧位），检查中应先将透镜移近再慢慢远离直至成像清晰。

（2）检查屈光间质：弱光照受检眼，观察在红光背景下有无混浊。

（3）检查眼底：一手的拇指、示指持物镜，将弧度小的一面朝向受检眼，小指或无名指固定于受检者额部，使镜面距受检眼约 5cm，中指协助提起上睑；另一手用于完成检查及手术操作。检查者的视线与目镜、物镜及受检眼的瞳孔、受检部位呈一条直线。嘱受检者分别注视上、下、鼻、颞、鼻上、颞上、鼻下、颞下，全面检查眼底。

（三）正常眼底的识别

正常眼底呈橘红色，中央可见一圆盘状的组织结构，称为视盘（视乳头），其边界清楚、色泽淡红。视盘中央有一凹陷，称为视杯，杯盘比 <0.3。视网膜中央动脉色鲜红，静脉色暗红，动静脉管径之比为 2:3。视网膜透明，可透见色素上皮及脉络膜。黄斑部位于视盘颞侧 2 个视盘直径（PD）稍偏下方，呈暗红色、无血管，其中心有一针尖样反光，称为中心凹反光，是视力最敏锐的部位。

四、结膜异物处理方法

眼部外伤可导致异物嵌入结膜。常见的异物有尘埃沙土、煤灰炭渣、铁屑、睫毛头发、碎叶毛刺等。

由于角结膜有丰富的神经末梢分布，任何异物进入眼睛表面都会引起不适，如疼痛、畏光、流泪、异物感等症状。因此，对于结膜异物患者应进行详尽的病史采集，有针对性地进行眼部检查，及时有效地给予处理。具体如下：

（一）病史采集

详尽询问外伤病史，包括受伤时间、异物入眼过程及异物性质。根据病史判断异物是否高速进入眼内（如金属榔头敲击金属，砂轮碎片等），是否存在眼内异物。此外，还应询问既往有无眼部手术史，如眼睑手术可能存在缝线脱出导致异物感，出现结膜肉芽肿等（图 2-4-6-1）。

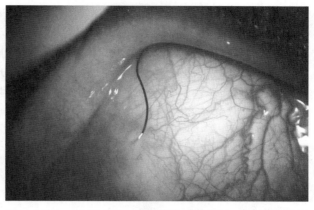

图 2-4-6-1　33 岁女性，双眼重睑术后 2 年，左上睑缝线断裂脱出伴球结膜充血、组织增生

（二）眼部检查

有些结膜异物明显易见，以焦点光的手电筒斜照法即可看到异物之所在；有的则不易发现，要在眼科裂隙灯显微镜辅助下查找，特别是细小而透明的异物，必须仔细寻找方可发现。裂隙灯检查时，嘱患者眼球上下左右转动，并翻转上下眼睑，充分暴露上下结膜穹窿、泪阜及外眦部，检查结膜有无充血、水肿、出血、缺血、撕裂及异物。对于结膜水肿部分需仔细检查排除隐藏异物可能，必要时在表面麻醉辅助下用棉签轻柔推动进行检查，注意避免挤压眼球。因爆炸伤、异物飞入等引起结膜撕裂及结膜下出血情况，需行眼部超声或 CT 检查，并散瞳检查眼底，以排除眼内异物可能。

（三）临床体征

1. 结膜可查见异物。异物位置可表浅，如球结膜或穹窿结膜表面，也可在结膜下（图 2-4-6-2）。

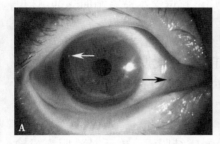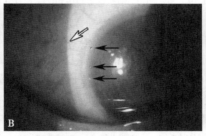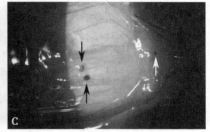

图 2-4-6-2　43 岁男性，工人，异物入眼半日。检查见右眼角膜（A，黑箭头）及结膜异物（A，白箭头）；颞侧透明角膜及角膜缘浅层铁屑 3 个（B，黑箭头），颞侧球结膜浅层铁屑 1 个（B，白箭头）；鼻侧结膜下深层异物 2 个（C，黑箭头），泪阜异物 1 个（C，白箭头）

2. 异物存留在上方睑板结膜面时，可出现角膜擦伤，荧光素钠染色可显示线性角膜着染。

3. 翻转眼睑或使用眼睑拉钩可将陷在穹窿部的异物暴露出来（图 2-4-6-3）。

4. 如有结膜、巩膜或角膜裂伤，出现明显的前房反应、虹膜裂伤或晶状体混浊，需排除眼内异物，可行眼部超声或眼眶 CT 检查。

（四）治疗措施

1. 浅层异物　可在表面麻醉下行生理盐水冲洗、湿棉签或显微镊子去除异物，尽可能清除干净，并局部应用抗生素预防感染。

2. 深层异物　对于包埋在球结膜内或睑结膜下的异物可在裂隙灯下取出。方法如下：经裂隙灯下确诊定位后，眼内滴入 2～3 次眼部表面麻

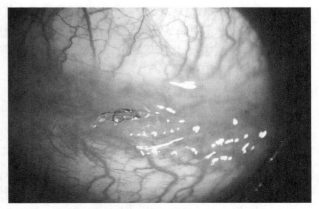

图 2-4-6-3　19 岁女性，左眼异物感一周。翻转下睑，见下穹窿深处一团头发伴分泌物附着

醉眼液,医生或护士在裂隙灯下用无菌注射器针尖或者用无菌的眼科专用显微结膜剪在异物旁边结膜开一小口,然后用无菌显微无齿镊取出异物。

3. 化学性异物　对于水泥、烟花、石灰等化学性异物尽早取出,先用镊子取出较大的异物,再用生理盐水冲洗。按照眼化学伤急症处理流程,大量生理盐水冲洗30分钟以上,再进行后续处理。

4. 医源性异物　存在既往眼部手术史患者,根据术中使用医用材料情况,对于异物可能存在的结膜部位在显微镜下进行逐层检查,切除肉芽肿或者病变结膜组织,必要时对组织进行病理检查。

五、眼冲洗治疗

(一)适应证

1. 结膜炎或分泌物多时。

2. 结膜囊异物。

3. 眼部酸、碱等化学伤。

4. 术前眼部冲洗。

(二)禁忌证

无绝对禁忌证,但眼球破裂伤应谨慎使用眼部冲洗。

(三)操作前准备

1. 洗眼壶或去除针头的输液器。

2. 冲洗液通常为生理盐水。

3. 受水器。

4. 垫巾、消毒棉签及纱布。

(四)操作步骤

1. 患者仰卧位或坐位,头稍后仰并倾向患侧,在肩部铺上垫巾,嘱患者持受水器紧贴面颊部,保持水平位以接收流下的冲洗液。

2. 眼周皮肤清洗　范围上至眉弓上3cm,下至鼻唇沟,内至鼻中线,外至眼眶外侧缘2cm。嘱患者轻闭眼,用生理盐水湿润皮肤,用棉签蘸软皂液清洁睫毛、眼睑、眉毛及周围皮肤,并用生理盐水冲洗残留的软皂液,最后以眼为中心由内向外环形冲洗或从眉弓上3cm处向下方冲洗周围皮肤。冲洗液量根据皮肤清洁程度而定,应至少大于100ml。冲力不应过大,距离3~4cm为宜。眼冲洗步骤应为:眼周皮肤清洗—结膜囊冲洗—再次眼周皮肤清洗。

3. 结膜囊冲洗　左手拇指、示指轻轻分开患者上、下眼睑,充分暴露结膜囊。右手持洗眼壶或输液器头,距离2~3cm为宜,由内向外进行冲洗,嘱患者向上、下、左、右各方向转动眼球,充分冲洗结膜囊。再轻轻翻转上、下眼睑进行冲洗,将上睑回复后再次冲洗结膜囊。洗毕,用棉签擦干眼睑及周围皮肤。

4. 化学伤冲洗　冲洗前、后测量结膜囊pH并记录。若眼部有固体化学物,应先用镊子取出后再冲洗。冲力要大,距离5~6cm为宜,冲洗液量一般应大于2 000ml。

5. 冲毕,撤去受水器及垫巾,告知患者注意事项,认真记录冲洗情况。

(五)注意事项

1. 冲洗温度适宜,以手背耐受为宜。

2. 冲洗距离适宜,避免直射角膜,洗眼壶或输液器头勿接触眼部。

3. 角膜溃疡、角膜穿孔及眼球破裂伤患者,应尽量避免冲眼,如确有必要,应注意勿挤压眼球、勿翻转眼睑、注意区分异物和眼内组织。

4. 假膜性结膜炎患者,应先用湿棉签将假膜抹去,再进行冲洗。

5. 传染性眼病患者,应避免冲洗液流向健眼,使用过的器具应严格消毒。

6. 小儿患者,应取仰卧位,头部固定。合作欠佳或刺激症状重的患者,可行表面麻醉后再冲洗。眼部暴露不满意者,可开睑器辅助下冲洗。

六、眼压测定

（一）眼压定义

眼压（intraocular pressure，IOP），俗称为眼内压，是眼球内容物对眼球内壁的压力。95% 正常人群生理性眼压范围为 11～21mmHg（1.47～2.79kPa）。在临床中，眼压是评价眼球生理状态的基本参数指标：眼压升高是青光眼诊断的重要依据；眼压降低则常常提示脉络膜脱离、眼球萎缩等眼部疾患（表 2-4-6-2）。

表 2-4-6-2　眼压波动值参考

指标	生理值	病理值
24h 眼压波动	≤5mmHg（0.665kPa）	≥8mmHg（1.064kPa）
双眼眼压差	≤4mmHg（0.532kPa）	≥5mmHg（0.665kPa）

（二）眼压检查分类

1. 指压法

（1）检查方法：嘱被检查者放松眼睑向下注视，检查者将两手无名指及小指支撑在患者前额部，用两手示指指尖放在被检测眼上睑皮肤表面，向眶下壁方向交替触压眼球，当一指压迫眼球时，另一指即可感触波动感，以此估计眼球抵抗力。

（2）记录方法：Tn 表示正常眼压，T_{+1} 表示眼压轻度升高，T_{+2} 表示眼压中度升高，T_{+3} 表示眼压极高，眼球坚硬如石。反之则以 T_{-1}、T_{-2}、T_{-3} 分别表示眼压稍低、较低和极低。

（3）指测法用于粗略评估被检查者眼压：韧如鼻、硬如额、软如唇（表 2-4-6-3）。

表 2-4-6-3　指测法对应眼压数值参考

眼压情况		对应数值
Tn	正常	2.0～2.74kPa（15～20mmHg）
T_+	眼压升高	
T_{+1}	轻度硬	3.3～4.5kPa（25～34mmHg）
T_{+2}	明显硬	4.6～6.6kPa（35～50mmHg）
T_{+3}	硬如石	>6.8kPa（>51mmHg）
T_-	眼压降低	
T_{-1}	稍软	1.3～1.8kPa（10～14mmHg）
T_{-2}	明显软	0.6～1.2kPa（5～9mmHg）
T_{-3}	软如棉	<0.53kPa（<4mmHg）

2. 眼压计测量法

（1）非接触眼压计（noncontact tonometer，NCT）（图 2-4-6-4）

原理：利用可控空气脉冲将角膜中央部恒定面积（3.6mm²）压平，借助监测系统计算角膜表面反射的光线和压平此面积所需要的时间计算眼压读数。

检查方法：被检查者取坐立位，下颌放置于支架上，双眼注视仪器的红点。检查者从目镜中观察红点调整至瞄准圆环中即按下按钮，机器自动显示眼压数值，一般连续测量 3 次，取其平均值。

优缺点：无须表面麻醉，是目前临床工作中最常用的眼压测量方法之一；避免了通过眼压计与受检查者直接接触引起的交叉感染。受中央角膜厚度影响；角膜不平者、固视不良者测量结果不准确；眼压的准确性在小于 8mmHg 和大于 40mmHg 者误差较大。

（2）接触式眼压计：Goldmann 压平式眼压计（图 2-4-6-5）

类别：压平式眼压计。

原理：用可变重量压平一定面积的角膜，根据压平角膜所需的重量与被检测角膜面积改变之间的关系判定眼压。

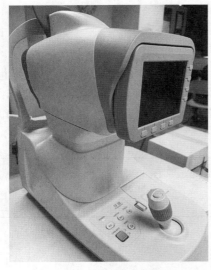

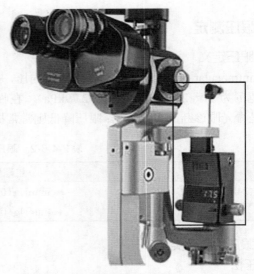

图 2-4-6-4 NCT 眼压计　　　　图 2-4-6-5 Goldmann 压平式眼压计（框内为 Goldmann 眼压计组件）

检查方法：被检查者取坐立位，下颌放置于支架上，双眼向正前方注视。眼部表面麻醉，用荧光素纸染色被检查者泪液，检查者将裂隙灯的操纵杆向前缓推，使测量头部逐渐贴着患者的角膜进行测量，并根据度数记录眼压。

优缺点：是目前国际通用的最准确的眼压计，为国际公认的眼压标准测定方法；不受眼球壁硬度的影响，但受中央角膜厚度影响。

（三）注意事项

1. 所有眼压测量均不适用于眼球开放性损伤者。

2. 接触式眼压测量方法不适用于无法配合体位者、传染性或活动性眼表感染者。

（肖　璇　任菁菁　许　昱）

第七节　耳鼻咽喉科基本技能操作

一、外鼻、鼻腔、鼻窦、外耳、鼓膜及咽喉检查

根据被检者的情况，可采取坐位或半卧位。通常受检者取坐位面对检查者，上身微倾，颈部放松以便头位随检查者需要做适当调整。配合不佳的儿童需由家长抱着固定。

（一）额镜检查

1. 操作方法及步骤

（1）调节额镜：先调节双球状关节的松紧，使镜面既能灵活转动而又可置于任何位置上均不松滑下坠为度。然后调节额镜带圈使适合检查者头围大小。

（2）戴镜：将额镜戴在头部，将双球状关节拉直，镜面与额面平行，镜孔正对检查者平视时的左眼或右眼，远近适宜。

（3）对光：先调整光源，使光源投射到额镜上，再调整额镜镜面，将光线反射、聚焦到要检查的部位，检查者的视线通过镜孔正好看到光线聚焦的被检区。

2. 要点及注意事项

（1）随时保持瞳孔、镜孔、反光焦点和检查部位成一直线，方能看清楚被照明的检查部位。

（2）养成"单眼视"的习惯（但另眼不闭），即只用戴额镜一侧的眼睛进行观察。"单眼视"不能形成立体像，难以判断深度，须勤加练习以习惯。

（3）在练习中保持姿势端正舒适，不要扭颈、弯腰、转身来迁就光源光线和反射光线，仔细调整光

源光线的投射方向和额镜镜面的反射角度，并前后调整受检者的头部，使反射的最亮点（即焦点光）准确照射到受检部位。

（二）鼻的检查法

1. 外鼻检查 视诊观察外鼻及邻近部位有无畸形、红肿、破损或隆起。触诊外鼻有无疼痛，鼻骨是否对称，有无移位、塌陷及骨擦感。

2. 鼻腔检查 鼻腔检查可采用徒手检查、前鼻镜检查、后鼻镜检查、硬性鼻内镜及纤维鼻咽镜检查。

（1）徒手检查：将额镜光源对准鼻孔部位，检查者拇指将鼻尖抬起并左右活动，观察鼻前庭皮肤有无红肿、糜烂、结痂，有无隆起；观察鼻毛有无脱落；观察鼻中隔及下鼻甲前端黏膜及形态，如黏膜有无充血、水肿、苍白、糜烂、肥大、干燥、萎缩等。

（2）前鼻镜检查：主要用于经前鼻孔显露鼻腔结构。可观察以下内容：鼻黏膜色泽，有无出血点、血管扩张、糜烂、溃疡、黏膜肥厚或萎缩；鼻中隔是否偏曲，有无骨嵴和穿孔；各个鼻道和嗅沟的宽窄；各鼻甲的形态、大小；有无新生物、分泌物及其特征。具体操作方法详见本节"二、鼻镜、耳镜的使用方法"。

3. 鼻窦检查

（1）视诊及触诊：鼻窦位于鼻腔周围的颅面骨内，其在面部的投影区分别为面颊部（上颌窦）、内眦（筛窦）、眼眶内上角（额窦）。出现鼻窦感染性炎性病变时，相应部位皮肤可出现红肿，用拇指按压相应投影区可出现压痛。鼻窦感染若向眶周扩散，可引起眼睑肿胀、结膜充血、眼球突出或移位等。鼻窦肿瘤或囊肿若破坏窦壁，可侵犯周围组织。如累及面部可有相应部位隆起，或向皮肤表面破溃，触诊质地硬韧。如侵入眼眶可致眼球突出或移位；侵犯牙槽可引起牙齿松动、脱落，甚至可出现硬腭破溃。鼻窦囊肿引起窦腔扩大，窦壁变薄，也可使相应部位膨隆，触诊有乒乓球感。

（2）前鼻镜检查：所有鼻窦均开口于鼻腔，可通过前鼻镜观察鼻道中有无脓性分泌物引流。如脓性分泌物在中鼻道区，多为前组筛窦感染；在嗅裂区，则考虑后组筛窦或蝶窦感染。另外，还要观察中鼻甲有无息肉样变或中鼻道有无新生物，若发现新生物，应观察肿物形态，探查其硬度、活动度及表面是否易出血。

（3）体位引流：常用于怀疑为鼻窦炎但前鼻镜检查未见中鼻道有脓性分泌物者。先用含 1% 麻黄碱或赛洛唑啉等减充血剂的棉片收缩下鼻甲，再将棉片置于中鼻道及嗅裂区，促使窦口开放。若考虑为上颌窦积脓时，取侧卧头低位，健侧向下；如疑为额窦或筛窦积脓，则取正坐位。10～15 分钟后取出棉片，再行前鼻镜检查，观察中鼻道内是否有脓液引流。另有头低位引流法，患者取坐位，下肢分开，上身下俯，头下垂近膝，约 10 分钟后坐起检查鼻腔有无脓液流入鼻道。

（三）耳的检查法

1. 耳郭及耳周检查

（1）视诊：观察耳郭的形状、大小及位置，注意两侧是否对称，有无畸形、缺损、局限性隆起、增厚及皮肤红肿、触痛、瘘管等。如耳郭向前外方推移，应注意耳后有无肿块；其次应注意观察耳周有无红肿、瘘口、瘢痕、赘生物、有无副耳及邻近腮腺肿大；最后观察外耳道口，有无闭锁、瘘口、狭窄、分泌物或新生物等。

（2）触诊：检查者用两手拇指以相等压力触诊两侧乳突尖及鼓窦区，注意有无压痛及耳周淋巴结肿大。指压耳屏或牵拉耳郭时出现疼痛或疼痛加重者，提示外耳道炎或疖肿。如耳周肿胀，应注意有无波动感、压痛及瘘口。如有瘘口，应以探针探查其深度及瘘管走向。

（3）嗅诊：某些疾病的分泌物有特殊臭味，有助于鉴别诊断。如慢性化脓性中耳炎的脓液有特殊的腐臭，中耳癌等恶性肿瘤及中耳结核伴死骨形成者的分泌物常有恶臭。

（4）听诊：患者言语的清晰度及语声的高低有助于判断耳聋的程度及性质。感音神经性聋患者常高声谈话，而传导性聋患者常轻声细语。

2. 外耳道及鼓膜检查 外耳道及鼓膜检查临床常用徒手检查法、窥耳器检查法、电耳镜检查法和耳内镜检查法。检查外耳道时，应观察外耳道内有无耵聍、异物、新生物、分泌物或血迹，外耳道有无狭窄或闭锁、疖肿或红肿。观察鼓膜时，应注意观察鼓膜各标志位置及鼓膜形态、色泽、活动度、有无充血、膨隆、内陷或穿孔等情况。

（1）徒手检查法：外耳道及鼓膜检查时，患者取坐位或卧位（儿童可由家长抱坐），患耳朝向检查者。

调整额镜光源投射至受检耳的外耳道口进行检查。可行双手检查或单手检查。双手检查时，可用一手将耳郭向后、外、上牵拉，另一只手示指将耳屏向前推压，扩大外耳道口，以便观察外耳道及鼓膜。婴幼儿的外耳道软骨部与骨部尚未完全发育，呈裂缝状，应将耳郭向后下牵拉，耳屏向前牵引才能使外耳道口扩大。当需要进行操作时可采用单手（一般为左手）检查。检查左耳时，左手从耳郭下方以拇指和中指挟持并牵拉耳郭，示指向前推压耳屏；检查右耳时，左手则从耳郭上方以同法牵拉耳郭、推压耳屏。

（2）窥耳器检查法：窥耳器是耳部检查常用器械，形如漏斗，其口径大小不一。窥耳器检查可采用双手或单手法，具体操作详见本节下文"（二）耳镜使用方法"。

（四）咽、喉部检查

1. 口咽部检查

（1）视诊：患者端坐，摆正头位，处于松弛状态。按顺序检查口腔及口咽部：观察牙、牙龈、硬腭、舌及口底有无出血、溃疡及肿块。用压舌板轻压患者舌前 2/3 处，使舌背低下，观察咽部的形态和黏膜色泽。注意有无充血、肿胀、干燥、脓痂、溃疡、假膜或异物等病变。观察软腭有无瘫痪、充血、溃疡、缺损、膨隆及新生物等，悬雍垂有无水肿、肥厚、过长等；腭舌弓及腭咽弓有无充血，其间有无瘢痕和粘连，扁桃体是否肿大或萎缩，隐窝口处有无脓液或豆渣样物栓塞，有无溃疡、角化物或新生物；咽后壁黏膜色泽、光滑程度、湿润程度，有无淋巴滤泡增生等。

（2）触诊：检查者立于受检者右侧，右手戴手套或指套，用示指沿右侧口角伸入咽部，对扁桃体窝、舌根及咽侧壁进行触诊，检查有无包块及包块的大小、质地、活动度等，检查有无骨性的茎突过长等。

（3）注意事项

1）使用压舌板检查咽部时，压舌板不宜放置过深，以免诱发恶心呕吐；压舌板不宜用力过大，以免导致舌抵抗。

2）对隐藏在腭舌弓后的扁桃体，需将腭舌弓拉开，检查有无病变或将压舌板深压舌根部，使其恶心，趁扁桃体被挤出扁桃体窝时进行查看。

3）患者体位不正，可使一侧颈椎横突向前突起，造成一侧咽后壁隆起，应注意排除此种假象。

2. 鼻咽部检查　包括间接鼻咽镜检查、硬性鼻内镜检查和纤维鼻咽镜检查。

1）间接鼻咽镜检查操作步骤：受检者正坐，头微前倾，张口用鼻呼吸使软腭松弛。检查者左手持压舌板，压舌前 2/3，右手持加温而不烫的间接鼻咽镜，镜面向上，由口角送入，置于软腭与咽后壁之间。通过转动镜面，依次观察软腭背面、鼻中隔后缘、后鼻孔、咽鼓管咽口、咽鼓管圆枕、咽隐窝、腺样体。观察有无黏膜充血、粗糙、出血、溃疡、新生物等。咽隐窝是鼻咽癌好发部位，检查时应进行两侧对比，若咽隐窝饱满通常是鼻咽癌早期特征之一。

2）间接鼻咽镜检查注意事项：鼻咽镜检查时，应避免接触咽后壁或舌根而引起恶心，影响检查；咽反射敏感致检查不能合作者，可先行 1% 丁卡因喷咽部进行表面麻醉，待数分钟后再检查；间接鼻咽镜检查难以进行或者不能窥见鼻咽部情况者，应行纤维鼻咽镜或硬性鼻内镜检查。

3. 下咽及喉部检查

（1）喉的外部检查：喉部视诊应观察呼吸频次及有无吸气性凹陷，观察甲状软骨是否居中、两侧是否对称；喉部触诊应注意喉部有无肿胀、触痛、畸形，颈部有无肿大的淋巴结、皮下有无捻发感等。还可用拇指、示指捏住喉体，向两侧推移，正常时应有摩擦音和移动感，如喉癌侵犯喉内关节，这种感觉往往消失。

（2）间接喉镜检查

1）操作步骤：受检者正坐，上身稍前倾，头稍后仰，张口，将舌伸出。检查者调整额镜对光，使光线聚焦到悬雍垂。以左手拇指（在上方）和中指（在下方）捏住舌前 1/3，把舌拉向前下方，避免下切牙损伤舌系带，示指推开上唇抵住上列牙齿固定操作姿势。右手执笔式持镜，将温热不烫的间接喉镜伸入咽内，镜面朝向前下方，镜背紧贴悬雍垂前面，将软腭推向上方，避免接触咽后壁，以免引起恶心。调整镜面的角度和位置以观察下咽及喉部解剖结构，首先检查舌根、舌扁桃体、会厌谷、下咽后壁、下咽侧壁、会厌舌面及游离缘、杓状软骨及两侧梨状窝等处。然后嘱受检者发"衣"声音，使会厌上举，此时可看到会厌喉面、杓状会厌襞、杓间区、前庭襞与声带及其闭合情况。注意观察喉的黏膜色泽和有无充血、水肿、增厚、溃疡、瘢痕、新生物或异物存留等，同时观察声带及杓状软骨活动情况。

2）注意事项：间接喉镜检查有时比较困难。患者舌背向上拱起、咽部反射过于敏感、会厌不能上举或会厌发育不良（婴儿型会厌）常常导致检查失败。为了克服上述各种困难，首先可训练受检者安静呼吸，自然地将舌伸出，经几次训练后，多数能顺利接受检查。

因咽反射过于敏感，以致不能进行检查者，可于悬雍垂、软腭和咽后壁处喷以 1% 丁卡因行黏膜表面麻醉 2~3 次，再进行检查。若会厌不能上举妨碍观察时，可让受检者发高音的"衣"声，易于暴露声门。若经上述努力仍检查困难时，可使用纤维喉镜、直接喉镜检查。

二、鼻镜、耳镜的使用方法

（一）前鼻镜检查法

1. 方法　检查者应选取大小合适的前鼻镜，左手握镜，右手扶持受检者面颊部，以调整头位。持镜时，左手以拇指置于关节处，示指伸直固定鼻部，一柄置于掌心，另一柄由其余三指握持；先将闭合的前鼻镜（镜唇与鼻底平行）置入鼻前庭后缓慢张开，依据受检者三个头位顺序检查鼻腔各部位。第一头位：嘱受检者头稍低，观察鼻中隔前下部、总鼻道下部、下鼻甲及下鼻道。第二头位：嘱受检者头后仰30°，观察鼻中隔中段、总鼻道中部、中鼻甲、中鼻道和嗅裂。第三头位：嘱受检者头后仰60°，检查鼻中隔上部，中鼻道前下部、中鼻甲前端、鼻丘和嗅裂后部。检查完毕后，将前鼻镜缓慢退出鼻腔后再闭合。

2. 注意事项

（1）如鼻腔分泌物较多，可嘱受检者擤出或用吸引器吸出，若下鼻甲肿胀，可用 1% 麻黄碱生理盐水鼻内喷雾 1~2 次或用 1% 麻黄碱生理盐水棉片置于鼻腔 3 分钟，待黏膜收缩后再行检查。

（2）前鼻镜置入深度勿超过鼻阈，以免引起疼痛或损伤鼻腔黏膜。

（3）取出鼻镜时不可完全紧闭双叶，以免夹持鼻毛引起疼痛。

（二）耳镜使用方法

1. 窥耳器　检查者应根据受检者外耳道的宽窄，选用口径适当的窥耳器。

（1）双手检查法：检查左耳时，检查者右手将耳郭拉向后上方，使外耳道变直，左手拇指及示指执窥耳器，顺外耳道长轴方向，轻轻置入外耳道软骨部。检查右耳时则反之。

（2）单手检查法：检查左耳时，检查者左手拇指及示指执窥耳器，先用中指从耳甲艇处将耳郭推向后上方，随后将窥耳器顺着外耳道长轴置入。检查右耳时，仍以左手拇指及示指执窥耳器，以左手中指和无名指夹持并往后上方牵拉耳郭，外耳道变直后，将窥耳器顺外耳道长轴方向缓缓置入。此法可空出右手，便于临床操作，但对检查者技巧熟练程度要求较高。

（3）注意事项：①应用窥耳器时，应利用其撑开狭窄弯曲的外耳道，压倒耳毛，保证光源照入。②窥耳器前端不可超过软骨与骨部交界处，以便探头可在耳道内稍稍向各方向移动，便于观察鼓膜及外耳道深部全貌，还可避免因插入外耳道过深而压迫骨段，引起被检者疼痛和反射性咳嗽。③若发现外耳道内血迹、耵聍、分泌物，应予以清除以便进一步观察外耳道深部及鼓膜；当外耳道见分泌物或新生物时，须观察其性状，必要时可取标本送检。

2. 电耳镜　电耳镜是自带光源和放大镜的耳窥镜，配备不同型号的窥耳器。检查者应根据受检者外耳道宽窄，选取适当口径进行检查。由于电耳镜方便携带，无须外部光源，尤其适用于卧床患者和婴幼儿。其检查方法及观察内容同窥耳器双手检查法。

三、听力检查法

听力检查方法很多，本节主要介绍音叉试验和言语测听法。

（一）音叉试验

音叉试验是门诊最常用的主观听力基本检查方法。用于初步判定听力障碍，鉴别传导性或感音神经性聋，验证纯音测听结果的正确性，但不能判断听力损失的程度。常用 C 调倍频程五支一组的音叉，其振动频率分别为 128Hz、256Hz、512Hz、1 024Hz 和 2 048Hz，其中最常用的是 256Hz 及 512Hz。

操作方法及步骤：检查时，检查者手持叉柄，敲击音叉臂的上 1/3 处，使其振动后，立即将振动的音叉臂置于距受试耳外耳道口 1cm 处，保持振动的音叉上 1/3 的双臂平面与外耳道纵轴一致，并同外耳道口同高，呈三点一线，从而检查气导；将振动音叉的叉柄末端底部压置于颅面骨或乳突部，从而检查骨导。注意敲击音叉时力量应一致，不可用力过猛或敲击台桌硬物，以免产生泛音；振动的音叉不可触及周围任何物体。

常用的检查方法如下：

1. 林纳试验（Rinne test，RT） 又称气骨导比较试验，是通过比较同侧耳气导和骨导听觉时间判断耳聋性质的一种检查方法。取 C256 的音叉，振动后置于乳突鼓窦区测其骨导听力，待听不到声音时记录其时间，立即将音叉移置于外耳道口外侧 1cm 处，测其同侧气导听力。也可先测气导听力，再测同侧耳骨导听力。气导听力时间大于骨导听力时间（AC>BC），称林纳试验阳性（RT"+"）。反之骨导听力时间大于气导听力时间（BC>AC），则称林纳试验阴性（RT"−"）。气导与骨导相等（AC=BC），以 RT"±"表示（表 2-4-7-1）。

2. 韦伯试验（Weber test，WT） 又称骨导偏向试验，用于比较两耳的骨导听力。取 C256 或 C512 振动的音叉柄底置于颅面中线上任何一点（多为前额或颏部），嘱受试者比较哪一侧耳听到的声音较响，以"→"标明受试者判断的骨导声偏向侧，以"="表示两侧相等无偏向（表 2-4-7-1）。

3. 施瓦巴赫试验（Schwabach test，ST） 又称骨导对比试验，用于比较受试者与听力正常者的骨导听力。将振动的 C256 音叉柄底交替置于受试者和检查者的乳突部鼓窦区加以比较，正常者两者相等；若受试者骨导时间较正常耳延长为施瓦巴赫试验阳性（ST"+"），缩短为施瓦巴赫试验阴性（ST"−"），相似以 ST"±"示之（表 2-4-7-1）。

表 2-4-7-1　音叉检查结果的比较

试验方法	传导性聋	感音神经性聋
林纳试验（RT）	(+), (−)	(+)
韦伯试验（WT）	→患耳	→健耳
施瓦巴赫试验（ST）	(+)	(−)

4. 盖莱试验（Gelle test，GT） 用于检查镫骨足板是否活动。将振动的 C256 音叉柄底部贴于受试者乳突鼓窦区，同时以鼓气耳镜向外耳道交替加压和减压。若声音强弱波动，亦即当加压时骨导顿觉减低，减压时恢复，即为镫骨活动试验阳性（GT"+"），表明镫骨活动正常；若加压、减压声音无变化时，则为阴性（GT"−"），为镫骨足板固定征象。

（二）言语测听法

言语测听法是将标准词汇录入数码载体上，通过耳机或扬声器进行测试。除普通话词汇以外，还有广东方言等标准词汇。主要测试项目有言语接受阈和言语识别率。言语接受阈以声级（dB）表示，言语识别率是指受试耳能够听懂所测试词汇中的百分率。正常受试耳能够听懂 50% 以上的测试词汇。将不同声级的言语识别率绘成曲线，即成言语听力图。言语识别率低多为感音神经性聋，传导性聋言语识别率大多正常。

言语测听法目前在临床中主要用于听觉康复工作、人工耳蜗植入后的听力康复训练效果评价和助听器的效能评估等。佩戴助听器后言语识别率低于 30%～50%，是人工耳蜗植入的适应证。

四、鼻腔异物取出术

鼻腔异物多发于儿童，常由玩耍时误将豆类、橡皮、玻璃球、纽扣电池等塞入鼻腔所致，因纽扣电池具有化学腐蚀性，对鼻腔黏膜损伤极大，常致鼻中隔穿孔或鼻腔粘连；亦见于成人，多由工伤、误伤所致，常见碎石、木块、弹丸等；疾病所致死骨、凝血块、痂皮、结石等潴留鼻腔内，可形成内源性异物；医源性纱条、棉片、器械断端等遗留于鼻内则形成医源性异物；此外还可见露宿或野外游泳时水蛭或昆虫进入鼻腔形成生物性异物。

（一）术前准备

1. 麻醉 鼻腔异物取出术大多无须麻醉，若异物位置较深，可采用 1% 丁卡因行鼻腔黏膜表面麻醉,以及 1% 麻黄碱或赛洛唑啉等减充血剂收缩鼻腔黏膜后再行观察取出。若遇极不配合患儿,需在全麻下取出。

2. 体位　在无麻醉或表面麻醉下,患者取坐位,儿童需由助手固定其头部和腿部。全麻患者取平卧位。

（二）操作方法及步骤

1. 选择合适麻醉方式,帮助患者采取正确体位。

2. 前鼻镜下观察异物位置　多数异物位于下鼻甲与鼻中隔之间。若异物停留时间长,鼻腔分泌物多,黏膜肿胀严重,则异物位置不易看清,需先吸净分泌物,必要时使用鼻内镜、X 线或 CT 判断异物位置。

根据异物形状和性质选取合适的手术器械:

（1）扁形或不规则粗糙异物:如纽扣、纸团等,可用枪状镊夹取。

（2）球形或光滑异物:如黄豆、玻璃球等,用钩子或环形刮匙自鼻腔顶部伸至异物后面将其钩出。切勿用镊子夹取球形或光滑异物,有将异物推向鼻腔深部导致误吸至喉部或气管的风险。

（3）较大异物:可用鼻剪夹碎后分块取出。不主张将异物推向鼻咽部后由口腔取出,存在误吸风险。

（4）动物性异物:可使用油剂或麻醉剂,将动物性异物黏附麻醉或杀死后用鼻钳取出。

3. 取出异物后检查有无异物残留和鼻黏膜损伤,异物为纽扣电池时,务必检查电池是否泄漏,鼻中隔有无糜烂穿孔,术后密切随访,预防迟发性鼻穿孔可能。

（三）术后并发症及处理

1. 鼻出血　一般由鼻腔黏膜损伤引起,可用浸以血管收缩剂（如 1% 麻黄碱）的棉片或凡士林纱条填塞止血。

2. 鼻腔粘连　黏膜损伤可导致鼻腔粘连,常发生于纽扣电池等腐蚀性异物。患者术后需定期复查,发现粘连后即需在内镜下分离粘连,并用明胶海绵填塞间隔,数日后取出。

3. 鼻中隔穿孔　异物长期压迫或腐蚀可致鼻中隔穿孔,炎症消退后可行手术修补。

五、咽异物取出术

咽异物在耳鼻咽喉科各类异物中最为多见,一般在门诊或急诊室处理。常见病因有:

（1）匆忙进食,误将鱼刺、肉骨、果核等咽下。

（2）儿童将玩物含入口中,当哭闹、嬉笑或跌倒时,异物坠入咽部。

（3）精神异常、昏迷、酒醉或麻醉未醒时发生误咽。

（4）老年人义齿松脱坠入咽部;企图自杀者,有意吞入异物。

（5）医疗手术中误将止血棉球、纱条留置于鼻咽部或扁桃体窝中,未及时清除而形成异物。

（一）咽异物的诊断

1. 口咽及喉咽部异物,大多存留在扁桃体、舌根、会厌谷及梨状窝等处,口咽视诊、间接喉镜、纤维喉镜或直接喉镜检查发现异物即可确诊。

2. 鼻咽部异物少见,用鼻咽镜可发现。

3. 少数钢针,金属类异物,可能进入咽后隙或咽旁隙。经 X 线片或 CT 检查可确诊。

（二）器械及药物

额镜、光源、压舌板、枪状镊、间接喉镜、咽喉异物钳、1% 丁卡因等。

（三）操作方法及步骤

1. 患者取坐位,用压舌板压下舌前 2/3,检查口咽部,重点检查两侧扁桃体,若发现异物刺入扁桃体,可用枪状镊取出。

2. 口咽部未见异物时,应行间接喉镜检查,可用 1% 丁卡因行黏膜表面麻醉以减轻咽反射,结合患者的疼痛部位重点检查舌根、咽侧壁、会厌谷、梨状窝等处,发现异物后在间接喉镜下用咽喉异物钳取出。

3. 间接喉镜未发现异物而患者症状十分明显时,或患者不能配合间接喉镜者,可在表面麻醉下行纤维喉镜或电子喉镜检查,发现异物后可直接在喉镜下用异物钳取出,必要时可采用直接喉镜用异物钳取出异物。

4．对已继发感染及全身情况较差者，应使用抗生素初步控制炎症及支持对症治疗，并待患者一般情况好转后尽早取出异物。

5．异物穿入咽壁而并发咽后或咽旁脓肿者，酌情选择经口或颈侧切开，行脓肿切开引流及异物取出术。

（许　昱　任菁菁　肖　璇）

第八节　皮肤科基本技能操作

一、皮损检查

（一）适应证

各种原发性和 / 或继发性皮损。原发性皮损由皮肤性病的组织病理变化直接产生，包括斑疹、斑块、丘疹、风团、水疱、囊肿等。继发性皮损是由原发性皮损自然演变而来，或因搔抓、治疗不当引起，包括糜烂、溃疡、鳞屑、瘢痕等。

（二）操作前准备

1．核对患者信息，向患者说明操作目的，取得患者同意。

2．回到准备室，准备器材，六步法洗手。

3．戴口罩并准备相关检查器械，检查物品是否齐全，摆放是否合理。

（三）操作方法及步骤

1. 视诊

（1）性质：应注意区别原发性皮损与继发性皮损，是否单一或多种皮损并存。

（2）大小和数目：大小可实际测量，亦可用实物描述，如芝麻、小米、黄豆、鸽卵、鸡蛋或手掌大小；数目为单发、多发或用数字表示。

（3）颜色：正常皮色或红、黄、紫、黑、褐、蓝、白等。根据颜色深浅，还可进一步划分描述，如红色可分为淡红、暗红、鲜红等。

（4）界线及边缘：界线可为清楚、比较清楚或模糊，边缘可整齐或不整齐等。

（5）形状：可呈圆形、椭圆形、多角形、不规则形或地图状等。

（6）表面：可为光滑、粗糙、扁平、隆起、中央脐凹、乳头状、菜花状、半球形等，还应观察有无糜烂、溃疡、渗出、出血、脓液、鳞屑和痂等。应注意某些疾病皮损细微的特殊变化，如扁平苔藓的威克姆（Wickham）纹、盘状红斑狼疮的毛囊角栓等。

（7）基底：可为较宽、较窄或呈蒂状。

（8）内容：主要用于观察水疱、脓疱和囊肿，内容物可为血液、浆液、黏液、脓液、皮脂、角化物或其他异物等。

（9）排列：可呈孤立或群集，排列方式可呈线状、带状、环状或无规律。

（10）部位和分布：应查明皮损是位于暴露部位、覆盖部位或与某特定物一致；分布方式为局限性或全身性，是否沿血管分布、神经节段分布或对称分布。

2. 触诊　主要了解皮损是坚实或柔软，是浅在或深在，有无浸润增厚、萎缩变薄、松弛或凹陷，局部湿度是正常、升高或是降低，是否与周围组织粘连、有无压痛，有无感觉过敏、减低或异常，附近淋巴结有无肿大、触痛或粘连等。

棘细胞松懈征又称尼科利斯基征（Nikolsky sign），是某些皮肤病发生棘层松懈（如天疱疮）时的触诊表现，可有 4 种阳性表现：手指推压水疱一侧，水疱沿推压方向移动；手指轻压疱顶，疱液向四周移动；稍用力在外观正常皮肤上推擦，表皮即剥离；牵扯已破损的水疱壁时，可见水疱周边的外观正常皮肤一同剥离。

3. 其他特殊手段

（1）玻片压诊：选择洁净、透明度好的玻片压迫皮损处至少 15 秒。玻片上即可观察皮损变化情况：充血性红斑会消失，出血性红斑及色素斑不会消失，寻常狼疮皮损可出现特有的苹果酱颜色。

（2）鳞屑刮除法：可用以了解皮损的表面性质，如花斑糠疹轻刮后可出现糠秕样鳞屑，寻常型银屑病刮除鳞屑后可出现特征性薄膜现象和点状出血。

（3）皮肤划痕试验：在荨麻疹患者皮肤表面用钝器以适当压力划过，可出现以下三联反应，称为皮肤划痕试验阳性。①划后 3~15 秒，在划过处出现红色线条，可能由真皮肥大细胞释放组胺引起毛细血管扩张所致；②14~45 秒后，在红色线条两侧出现红晕，此为神经轴索反应引起的小动脉扩张所致，麻风皮损处不发生这种反应；③划后 1~3 分钟，划过处出现隆起、苍白色风团线条，可能是组胺、激肽等引起水肿所致。

（四）注意事项

原发性皮损和继发性皮损有时不易鉴别，有时会同时或者相继发生，应注意完整全面地检查和区别。

二、变应原检测技术

（一）适应证

1. **斑贴试验** 接触性皮炎、职业性皮肤病、化妆品皮炎、湿疹皮炎等。
2. **划破试验** 各型荨麻疹、特应性皮炎、药疹、过敏性鼻炎、哮喘等。
3. **皮内试验** 各型荨麻疹、特应性皮炎、药疹、过敏性鼻炎、哮喘等。
4. **挥发性变应原（空气播散）试验** 漆性皮炎等。
5. **变应原体外检测** 各型荨麻疹、特应性皮炎、药疹、过敏性鼻炎、哮喘等。

（二）禁忌证

1. **斑贴试验** 皮炎急性期、孕妇和哺乳期妇女、已知对测试的变应原过敏。
2. **划破试验** 高敏体质者、有过敏性休克史者。
3. **皮内试验** 高敏体质者、有过敏性休克史者、5 岁以下儿童。

（三）操作规范（表 2-4-8-1）

表 2-4-8-1 变应原检测操作步骤及规范

操作步骤	操作规范
医生准备	穿工作服，戴口罩、帽子，洗手
准备	核对检查申请单，患者科室、姓名、性别、检查项目等信息
	复习患者病史，确定患者皮损不处于急性期
	确定患者近 3d 内未服用抗组胺药，近 1 周内未服用糖皮质激素
	向患者交代检查的目的、意义及基本操作方法
	与患者沟通，并交代检查时需如何配合
	准备物品：无菌纱布、玻璃纸、纸胶布，生理盐水、可疑的致敏物品
	戴一次性薄膜或乳胶手套
操作过程	将要检测的护肤品进行编号
	将无菌纱布折叠成 4 层，然后剪成 1cm×1cm 大小备用
	按编号分别将可疑的保湿霜和防晒霜涂在剪好的纱布上，并以生理盐水做阴性对照
	将涂有可疑致敏物及生理盐水的纱布贴于前臂屈侧或背部脊柱两侧健康皮肤
	两个致敏物之间相距 >4cm
	在纱布上盖上稍大的玻璃纸
	用纸胶布将玻璃纸四周固定，使斑试物与皮肤紧密接触
	在斑试部位做上标记，并编号
	48h 去除斑试物，间隔 30min 观察结果
	视情况可在斑试 72h 再次观察结果
结果判定	①可疑（±）：弱红斑；②阳性（+）：红斑、浸润、小丘疹；③强阳性（++）：红斑、浸润、小水疱；④极强阳性（+++）：大水疱；⑤阴性（-）：无反应
	说明结果的临床意义（如阳性应区分是原发刺激性和变态反应性）

（四）注意事项

1. 斑贴试验

（1）需嘱受试者，如发生强烈刺激反应，应及时去除斑试物。

（2）受试前2周和受试期间不要内服皮质类固醇，受试前3日和受试期间应停用抗组胺类药物。

（3）受试期间不宜洗澡、饮酒，避免搔抓斑试部位，尽量减少出汗，减少日光照射。

（4）应保持斑试物在皮肤上48小时，尽量不要过早去除斑试物。受试部位要有标记。贴敷牢固、紧密，避免出现假阴性。

（5）应对患者的实际接触致敏物进行斑贴试验。

（6）如果在贴敷后72小时至贴敷后1周内斑试部位出现红斑、瘙痒等情况，应及时到医院检查。

（7）注意区分变态反应与刺激反应，排除假阳性和假阴性。

2. 划破试验

（1）必须先测定受试者皮肤划痕试验是否阳性。

（2）所用的受试物应清洁、无刺激性。

（3）结果为阴性时，应继续观察3～4日。必要时，3～4周后重复试验。

（4）应排除由原发性刺激引起的假阳性反应。

（5）应准备肾上腺素注射液，抢救可能发生的过敏性休克。

（6）受试前2日应停用抗组胺类药物。

3. 皮内试验

（1）若出现过敏性休克，应立即皮下注射0.1%肾上腺素0.5ml，立即吸氧，静脉滴注皮质类固醇，并根据情况采取其他急救措施。

（2）阴性对照处应无变化，否则应重做。若结果为阴性而有可疑者，可增加预试抗原浓度，重复试验。

（3）观察结果时，应注意假阳性及假阴性反应。

4. 挥发性变应原（空气播散）试验

（1）避免受试液沾染皮肤。

（2）观察结果时，应注意假阳性及假阴性反应。

（3）应注意由原发性刺激引起的假阳性反应。

（五）变应原检测体外试验

1. 不能使用大量溶血和严重高血脂的血液标本。避免标本中有颗粒性物质。

2. 不能凭任何单个试验结果作出最终临床诊断，只有临床医生在所有的临床特征和试验结果的基础上才能作出最后的诊断。

3. 患者摄入胆固醇后可影响血清抗体的测定水平。

4. 寄生虫病患者可产生IgE抗体，使血清中的滴度升高，出现假阳性。

5. 本试验为筛选试验，阴性结果并不能排除受试者对其他变应原的敏感性。

（六）并发症的预防及处理

本试验可能会诱发过敏反应，一旦出现严重过敏反应应立即停止试验并服用抗过敏药物。

（王　爽　朱俊勇　杜兆辉）

第九节　传染病防护基本技能操作

一、洗手与卫生手消毒方法

（一）医务人员洗手方法

1. 在流动水下，淋湿双手。

2. 取适量洗手液（肥皂），均匀涂抹至整个手掌、手背、手指和指缝。

3．认真揉搓双手至少15秒，注意清洗双手所有皮肤，包括指背、指尖和指缝，具体揉搓步骤为(步骤不分先后)：

(1)掌心相对，手指并拢，相互揉搓。

(2)手心对手背沿指缝相互揉搓，交换进行。

(3)掌心相对，双手交叉指缝相互揉搓。

(4)弯曲手指使关节在另一手掌心旋转揉搓，交换进行。

(5)右手握住左手拇指旋转揉搓，交换进行。

(6)将五个手指尖并拢放在另一手掌心旋转揉搓，交换进行。

(7)必要时，揉搓手腕。

4．在流动水下彻底冲净双手，擦干，取适量护手液护肤。

5．擦干宜使用纸巾。

(二)医务人员卫生手消毒

1．取适量的手消毒剂于掌心，均匀涂抹双手。

2．按照医务人员洗手方法中的揉搓步骤认真揉搓双手。

3．揉搓至手部干燥。

二、传染性疾病标本的收集方法

(一)鼻咽拭子

1．采样人员手执鼻咽拭子，贴近被采样者鼻孔进入，沿下鼻道的底部向后缓缓深入。由于鼻道呈弧形，不可用力过猛，以免发生外伤出血。

2．待拭子顶端到达鼻咽腔后壁时，轻轻旋转一周(如遇反射性咳嗽，应停留片刻)。

3．缓缓取出拭子，将拭子头浸入含适量病毒保存液(也可使用等渗盐溶液、组织培养液或磷酸盐缓冲液)的管中，尾部弃去，旋紧管盖。

(二)咽拭子

1．嘱被采集者头部微仰，嘴张大，并发"啊"音，露出咽喉部，必要时用压舌板。

2．采样人员手执咽拭子，越过舌根，稍微用力快速擦拭两侧腭弓和咽至少3次，然后再在咽后壁上下擦拭至少3次。

3．取出拭子，将拭子头浸入含适量病毒保存液(也可使用等渗盐溶液、组织培养液或磷酸盐缓冲液)的管中，尾部弃去，旋紧管盖。

同一被采样者咽拭子也可与其鼻咽拭子放置于同一管中。

三、个人防护用品穿脱

个人防护用品包括医用外科口罩、医用防护口罩、隔离衣、防护服等。

(一)医用外科口罩的佩戴与脱卸

1. 医用外科口罩的佩戴方法

(1)操作前准备

1)按医务人员洗手方法或卫生手消毒方法进行手卫生。

2)检查外科口罩是否在有效期内。

(2)佩戴步骤

1)查看并确定口罩上下和内外面，有金属条鼻夹的一边为上，深色面为外面，将口罩内面覆盖于口鼻之上。

2)如为系带式的口罩，将口罩上系带系于头顶中部，下系带系于颈后，如为挂耳式的口罩，将口罩系带分别挂在两边耳后。

3)将口罩上下皱褶拉开，完全覆盖口鼻和下颌。

4）双手示指将口罩上的金属条沿鼻梁向面部按压，根据个人鼻梁形状，从中间逐步向两侧移动塑形。

5）适当调整口罩，使其周边充分贴合面部。

2. 医用外科口罩的脱卸方法

（1）操作前准备：按医务人员洗手方法或卫生手消毒方法进行手卫生。

（2）脱卸步骤

1）如为系带式的口罩，先解开下系带，再解开上系带；如为挂耳式口罩，直接取下耳后系带，注意避免口罩外表面触碰手或胸前衣物。

2）将口罩丢至医疗废物容器内。

3）按医务人员洗手方法或卫生手消毒方法进行手卫生。

（二）医用防护口罩的佩戴与脱卸

1. 医用防护口罩的佩戴方法

（1）操作前准备

1）按医务人员洗手方法或卫生手消毒方法进行手卫生。

2）检查医用防护口罩外包装是否完整，是否在有效期内。

（2）佩戴步骤

1）将口罩系带调整至口罩外侧，一手穿过口罩系带，托住口罩外侧。

2）另一只手先将下方系带拉至颈后，再将上方系带拉至枕后，调节系带松紧，使口罩紧贴面部。

3）塑形：双手示指由鼻梁中部向两边按压鼻夹塑形，使口罩上缘贴合鼻部和面部。

4）密合性测试：双手轻轻覆盖口罩外部；快速呼气和吸气并观察口罩的状态，评估口罩与面部的密合性。快速呼气时，在没有泄漏的情况下，口罩呈膨胀状态；快速吸气，口罩会被吸向面部。如果快速呼吸时，口罩未出现上述状态改变，则表明口罩密合性不足。根据口罩四周漏气的情况，重新调整口罩位置、系带和鼻夹，或更换新的口罩。

2. 医用防护口罩的脱卸方法

（1）操作前准备：按医务人员洗手方法或卫生手消毒方法进行手卫生。

（2）脱卸步骤

1）一只手先将下方系带从颈后绕过头顶取下，并轻拉系带保持口罩相对固定。

2）另一只手再将上方系带从枕后取下。注意脱卸医用防护口罩时不应用手触碰口罩外表面，也应避免口罩外表面翻转污染胸前衣物。

3）将口罩丢至医疗废物容器内。

4）按医务人员洗手方法或卫生手消毒方法进行手卫生。

（三）隔离衣的穿脱

1. 穿隔离衣方法

（1）操作前准备

1）取下手表、戒指等个人物品，卷袖过肘，按医务人员洗手方法或卫生手消毒方法进行手卫生。

2）穿隔离衣前要戴好帽子、口罩。

（2）操作步骤

1）手持衣领从衣架上取下隔离衣（如为一次性隔离衣，直接从外包装袋中取出隔离衣），将清洁面朝向自己，将衣服向外折，露出肩袖内口。

2）一手持衣领，另一只手伸入袖内并向上抖，注意勿触及面部。持衣领的手将衣领向上拉，使另一只手露出来。

3）依次穿好另一袖。

4）两手持衣领，由领子前面中央顺着边缘向后系好颈带。

5）扣好袖扣或系上袖带。

6）将隔离衣一边（约在腰下 5cm）处渐向前拉，见到边缘捏住。

7）同法捏住另一侧边缘。

8）双手在背后将衣边对齐。

9）向一侧折叠，一手按住折叠处，另一手将腰带拉至背后折叠处。

10）将腰带在背后交叉，回到前面将带子系好。

2. 脱隔离衣方法

（1）解开腰带，在前面打一活结。

（2）解开袖口，在肘部将部分袖子塞入工作服内，充分暴露双手和前臂，进行手消毒。

（3）解开颈后带子。

（4）一手伸入左手腕部袖内，拉下袖子过手。

（5）用遮盖着的手握住另一只手隔离衣袖子的外面，拉下袖子。

（6）双手转换逐渐从袖管中退出，脱下隔离衣。

（7）一手持衣领，另一只手将隔离衣两边对齐，污染面向外悬挂污染区；如果悬挂污染区外，则污染面向里。

（8）不再使用时，将脱下的隔离衣，污染面向内，卷成包裹状，丢至医疗废物容器内或放入回收袋中。

（四）防护服的穿脱

1. 穿防护服方法（连体防护服）

（1）操作前准备

1）取下手表、戒指等个人物品，更换工作服，按医务人员洗手方法或卫生手消毒方法进行手卫生。

2）物品准备：一次性圆帽、医用防护口罩、护目镜或面屏、鞋套、靴套、手套及穿衣镜，选择合适型号，检查有效期及是否符合质量标准。

3）穿防护服前要戴好一次性圆帽和医用防护口罩。

（2）操作步骤

1）选择合适型号防护服，查看外包装有效期及密闭性，打开防护服检查有无破损。

2）一手持防护服帽子和衣袖以免触及地面，另一只手将防护服胸前拉链拉至底端。

3）先穿下衣，再穿上衣，然后戴防护服帽子，对照镜子检查，防护服帽子是否完全遮盖住一次性圆帽。

4）拉上拉链，撕开黏胶密封拉链口。注意防护服的颈部不能遮挡医用防护口罩。

5）选择护目镜或防护面屏，检查确定无破损，系带牢固。

6）将护目镜或防护面屏置于眼部和头部合适部位，调节舒适度，并检查是否戴牢。

7）检查手套是否漏气，佩戴手套，并将防护服袖口完全包裹。

8）如为不连脚的防护服，需另外加穿靴套，将防护服小腿处裤筒包裹。如为连脚防护服，则不需要加穿靴套。

9）对照镜子检查穿戴完整性，活动下蹲检查防护服的延展性。

2. 脱防护服方法

（1）操作前准备

1）进入指定的脱防护服区域。

2）按医务人员洗手方法或卫生手消毒方法进行手卫生。

3）摘防护镜或防护面屏：双手拉侧方系带，将护目镜或防护面屏轻轻摘下。如为可复用物品，放入指定专用回收容器中；如为一次性物品，则投入医疗废物桶中。

（2）操作步骤

1）对照镜子，从颈部自上往下解开密封胶条，拉开拉链。

2）双手从头顶向上提拉防护服帽子，翻帽脱离头部。

3）双手从后方由上向下脱防护服，边脱边卷，污染面向里，直至连同靴套、手套全部脱下。注意戴手套的手不要触碰防护服内面及里面的个人衣物。

4）脱下的防护服投入医疗废物桶中。

5）按医务人员洗手方法或卫生手消毒方法进行手卫生。

（叶　青　吴　浩　缪应雷）

第十节　精神科基本技能操作

常用自评量表使用指征与结果判读

（一）90项症状清单

1. 90项症状清单（symptom check-list-90，SCL-90）　又名症状自评量表（self-report symptom inventory）、Hopkin症状清单（HSCL）。该量表共有90个项目，分别从9个方面反映心理症状情况，包括躯体化、强迫症状、人际关系敏感、抑郁、焦虑、敌对、恐怖、偏执、精神病性症状，也可以反映睡眠和食欲。

2. 应用　SCL-90量表内容量大，反应症状丰富，适用范围广，用于测查人群中哪些人可能存在心理障碍及严重程度，是常用的一个筛选量表，但不适用于躁狂发作及精神分裂症患者。

3. 量表内容　量表中列出了有些人可能有的症状或问题，患者仔细阅读每一条，然后根据该句话与自己的实际情况相符合的程度（最近一个星期或现在）选择分级，每一个项目均采用5级评分制，具体如下：

没有：自觉无该项问题；很轻：自觉有该项症状，但对被试者并无实际影响，或者影响轻微；中度：自觉有该项症状，对被试者有一定影响；偏重：自觉有该项症状，对被试者有相当程度的影响；严重：自觉该症状的频度和强度都十分严重，对被试者的影响严重。

4. 结果判读

（1）躯体化：主要反映主观的身体不适感，包括心血管、胃肠道、呼吸等系统的不适，和头痛、背痛、肌肉酸痛、焦虑的其他躯体表现。该维度得分0～48分，得分高于24分提示个体在身体上有较明显的不适感，并常伴有头痛、肌肉酸痛等症状。得分在12分以下提示躯体表现不明显。总的来说，得分越高，躯体不适感越强。

（2）强迫症状：主要指那种明知没有必要、但又无法摆脱的无意义的思想、冲动、行为等表现，还有一些比较一般的感知障碍（如"脑子都变空了""记忆力不行"等）。该维度得分0～40分，得分高于20分提示强迫症状较明显；低于10分提示强迫症状不明显。

（3）人际关系敏感：主要指个人存在的不自在感与自卑感，尤其在与其他人相比较时更突出。与人际交往时的自卑感、心神不安、明显的不自在及不良自我暗示、消极的期待等是产生这方面症状的原因。该维度得分0～36分，得分高于18分提示人际关系较为敏感，人际关系中自卑感较强，并伴有行为症状，如坐立不安、退缩等；低于9分提示个体在人际关系上比较正常。总的来说，得分越高，提示个体在人际关系中表现出的问题越多，自卑、自我中心越突出，并表现出消极的期待。

（4）抑郁：反映的是抑郁苦闷的情感和心境，具有对生活兴趣减退，缺乏活动愿望，丧失活动力等行为特征，包括失望、悲观，以及与抑郁相联系的其他认知及躯体方面的问题。该维度得分0～52分，得分高于26分提示个体抑郁程度较强，生活中缺乏足够的兴趣与运动活力，极端情况下，可能会有消极自杀的想法；低于13分提示个体抑郁程度较弱，生活态度乐观积极，充满活力，心境愉快。总的来说，得分越高，抑郁程度越明显。

（5）焦虑：包括一些临床上明显与焦虑症状相联系的症状及体验，一般指那些无法静息、神经过敏、紧张，以及由此产生的躯体反应，如震颤等。该维度得分0～40分，得分高于20分提示个体较易焦虑，易表现出烦躁不安和神经过敏，极端时可能有惊恐发作；低于10分提示个体不易焦虑。总的来说，得分越高，焦虑表现越明显。

（6）敌对：主要从思想、感情及行为等三个方面来反映被试的敌对表现，包括厌烦、争论、摔物，甚至争斗和不可抑制的冲动爆发等各个方面。该维度得分0～24分，得分高于12分提示个体易表现出敌对的思想、情感和行为；低于6分提示个体易表现出友好的思想、情感和行为。总的来说，得分越高，个体越容易表现出敌对、好争论、难以控制脾气。

（7）恐怖：所表现的症状与传统的恐怖状态或广场恐怖症所反映的内容基本一致，恐惧的对象包括出门旅行、空旷场地、人群，或公共场合及交通工具。此外，还有反映社交恐惧的项目，即害怕与他人交往。该维度得分 0~28 分，得分高于 14 分提示个体恐怖症状较为明显，常表现出社交、广场和人群恐惧；低于 7 分提示个体的恐怖症状不明显。总的来说，得分越高，个体越容易对一些场所或物体产生恐惧，并伴有明显的躯体症状。

（8）偏执：主要是指思维方面，如投射性思维、敌对、猜疑、关系观念、妄想、被动体验和夸大等。该维度得分 0~24 分，得分高于 12 分提示个体偏执症状明显，较易猜疑、敌对；低于 6 分提示个体偏执症状不明显。总的来说，得分越高，个体越容易偏执，表现出投射性的思维和妄想。

（9）精神病性：反映各种各样的急性症状和行为，主要表现为幻听、思维扩散、被控制感；此外，还有反映非一级症状的精神病表现，如精神分裂症状等项目。该维度得分 0~40 分，得分高于 20 分提示个体精神病性症状较为明显；低于 10 分提示个体精神病性症状不明显。总的来说，得分越高，越多地表现出精神病性症状和行为。

（10）其他：主要用来反映睡眠、饮食及自罪感等方面的情况。

（11）总分超过 160 分，单项均分超过 2 分应做进一步检查，总分超过 200 分说明有明显的心理问题，可求助于心理咨询，总分超过 250 分比较严重，需做医学上的详细检查，很可能要做针对性的心理治疗或需在医生的指导下服药。

（二）抑郁自评量表

1. 抑郁自评量表（self-rating depression scale，SDS） 具有使用简便、能相当直观地反映抑郁患者的主观感受及其在治疗中的变化的特点，是共有 20 个项目，分为 4 级评分的自评量表。

2. 应用 主要适用于具有抑郁症状的成年人，包括门诊及住院患者，但是对严重迟缓症状的抑郁，评定有困难，并且对于文化程度较低或智力水平稍差的人使用效果不佳。

3. 量表内容 在自评者评定以前，一定要让受测者把整个量表的填写方法及每条问题的含义都弄明白，然后作出独立的、不受任何人影响的自我评定。对 20 个项目评定时依据的等级标准为：没有或很少时间；少部分时间；相当多时间；绝大部分时间或全部时间。填写时，要求受测者仔细阅读每一条，然后根据最近一周的实际感觉，作出选择。

4. 结果判读 SDS 测评结果仅用于参考。将 20 个项目的得分相加，即得粗分，总粗分的 1.25 倍即为标准分。按中国常模结果，抑郁评定的分界值标准分为 53 分。标准分低于 53 分，说明心理状况正常，超过标准分 53 分说明有抑郁症状。分值越高，说明抑郁症状越严重，需要接受心理咨询甚至需要在医生指导下服药。轻度抑郁：53~62 分；中度抑郁：63~72 分；重度抑郁：>72 分。

（三）焦虑自评量表

1. 焦虑自评量表（self-rating anxiety scale，SAS） 用于测量焦虑状态轻重程度及其在治疗过程中变化情况的心理量表，主要用于疗效评估，不能用于诊断。是共有 20 个项目，分为 4 级评分的自评量表。目前在临床应用广泛。

2. 应用 SAS 适用于具有焦虑症状的成年人，与 SDS 一样，具有较广泛的适用性，能较好地反映有焦虑倾向的精神病患者的主观感受，可以评定焦虑症状的轻重程度及其在治疗中的变化。

3. 量表内容 在自评者评定以前，一定要让受测者把整个量表的填写方法及每条问题的含义都弄明白，然后做出独立的、不受任何人影响的自我评定。对 20 个项目评定时依据的等级标准为：没有或很少时间；少部分时间；相当多时间；绝大部分时间或全部时间。填写时，要求受测者仔细阅读每一条，然后根据最近一周的实际感觉，作出选择。

4. 结果判读 SAS 测评结果仅用于参考。将 20 个项目的各个得分相加后乘以 1.25，取整数得到结果。无明显焦虑：50 分以下；轻度焦虑：50~59 分；中度焦虑：60~69 分；重度焦虑：70 分以上。总的来说，分数越高，表示焦虑的症状越严重。

（刘忠纯 路孝琴 杜兆辉）

第十一节　康复科基本技能操作

一、物理治疗

物理治疗是应用力、电、光、声、水、温度等物理因子来治疗疾病的一类方法。

（一）运动疗法

运动疗法又称为功能训练，属于物理治疗的一种，它是根据患者疾病的特点、临床表现及功能状态，以功能训练为主要手段，通过手法或器械，以主动或被动运动的方式，改善局部或整体功能，促进身心功能恢复的一种治疗方法。

1. 目的　维持和改善运动功能，促进代偿功能的形成和发展；提高神经系统的调节能力，增强心肺功能和内分泌系统的代谢能力；调节精神和心理状态等。

2. 适应证

（1）神经系统疾病：包括脑血管病后遗症、脑外伤、脊髓损伤、周围神经损伤、腰神经根炎、小儿脑性瘫痪、进行性肌萎缩、脊髓空洞症等。

（2）运动系统疾病：包括骨折、关节脱位、关节损伤术后、截肢、外伤、颈肩腰腿痛及退行性骨关节病等。

（3）内脏器官疾病：包括冠心病、慢性阻塞性肺疾病、高血压等。

（4）代谢障碍疾病：包括糖尿病、营养不良、肥胖症、骨质疏松等。

（5）各种疾病的恢复期以恢复体力，调节身心功能。

3. 禁忌证

（1）绝对禁忌证：生命体征不稳定；存在严重并发症如肺部感染、泌尿道感染、新发深静脉血栓、压疮等；严重的心肺功能障碍；严重的骨质疏松；新近发生的骨折和损伤；病理性骨折等。

（2）相对禁忌证：严重的缺血性心脏病或高血压、增殖性视网膜病变、1型糖尿病等。

4. 操作前准备

（1）了解患者基本情况（姓名、性别、床号等）及病情资料（生命体征、精神反应、疾病诊断及治疗情况等）；核对患者信息，向患者及家属交代清楚操作目的，征求其同意与配合。

（2）回到准备室，准备器材，六步法洗手，戴口罩。

（3）选择合适的体位。

5. 运动疗法的注意事项　选择适当的训练方法；调节合适的阻力；增加负荷训练时注意避免长时间的憋气；掌握正确的运动量；固定正确的姿势及体位；治疗前需对患者进行讲解和鼓励；做好正确详细的训练记录。

（二）物理因子疗法

物理因子疗法是指通过利用电能、光能、热能、机械能等各种物理因子作用于人体，促进、维持或恢复机体的功能，预防和治疗疾病的方法，属于物理治疗的一种。常用的物理因子疗法有：

1. 调制中频电疗法　是一种使用低频调制的中频电流治疗疾病的方法。该电流的工作频率为1 000～12 000Hz。调频范围为：0～150Hz。调制波形有：方形波、尖波、三角波、指数波、锯齿波、正弦波、等幅波、梯形波、扇形波、扇指波，以及它们的组合形式。有电极板加热功能。

（1）目的：本疗法兼具低、中频电疗的特点，不同波型和频率交替出现，可以克服机体对电流的适应性；具有电流按摩作用，可调节神经功能、锻炼肌肉、消散炎症、镇痛，改善患者症状；向体内导入药物，发挥药物的治疗作用。

（2）适应证：神经痛、坐骨神经痛、软组织损伤性疼痛、肩周炎、肱骨外上髁炎、肌纤维组织炎、腱鞘炎、骨性关节病、面神经炎、颈椎病、周围神经伤病、失用性肌萎缩、溃疡病、胃肠张力低下、泌尿系统结石、慢性盆腔炎、弛缓性便秘、术后肠麻痹、尿潴留、角膜炎、虹膜炎、小腿淋巴淤滞等。此外，还可用于做神经肌肉电刺激或药物离子导入。

（3）禁忌证：急性炎症、出血性疾病、恶性肿瘤、局部金属异物、植有心脏起搏器者、心前区、孕妇下腹部、对电流不耐受者。

（4）操作前准备

1）了解患者基本情况（姓名、性别、床号等）及病情资料（生命体征、精神反应、疾病诊断及治疗情况等）；核对患者信息，向患者及家属交代清楚操作目的，征求其同意与配合。

2）物品准备（如中频治疗仪、需导入药物等），六步法洗手。如导入药物为青霉素、普鲁卡因等易出现过敏反应的药物，应做皮试，结果显示阴性后，方可实施操作。

3）选择合适的体位，暴露患者的施术部位。

（5）操作方法

1）衬垫法：采用厚衬垫（通常用12层绒布缝制而成），以充分吸附电解产物，防止极性电极下的酸性或碱性代谢产物聚集，造成化学性灼伤（酸性或碱性灼伤）。病灶衬垫法：在病变部位进行药物离子导入。穴位衬垫法：应用直径1.5～2cm的圆形衬垫，在穴位皮肤上进行药物离子导入治疗，每次治疗取穴4～6个。

2）电极放置方法：有对置法、并置法两种。前者适用于局部、深部病灶，后者适用于较浅、面积较大的病灶。

3）治疗剂量：每次选用2～3种波形，每种刺激3～8分钟，每日1次，6～12次为1个疗程。刺激强度以有明显震颤感为宜。

（6）注意事项：应明确导入药物极性，按"同性相斥"的原则放置电极片，如醋酸地塞米松应从阳极电极片下导入；为达到较好的镇痛作用，应将阳极电极片置于痛点之上；注意操作规范，防止发生酸碱性烧伤；为避免药物之间发生离子干扰，需实行衬垫专药专用。

2. 超短波电疗法　应用超短波电流治疗疾病的方法。波长范围：1～10m，频率：30～300MHz。属于高频电疗法的一种。常以电容场法进行治疗。在导电率低、电介常数低的组织中产热多；脂肪产热多于肌肉层，易出现脂肪过热现象。

（1）目的：可改善局部血液循环、提高机体免疫力，消炎、镇痛，促进组织尤其是结缔组织增生；还可缓解痉挛，调节神经、内分泌腺和脏器功能；大剂量还能抑制、杀灭肿瘤细胞。

（2）适应证

1）一般疾病治疗：五官、内脏、软组织、骨关节的炎症感染、扭挫伤、神经炎、神经痛、胃十二指肠溃疡、骨折愈合迟缓、颈椎病、腰椎间盘突出症、静脉血栓形成、急性肾衰竭等。超短波与抗结核药物联合应用可以治疗胸膜、骨关节等部位的结核病。

2）恶性肿瘤热疗：与放疗、化疗联合治疗适用于皮肤癌、乳癌、淋巴结转移癌、恶性淋巴瘤、甲状腺癌、宫颈癌、膀胱癌、直肠癌、骨肿瘤、食管癌、胃癌、肺癌等。

（3）禁忌证：禁用于恶性肿瘤（与放疗、化疗联合应用时除外）、化脓性疾病、活动性出血、局部金属异物、心肺肾功能不全、颅内压增高、青光眼、妊娠、起搏器植入及心瓣膜置换者等。慎用于结缔组织增生性疾病（如肩关节周围炎、瘢痕增生、软组织及内脏粘连等），局部知觉障碍者，患脑血管硬化的老年人等。

（4）操作前准备

1）了解患者基本情况（姓名、性别、床号等）及病情资料（生命体征、精神反应、疾病诊断及治疗情况等）；核对患者信息，向患者及家属交代清楚操作目的，征求其同意与配合。

2）准备超短波治疗仪，戴口罩，六步法洗手。

3）需选用木制床椅，去除治疗局部的金属物品，换去潮湿的衣服及小儿尿布，注意保护患者睾丸部位，并选择合适的体位。

（5）操作方法

1）机型功率的选择：小功率（50W）机用于治疗小部位及浅表病变；大功率（200～400W）机用于治

疗大部位及深部组织器官的病变;特大功率(1～2kW)机主要用于治疗肿瘤。

2)电极面积的选择:应稍大于病灶部位,电极与皮肤平行,并保持一定间隙。可用干燥的毛巾或毯子做隔垫,隔垫越厚,深部组织热效果越好。为防止电极位移,可将电极和隔垫用干燥的绷带捆于患处。

3)治疗剂量的选择:按患者的温热感觉程度分4级,也可以参考氖灯亮度及仪表读数。Ⅰ级剂量:电流表通常为50mA以下。无热量,无温热感;适用于急性疾病。Ⅱ级剂量:电流表通常为70mA左右。微热量,刚有能感觉到的温热感;适用于亚急性、慢性疾病。Ⅲ级剂量:电流表通常为100mA左右。温热量,有明显而舒适的温热感;适用于慢性疾病。Ⅳ级剂量:电流表通常为100mA以上。热量,有能够耐受的强烈热感,一般治疗不要达到此剂量;适用于肿瘤。电极放置方法的选择:有对置法、并置法、单极法和体腔法。每次治疗15～20分钟,急性炎症9～10分钟,急性肾衰竭30～60分钟,每日或隔日1次,6～10次为1个疗程。

(6)注意事项

1)治疗时不可接触接地的导体。

2)头部及患有血管硬化或动脉闭塞者,治疗时不可用大剂量。

3)电极导线或电缆线圈应尽量平行,不可交叉,导线不可打圈,不可过于靠近,以免造成短路。导线不可接触患者身体。

4)用含气管整流的机器时,预热须充分,可延长使用寿命。

3. 红外线疗法　应用红外线治疗疾病的疗法,属于光疗法的一种。红外线是不可见光,其能量被物体吸收后转变为热能,故又有热射线之称。波长:760nm～15μm,治疗应用的红外线强度一般为0.07～0.49W/cm²。

(1)目的:可借助红外线的治疗作用,如镇痛解痉、改善局部血液循环、消炎消肿、促进组织再生等功能,缓解患者症状。

(2)适应证:亚急性及慢性损伤、肌肉劳损、扭伤、挫伤、滑囊炎、肌纤维组织炎、浅静脉炎、慢性淋巴结炎、神经炎、胃肠炎、皮肤溃疡、挛缩的瘢痕、冻伤、术后粘连、腱鞘炎、关节痛、风湿性肌炎等。

(3)禁忌证:恶性肿瘤、出血倾向、高热、活动性结核、严重动脉硬化、代偿不全的心脏病等。

(4)操作前准备

1)了解患者基本情况(姓名、性别、床号等)及病情资料(生命体征、精神反应、诊断及治疗情况等);核对患者信息,向患者及家属交代清楚操作目的,征求其同意与配合。

2)准备红外线治疗仪、深色防护眼镜、棉签等,六步法洗手,戴口罩。

3)选择合适的体位,暴露患者施术部位。

(5)操作方法

1)局部照射:直接照射,红外线灯与皮肤之间的距离为30～60cm,15～30min/次,1次/d。

2)全身照射:多采用全身电光浴器,照射时脱去衣服,将光浴罩置于身上照射;照射时间视病情而定,一般15～30分钟。

(6)注意事项

1)治疗时皮肤会充血、发红,出现斑纹或线网状红斑,可以维持10分钟至1小时。反复多次照射后将出现分布不匀的脉络网状色素沉着,而且不易消退。红外线照射皮肤达45℃以上的,会出现疼痛;温度再高,则出现水疱。

2)照射眼睛可引起白内障和视网膜烧伤,故眼部不宜使用。照射头面部或上胸部时应让患者戴深色防护眼镜或用棉垫蘸水敷贴在眼睑上。

3)有下列情况,治疗时要适当拉开照射距离,以防烫伤:植皮术后;新鲜瘢痕处;感觉障碍者或迟钝者,如老年人、儿童、瘫痪患者。急性创伤24～48小时内局部不宜用红外线照射,以免加剧肿痛和渗血。

4. 磁疗法　利用磁场的物理能作用于人体而治疗疾病的方法。

(1)目的:利用低频交变磁场调节人体生物电磁信息,同时辅以电磁震颤,用以按摩和热敷,可使人体恢复正常生理功能,治疗疾病;可用以镇痛镇静、抗炎消肿,还可用以止泻、软化瘢痕、促进骨折愈合及抑制肿瘤细胞生长。

（2）适应证：慢性支气管炎、哮喘、婴幼儿腹泻、高血压、肾结石、胆结石、慢性结肠炎、慢性前列腺炎、颈椎病、肩关节周围炎、坐骨神经痛、扭挫伤、血肿、注射后硬结等。

（3）禁忌证：没有绝对禁忌证，为了慎重起见，对于一些急危重症，如急性心肌梗死、急性传染病、出血、脱水等，暂不考虑使用，以免延误病情。白细胞低下、高热、有出血倾向、孕妇及体质非常弱者应慎重。

（4）操作前准备：①了解患者基本情况（姓名、性别、床号等）及病情资料（生命体征、精神反应、诊断及治疗情况等）；核对患者信息，向患者及家属交代清楚操作目的，征求其同意与配合。②准备治疗仪，六步法洗手，戴口罩。③选择合适的体位以便于施术。

（5）操作方法：①用牵引带将磁头固定于治疗部位。②输出频率：0～100Hz。③治疗时间：15～20min/次，1～2次/d。

（6）注意事项：急性创伤24～48小时内局部不宜使用，以免加剧肿痛和渗血。

二、作业治疗

当患者罹患各类疾病导致功能障碍时，其某些作业活动能力可能受到影响。为了帮助这些功能障碍患者尽快回归社会，可以将特定的有选择性的作业活动作为治疗媒介，对患者进行作业操作性训练，协助残疾者和患者选择、参与、应用有目的和有意义的活动，以达到最大限度地恢复躯体、心理和社会方面的功能，增进健康，预防能力的丧失及残疾的发生，以发展为目的，鼓励他们参与社会生活及为社会做贡献。

（一）目的

增强躯体感觉和运动功能，改善认知和感知能力，提高生活活动自理能力，改善社会、心理适应功能。

（二）适应证

应用十分广泛，凡需要改善日常生活活动能力的人群都应当进行作业疗法训练。如神经系统疾病：脑卒中、颅脑损伤、帕金森病、老年性认知功能减退、脊髓损伤、脊髓炎等；骨关节疾病：骨折、断肢断指再植术后、截肢后、烧伤、人工关节置换术后、骨性关节病、肩周炎等；内科疾病：冠心病、高血压病、慢性阻塞性肺疾病、糖尿病等；儿科疾病：脑性瘫痪、精神发育迟滞、学习困难等。

（三）禁忌证

意识不清、严重认知障碍不能合作者，危重症、心肺肝肾衰竭等需绝对卧床休息者。

（四）操作前准备

1. 查阅病历　了解患者一般情况、疾病诊断、治疗经过等。

2. 与患者面谈　了解患者的需求和想法，构建和谐的医患关系。

3. 观察患者的作业活动完成情况，评价影响其完成的功能障碍因素。

4. 总结信息　作出作业疗法诊断。

5. 制订治疗计划。

6. 准备物品，六步法洗手，戴口罩。

（五）常用作业治疗操作技术

1. 运动和感知觉功能训练

（1）加大关节活动范围的作业训练。如肩肘伸屈作业训练：用砂纸板打磨木板、锯木等；肩外展内收作业训练：粉刷、编织等。

（2）增强肌力的作业训练。如增强上肢肌力的作业训练：拉锯、刨木等；增强下肢肌力的作业训练：踏功率自行车等。

（3）感觉功能的作业训练：感觉再训练；感觉敏感性训练；感知觉训练；感觉替代训练。

2. 日常生活活动能力的训练

（1）床上训练

1）良肢位：保持良好的功能位，可防止肢体挛缩畸形。

2）翻身训练：除了某些疾病如脊柱术后、脊髓损伤等对翻身有特别要求外，一般卧床患者均应定时翻身，日间每 2 小时 1 次，夜间每 3 小时 1 次，交替采取仰卧位、左右侧卧位。如背部有压疮、烧伤的患者需采取俯卧位。

3）坐起训练：对长期卧床患者，在病情允许时，先扶起靠坐，然后使之端坐，坐稳后从侧方或前后方推动患者，使之保持坐位躯干平衡，再训练前屈、侧屈、旋转时的躯干平衡。臂力良好的患者可进行主动坐起的训练。

4）转移训练：床与轮椅、轮椅与座椅、轮椅与坐便器等位置之间的转移是一个复杂的动作过程，训练时要注意安全。

（2）进食训练：用于上肢肌力、肌张力异常不能抓握或动作不协调而不能正常摄食者，一方面要进行上肢功能训练，练习摄食动作；另一方面可使用自助餐具或家用辅助装置。

（3）洗漱动作训练：与摄食障碍的训练同理。

（4）穿衣动作训练：除进行上下肢功能训练外，还可做如下指导。改造衣裤：如上衣改用拉链或尼龙搭扣，裤子改用松紧带等以简化操作。穿上衣：先穿患侧袖，再穿健侧袖；脱衣顺序则相反。使用自助具：用带长柄的钩子拉拉链或上提裤子等。

（5）家务劳动训练和指导：用于认知功能和上肢运动、感觉和协调功能恢复较好者。如清洁卫生：铺床、打扫卫生等；烹饪炊事：洗菜、烹调等；财务管理：选购物品、财务管理等；其他家务：使用电器、阅读书报等。

3. 改善心理状态的作业训练

1）转移注意力的作业训练：书法、绘画等。

2）镇静情绪的作业训练：园艺、音乐欣赏等。

3）增强兴奋的作业训练：观看或参加竞技比赛等。

4）宣泄情绪的作业训练：钉钉、锤打等。

5）增强自信的作业训练：木工、编织等能完成作品的活动。

4. 增强社会交往的作业训练　集体劳动：打扫庭院、室内卫生等；集体文艺活动：音乐会、歌咏比赛等；集体体育活动：乒乓球、篮球等。

5. 休闲活动训练和指导　创造性休闲活动：书画、手工艺等活动；文娱活动：欣赏音乐、舞蹈等文娱活动；休闲活动训练和指导：下棋、打扑克等游戏。

6. 工作训练　是最大限度使患者重返工作而专门设计的有目标的个体化治疗程序，以真实的或模拟的工作活动作为手段，为患者设计的工作活动，可以是与原工作相近的技能训练，也可以根据个人爱好选择相应的技能训练，训练中教会患者减轻工作中不适的技巧和自我保护的技巧。

（六）注意事项

开展任何治疗训练之前，必须对患者进行认真的评价。根据评价的结果设计方案，其方案、工具、场地、规则等都应分成若干级别，以适应不同疾病或是疾病康复的不同阶段的患者的需要。

三、康复工程治疗学

康复工程治疗学又称为康复工程辅助疗法，是利用工程学的原理和手段，通过对所丧失的功能进行代偿或补偿，以弥补功能缺陷，使患者尽可能独立、自理、回归社会。

康复工程技术种类繁多，常用的辅助器有多种，其中助行器又可分为杖、步行器和轮椅。

1. 目的　利用健康上肢辅助下肢支撑体重、保持平衡和行走。

2. 适应证　手杖适用于偏瘫患者或单侧下肢瘫痪者，前臂杖和腋杖适用于截瘫患者。步行器支撑面积大，较腋杖稳定，多在室内使用。

3. 使用方法

（1）手杖的分类

1）手杖：为单手扶持以助行走的工具。①单足手杖：用于握力好、上肢支撑力强的患者，如偏瘫患者的健侧、老年人等；②多足手杖：用于平衡能力欠佳、用单足手杖不够安全的患者。

2）前臂杖：亦称洛氏拐，夹住前臂的臂套为折叶形式，有前开口和侧开口两种。用于握力差、前臂较弱但又不必用腋杖者。

3）腋杖：稳定可靠，有固定式和可调式两种。用于截瘫或外伤较严重患者。

4）平台杖：又称类风湿拐，有固定带，可将前臂固定在平台式前臂托上，前臂托前有一把手，可调控方向。用于手关节损害严重的类风湿患者或手部有严重外伤、病变不宜负重者。

（2）手杖的使用方法：以截瘫为例，介绍杖的使用方法。截瘫患者用腋拐步行，根据腋杖和脚移动的顺序不同，分为以下几种形式：

1）交替拖地步行：方法是伸出左腋拐，再伸出右腋拐，然后两足同时拖地向前，到达腋杖附近。

2）同时拖地步行：又称摆至步，即同时伸出两支拐，然后两足同时拖地向前，到达腋杖附近。

3）四点步行：方法是先伸出左腋拐，然后迈出右脚，再伸出右腋拐，最后迈出左脚。

4）三点步行：方法是先将肌力较差的一侧脚和两侧腋杖同时伸出，再将对侧足（肌力较好的一侧）伸出。

5）两点步行：方法是一侧腋拐和对侧足同时伸出，再将余下的腋拐和足伸出。

6）摆过步行：方法与摆至步相似，但双足不拖地，而是在空中摆向前，故步幅较大、速度快，要求患者的躯干和上肢控制力必须较好，否则容易跌倒。

（3）步行器使用方法：也称助行架，是一种三边形（前面和左右两侧）的金属框架，自身很轻，可将患者保护在其中，有些还带脚轮。

使用方法：使用步行器步行时，首先使助行器置于面前，站于框中；双手持扶手向前移动助行器约一步距离，摆稳助行器；然后双手支撑握住扶手，患腿向前摆动，重心前移；稳定后移动正常腿向前一步；然后重复这些动作，向前行走（即移动步行器—患腿—正常腿）。

注意事项：使用中患者迈步腿不要太靠近助行架，否则有倾跌的危险。步行时，也不要把助行架放得离患者前方太远，否则会扰乱平衡。

（4）轮椅的种类和使用方法：轮椅是一种为下肢残疾人（如偏瘫、截瘫、脑性瘫痪患者）、老年人和其他行动不便人士提供坐姿状态下的支撑和运动辅助的设备。主要由轮椅架、轮、制动等装置构成。常用类型如下：

1）普通轮椅：多数可折叠。用于下肢残疾、偏瘫、截瘫者及行动不便的老年人。

2）浴便轮椅：靠背、坐垫等为塑料，配马桶。专用于如厕和沐浴，是增强残疾人和老年人自理能力的重要用品。

四、传统康复治疗技术

中国传统的康复疗法是在中医理论的指导下对患者进行康复治疗的方法。有推拿疗法、针灸疗法、气功疗法、传统运动疗法等技术，下面主要介绍推拿疗法。

推拿疗法是基层医疗机构最为常用的康复治疗方法，对多种疾病有良好治疗效果。推拿疗法又称为按摩疗法，是用手、肘、膝、足或器械等，按特定技巧和规范化动作作用于人体体表的特定部位，来防治疾病的一种临床技能。

1. 目的　调整脏腑，疏通经络，行气活血，整筋理复。

2. 适应证　范围较广。

（1）骨科疾病：软组织损伤、关节脱位、颈椎病、落枕、急性腰扭伤、慢性腰肌劳损、断肢再植术后、椎间盘突出症、踝关节扭伤、风湿性关节炎、肩关节周围炎及四肢骨折后关节功能障碍等。

（2）内科疾病：便秘、腹泻、高血压、眩晕、失眠、冠心病、糖尿病、胃十二指肠溃疡等。

（3）儿科疾病：脑性瘫痪、脊髓灰质炎后遗症、小儿肌性斜颈、发热、惊风、咳嗽、百日咳、腹泻、呕吐及消化不良。

（4）外科：烧伤后瘢痕、手术后肠粘连、肢体循环障碍、急性乳腺炎（脓肿未形成前）、血栓闭塞性脉管炎等。

（5）神经科：神经衰弱、脑血管意外、外伤性截瘫、周围神经损伤、脊髓炎、多发性神经根炎等。

3. 禁忌证　有急性传染病、烧伤及严重冻伤、恶性肿瘤、出血性疾病、骨结核及其他部位结核进展期、推拿局部有皮肤病、精神分裂症、脓毒血症等。妇女妊娠或月经期，其腰骶部、腹部及下肢不宜推拿，极度疲劳、酒醉后亦不宜推拿。

4. 推拿的操作方法

（1）推揉法：包括推法、揉法、攘法等。

（2）摩擦类：包括摩法、擦法、抹法等。

（3）拿按类：包括拿法、按法和捏法等。

（4）叩击类：包括拍捶法、击法等。

（5）振动类：包括振法、搓法等。

（6）摇动类：包括摇法、抖法、屈伸法、扳法等。

（周永明　任菁菁　朱俊勇）

第十二节　中医科基本技能操作

一、中医体质辨识

中医体质学是以中医理论为指导，研究人类各种体质特征及体质类型的生理、病理特点，并以此分析疾病的反应状态、病变的性质及发展趋向，从而指导疾病预防、治疗及养生康复的一门学科（表2-4-12-1）。

表2-4-12-1　体质的分型和特征

体质分型	特征
平和体质	形体特征多表现为体型匀称健壮。常见表现可见面色、肤色泽润，头发稠密，耐寒热，睡眠安和，胃纳良好，二便正常，舌色淡红，苔薄白，脉和有神。心理素质好，性格随和开朗，平素患病较少，对自然环境和社会环境适应能力较强
气虚体质	形体特征表现为肌肉松软。常见主要表现是平素气短懒言，疲乏神倦，易出汗，舌淡红、胖嫩、边有齿痕，脉象虚缓。有的可见到面色萎黄或淡白，口淡少华，毛发不泽，头晕，健忘，或便溏等。其心理特征：性格内向、情绪不稳定、胆小不喜欢冒险。发病倾向常是平素体质虚弱，卫表不固易患感冒；易患内脏下垂、虚劳等病。气虚卫外失固，对外界环境适应能力表现为不耐受寒邪、风邪、暑邪
阳虚体质	形体特征多为形体白胖，肌肉松软，肉不健壮。常见表现主要是平素畏冷，手足不温，喜热饮食，神色晦暗，口唇色淡，毛发易落，易出汗，大便溏薄，小便清长。心理特征：性格多沉静、内向。发病多为寒证，或易从寒化，易病痰饮、肿胀、泄泻、阳痿。对外界环境适应能力是不耐受寒邪、耐夏不耐冬；易感湿邪
血虚体质	形体特征多为体型偏瘦，肌肉松软。常易表现为面色㿠白无华，口唇苍白，爪甲淡白，头晕眼花，肢体麻木，舌质淡白，脉细无力，妇女月经量少、延期，甚至闭经等症状。心理特征多为性格偏内向，沉静。发病常见神经衰弱、心血管疾病、贫血证、慢性出血证等，妇女月经不调、子宫功能性出血等病证
阴虚体质	形体特征多为体型瘦长。常见表现主要是手足心热，易口燥咽干口渴喜冷饮，大便干燥，舌红少津少苔。或见面色潮红，两目干涩，视物模糊，皮肤偏干，眩晕耳鸣，睡眠差，脉象细弦或脉数。心理特征多为性情急躁，外向好动，活泼。发病倾向常患有阴亏燥热的病变，或病后易表现为阴亏症状。对外界环境适应能力表现为平素不耐热邪，耐冬不耐夏，不耐受燥邪
痰湿体质	形体特征多见体型肥胖，腹部肥满松软。常见的主要表现为面部皮肤油脂较多，多汗且黏，胸闷痰多，喜食肥甘、舌苔白腻、脉滑等。有的还可见到面色黄胖，容易困倦，喜食肥甘，身重不爽，舌体胖大，舌苔白腻，口黏腻或甜，脉滑大等。心理特征常表现为性格偏温和，稳重恭谦，豁达，多善于忍耐。平常发病易患消渴、中风、胸痹等病证。对外界环境适应能力表现为对梅雨季节及潮湿环境适应能力差，易患湿证

续表

体质分型	特征
湿热体质	形体特征常表现为体型偏胖。常见主要的表现为平素面垢油光，易生痤疮粉刺，舌质偏红苔黄腻，易口苦口干，身重困倦。或见心烦懈怠，眼睛红赤，大便燥结或黏滞，小便短赤，男易阴囊潮湿，女易带下量多，脉多见滑数。心理特征是性格多急躁易怒。平常患病容易患疮疖、黄疸、火热病证，或易患疮疖等。对外界环境适应能力表现为对潮湿环境或气温偏高，尤其夏末秋初，湿热交蒸的气候较难适应
气郁体质	形体特征多为体型偏瘦。常见的主要表现是平素忧郁面貌，神情多烦闷不乐。或见胸胁胀满，或走窜疼痛，多伴善太息，或嗳气呃逆，或咽间有异物感，或乳房胀痛，睡眠较差，健忘，痰多，大便偏干，小便正常，舌淡红，苔薄白，脉象弦细。心理特征多为性格内向不稳定、忧郁脆弱，敏感多疑。发病倾向多见郁证、脏躁、百合病、不寐、梅核气、惊恐等病证。对外界环境适应能力表现为对精神刺激适应能力较差，不喜欢阴雨天气
血瘀体质	形体特征常表现为体型消瘦的人居多。主要表现为平素面色晦暗，皮肤偏黯或色素沉着，容易出现瘀斑，易患疼痛，口唇黯淡或紫，舌质黯有瘀点，或有瘀斑，舌下静脉曲张等。有的还可见到眼眶黯黑，鼻部黯滞，发易脱落，肌肤甲错，女性多见月经不调及痛经、闭经等。心理特征为性格内郁，心情不快易烦，急躁健忘。平常患病常见出血、癥瘕、中风、胸痹等病。对外界环境适应能力表现为不耐受风邪和寒邪
特禀体质	此种体质的形体特征有的无特殊表现，或有畸形，或有先天生理缺陷。或表现为遗传性先天性的家族性特征。心理特征因禀赋情况不同而各异。过敏体质者可表现为多种过敏反应，如药物性过敏、食物性过敏等；对外界环境适应能力表现为适应能力差，如过敏体质者对过敏季节适应能力差，易引发宿疾

二、简单中医穴位

腧穴，又称穴位、穴道、气穴等，是分布在经络循行线上脏腑经络之气输注于体表的处所，是针灸疗法施术的特定部位。腧穴通过经络与脏腑密切相连，脏腑的生理、病理变化可以反映到腧穴，而腧穴的感应又可以通过经络传与脏腑，因此经过针灸对腧穴给予各种适当刺激，可以调节经络脏腑的生理功能和病理变化，调节机体的平衡状态，从而起到防治疾病的作用（表2-4-12-2）。

表2-4-12-2　常用腧穴定位及作用

腧穴名称	定位	主治
尺泽	在肘区，肘横纹上，肱二头肌腱桡侧缘凹陷中	①咳嗽、气喘、咯血、咽喉肿痛等肺系实热病证；②肘臂挛痛；③急性吐泻、中暑、小儿惊风等急症
孔最	在前臂前区，腕掌侧远端横纹上7寸（1寸≈3.33cm），尺泽与太渊连线上	①鼻衄、咯血、咳嗽、气喘、咽喉肿痛等肺系病证；②肘臂挛痛
列缺	在前臂，腕掌侧远端横纹上1.5寸，拇短伸肌腱和拇长展肌腱之间，拇长展肌腱沟的凹陷中	①咳嗽、气喘、咽喉肿痛等肺系病证；②偏正头痛、齿痛、项强痛、口眼歪斜等头面部病证；③手腕痛
鱼际	在手外侧，第1掌骨桡侧中点赤白肉际处	①咳嗽、咯血、咽干、咽喉肿痛、失音等肺系实热病证；②掌中热；③小儿疳积
少商	在手指，拇指末节桡侧，指甲根角侧上方0.1寸	①咽喉肿痛、鼻衄、高热等肺系实热病证；②昏迷、癫狂等急症
商阳	在手指，示指末节桡侧，指甲根角侧上方0.1寸	①齿痛、咽喉肿痛等五官病；②热病、昏迷等热证、急症
合谷	在手背，第2掌骨桡侧的中点处	头痛、目赤肿痛、齿痛、鼻衄、口眼歪斜、耳聋等头面五官病证；①发热恶寒等外感病证；②热病无汗或多汗；③痛经、闭经、滞产等妇产科病证；④各种痛证，为牙拔除术、甲状腺手术等五官及颈部手术针麻常用穴
手三里	在前臂，肘横纹下2寸，阳溪与曲池连线上	①手臂无力，上肢不遂；②腹痛，腹泻；③齿痛，颊肿
曲池	在肘区，在尺泽与肱骨外上髁连线中点凹陷处	①手臂痹痛，上肢不遂；②热病；③眩晕；④腹痛、吐泻等肠胃病证；⑤咽喉肿痛、齿痛、目赤肿痛等五官热性病证；⑥瘾疹、湿疹、瘰疬等皮外科病证；⑦癫狂

续表

腧穴名称	定位	主治
肩髃	在三角肌区，肩峰外侧缘前端与肱骨大结节两骨间凹陷中	①肩臂挛痛，上肢不遂；②瘾疹
迎香	在面部，鼻翼外缘中点旁，鼻唇沟	①鼻塞、鼻衄等鼻病；②口歪、面痒等口面部病证；③胆道蛔虫症
地仓	在面部，口角旁开 0.4 寸	口角歪斜、流涎、面痛、齿痛等局部病证
下关	在面部，颧弓下缘中央与下颌切迹之间凹陷中	①牙关不利、面痛、齿痛、口眼歪斜等面口病证；②耳聋、耳鸣、聤耳等耳疾
头维	在头部，额角发际直上 0.5 寸，头正中线旁开 4.5 寸	头痛、目眩、目痛等头目病证
天枢	在腹部，横平脐中，前正中线旁开 2 寸	①腹痛、腹胀、便秘、腹泻、痢疾等胃肠病证；②月经不调、痛经等妇科病证
梁丘	股前区，髌底上 2 寸，股外侧肌与股直肌肌腱之间	①急性胃痛；②膝肿痛、下肢不遂等下肢病证；③乳痈、乳痛等乳疾
犊鼻	在膝前区，髌韧带外侧凹陷中	膝痛、屈伸不利、下肢麻痹等下肢、膝关节病证
足三里	在小腿外侧，犊鼻下 3 寸，胫骨前缘外 1 横指处，犊鼻与解溪连线上	①胃痛、呕吐、噫膈、腹胀、腹泻、痢疾、便秘等胃肠病证；②下肢痿痹；③癫狂等神志病；④乳痈、肠痈等外科疾患；⑤虚劳诸证，为强壮保健要穴
条口	在小腿外侧，犊鼻下 8 寸，犊鼻与解溪连线上	①下肢痿痹，转筋；②肩臂痛；③脘腹疼痛
丰隆	在小腿外侧，外踝尖上 8 寸，胫骨前肌外缘；条口外侧 1 横指处	①头痛，眩晕；②癫狂；③咳嗽、痰多等痰饮病证；④下肢痿痹；⑤腹胀，便秘
内庭	在足背，第 2、3 趾间，趾蹼缘后方赤白肉际处	①齿痛、咽喉肿痛、鼻衄等五官热性病证；②热病；③吐酸、腹泻、痢疾、便秘等胃肠病证；④足背肿痛，跖趾关节痛
公孙	在跖区，第 1 跖骨底的前下缘赤白肉际处	①胃痛、呕吐、腹痛、腹泻、痢疾等脾胃肠腑病证；②心烦、失眠、狂证等神志病证；③逆气里急、气上冲心（奔豚气）等冲脉病证
三阴交	在小腿内侧，内踝尖上 3 寸，胫骨内侧缘后际	①肠鸣、腹胀、腹泻等脾胃虚弱诸证；②月经不调、带下、阴挺、不孕、滞产等妇产科病证；③遗精、阳痿、遗尿等生殖泌尿系统疾患；④心悸、失眠、高血压；⑤下肢痿痹；⑥阴虚诸证
地机	在小腿内侧，阴陵泉下 3 寸，胫骨内侧缘后际	①痛经、崩漏、月经不调等妇科病；②腹痛、腹泻等肠胃病证；③疝气；④小便不利、水肿等脾不运化水湿病证
阴陵泉	在小腿内侧，胫骨内侧髁下缘与胫骨内侧缘之间的凹陷中	①腹胀、腹泻、水肿、黄疸；②小便不利、遗尿、尿失禁；③阴部痛、痛经、遗精；④膝痛
血海	在股前区，髌底内侧端上 2 寸，股内侧肌隆起处	①月经不调、痛经、闭经等妇科病；②瘾疹、湿疹、丹毒等血热性皮肤病；③膝股内侧痛
通里	在前臂前区，腕掌侧远端横纹上 1 寸，尺侧腕屈肌腱的桡侧缘	①心悸、怔忡等心系病证；②舌强不语，少海暴喑；③腕臂痛
神门	在腕前区，腕掌侧远端横纹尺侧端，尺侧腕屈肌腱的桡侧缘	①心痛、心烦、惊悸、怔忡、健忘、失眠、痴呆、癫狂痫等心与神志病证；②高血压；③胸胁痛
后溪	在手内侧，第 5 掌指关节尺侧近端赤白肉际凹陷中	①头项强痛、腰背痛、手指及肘臂挛痛等痛证；②耳聋、目赤；③癫狂痫；④疟疾。直刺 0.5～1 寸。治疗手指挛痛可透刺合谷穴
天宗	在肩胛区，肩胛冈中点与肩胛骨下角连线上 1/3 与下 2/3 交点凹陷中	①肩胛疼痛、肩背部损伤等局部病证；②气喘
听宫	在面部，耳屏正中与下颌骨髁突之间的凹陷中	①耳鸣、耳聋、聤耳等耳疾；②齿痛
攒竹	在面部，眉头凹陷中，额切迹处	①头痛、眉棱骨痛；②眼睑瞤动、眼睑下垂、口眼歪斜、目视不明、流泪、目赤肿痛等目疾；③呃逆
天柱	在颈后区，横平第 2 颈椎棘突上际，斜方肌外缘凹陷中	①后头痛、项强、肩背腰痛；②鼻塞；③目痛；④癫狂痫；⑤热病

续表

腧穴名称	定位	主治
肺俞	在脊柱区，第3胸椎棘突下，后正中线旁开1.5寸	①咳嗽、气喘、咯血等肺系病证；②骨蒸潮热、盗汗等阴虚病证；③瘙痒、瘾疹等皮肤病
膈俞	在脊柱区，第7胸椎棘突下，后正中线旁开1.5寸	①血瘀诸证；②呕吐、呃逆、气喘、吐血等上逆之证；③瘾疹，皮肤瘙痒；④贫血；⑤潮热、盗汗
胃俞	在脊柱区，第12胸椎棘突下，后正中线旁开1.5寸	①胃痛、呕吐、腹胀、肠鸣等胃肠病证；②多食善饥、身体消瘦
肾俞	在脊柱区，第2腰椎棘突下，后正中线旁开1.5寸	①头晕、耳鸣、耳聋、腰酸痛等肾虚病证；②遗尿、遗精、阳痿、早泄、不育等泌尿生殖系统疾患；③月经不调、带下、不孕等妇科病证；④消渴
大肠俞	在脊柱区，第4腰椎棘突下，后正中线旁开1.5寸	①腰腿痛；②腹胀、腹泻、便秘等胃肠病证
次髎	在骶区，正对第2骶后孔中	①月经不调、痛经、带下等妇科病证；②小便不利、遗精、阳痿等；③疝气；④腰骶痛、下肢痿痹
委中	在膝后区，腘横纹中点	①腰背痛、下肢痿痹等腰及下肢病证；②腹痛、急性吐泻等急症；③瘾疹、丹毒；④小便不利、遗尿
秩边	在骶区，横平第4骶后孔，骶正中脊旁开3寸	①腰骶痛、下肢痿痹等腰及下肢病证；②小便不利、癃闭；③便秘、痔疾；④阴痛
承山	在小腿后区，腓肠肌两肌腹与肌腱交会处	①腰腿拘急、疼痛；②痔疾、便秘；③腹痛、疝气
昆仑	在踝区，外踝尖与跟腱之间的凹陷中	①后头痛、项强、目眩；②腰骶疼痛、足踝肿痛；③癫痫；④滞产
申脉	在踝区，外踝尖直下，外踝下缘与跟骨之间凹陷中	①头痛、眩晕；②失眠、癫狂痫等神志病证；③腰腿酸痛
至阴	在足趾，足小趾末节外侧，趾甲根角侧后方0.1寸	①胎位不正、滞产；②头痛、目痛；③鼻塞、鼻衄
涌泉	在足底，屈足卷趾时足心最凹陷中；约当足底第2、3趾趾缝与足跟连线的前1/3与后2/3交点凹陷中	①昏厥、中暑、小儿惊风、癫狂痫等急症及神志病证；②头痛、头晕、目眩、失眠；③咯血、咽喉肿痛、喉痹、失音等肺系病证；④大便难、小便不利；⑤奔豚气；⑥足心热
太溪	在足踝区，内踝尖与跟腱之间凹陷中	①头痛、目眩、失眠、健忘、遗精、阳痿等肾虚证；②咽喉肿痛、齿痛、耳鸣、耳聋等阴虚性五官病证；③咳嗽、气喘、咯血、胸痛等肺系疾患；④消渴、小便频数、便秘；⑤月经不调；⑥腰脊痛、下肢厥冷、内踝肿痛
照海	在踝区，内踝尖下1寸，内踝下缘边际凹陷中	①失眠、癫痫等神志病证；②咽喉干痛、目赤肿痛等五官热性病证；③月经不调、痛经、带下、阴挺等妇科病证；④小便频数、癃闭
内关	在前臂前区，腕掌侧远端横纹上2寸，掌长肌腱与桡侧腕屈肌腱之间	①心痛、胸闷、心动过速或过缓等心系病证；②胃痛、呕吐、呃逆等胃腑病证；③中风、偏瘫、眩晕、偏头痛；④失眠、郁证、癫狂痫等神志病证；⑤肘、臂、腕挛痛
大陵	腕前区，腕掌侧远端横纹中，掌长肌腱与桡侧腕屈肌腱之间	①心痛、心悸、胸胁满痛；②胃痛、呕吐、口臭等胃腑病证；③喜笑悲恐、癫狂痫等神志疾患；④臂、手挛痛
中冲	在手指，中指末端最高点	①中风昏迷、舌强不语、中暑、昏厥、小儿惊风等急症；②热病、舌下肿痛；③小儿夜啼
外关	在前臂后区，腕背侧远端横纹上2寸，尺骨与桡骨间隙中点	①热病；②头痛、目赤肿痛、耳鸣、耳聋等关冲头面五官病证；③瘰疬；④胁肋痛；⑤上肢痿痹不遂
支沟	在前臂后区，腕背侧远端横纹上3寸，尺骨与桡骨间隙中点	①耳聋、耳鸣、暴喑；②胁肋痛；③便秘；④瘰疬；⑤热病
翳风	在颈部、耳垂后方，乳突下端前方凹陷中	①耳鸣、耳聋等耳疾；②口眼歪斜、面痛、牙关紧闭、颊肿等面、口病证；③瘰疬
风池	在颈后区，枕骨之下，胸锁乳突肌上端与斜方肌上端之间的凹陷中	①中风、癫痫、头痛、眩晕、耳鸣、耳聋等内风所致的病证；②感冒、鼻塞、鼻衄、目赤肿痛、口眼歪斜等外风所致的病证；③颈项强痛

续表

腧穴名称	定位	主治
肩井	肩胛区，第7颈椎棘突与肩峰最外侧点连线的中点	①颈项强痛，肩背疼痛，上肢不遂；②滞产、乳痈、乳汁不下、乳癖等妇产科及乳房疾患；③瘰疬
环跳	在臀区，股骨大转子最凸点与骶管裂孔连线的外1/3与内2/3交点处	腰胯疼痛、下肢痿痹、半身不遂等腰腿疾患
阳陵泉	在小腿外侧，腓骨头前下方凹陷中	①黄疸、胁痛、口苦、呕吐、吞酸等肝胆犯胃病证；②膝肿痛、下肢痿痹及麻木等下肢、膝关节疾患；③小儿惊风；④肩痛
悬钟	在小腿外侧，外踝尖上3寸，腓骨前缘	①痴呆、中风等髓海不足疾患；②颈项强痛、胸胁满痛、下肢痿痹
行间	在足背，第1、2趾间，趾蹼缘后方赤白肉际处	①中风、癫痫、头痛、目眩、目赤肿痛、青盲、口歪等肝经风热病证；②月经不调、痛经、闭经、崩漏、带下等妇科病；③阴中痛、疝气；④遗尿、癃闭、五淋等泌尿系病证；⑤胸胁满痛
太冲	在足背，第1、2跖骨间，跖骨底结合部前方凹陷中，或触及动脉搏动	①中风、癫狂痫、小儿惊风、头痛、眩晕、耳鸣、目赤肿痛、口歪、咽痛等肝经风热病证；②月经不调、痛经、闭经、崩漏、带下、滞产等妇产科病证；③黄疸、胁痛、口苦、腹胀、呕逆等肝胃病证；④癃闭、遗尿；⑤下肢痿痹、足跗肿痛
期门	在胸部，第6肋间隙，前正中线旁开4寸	①胸胁胀痛、呕吐、吞酸、呃逆、腹胀、腹泻等肝胃病证；②郁病、奔豚气；③乳痈
腰阳关	在脊柱区，第4腰椎棘突下凹陷中，后正中线上	①腰骶疼痛、下肢痿痹；②月经不调、赤白带下等妇科病证；③遗精、阳痿等男科病证
命门	在脊柱区，第2腰椎棘突下凹陷中，后正中线上	①腰脊强痛、下肢痿痹；②月经不调、赤白带下、痛经、闭经、不孕等妇科病证；③遗精、阳痿、精冷不育、小便频数等男子肾阳不足病证；④小腹冷痛、腹泻
大椎	在脊柱区，第7颈椎棘突下凹陷中，后正中线上	①热病、疟疾、恶寒发热、咳嗽、气喘等外感病证；②骨蒸潮热；③癫狂痫证、小儿惊风等神志病；④项强、脊痛；⑤风疹、痤疮
百会	在头部，前发际正中直上5寸	①痴呆、中风、失语、愈疯、失眠、健忘、癫狂痫证、癔症等神志病；②头痛、眩后顶晕、耳鸣；③脱肛、阴挺、胃下垂、肾下垂等气失固摄而致的下陷性病证
神庭	在头部，前发际正中直上0.5寸	①癫狂痫、失眠、惊悸等神志病；②头痛、目眩、目赤、目翳、鼻渊、鼻衄等头面五官病
水沟	在面部，人中沟的上1/3与中1/3交点处	①昏迷、晕厥、中风、中暑、休克、呼吸衰竭等急危重症，为急救要穴之一；②癔症、癫狂痫、急慢惊风等神志病；③鼻塞、鼻衄、面肿、口歪、齿痛、牙关紧闭等面鼻口部病证；④闪挫腰痛
中极	在下腹部，脐中下4寸，前正中线上	①遗尿、小便不利、癃闭、羸弱等前阴病；②遗精、阳痿、不育等男科病证；③月经不调、崩漏、阴挺、阴痒、不孕、产后恶露不尽、带下等妇科病
关元	在下腹部，脐中下3寸，前正中线上	①中风脱证、虚劳冷惫、羸瘦无力等元气虚损病证；②少腹痛、疝气；③腹泻、痢疾、脱肛、便血等肠腑病证；④五淋、尿血、尿闭、尿频等前阴病；⑤遗精、阳痿、早泄、白浊等男科病；⑥月经不调、痛经、闭经、崩漏、带下、阴挺、恶露不尽、胞衣不下等妇科病；⑦保健灸常用穴
气海	下腹部，脐中下1.5寸，前正中线上	①虚脱、形体羸瘦、脏气衰惫、乏力等气虚病证；②水谷不化、绕脐疼痛、腹泻、痢疾、便秘等肠腑病证；③小便不利、遗尿等前阴病；④遗精、阳痿；⑤疝气、少腹痛；⑥月经不调、痛经、闭经、崩漏、带下、阴挺、产后恶露不尽、胞衣不下等妇科病；⑦保健灸常用穴
神阙	在脐区，脐中央	①虚脱、中风脱证等元阳暴脱；②腹痛、腹胀、腹泻、痢疾、便秘、脱肛等肠腑病证；③水肿、小便不利；④保健灸常用穴
中脘	在上腹部，脐中上4寸，前正中线上	①胃痛、腹胀、纳呆、呕吐、吞酸、呃逆、小儿疳积等脾胃病；②黄疸；③癫狂、脏躁

续表

腧穴名称	定位	主治
膻中	在胸部，横平第4肋间隙，前正中线上	①咳嗽、气喘、胸闷、心痛、噎膈、呃逆等胸中气机不畅病证；②产后乳少、乳痈、乳癖等胸乳病证
四神聪	在头部，百会前后左右各旁开1寸，共4穴	①头痛、眩晕；②失眠、健忘、癫痫等神志病；③目疾
印堂	在头部，两眉毛内侧端中间的凹陷中	①痴呆、痫证、失眠、健忘等神志病证；②头痛、眩晕；③鼻衄、鼻渊；④小儿惊风、产后血晕、子痫
太阳	在头部，当眉梢与目外眦之间，向后约1横指的凹陷中	①头痛；②目疾；③面瘫
夹脊	在脊柱区，第1胸椎至第5腰椎棘突下两侧，后正中线旁开0.5寸，一侧17穴	①适应范围较广，其中上胸部的穴位治疗心肺、上肢疾病；②下胸部的穴位治疗脾胃肝胆疾病；③腰部的穴位治疗肾病、腰腹及下肢疾病
十宣	在手指，十指尖端，距指甲游离缘0.1寸（指寸），左右共10穴	①昏迷；②癫痫；③高热、咽喉肿痛；④手指麻木

三、拔罐

拔罐法也称吸筒疗法，古称角法，是一种以罐为工具，利用加热、抽吸等方法，造成罐内负压，使罐吸附于腧穴或体表的一定部位，使局部皮肤充血甚至瘀血，以调整机体功能，达到防治疾病目的的方法，目前已经成为针灸临床常用治疗手段之一。

（一）作用

拔罐法具有开泄腠理、祛风散寒、通经活络、行气活血、祛瘀生新、消肿镇痛等作用。拔罐产生的真空负压有较强的吸拔之力，其吸拔力作用在经络穴位上，使体内的病理产物通过皮肤毛孔排出体外，从而使经络气血得以疏通，脏腑功能得以调整，达到防治疾病的目的。

（二）适用范围

拔罐的适用范围较广，常用于腹痛、颈肩腰腿痛、关节痛、软组织闪挫扭伤等局部病证，也可用于伤风感冒、头痛、面瘫、咳嗽、哮喘、消化不良、泄泻、月经不调、痛经等病证，以及目赤肿痛、睑腺炎、丹毒、疮疡初起未溃等外科病证。随着现代多种罐具的问世和对拔罐法作用机制研究的不断深入，临床中拔罐法与其他多种疗法结合使用，使得拔罐法的适用范围越来越广，也成为常用的保健疗法。

（三）注意事项

除遵循针灸施术的注意事项外，运用拔罐法还应注意：

1. 拔罐时要选择适当体位和肌肉相对丰满的部位。若体位不当、移动，骨骼凹凸不平，毛发较多，罐体容易脱落，均不适用。

2. 拔罐手法要熟练，动作要轻、快、稳、准。用于燃火的乙醇棉球，不可吸含过量乙醇，以免拔罐时乙醇滴落到患者皮肤上形成烫伤。留罐过程中如出现拔罐局部疼痛，可减压放气或立即起罐。起罐时不可硬拉或旋转罐具，以免引起疼痛，甚至损伤皮肤。

3. 带有心脏起搏器等金属物体的患者，禁用电磁拔罐器具。

4. 留针拔罐，选择罐具宜大，毫针针柄宜短，以免吸拔时罐具碰触针柄而致损伤。

四、针灸

针灸学是以中医理论为指导，研究经络、腧穴及刺灸方法，探讨运用针灸防治疾病规律的一门学科。针灸疗法具有适应证广、疗效显著、应用方便、经济安全等优点，数千年来深受大众欢迎。

（一）常见急症的针灸治疗

1. **晕厥**　晕厥可见于西医学的一过性脑缺血、脑血管痉挛、直立性低血压、低血糖昏迷、癔症性昏迷等疾病。症见突然昏仆,不省人事,四肢厥冷。轻者昏厥时间较短,数秒至数分钟后恢复清醒;重者昏厥时间较长,苏醒后无明显后遗症。若素体虚弱,疲劳惊恐而致昏仆,兼面白唇淡,目陷口张,四肢厥冷,息微汗出,舌淡,苔薄白,脉细缓无力,为虚证;素体健壮,偶因外伤、恼怒等致突然昏仆,兼呼吸急促,牙关紧闭,舌淡,苔薄白,脉沉弦,为实证。治法:苏厥醒神。以督脉及手厥阴经穴为主。主穴:水沟、内关、涌泉、配穴;虚证配气海、关元;实证配合谷、太冲。操作:水沟、内关用泻法,涌泉用平补平泻法。

2. 虚脱　虚脱可见于西医学中各种原因引起的休克。症见面色苍白,神志淡漠,反应迟钝或昏迷,或烦躁不安,尿少或二便失禁,张口自汗,肢冷肤凉,血压下降,脉微细或芤大无力。兼见呼吸微弱,唇发紫,舌质胖,脉细无力,为亡阳;口渴,烦躁不安,唇舌干红,脉细数无力,为亡阴。若病情恶化可导致阴阳俱脱之危候。治法:回阳固脱,苏厥救逆。以督脉、任脉及手厥阴经穴为主。主穴:素髎、百会、神阙、关元、内关;配穴:亡阳配气海、足三里;亡阴配太溪、涌泉。神志昏迷者,配中冲、涌泉。操作:素髎用毫针强刺激;百会、神阙、关元用灸法。

3. 高热　西医学中,高热常见于急性感染、急性传染病、寄生虫病、中暑、风湿热、结核、恶性肿瘤等疾病。主症:体温升高,超过39℃。兼见高热恶寒,头痛,咳嗽,痰黄而稠,舌红,苔薄黄,脉浮数,为肺卫热盛;高热汗出,烦渴引饮,舌红而燥,脉洪数,为气分热盛;高热夜甚,斑疹隐隐,吐血、便血或衄血,舌绛心烦,甚则出现神昏谵语,抽搐,为热入营血。治法:清泻热邪。以督脉、手阳明经穴及井穴为主。主穴:大椎、曲池、合谷、十二井或十宣。配穴:肺卫热盛配尺泽、鱼际、外关;气分热盛配支沟、内庭;热入营血配内关、血海。抽搐配太冲、阳陵泉;神昏配水沟、内关。操作:大椎刺络拔罐,十二井、十宣穴点刺出血。

4. 抽搐　抽搐可见于西医学的小儿高热惊厥、颅内感染、颅脑外伤、高血压脑病、癫痫、破伤风等疾病。主症:四肢抽搐,或伴见口噤不开,项脊强直,角弓反张,甚者意识丧失。兼见表证,起病急骤,有汗或无汗,头痛神昏,为热极生风;壮热烦躁,昏迷痉厥,喉间痰鸣,牙关紧闭,为痰热化风;无发热,伴有手足抽搐,露睛、纳呆,脉细无力,为血虚生风。治法息风止痉,清热开窍。取督脉、手足厥阴经穴为主。主穴:水沟、内关、合谷、太冲、阳陵泉。配穴:热极生风配曲池、大椎;痰热化风配风池、丰隆;血虚生风配血海、足三里。神昏配十宣、涌泉。操作:水沟向上斜刺0.5寸,用雀啄法捣刺;大椎刺络拔罐,十宣可点刺出血。

(二)针刺异常情况的处理和预防

针刺法虽然比较安全,但如操作疏忽大意,或犯刺禁,或针刺手法不当,或对针刺部位解剖结构缺乏全面了解,有时也会出现一些异常情况。

1. 晕针　晕针是指在针刺过程中患者发生的晕厥现象。

处理:立即停止针刺,将针全部起出。让患者平卧,松开衣带,注意保暖。轻者仰卧片刻,给饮温开水或糖水;重者可选人中、内关、足三里等穴针刺或指压,或灸百会、关元、气海等穴;若仍不省人事,可考虑配合其他治疗或采用急救措施。

预防:对初次接受针刺治疗,或精神过度紧张、身体虚弱者,应先做好解释,消除其对针刺的顾虑。同时选择舒适持久的体位,初次接受针刺者最好采用卧位。选穴宜少,手法要轻。饥饿、疲劳、大渴的患者,应令进食、休息、饮水后少时再予针刺。医者在针刺治疗过程中,精神要专一,随时注意观察患者的神色,询问患者的感觉,一旦患者有身心不适等晕针先兆,应及早采取处理措施,防患于未然。

2. 滞针　滞针是指在行针时或留针过程中,医者感觉针下涩滞,捻转、提插、出针均感困难,而患者感觉疼痛的现象。

处理:若患者精神紧张,局部肌肉过度收缩时,可稍延长留针时间,或循按滞针腧穴附近,或叩弹针柄,或在附近再刺一针,以宣散气血,缓解肌肉的紧张;若行针不当,或单向捻针而致者,可向相反方向将针捻回,并用刮法、弹法,使缠绕的肌纤维回缩,即可消除滞针。

预防:对精神紧张者,应先做好解释工作,消除其顾虑,选择合适的体位,确定合理的留针时间;行针时应避免单向捻转,以防肌纤维缠绕针身而发生滞针现象。

3. 弯针 弯针是指将针刺入腧穴后，针身在体内弯曲的现象，轻者形成钝角弯曲，重者形成直角弯曲。

处理：出现弯针后，不得再行提插、捻转等手法。如属轻微弯曲，应慢慢将针起出；若弯曲角度过大，应顺着弯曲方向将针起出；如弯曲不止一处，应视针柄扭转倾斜的方向，逐步分段退出；若由患者移动体位所致，应使患者慢慢恢复原来体位，局部肌肉放松后，再将针缓缓起出。切忌强行拔针，以免将针身折断，留在体内。

预防：医者进针手法要熟练，指力要均匀，并要避免进针过速、过猛。体位选择要适当，在留针过程中，嘱患者不要随意变动体位，注意保护针刺部位，针柄不得受外物硬碰和压迫。

4. 断针 断针又称折针，是指针身折断在体内。

处理：医者应沉着冷静，安抚患者。嘱患者切勿变更原有体位，以防断针向肌肉深部陷入。若断端针身显露于皮外，可用手指或镊子将针起出；若断端与皮肤相平，可用拇指、示指二指垂直向下挤压针孔两旁，使断针暴露于皮外，手持镊子将针取出；若断针完全没入皮下，应采用外科手术方法取出。

预防：针刺前应认真检查针具，尤其是针根，对不符合质量要求的针具应剔出不用；凡接过脉冲电针仪的毫针，应定期更换淘汰；避免过猛、过强地行针。在行针或留针时，应嘱患者不要随意更换体位；针刺时不宜将针身全部刺入穴内，应留部分针身在体外，以便于针根折断时取针；在进针、行针过程中，如发现弯针时，应立即出针，切不可强行刺入或行针；对于滞针、弯针等异常情况应及时正确地处理，不可强行出针。

5. 血肿 血肿是指针刺部位皮下出血引起的肿痛。

处理：若微量的皮下出血而呈现局部小块青紫时，一般不必处理，可以自行消退。若局部肿胀疼痛较剧，青紫面积大而且影响到活动功能时，可先做冷敷止血，24小时后再做热敷或在局部轻轻揉按，以促使瘀血消散吸收。

预防：仔细检查针具，熟悉人体解剖部位，避开血管针刺，出针后立即用无菌干棉球按压针孔，切勿揉动。

6. 刺伤内脏 刺伤内脏指由于针刺的角度和深度不当，造成内脏损伤。

（1）气胸

处理：一旦发生气胸，应立即起针，并让患者采取半卧位休息，切勿翻转体位，并安慰患者以消除其紧张恐惧心理。漏气量少者，可自行吸收。医者要密切观察，随时对症处理，一般首先给患者吸氧，并根据气胸的严重程度，给予休养观察或胸腔穿刺抽气及其他治疗。对严重病例，如出现张力性气胸者，需及时组织抢救。

预防：为患者选择合适体位；在针刺过程中，医者精神必须高度集中，严格掌握进针的角度、深度，避免伤及肺脏。

（2）刺伤其他内脏

处理：轻者，卧床休息一段时间后，一般即可自愈。如损伤较重，或有继续出血倾向者，用止血药等对症处理。密切观察病情及血压变化。若损伤严重，出血较多，出现失血性休克时，则必须迅速进行输血等急救或外科手术治疗。

预防：熟悉人体解剖部位，明确腧穴下的脏器组织。针刺胸腹、腰背部的腧穴时，掌握好针刺方向、角度、深度，行针幅度不宜过大。

（宋恩峰　路孝琴）

第五章

第一节　心电图检查及结果判读

一、心电图检查正常表现

心电图记录纸被纵线和横线划分为 1mm² 的小方格，当走纸速度为 25mm/s 时，横向间距 1mm 代表 0.04 秒。当标准电压 1mV=10mm 时，纵向高度 1mm 代表 0.1mV。

（一）正常心电图波形的特点和正常值（图 2-5-1-1）

1. P 波　心房除极的综合向量指向左前下方，因此 P 波在 Ⅰ、Ⅱ、aVF、V_4～V_6 导联直立，在 aVR 导联倒置，其余导联可能呈双向、倒置或低平。P 波在多数导联呈钝圆形，有时可有轻度切迹。正常 P 波的时限为 0.08～0.11 秒。P 波振幅在肢体导联低于 0.25mV，胸导联低于 0.2mV。

2. PR 间期　指 P 波起点到 QRS 波群起点，代表激动从心房经房室结、房室束和左、右束支传至浦肯野纤维的时间。正常成年人的 PR 间期为 0.12～0.20 秒，儿童及成人心动过速情况下，PR 间期相应缩短。相应地，心动过缓及老年人的 PR 间期可略延长，但应不超过 0.22 秒。

3. QRS 波群　V_1、V_2 导联多呈 rS 型，且不应超过 1.0mV。V_3、V_4 导联的 R 波与 S 波的振幅相似。V_5、V_6 导联可呈 qR、qRs、Rs 或 R 型，R 波不应超过 2.5mV。V_1 到 V_5 导联中，R 波的振幅逐渐增高，V_6 的 R 波一般低于 V_5 的 R 波；而 S 波的振幅逐渐降低，V_1 导联的 R/S 小于 1，V_5 导联的 R/S 大于 1。aVR

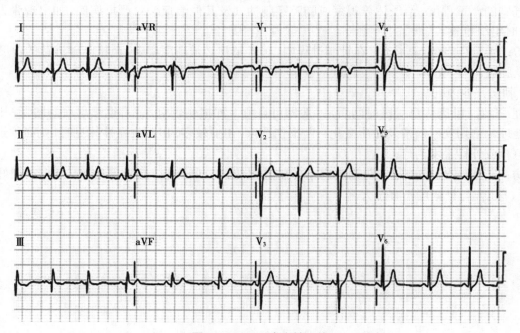

图 2-5-1-1　正常窦性心律

导联的 QRS 主波向下,不超过 0.5mV。aVL 导联的 QRS 波群的 R 波小于 1.2mV,aVF 导联的 R 波小于 2.0mV。正常 Q 波的振幅低于同导联 R 波的 1/4,时间应小于 0.04 秒(除Ⅲ、aVR 导联)。V₁、V₂ 导联不应有 Q 波,但偶尔 QRS 波群可呈 QS 型。

4. J 点　J 点指 QRS 波群的终末与 ST 段起始的交接点,大多位于等电位线,可随 ST 段的偏移而移位。在心室尚未完全除极结束而部分心肌已开始复极的情况下,J 点可上移。

5. ST 段　QRS 波群终点到 T 波起点间的线段即为 ST 段,代表心室缓慢的复极过程。正常 ST 段呈等电位线,可有轻度下移,但不超过 0.05mV,在 V₁~V₃ 导联可能上抬达 0.3mV,在 V₅ 和 V₆ 导联上抬一般不超过 0.1mV。

6. T 波　T 波出现在 ST 段之后,代表心室快速复极过程。T 波方向一般与 QRS 主波方向一致,除Ⅲ、aVL、aVF、V₁~V₃ 导联外,其他导联 T 波振幅不低于同导联 R 波的 1/10。胸导联 T 波的振幅有时高达 1.2~1.5mV,也属正常。

7. QT 间期　指 QRS 波群起点到 T 波的终点,其与心率密切相关。心率 60~100 次/min 时,QT 间期应在 0.32~0.44 秒范围内。

8. U 波　位于 T 波后 0.02~0.04 秒,其形态圆钝低平,方向与 T 波大致相同。

(二)阅图要点

1. P 波规则地出现,频率 60~100 次/min。
2. 冲动自窦房结发出,P 波在Ⅰ、Ⅱ、aVF 中直立,在 aVR 中倒置。
3. PR 间期在 0.12~0.20 秒内。
4. P-P 间隔互相差异不超过 0.12 秒。

二、心电图检查常见异常及临床意义(表 2-5-1-1)

f 波即心房颤动波,为间隔不等,大小、形状不同,频率 350~600 次/min 的小波纹。F 波为一系列大小一致、间隔均匀、形状相似的锯齿状的波形(Ⅱ、Ⅲ、aVF),频率 250~350 次/min。

表 2-5-1-1　心电图检查常见异常及临床意义

异常表现	临床意义
PR 间期>0.2s	提示房室传导阻滞
QRS 宽大畸形	常见于室性期前收缩、室性心动过速、室内差异传导
ST 下移≥0.05mV	可能提示心肌缺血
f 波	提示心房颤动
F 波	提示心房扑动
病理性 Q 波	提示急性心肌梗死
delta 波	提示预激综合征

三、心电图检查常见疾病及主要表现(表 2-5-1-2,图 2-5-1-2~图 2-5-1-21)

表 2-5-1-2　心电图检查常见疾病及主要表现

常见疾病	主要表现
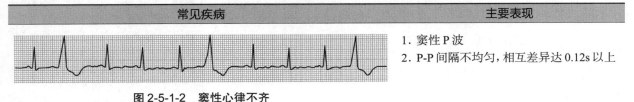 图 2-5-1-2　窦性心律不齐	1. 窦性 P 波 2. P-P 间隔不均匀,相互差异达 0.12s 以上

续表

常见疾病	主要表现

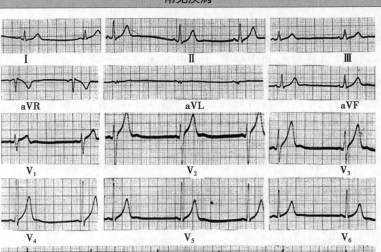

图 2-5-1-3　窦性心动过缓

1. 窦性心律
2. 心率<60 次 /min，其余波形图在正常范围内

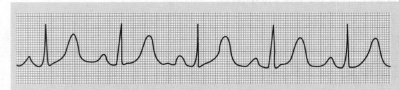

图 2-5-1-4　窦性心动过速

1. 窦性心律
2. 心率>100 次 /min，其余波形图在正常范围内

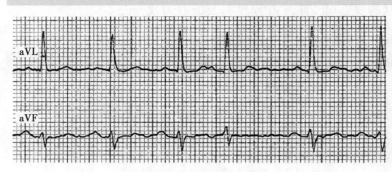

图 2-5-1-5　房性期前收缩

1. 有前期发生的 P′ 波，其形态与正常窦性 P 波可有一定的差别
2. 前期发生的 P′ 波后，其 QRS 波群形态多与同导联其他 QRS 波群常相同。有时 QRS 波群增宽变形，称房性期前收缩伴室内差异传导
3. P′-R 间期>0.12s
4. 代偿间歇不完全，<2 倍 P-P 间期
5. ST-T 正常

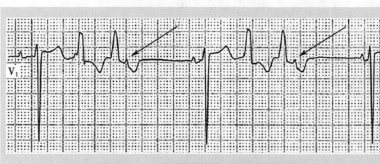

图 2-5-1-6　室性期前收缩（箭头所示）

1. 有提前出现的 QRS 波群，其前面无期前发生的 P 波
2. 期前出现的 QRS 波群形状错综，与同导联上其他 QRS 波群波型不同，QRS 间期多在 0.12s 以上
3. 期前收缩可为偶发的，亦可多发，有时每一个或两个正常搏动后即发生一个期前收缩（连续三次或三次以上），形成"二联律""三联律"。两个正常搏动后发生两个期前收缩或三个正常搏动后发生一个期前收缩（连续三次或三次以上），形成"四联律"
4. 代偿间歇完全，等于 2 倍 P-P 间期
5. ST-T 有继发性改变，T 波倒置

常见疾病	主要表现

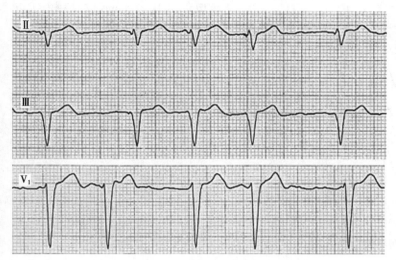

图 2-5-1-7　心房颤动

1. P 波消失,出现 f 波(心房颤动波),为间隔不等,大小、形状不同,频率 350～600 次 /min 的小波纹
2. QRS 波群间隔不匀,而形态大致正常

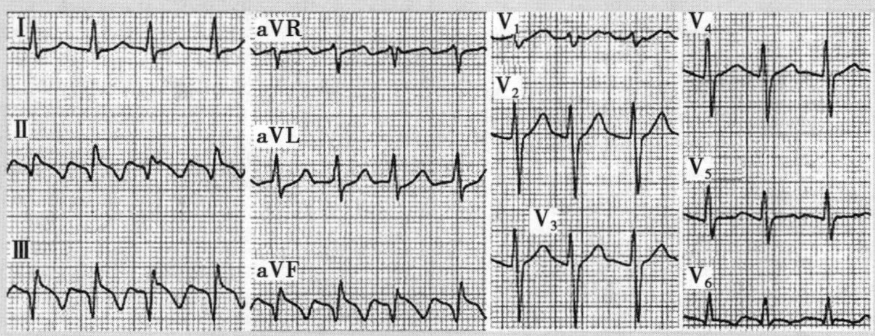

图 2-5-1-8　心房扑动

1. P 波消失,代之以一系列大小一致、间隔均匀、形状相似的锯齿状的 F 波(Ⅱ、Ⅲ、aVF),频率 250～350 次 /min
2. 心室律一般规则,也可不规则(房室传导比例多为 2∶1 或 4∶1)

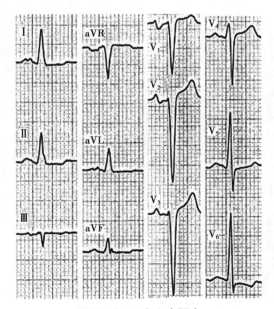

图 2-5-1-9　左心房肥大

1. 在Ⅰ、Ⅱ、aVL、aVR 导联中,P 波的宽度超过正常(0.11s),呈双峰型,双峰间距 ≥0.04s
2. V_1 导联常有电压增高的双向 P 波

续表

常见疾病	主要表现
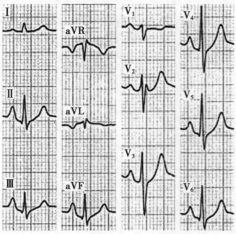 图 2-5-1-10　右心房肥大	P 波增高，电压>2.5mm，波型尖锐，尤以Ⅱ、Ⅲ、aVF、V₁导联明显
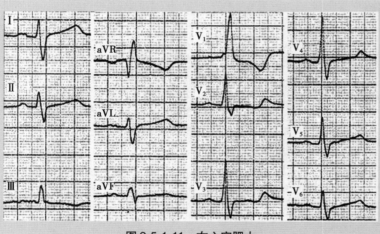 图 2-5-1-11　右心室肥大	1. QRS 波群电压改变：V₁导联 R/S≥1；V₁导联 R 波 +V₅导联 S 波>1.05mV；V₅导联 R/S≤1；aVR 导联 R/S（R/q）≥1（或 R≥5mm） 2. 电轴右偏，额面平均电轴>90°（重症可>100°） 3. V₁呈 QS、qr 或 qR 型 4. ST 段和 T 波改变，V₁之 ST 段轻度下降，T 波双向或倒置
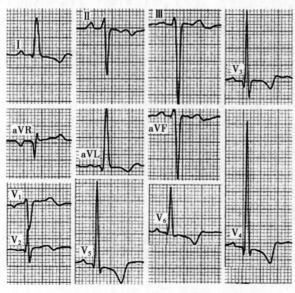 图 2-5-1-12　左心室肥大	1. QRS 波群电压改变：V₅、V₆的 R 波≥25mm；V₁导联的 S 波 +V₅导联的 R 波≥40mm（女≥35mm）；aVL 导联的 R 波>12mm，aVF 导联的 R 波>20mm，Ⅰ导联的 R 波>15mm，或Ⅰ导联的 R 波 +Ⅲ导联的 S 波>25mm 2. 电轴左偏（一般不超过 -30°） 3. QRS 时间>0.10s（一般不超过 0.12s） 4. ST 段和 T 波改变，以 R 波为主的导联上 ST 段可下降 0.5mm 以上，V₅之 T 波双向或倒置。以 S 波为主的导联上，则可见直立的 T 波

常见疾病	主要表现

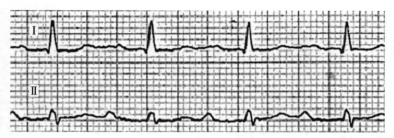

PR 间期延长（大于 0.20s）

图 2-5-1-13　一度房室传导阻滞

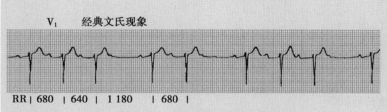

1. PR 间期逐次延长，直至 P 波后有 QRS 波群脱漏，呈周期性
2. R-R 间距逐次缩短

图 2-5-1-14　二度 I 型房室传导阻滞

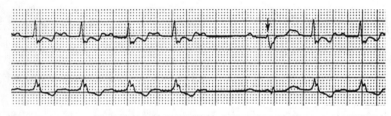

1. PR 间期恒定
2. P 波后有 QRS 波群脱漏

图 2-5-1-15　二度 II 型房室传导阻滞（箭头所示为 P 波后 QRS 波群脱漏）

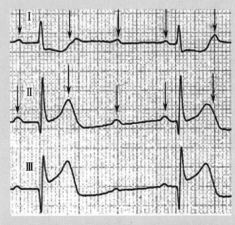

1. P 波与 QRS 波无关，即完全性房室分离
2. P-P 间距＜R-R 间距（即心房率快于心室率）
3. 心室律慢而规则，心率 20～60 次/min（交界性或室性逸搏心律）

图 2-5-1-16　三度房室传导阻滞（箭头所示为 P 波与 QRS 波无关，即完全性房室分离）

续表

常见疾病	主要表现

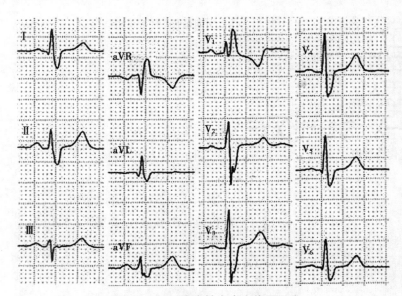

图 2-5-1-17　完全性右束支传导阻滞

1. QRS 间期≥0.12s
2. V₁、V₂ 呈 rsR′ 型或呈宽大而有切迹的 R 波,以 R 波为主的导联(V₅、V₆、Ⅰ、Ⅱ、aVL)常有粗钝的 S 波
3. ST-T 改变,V₁、V₂ 导联 ST 段压低,T 波倒置

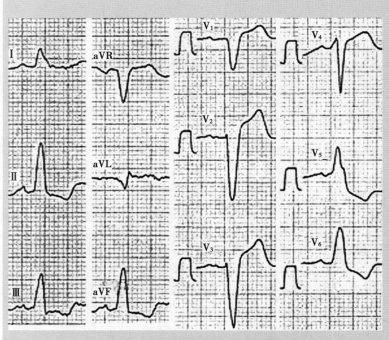

图 2-5-1-18　完全性左束支传导阻滞

1. QRS 间期≥0.12s
2. V₅、V₆ 呈粗钝或有切迹的 R 波,一般无 q 波,亦很少有 S 波;V₁、V₂ 呈 rS 型且 S 波粗钝或呈宽大的 QS 波
3. 电轴左偏
4. ST-T 改变:ST-T 方向与 QRS 主波方向相反

续表

常见疾病	主要表现
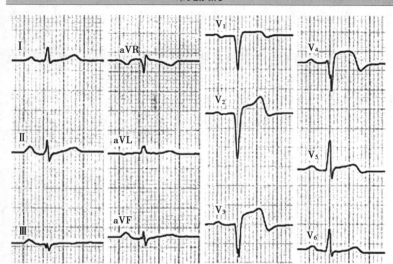 图 2-5-1-19　急性心肌梗死	1. 出现病理性 Q 波或 QS 波 2. ST 段抬高 3. T 波倒置
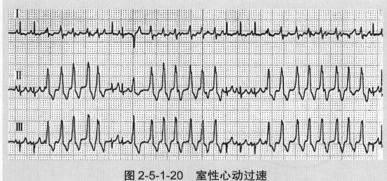 图 2-5-1-20　室性心动过速	1. 连续三次或三次以上快速的宽大畸形的 QRS 波群（即 QRS 间期>0.12s） 2. 心室律基本匀齐，频率为 140～200 次 /min
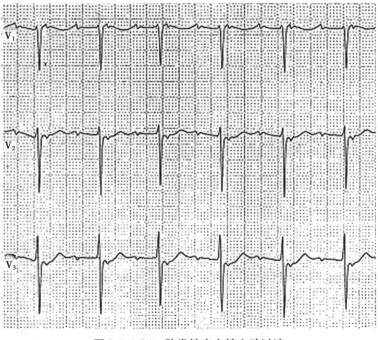 图 2-5-1-21　阵发性室上性心动过速	1. 连续三次或三次以上快速的 QRS 波群，呈室上性（即 QRS 不增宽变形，QRS 间期<0.12s） 2. 频率 150～240 次 /min 3. 心室律绝对整齐

1. 心肌梗死的图形演变及分期

（1）早期：ST 段上抬，T 波高尖（数分钟～数小时）。

（2）急性期：病理性 Q 波（或 QS 型）ST 段弓背上抬，逐渐下降至基线或接近基线，T 波由直立逐渐变为双向、倒置（数小时～数周）。

（3）亚急期：抬高的 ST 段回等电位线，Q 波持续存在，主要演变是缺血型 T 波由浅变深再变浅，直至恢复正常或恒定（数周～数月）。

（4）陈旧期：ST-T 不再变化，留下坏死型 Q 波（3～6 个月或更长）。

2. 心肌梗死定位诊断（图 2-5-1-22）

前间壁：V_1、V_2、（V_3）。

前壁：（V_2）、V_3、V_4、（V_5）。

前侧壁：（V_2）、V_3、V_4、V_5、V_6、aVL、I。

下壁：II、III、aVF。

侧壁：（V_5）、V_6、I、aVL。

下间壁：II、III、aVF、V_1、V_2、（V_3）。

下侧壁：II、III、aVF、I、aVL、V_6、（V_5）。

正后壁：V_7、V_8。

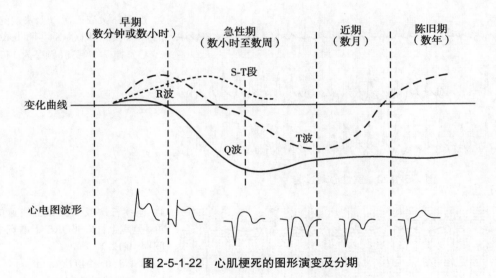

图 2-5-1-22　心肌梗死的图形演变及分期

（张黎军　金雅磊　任菁菁）

第二节　常用实验室检查及结果判读

一、常用血液检查

（一）红细胞和血红蛋白的检验（表 2-5-2-1）

表 2-5-2-1　红细胞及血红蛋白正常参考值

人群	红细胞数 /[×(10^{12}·L^{-1})]	血红蛋白 /(g·L^{-1})
成年男性	4.0～5.5	120～160
成年女性	3.5～5.0	110～150
新生儿	6.0～7.0	170～200

1. 红细胞及血红蛋白增多 指单位容积血液内红细胞数及血红蛋白量高于参考值上限，成年男性红细胞 $>6.0×10^{12}/L$，血红蛋白 $>170g/L$；成年女性红细胞 $>5.5×10^{12}/L$，血红蛋白 $>160g/L$ 时可认为增多。可分为相对性增多和绝对性增多两大类。

（1）相对性增多：因血浆容量减少，血浆中水分丢失，血液浓缩，使红细胞容量相对增加。见于严重呕吐、腹泻、大量出汗、大面积烧伤、慢性肾上腺皮质功能减退、甲状腺危象、糖尿病酮症酸中毒和尿崩症等。

（2）绝对性增多：可分继发性与原发性两类。

1）继发性：是血中红细胞生成素增多所致，根据原因不同可分为代偿性增加和非代偿性增加。红细胞生成素代偿性增加，由于血氧饱和度减低，组织缺氧所引起。生理性增加见于胎儿和新生儿，高原地区居民；病理性增加见于慢性心、肺疾患。红细胞生成素非代偿性增加，与某些肿瘤或肾脏疾病有关，如肾癌、肝细胞癌、卵巢癌等。

2）原发性：真性红细胞增多症，是一种多能造血干细胞受累所致的骨髓增殖性疾病，属慢性及良性增生，但具有潜在恶性趋向，部分患者可转变为白血病。原发性单纯红细胞增多症，仅表现为单纯的红系增生，并不累及粒系和巨核系造血细胞，亦无脾大，偶见。

2. 红细胞及血红蛋白减少 指单位容积循环血液中红细胞数、血红蛋白量及血细胞比容低于参考值下限，又称为贫血，血红蛋白参考值为成年男性 $<120g/L$，女性 $<110g/L$。根据血红蛋白减低的程度可分轻、中、重及极重度。按红细胞及血红蛋白减少的原因可分为两类：

（1）生理性减少：见于婴幼儿、老年人及妊娠妇女等。

（2）病理性减少：见于各种贫血，根据贫血产生的病因及发病机制不同，可将贫血分为红细胞生成不足、红细胞破坏过多及失血三大类。

3. 红细胞形态学的改变 正常红细胞呈双凹圆盘形，在血涂片中见到为圆形，大小较一致，直径 $6\sim9\mu m$，平均 $7.5\mu m$。红细胞的厚度边缘部约 $2\mu m$，中央约 $1\mu m$，染色后四周呈浅橘红色，而中央呈淡染区。

（二）白细胞总数和白细胞分类

成熟白细胞包括中性粒细胞、嗜酸性粒细胞、嗜碱性粒细胞、淋巴细胞和单核细胞 5 种。

1. 白细胞计数参考值 成人（$4\sim10$）$×10^9/L$，新生儿（$15\sim20$）$×10^9/L$，6 个月～2 岁婴儿（$11\sim12$）$×10^9/L$。

临床意义：白细胞总数的增多或减少主要受中性粒细胞数量的影响，淋巴细胞等数量上的改变也会引起白细胞总数的改变。

2. 白细胞分类参考值 中性杆状核粒细胞 $0\sim5\%$，中性分叶核粒细胞 $50\%\sim70\%$，嗜酸性粒细胞 $0.5\%\sim5\%$，嗜碱性粒细胞 $0\sim1\%$，淋巴细胞 $20\%\sim40\%$，单核细胞 $3\%\sim8\%$。

（1）中性粒细胞

1）在生理情况下，外周血中性粒细胞一日内存在波动，下午较早晨为高。妊娠后期及分娩时、剧烈运动或劳动后、饱餐或淋浴后、高温或严寒等均可使其暂时性升高。

2）反应性增多：可见于急性感染或炎症，广泛的组织损伤或坏死，急性溶血、失血、中毒；恶性肿瘤，其他如类风湿关节炎、自身免疫性疾病、溶血性贫血、痛风、严重缺氧，以及应用某些药物如皮质激素、肾上腺素等。

3）异常增生性增多：见于粒细胞白血病、骨髓增殖性疾病、严重败血症等。

4）减少：感染性疾病，如流行性感冒、水痘、风疹等病毒感染；血液系统疾病，如再生障碍性贫血、粒细胞减少症、非白血性白血病、恶性组织细胞病和阵发性睡眠性血红蛋白尿等；物理、化学因素，如 X 线及退热镇痛药、抗肿瘤药及抗甲状腺药等；单核 - 吞噬细胞系统功能亢进，如脾功能亢进及某些恶性肿瘤等；自身免疫性疾病，如系统性红斑狼疮。

5）中性粒细胞的核象变化：病理状态下，中性粒细胞的核象会出现核左移或核右移现象。前者指周围血中性粒细胞的核中杆状核或者更幼稚阶段的核占的比例增大（大于总数的 5%）。常见于急性感染、白血病等疾病;后者指周围血中性粒细胞的核出现 5 叶或 5 叶以上的细胞数量增加(大于总数的3%)。主要见于巨幼细胞贫血、造血功能衰退和应用抗代谢药物治疗后。在炎症的恢复期,可出现一过性中性粒细胞核右移。

6) 中性粒细胞常见的形态异常。中毒性改变表现:如细胞大小不均,中毒性颗粒、空泡形成、核固缩、核溶解和核碎裂等现象,以上改变可单独或同时存在于中性粒细胞中,反映细胞损伤的程度。巨多分叶核中性粒细胞:常见于巨幼细胞贫血及抗代谢药物治疗之后。奥氏小体:在白血病细胞中可见,对急性白血病的诊断鉴别有重要意义。球形包涵体:为核质发育不平衡的表现,见于严重感染。

(2) 嗜酸性粒细胞:增多见于变态反应性疾病、寄生虫病、皮肤病(如湿疹、剥脱性皮炎等)、血液病(如慢性髓细胞性白血病、淋巴瘤、多发性骨髓瘤、嗜酸性粒细胞白血病等)、某些恶性肿瘤、某些传染病、高嗜酸性粒细胞综合征等。减少常见于伤寒、副伤寒初期,大手术、烧伤等应激状态,或长期应用肾上腺皮质激素后,其临床意义不大。

(3) 嗜碱性粒细胞:增多见于过敏性疾病、慢性髓细胞性白血病、骨髓纤维化、慢性溶血及脾切除后、恶性肿瘤等。嗜碱性粒细胞白血病是极为罕见的白血病类型。嗜碱性粒细胞减少,无临床意义。

(4) 淋巴细胞

1) 淋巴细胞增多:淋巴细胞生理性增多见于儿童期,婴儿出生时淋巴细胞约占 35%,4～6 日后淋巴细胞可达 50%,与粒细胞比例大致相等,直至 4～6 岁。

病理性增多:见于感染性疾病,主要是病毒感染,也可见于百日咳杆菌、结核分枝杆菌、布鲁氏菌等感染;肿瘤性疾病,如成熟淋巴细胞的白血病和部分淋巴瘤等;急性传染病恢复期;移植排斥反应;再生障碍性贫血、粒细胞减少症及缺乏症时,中性粒细胞减少,淋巴细胞比值相对增高,但淋巴细胞的绝对值并不增高。

2) 淋巴细胞减少:主要见于应用肾上腺皮质激素、烷化剂、抗淋巴细胞球蛋白的治疗及接触射线、免疫缺陷病及丙种球蛋白缺乏症等。

3) 反应性淋巴细胞(异型淋巴细胞):根据形态特点分为 3 型,即Ⅰ型(泡沫型)、Ⅱ型(不规则型)、Ⅲ型(幼稚型)。主要见于病毒感染,也可见于药物过敏、输血及血液透析之后、免疫性疾病、粒细胞缺乏症和放射治疗后等。

(5) 单核细胞:生理性增多见于婴幼儿期;病理性增多见于某些感染(如疟疾、黑热病、结核病、感染性心内膜炎等)、血液病(如单核细胞白血病、粒细胞缺乏症恢复期、恶性组织细胞病、淋巴瘤、骨髓增生异常综合征等)、急性传染病或急性感染的恢复期。单核细胞减少一般无临床意义,毛发状细胞白血病时单核细胞减少。

(三) 网织红细胞计数

网织红细胞,对估计骨髓造血功能有一定的意义。

1. 参考值　百分率 0.5%～1.5%,绝对值(24～84)×10⁹/L。

2. 临床意义　增多表示骨髓红系增生旺盛,常见于溶血性贫血、急性失血、缺铁性贫血、巨幼细胞贫血及某些贫血患者治疗后;减少表示骨髓红系增生减低,常见于再生障碍性贫血。

(四) 红细胞沉降率

简称血沉,与红细胞的数量、形状、大小、血浆黏滞度中成分及环境温度等因素有关。

1. 参考值　男性 0～15mm/1h;女性 0～20mm/1h。

2. 临床意义

(1) 生理性变化:新生儿因纤维蛋白原含量低,血沉较慢。12 岁以下的儿童血沉可略快。而老年人因血浆纤维蛋白原含量逐渐增加,血沉增快。

(2) 病理性变化:增快常见于炎性疾病、组织损伤及坏死、恶性肿瘤、各种原因所致的高球蛋白血症、部分贫血、高胆固醇血症。血沉减慢一般临床意义较小,红细胞增多症、球形红细胞增多症和纤维蛋白原含量重度缺乏者,血沉可减慢。

二、血栓与止血检测

（一）出血时间测定

出血时间（bleeding time，BT）的长短主要受血小板数量和功能、血管壁的通透性和脆性的影响，血浆凝血因子的影响较小。参考值为（6.9±2.1）分钟，BT 延长见于血小板明显减少，血小板功能异常，严重缺乏某些凝血因子，血管异常，药物干扰。

（二）活化部分凝血活酶时间测定

活化部分凝血活酶时间（activated partial thromboplastin time，APTT）是反映内源性凝血系统各凝血因子总的凝血状况的指标，正常人为 31～43 秒（手工法）。APTT 延长见于凝血因子Ⅷ、Ⅸ、Ⅺ和Ⅻ明显减少，凝血因子Ⅴ和因子Ⅹ减少，纤维蛋白原严重减少，应用肝素、口服抗凝药时，纤溶亢进使纤维蛋白原降解增加时，血液循环中有抗凝物质。APTT 缩短见于血栓性疾病和血栓前状态，但灵敏度和特异度差。

（三）血小板计数

正常人血小板为（100～300）×10⁹/L。引起血小板减少的主要原因有：血小板生成障碍，血小板破坏或消耗增多，血小板分布异常。引起血小板增多的主要原因如下：

（1）原发性增多：见于骨髓增殖性疾病，如慢性白血病、原发性血小板增多症等。

（2）反应性增多：见于急性感染、急性溶血、某些癌症患者等。

（四）生理性抗凝蛋白和病理性抗凝物质的抗凝检测

1. 血浆抗凝血酶活性（antithrombin，AT）测定

参考值：108.5%±5.3%。

临床意义：增高见于血友病、白血病和再生障碍性贫血等的急性出血期，口服抗凝药物治疗进程中；减低见于先天性与获得性 AT 缺乏症，后者见于血栓前状态、血栓性疾病、弥散性血管内凝血（disseminated intravascular coagulation，DIC）和肝脏疾病等。

2. 抗凝血酶Ⅲ（AT Ⅲ）

参考值：80%～120%。

临床意义：增高见于血友病、口服抗凝剂、急性出血期等；降低见于先天性 AT Ⅲ缺乏症、DIC、术后、心肌梗死、心绞痛、脑血管疾病、肾病、深静脉血栓、反复原因不明的血栓形成、肺梗死、妊娠高血压综合征等疾病，以及严重肝病等 AT Ⅲ合成减少疾病。

3. 血浆蛋白 C（protein C，PC）活性测定

参考值：100.24%±13.18%。

临床意义：PC 活性减低见于遗传性和获得性的疾病。遗传性疾病见于遗传性或先天性 PC 缺陷症；获得性疾病见于 DIC、肝病、手术后、口服抗凝剂、急性呼吸窘迫综合征等。

4. 血浆凝血酶时间（thrombin time，TT）

参考值：16～18 秒，TT 值延长超过正常参考值 3 秒以上为延长。

临床意义：延长见于低（无）纤维蛋白原血症和异常纤维蛋白原血症、血中纤维蛋白（原）降解产物（fibrin/fibrinogen degradation product，FDP）增高（如 DIC）、血液中有肝素或类肝素物质存在（如肝素治疗中、系统性红斑狼疮和肝脏疾病等）。TT 缩短无临床意义。

5. 血浆 D- 二聚体（D-dimer，D-D）测定

参考值：胶乳凝集法为阴性，酶联免疫吸附测定（ELISA）法为小于 200μg/L。

临床意义：继发性纤溶症（如 DIC）为阳性或增高；而原发性纤溶症为阴性或不升高。D-D 为两者鉴别的重要指标。但是，本指标在血栓形成和临床出血时也可出现阳性。

6. 国际标准化比值（international normalized ratio，INR）

参考值：0.8～1.2。

临床意义：INR 是口服抗凝药（如华法林）监测的首选指标。抗凝剂治疗的 INR 最佳范围：术前 2 周或术中口服抗凝药最佳范围为 1.5～3.0；原发或继发静脉血栓的预防为 2～3；活动性静脉血栓、肺梗死复发性静脉血栓的预防为2~4；动脉血栓的预防、心脏换瓣术后为3~4.5。

三、排泄物、分泌物及体液检验

（一）尿液检验

1. 一般检验

（1）一般性状检查：包括尿量、颜色与透明度、气味、pH、比重等检查。

（2）化学检查：包括尿蛋白、尿糖、酮体等检测。

（3）有形成分检查：包括细胞、管型、结晶等检测。

（4）尿细胞计数：包括Addis尿沉渣计数、1小时尿细胞排泄率测定。

2. 其他检验

（1）尿红细胞（RBC）形态检查

参考值：正常人尿中RBC<10 000/ml，肾小球源性血尿时变形RBC>80%。

临床意义：肾小球源性血尿见于各类肾小球疾病；非肾小球源性血尿见于尿路结石、炎症、肿瘤、畸形及血液系统疾病等。

（2）尿蛋白电泳

临床意义：以肾小管损害为主的疾病，尿中出现白蛋白等小分子量蛋白质；以肾小球损害为主的疾病，常出现中分子及大分子量蛋白质；整个肾单位受损时，出现混合性蛋白尿。

（3）尿补体C3、免疫球蛋白：尿补体C3及IgM、IgG阳性，提示非选择性蛋白尿。

（4）尿微量白蛋白：各种原发性肾小球肾炎，如紫癜性肾炎、糖尿病肾病等继发性肾小球肾炎、肾小管间质炎、高血压引起的肾损害等均可出现尿微量白蛋白增高；尿微量白蛋白可作为早期糖尿病肾病的诊断指标。

（5）尿 β_2- 微球蛋白：尿 β_2- 微球蛋白增高见于肾小管病变，用以判断药物、重金属、造影剂对肾小管的损伤作用；某些恶性肿瘤也会导致尿 β_2- 微球蛋白增高。

（6）尿 α_1- 微球蛋白：为判断肾近曲小管损害的早期指标，可替代 β_2- 微球蛋白作为肾小管功能不全的指标。

（7）尿纤维蛋白降解产物（FDP）：正常尿内无FDP，而尿中FDP增多见于肾小球内有溶血、纤溶过程，如急、慢性肾小球肾炎、新月体性肾炎及肾小球病变伴大量新月体形成时、肾移植后排斥反应，尿FDP进行性升高多提示肾小球病变持续进展及DIC时。

（8）脲酶：尿中 N- 乙酰 -β- 葡萄糖苷酶（NAG）升高主要反映近端肾小管的损伤，可见于缺血或者中毒引起的肾小管坏死、肾小管间质炎、肾移植排斥反应及慢性肾小球肾炎等。

（9）尿电解质：尿钠减少见于呕吐、腹泻、严重烧伤、糖尿病酸中毒等引起的低钠血症，尿钠增多见于各种原因导致的肾小管损伤；尿钾增多见于呕吐、腹泻、原发性醛固酮增多症、库欣综合征、糖尿病酸中毒等，减少见于各种原因引起的 K^+ 摄入减少、吸收不良及丢失过多。

（二）粪便检查

1. 标本采集应注意事项

（1）粪便标本应新鲜。

（2）少量即可。

（3）选取异常部分（如黏液、脓血），无外观异常者要多点取样检查。

（4）查阿米巴时粪便要新鲜（30分钟内）、保温。

（5）肛门周围皱襞处试取（检查蛲虫时）。

（6）做化学法隐血试验时，患者应进食素食3日，并禁服铁剂、铋剂及维生素C。

（7）无粪便而又必须检查时，可经肛门指诊或采便管拭取标本。

2. 检查内容

（1）一般性状检查：量、颜色与性状、气味、寄生虫体、结石。

（2）显微镜检查：细胞、食物残渣、结晶、细菌、寄生虫和寄生虫卵。

（3）化学检查：隐血试验（OBT）、胆色素检查。

（4）细菌学检查。

3. 送检目的及临床应用

（1）送检目的：粪便检查对了解消化道及肝、胆、胰等器官有无炎症、出血、寄生虫感染等，了解胰腺及肝胆系统的消化与吸收功能状况有重要价值。

（2）临床应用：对肠道感染性疾病、肠道寄生虫病、胃肠道及附属腺体的消化吸收功能过筛试验、消化道肿瘤的筛选检查及黄疸的诊断和鉴别诊断均有一定的应用价值。

（三）痰液检验

采集痰液标本时必须与口腔唾液、鼻咽部及鼻腔分泌物区分。做常规检查、癌细胞检查和细菌学检查时，应留取清晨第一口痰；观察痰量留24小时痰；检测结核分枝杆菌留12～24小时痰；做厌氧菌培养时必须经环甲膜穿刺或者经支气管镜抽取法取痰。

1. 一般性状检查　包括痰量、颜色、性状、气味及有无管型等。大量脓痰见于支气管扩张症、肺脓肿和脓胸支气管胸膜瘘等；血性痰常见于肺结核、支气管扩张症、肺癌等；铁锈色痰见于大叶性肺炎、肺梗死等；烂桃样灰黄色痰见于肺吸虫病；棕褐色痰见于阿米巴肺脓肿和慢性充血性心力衰竭肺淤血；厌氧菌感染时痰有恶臭味；肺炎球菌肺炎和慢性支气管炎时可见支气管管型。

2. 显微镜检查　直接涂片镜检可观察白细胞的多少、有无寄生虫及虫卵、有无炭末细胞和心力衰竭细胞；进一步染色涂片可做脱落细胞检查、革兰氏（Gram）染色和抗酸染色等。

3. 细菌培养　根据需要做细菌培养，如药物敏感试验、真菌培养、结核分枝杆菌培养和支原体培养等。

四、肾脏病变常用的实验室检查

肾脏病变及其导致的肾衰竭会出现全身水、电解质、酸碱平衡紊乱，体内废物、毒物排泄障碍，严重者危及生命。肾脏病变常用的实验室检查有尿液检查、肾活检病理检查、肾功能检查。

（一）肾小球功能检查

1. 肾小球滤过率（glomerular filtration rate，GFR）

参考值：(100 ± 20) ml/min。

临床意义：降低见于急性和慢性肾衰竭、肾小球功能不全、肾动脉硬化、肾盂肾炎（晚期）、糖尿病（晚期）和高血压（晚期）、甲状腺功能减退、肾上腺皮质功能不全、糖皮质激素缺乏；升高见于肢端肥大症、巨人症和糖尿病肾病早期。

2. 内生肌酐清除率（endogenous creatinine clearance rate，Ccr）　成人80～120ml/min，老年人随年龄增长，有自然下降趋势，西咪替丁、甲苄嘧啶、长期限制剧烈运动均使Ccr下降。

临床意义：判断肾小球损害程度；评估肾功能；指导药物治疗。

3. 血清肌酐、尿素氮、血尿酸测定

（1）血清肌酐（Cr）的测定

参考值：全血Cr 88.4～176.8μmol/L；血清或血浆Cr，男性53～106μmol/L，女性44～97μmol/L。

临床意义：评价肾小球滤过功能；鉴别肾前性和肾实质性少尿。

（2）尿素氮（BUN）测定

参考值：成人3.2～7.1mmol/L；婴儿、儿童1.8～6.5mmol/L。

临床意义：血中BUN增高见于器质性肾功能损害如各种原因所致的慢性肾衰竭；肾前性少尿如各种原因导致的血容量不足、肾血流减少灌注不足导致少尿等；蛋白质分解或摄入过多；BUN作为肾衰竭透析充分性指标。

（3）血尿酸测定

参考值：成人酶法血清（浆）尿酸浓度男性150～416μmol/L，女性89～357μmol/L。

临床意义：血尿酸浓度升高见于肾小球滤过功能损伤、体内尿酸生成异常增多（如遗传性酶缺陷所致的原发性痛风，以及多种血液病、恶性肿瘤等因细胞大量破坏所致的继发性痛风等）。血尿酸浓度降低见于各种原因致肾小管重吸收尿酸功能损害，尿中大量丢失，以及肝功能严重损害尿酸生成减少。此外，慢性镉中毒、使用磺胺及大剂量糖皮质激素及参与尿酸生成的黄嘌呤氧化酶、嘌呤核苷酸化酶先天性缺陷等，亦可致血尿酸降低。

4. 尿白蛋白 - 肌酐比值（albumin-creatinine ratio，ACR）

参考值：低于 30mg/g。

临床意义：识别有进行性慢性肾脏病风险的患者的常用方法（表 2-5-2-2）。尿白蛋白排泄增加可高度预测糖尿病肾病、终末期肾病、心血管死亡率和糖尿病患者的总死亡率。

表 2-5-2-2　2012 年 KDIGO 对慢性肾脏病进展的评估

	分期	肾功能	eGFR/ (ml·min^{-1}·1.73m^{-2})	通过 ACR 进行评估慢性肾脏病进展		
				正常到轻度下降	中度下降	重度下降
				ACR<30mg/g （<3mg/mmol）	ACR 30～300mg/g （3～30mg/mmol）	ACR >300mg/g （>30mg/mmol）
通过 eGFR 进行评 估慢性 肾脏病 进展	G1	正常	≥90	低风险	中风险	高风险
	G2	轻度下降	60～89	中风险	高风险	
	G3a	轻中度下降	45～59	高风险		
	G3b	中重度下降	30～44	极高风险	极高风险	极高风险
	G4	重度下降	15～29			
	G5	肾衰竭	<15			

注：KDIGO，改善全球肾脏预后组织；ACR，尿白蛋白 - 肌酐比值；eGFR，估算的肾小球滤过率。

5. 血清胱抑素 C 测定

参考值：成人血清 0.6～2.5mg/L。

临床意义：升高提示肾小球滤过功能受损，见于抗生素导致肾小球滤过功能微小损伤、糖尿病肾病、高血压肾病及其他肾小球早期损伤。

（二）肾小管功能试验

1. 肾脏浓缩和稀释功能试验（又称昼夜尿比重试验或莫氏试验）　参考值：正常成人 24 小时尿量 1 000～2 000ml，12 小时夜尿量 <750ml；最高一次比重 >1.018；昼夜尿最高比重与最低比重之差 >0.009。

2. 尿渗量（渗透压）　参考值：600～1 000mOsm/（kg·H$_2$O）[当血渗透压为 275～305mOsm/（kg·H$_2$O）时]。

3. 肾小管功能试验的其他方法　包括肾小管葡萄糖最大重吸收量试验、尿液酸化功能测定等。

五、肝脏病变常用的实验室检查

（一）肝脏蛋白质代谢功能检查

1. 血清总蛋白和白蛋白比值测定

（1）比值增高：主要由于血液浓缩，单位容积内总蛋白浓度增加，而全身总蛋白量并未增加，如急性失水、肾上腺皮质功能减退、休克等。

（2）比值减低：见于下列情况。

1）肝细胞损害影响总蛋白与白蛋白合成：常见于肝脏疾病如亚急性重症肝炎、慢性肝炎、肝硬化、肝癌等。血清总蛋白 <60g/L 或白蛋白 <25g/L 称为低蛋白血症。

2）营养不良或消化吸收不良导致蛋白质摄入不足。

3）蛋白丢失过多：如肾病综合征、严重烧伤、急性大失血等。

4）消耗增加：见于恶性肿瘤、重症结核、甲状腺功能亢进、发热等慢性消耗性疾病。

5）血液稀释：如水钠潴留或静脉补充过多晶体溶液。

（3）血清总蛋白及球蛋白增高：当血清总蛋白 >80g/L 或球蛋白 >35g/L 时，称高蛋白血症或高球蛋白血症。常见原因有：各种慢性肝病；M 蛋白血症，如多发性骨髓瘤、淋巴瘤等；自身免疫性疾病，如系统性红斑狼疮（systemic lupus erythematosus，SLE）、风湿热等；慢性炎症与慢性感染，如结核病、疟疾等。

（4）血清球蛋白浓度降低：见于生理性减少、免疫功能抑制或先天性低 γ 球蛋白血症。

（5）白蛋白 / 球蛋白（A/G）比值倒置：见于严重肝功能损伤及 M 蛋白血症等。

2. 血浆凝血因子测定

（1）凝血酶原时间（PT）测定：PT 延长为肝硬化失代偿期的特征性改变，也是诊断胆汁淤积，肝脏合成维生素 K 依赖因子Ⅱ、Ⅴ、Ⅶ、Ⅹ是否减少的重要检查。

（2）活化部分凝血活酶时间（APTT）测定：严重肝病、维生素 K 缺乏时，APTT 可延长。

（3）凝血酶时间（TT）测定：TT 延长见于肝硬化或急性暴发性肝衰竭合并 DIC 时。

（4）肝促凝血酶原（HPT）试验：可反映因子Ⅱ、Ⅶ、Ⅹ的综合活性，灵敏度高。

（5）抗凝血酶Ⅲ（AT Ⅲ）测定：AT Ⅲ主要在肝合成，70%～80% 凝血酶由其灭活，它与凝血酶形成 1:1 共价复合物来抑制凝血酶。严重肝病时 AT Ⅲ活性明显降低，合并 DIC 时更显著降低。

3. 血氨测定

参考范围：谷氨酸脱氢酶法 11～35μmol/L。

临床意义：生理性增高见于高蛋白饮食或剧烈运动后；病理性增高多见于肝性脑病、肝硬化、肝癌或重症肝炎等严重肝损害、上消化道出血、尿毒症或门腔静脉分流等；降低多见于低蛋白饮食或严重贫血。

4. 血清前白蛋白测定

参考值：1 岁 100mg/L；1～3 岁 168～281mg/L；成人 280～360mg/L。

临床意义：降低见于营养不良、慢性感染、晚期恶性肿瘤；肝胆系统疾病如肝炎、肝硬化、肝癌及梗阻性黄疸，对早期肝炎、急性重症肝炎有特殊诊断价值。增高见于霍奇金淋巴瘤。

（二）脂类代谢功能检查

参考值：总胆固醇 2.9～6.0mmol/L；胆固醇酯 2.34～3.38mmol/L；胆固醇酯:游离胆固醇 =3:1。

临床意义：

（1）肝细胞受损时，如肝硬化、暴发性肝衰竭时，血中总胆固醇降低。

（2）胆汁淤积时，血中胆固醇增加，以游离胆固醇增加为主。胆固醇酯与游离胆固醇的比值降低。

（3）营养不良及甲状腺功能亢进患者血中总胆固醇降低。

（4）血脂异常的主要危害是增加心血管病的发病风险。同时与多个危险因素交互作用决定了个体的心血管病总体风险。通过心血管病风险评估模型筛查出高风险人群，比如针对中国人心脑血管病发病风险的 China-PAR 模型。China-PAR 模型给出心脑血管病发病风险分层，包括 10 年风险分层和终身风险（从目前生存至 85 岁时发生心脑血管病的风险）分层。

（三）胆红素代谢检查

1. 总胆红素（serum total bilirubin，STB）测定

（1）判断有无黄疸、黄疸程度及演变过程：STB>17.1μmol/L，但 <34.2μmol/L 为隐性黄疸或亚临床黄疸；STB 在 34.2～171μmol/L 为轻度黄疸；STB 在 171～342μmol/L 为中度黄疸；>342μmol/L 为重度黄疸。测定 STB 的主要目的为发现隐性黄疸，在病程中检测 STB 可以判断疗效和指导治疗。

（2）根据黄疸程度推断黄疸病因：溶血性黄疸 STB 增高，但通常 <85.5μmol/L；肝细胞性黄疸 STB 处于 17.1～171μmol/L，不完全梗阻性黄疸 STB 处于 171～265μmol/L，完全梗阻性黄疸 STB 通常 >342μmol/L。

（3）根据 STB、结合及非结合胆红素升高程度判断黄疸类型：若 STB 增高并伴有非结合胆红素明显升高,则提示为溶血性黄疸;总胆红素增高伴结合胆红素明显升高,提示为胆汁淤积性黄疸;三者均增高,提示为肝细胞性黄疸。

2. 血清结合胆红素(CB)与非结合胆红素(UCB)测定　根据 CB 与 STB 比值,可协助鉴别黄疸类型,如 CB/STB<0.2 提示为溶血性黄疸,在 0.2～0.5 之间为肝细胞性黄疸,比值 >0.5 为胆汁淤积性黄疸。某些肝胆疾病的早期,如肝炎的黄疸前期、无黄疸性肝炎、失代偿性肝硬化、肝癌等,30%～50% 的患者可表现出 CB 增加,而 STB 正常。

3. 尿胆原检查

参考值:定量 0.84～4.2μmol/(L·24h)。定性:正常人为阴性反应。

临床意义:

(1)尿胆原增多

1)肝细胞受损,如病毒性肝炎。

2)循环中红细胞破坏增加及红细胞前体细胞在骨髓内破坏增加,如溶血性贫血。

3)内出血时由于胆红素生成增加,尿胆原排出亦增加。

4)其他:如肠梗阻、顽固性便秘时吸收增多;充血性心力衰竭伴肝淤血时,尿胆原入血增多。

(2)尿胆原减少或缺如

1)胆道梗阻,如胆石症、胆管肿瘤、胰头癌等。

2)新生儿及长期服用抗生素者,由于肠道细菌缺乏或受到药物抑制,使尿胆原生存减少。

4. 尿胆红素检查

参考值:正常人为阴性反应。

临床意义:尿胆红素试验阳性提示血中结合胆红素增加。常见于:

(1)胆汁排泄受阻,如肝外胆管阻塞、肝内小胆管压力升高等。

(2)肝细胞损害,如病毒、乙醇等原因所致的肝炎。

(3)黄疸鉴别诊断,如溶血性黄疸为阴性,肝细胞性及梗阻性黄疸为阳性。先天性黄疸中杜宾-约翰逊(Dubin-Johnson)和 Rotor 综合征为阳性,而吉尔伯特(Gilbert)和克里格勒-纳贾尔(Crigler-Najjar)综合征则为阴性。

(4)碱中毒时胆红素分泌增加,可出现尿胆红素试验阳性。

(四)胆汁酸代谢检查

参考值:总胆汁酸(酶法)0～10μmol/L。

临床意义:胆汁酸增高见于以下情况。

(1)肝细胞损害:如肝炎、肝硬化、肝癌等;有助于肝病的预后估计、预测病情复发及疗效判断;证实如转氨酶、碱性磷酸酶试验异常是否为肝源性。

(2)胆道阻塞:胆管炎症、胆石症、肝内、肝外胆管阻塞。

(3)门脉分流:肠道中次级胆汁酸经分流的门脉系统直接进入体循环。

(4)进食后可一过性增高,此为生理现象。

(5)黄疸的鉴别:肝胆疾病胆汁酸增高,先天性黄疸或溶血性黄疸时正常。

(五)血清酶及同工酶检查

1. 血清转氨酶(丙氨酸转氨酶、天冬氨酸转氨酶)

参考值:速率法(37℃),丙氨酸转氨酶(ALT)5～40U/L;天冬氨酸转氨酶(AST)8～40U/L。DeRitis 比值(AST/ALT):1.15。

临床意义:

(1)急性病毒性肝炎:ALT、AST 均显著升高,可达正常上限的 20～50 倍,而 ALT 升高更明显,ALT/AST>1。

(2)慢性病毒性肝炎:转氨酶轻度上升或正常,ALT/AST>1。若 ALT/AST<1,提示慢性肝炎可能进入活动期。

（3）酒精性肝病、药物性肝炎、脂肪肝、肝癌等非病毒性肝病：转氨酶可轻度升高或正常，且 ALT/AST<1。酒精性肝病 AST 显著升高，ALT 接近正常。

（4）肝硬化、肝内外胆汁淤积：转氨酶活性可正常或轻度升高，肝硬化终末期可正常或降低。

（5）急性心肌梗死后 6～8 小时 AST 增高，18～24 小时达高峰，其值可达参考值上限的 4～10 倍。

2. 碱性磷酸酶（ALP）

参考值：磷酸对硝基苯酚速率法（37℃），男性 45～125U/L；女性 20～49 岁 30～100U/L，50～79 岁 50～135U/L。

临床意义：

（1）肝胆系统疾病：各种肝内、外胆管阻塞性疾病（如胰头癌、胆道结石），ALP 明显升高，且与血清胆红素升高相平行；累及肝实质细胞的肝胆疾病（如肝炎、肝硬化）ALP 轻度升高。

（2）黄疸的鉴别诊断

1）胆汁淤积性黄疸：ALP 和血清胆红素明显升高，转氨酶轻度增高。

2）肝细胞性黄疸：血清胆红素中度增加，转氨酶活性很高，ALP 正常或稍高。

3）肝内局限性胆道阻塞（如肝癌、肝脓肿）：ALP 明显增高，ALT 无明显增高，血清胆红素大多正常。

（3）骨骼疾病：如纤维性骨炎、佝偻病等，ALP 可升高。

（4）生长中儿童、妊娠中晚期 ALP 可生理性增加，佝偻病、甲状旁腺功能亢进亦可见 ALP 升高。

3. γ-谷氨酰转移酶（GGT）

参考值：γ-谷氨酰 -3- 羧基 - 对硝基苯胺法（37℃），男性 11～50U/L，女性 7～32U/L。

临床意义：

（1）胆道阻塞性疾病：GGT 明显升高，并与 ALP、胆红素平行增高。

（2）急、慢性病毒性肝炎、肝硬化：GGT 中等程度升高。

（3）急、慢性酒精性肝炎、药物性肝炎：GGT 呈明显或中度以上升高，ALT 和 AST 仅轻度增高，甚至正常。

（4）其他：脂肪肝、胰腺炎、胰腺肿瘤、前列腺肿瘤等 GGT 可轻度增高。

4. 单胺氧化酶（MAO）

参考值：0～3U/L（速率法，37℃）。

临床意义：

（1）肝脏病变：80% 以上的重症肝硬化并伴有肝硬化的肝癌患者 MAO 活性增高。但对早期肝硬化反应不敏感；急性肝炎 MAO 大多正常；中、重度慢性肝炎有 50% 血清 MAO 增高，表明有肝细胞坏死及纤维化形成。

（2）肝外疾病：慢性充血性心力衰竭、糖尿病、甲状腺功能亢进、系统性硬化等可升高。

5. 脯氨酰羟化酶（PH）

参考值：（39.5±11.87）μg/L。

临床意义：

（1）肝纤维化的诊断，均有 PH 的增高。

（2）肝脏病变随访及预后判断：慢性肝炎、肝硬化患者其 PH 活性进行性增高，提示肝细胞坏死及纤维化状态加重，若治疗后 PH 活性逐渐下降，提示治疗有效，疾病在康复当中。

（六）肝脏病检查项目的选择与应用

1. 健康体检时，可选择 ALT、肝炎病毒标志物、血清蛋白电泳及 A/G 比值的测定。前两种检查可发现病毒性肝炎，后两者可发现慢性肝病。

2. 怀疑为无黄疸肝病时，对急性者可查 ALT、前白蛋白、胆汁酸、尿内尿胆原及肝炎病毒标志物。对慢性者可加查 AST、ALP、GGT、血白蛋白总量、A/G 比值及血清蛋白电泳。

3. 对黄疸患者的诊断与鉴别诊断时，应查 STB、CB、尿胆原与尿胆红素、ALP、GGT、脂蛋白 X

（LP-X）、胆汁酸。怀疑为先天性非溶血性黄疸时加查靛氰绿滞留率试验（indocyanine green retention rate，ICGR）。

4．怀疑为原发性肝癌时，除查一般肝功能外，应加查 AFP、GGT 及其同工酶、ALP 及其同工酶和乳酸脱氢酶（LDH）。

5．怀疑肝脏纤维化或肝硬化时，ALT、AST、STB、A/G 比值、蛋白电泳、ICGR 为筛选检查，此外还应查 MAO、PH 及Ⅲ型前胶原氨基末端肽（PⅢP）等。

6．疗效判断及病情随访时，急性肝炎可查 ALT、AST、前白蛋白、靛氰绿（ICG）、STB、CB、尿胆原及尿胆红素等。慢性肝病可观察 ALT、AST、STB、CB、PT、血清总蛋白、A/G 比值及蛋白电泳等，必要时查 MAO、PH、PⅢP。原发性肝癌应随访检测 AFP、GGT、ALP 及其同工酶等。

六、浆膜腔积液检验

（一）检查方法及临床意义

1．一般性状检查   量、颜色、透明度、pH、比重、凝固性。

2．化学检查

（1）黏蛋白定性试验（Rivalta 试验）：漏出液多为阴性反应，渗出液呈阳性反应。

（2）蛋白定量试验：总蛋白是鉴别渗出液和漏出液最有效的指标。漏出液蛋白总量常 <25g/L，而渗出液常 >30g/L，若位于 25～30g/L 之间，则难以判明其性质。

（3）葡萄糖测定：漏出液中葡萄糖含量与血糖相似，渗出液中葡萄糖常因细菌或细胞酶的分解而减少，如化脓性胸（腹）膜炎、化脓性心包炎，积液中葡萄糖含量明显减少甚至无糖，结核性与癌性积液及类风湿性积液糖含量常减少，红斑狼疮积液糖基本正常。

（4）乳酸测定：有助于鉴别诊断细菌性感染与非感染性，当乳酸含量 >10mmol/L 以上时，高度提示为细菌感染。

（5）酶活性测定

1）乳酸脱氢酶（LDH）：漏出液中 LDH 活性与正常血清相近，渗出液中 LDH 活性增高，有助于两者的鉴别诊断。化脓性胸膜炎可高达正常血清的 30 倍。在疾病过程中 LDH 活性的增加与降低，可提示炎症的加重与吸收。

2）淀粉酶：胰腺炎、胰腺癌、胰腺创伤所致的腹腔积液，可增高为正常血清的 3 倍；而原发或继发性肺腺癌，胸腔积液中淀粉酶含量显著增高，多 >300U/L。

3）溶菌酶（LZM）：正常胸腹腔积液中 LZM 含量为 0～5mg/L，结核性积液中的 LZM 含量 >27mg/L，明显高于癌性积液和风湿病积液。积液和血清中 LZM 比值（E-LZM/S-LZM）正常 <1，而结核性积液则 >1。

4）腺苷脱氨酶（ADA）：对鉴别结核性积液与恶性肿瘤性积液有重要参考价值。结核性积液中 ADA 活性升高且幅度较大，癌性积液次之，漏出液最低。通常当 ADA>40U/L，应考虑为结核性；当抗结核治疗有效时，积液中 ADA 活性下降，因此可作为结核诊断疗效观察指标。

（6）癌胚抗原（CEA）测定

参考值：改良 Maiolini 酶联免疫法，（3.2±0.77）μg/L，>5μg/L 为异常。

临床意义：癌性胸、腹腔积液时 CEA 多 >5μg/L，良性积液时多 <5μg/L。

3．显微镜检查

（1）细胞计数：漏出液细胞较少，常 <100×10⁶/L；渗出液细胞较多，常 >500×10⁶/L。

（2）细胞分类：漏出液中主要为淋巴细胞和间皮细胞。渗出液中细胞数较多，各种细胞增多的临床意义可不同。

1）中性粒细胞增多为主：常见于化脓性渗出液、结核性积液的早期。

2）淋巴细胞增多为主：常见于慢性炎症，如结核性、梅毒性及肿瘤积液或结缔组织病所致渗出液。

3）嗜酸性粒细胞增多为主：常见于气胸、血胸、过敏性疾病、肺梗死、充血性心力衰竭或寄生虫病所致的积液。

4）其他细胞：如出现组织细胞、间皮细胞、狼疮细胞等。

（3）脱落细胞检查：在积液中检出恶性肿瘤细胞是诊断浆膜腔原发性或继发性癌肿的重要依据。

（4）寄生虫检验：乳糜液离心沉淀后可检查有无微丝蚴，在阿米巴病积液中可以找到阿米巴滋养体。

4. 细菌学检查　若肯定或疑为渗出液，应离心沉淀后涂片做革兰氏染色镜检，查找病原菌，必要时做细菌培养、药物敏感试验。

（二）渗出液与漏出液的鉴别（表2-5-2-3）

表2-5-2-3　渗出液与漏出液的鉴别

鉴别要点	漏出液	渗出液
病因	非炎症所致	炎症、肿瘤、化学或物理性刺激
外观	淡黄、浆液性	不定，可为血性、脓性、乳糜性等
透明度	透明或微混	多混浊
比重	<1.018	>1.018
凝固	不自凝	能自凝
黏蛋白定性	阴性	阳性
蛋白定量	<25g/L	>30g/L
葡萄糖定量	与血糖相近	常低于血糖水平
有核细胞计数	常<100×10^6/L	常>500×10^6/L
细胞分类	以淋巴细胞、间皮细胞为主	根据不同病因，分别以中性粒细胞或淋巴细胞为主
细菌学检查	阴性	可找到病原菌

（三）几种常见渗出液的特点及其临床意义

1. 浆液性渗出液　黄色，微混、半透明的黏稠液体，细胞数多在（200～500）×10^6/L，蛋白含量为30～50g/L。常见于结核性积液及早期化脓性胸（腹）膜炎和浆膜转移癌，也可见于风湿性疾病引起的浆膜炎。

2. 脓性渗出液　黄色混浊，其中含有大量脓细胞及细菌，常见致病菌有化脓性球菌、大肠埃希菌、脆弱拟杆菌、铜绿假单胞菌等。

3. 血性渗出液　可呈不同程度的红色、暗褐色或果浆色，常见于创伤、恶性肿瘤、肺梗死和结核性积液等。如呈不均匀血性或混有小的凝血块，则提示为创伤引起；而若为肿瘤所致，抽出后很快凝固，LDH活性较高，涂片可找到癌细胞；结核积液凝固较慢，ADA、LZM活性明显升高；如积液呈果酱色，提示为阿米巴感染，涂片可找到阿米巴滋养体。

4. 乳糜性渗出液　呈乳白色混浊，常见于纵隔肿瘤、淋巴结核、丝虫感染所致的胸、腹腔积液，涂片镜检淋巴细胞增多，积液中甘油三酯>1.24mmol/L。

5. 胆汁性渗出液　呈黄绿色，可见于胆汁性腹膜炎引起的腹腔积液，胆红素定性试验呈阳性。

（童永清　肖　璇）

第三节　常用影像学检查及结果判读

一、X线检查

（一）适应证

1. 胸部X线检查主要用于检查肺部炎症、肿瘤及胸部外伤等。

2. 泌尿系统X线检查主要用于检查泌尿系统结石。

3. 骨关节X线检查主要用于检查骨关节退行性病变、骨折、脱位等。

4. 消化系统X线检查主要用于检查消化系统炎症、肠梗阻、溃疡、肿瘤等。

（二）禁忌证

X线检查无绝对禁忌证，相对禁忌证为孕妇、对X射线高度敏感或不宜接触X射线者（如再生障碍性贫血等），应注意的是：

1. 孕妇慎做X线检查　胎儿对X线非常敏感，尤其在妊娠早、中期的胎儿，接受X线照射后有可能引起或诱发畸形。孕妇的X线检查应限制在妊娠后期。必须做骨盆测量或拍摄胎儿照片时，曝光次数不得超过2~3次，以减小对胎儿的不良影响。

2. 婴、幼、儿童勿滥用X线检查　婴、幼、儿童对X线较敏感，应尽可能避免、减少X线检查。

3. 已婚有怀孕意向的人群必须进行X线检查时，请在检查结束3个月后再进行备孕。

4. 躁动且不能配合完成检查的患者　此类患者必须进行X线检查时，应由临床医生给予镇定后，完成X线检查。

二、胸部X线检查

（一）胸部侧位X线正常影像表现

1. 胸廓　胸椎中下段椎体显示较清楚，呈方形，椎间盘表现为透亮椎间隙。各椎骨附件与后胸壁重叠，上段胸椎与双侧肩部组织影重叠而显示不清楚。双侧肋骨影与纵隔影像重叠，隐约可见侧胸壁肋骨影由后上向前下走行。前胸壁胸骨柄、体影呈长条状。双肩胛骨影位于上背部，其前缘较清楚。前胸壁可见女性乳房及乳头影（图2-5-3-1）。

2. 肺

（1）肺纹理、肺门：侧位胸部影像中双肺与双侧胸壁及纵隔影重叠，肺纹理不清楚。双肺门影像重叠呈现为稍高密度影。右肺动脉穿过主动脉窗进入右肺，表现为类圆形高密度影；右下肺动脉呈向下偏后拖延的尾状影；肺门下后部密度稍增高，有时呈卵圆形，为双侧下肺静脉的轴位影像。左肺动脉向后跨过左侧主支气管后向下延伸，呈弯曲的尾状影。上述两条尾状影之间可见三个类圆形低密度影，从上至下依次为气管分叉、右肺及左肺上叶支气管开口影。其中气管分叉影密度淡薄、边缘模糊。右肺及左肺上叶支气管开口影可部分重叠（图2-5-3-2）。

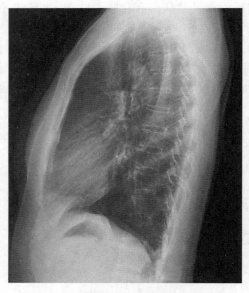
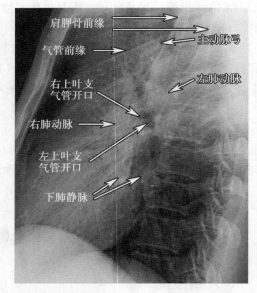

图2-5-3-1　胸部侧位X线正常影像胸廓　　　　图2-5-3-2　胸部侧位X线正常影像肺纹理和肺门

（2）叶间裂：双侧斜裂呈从后上至前下走行的细线状影。水平裂起自前胸壁向后走行，止于右侧斜裂中点。

3. 纵隔、横膈

（1）纵隔分区：纵隔常被分为六个区或九个区。六区分法：从胸骨柄体交界至第四胸椎划一水平线，将纵隔分为上下两区。以气管、升主动脉及心脏前缘为一纵行线，以食管前壁及心脏后缘为另一纵行线，将上下纵隔各分为前、中、后三区，纵隔共被分为六区。九区分法：在六区分法基础上，以第四前肋端至第八胸椎下缘划一水平线将纵隔分为九区。

（2）纵隔结构：前纵隔为较为透亮的脂肪间隙。中纵隔可见心脏、大血管及气管影。心影密度较高，后缘较清楚，前缘不十分清楚。主动脉弓密度稍高，可见主动脉弓上缘呈弧形向上突起。气管、左右主支气管表现为透亮带状影，左右主支气管影部分重叠，左主支气管较右主支气管影略偏后，为左心房推移所致。后纵隔主要有脊柱、降主动脉、食管及心后间隙。胸椎中下段椎体及椎间隙显示较清楚，有时可见部分降主动脉显影，食管不显影，心后间隙为心后缘脊柱前缘间透亮的脂肪间隙。

（3）横膈：双侧横膈影呈圆弧形向上突起，最突点位置偏前。横膈与后胸壁构成较锐利的后肋膈角，与前胸壁构成前肋膈角。

（二）常见异常及临床意义（表2-5-3-1）

表2-5-3-1　胸部X线检查常见异常及临床意义

异常表现	临床意义
肺气肿	肺气肿是指终末细支气管远端的气道弹性减退、过度膨胀、充气和肺容积增大，或同时伴有气道壁破坏的病理状态
肺不张	指一个或多个肺段或肺叶的容量或含气量减少
肺实变	指终末细支气管以远的含气腔隙内的空气被病理性液体、细胞或组织所代替
空洞与空腔	肺结核空洞是指结核病灶内的干酪样坏死发生液化后，经引流支气管排出而形成的透亮区。空腔一般是肺内腔隙的病理性扩大，比如肺大疱或先天性肺囊肿等，空腔的壁一般都是肺泡组织相互融合形成的，一般比较薄
结节与肿块	结节或肿块呈圆形、类圆形或不规则形的密度增高影，一般将直径≤30mm称为结节，其中<5mm定义为微小结节，5～10mm定义为小结节；30mm以上的病灶称为肿块，结节和肿块仅为大小的区别。可单发，亦可多发
钙化	钙盐沉积于病理组织内即钙化，钙化在病理组织上属变质性病变，一般发生于退行性病变或坏死组织内
条索影	条索影多见于肺部感染以后，在肺部留下的瘢痕病灶，常见于细菌感染、病毒感染，或者是结核病感染以后留下的一种陈旧性病灶
胸腔积液	胸腔积液是以胸膜腔内病理性液体积聚为特征的基本病变
液气胸与气胸	液气胸主要是指胸膜腔内同时有积液和积气，气胸主要是指气体进入胸膜腔造成的积气的状态
胸膜肥厚、粘连及钙化	胸膜增厚粘连是由于两层脏胸膜和壁胸膜之间纤维素沉积，和肉芽组织增生黏合形成，在此基础上钙盐沉积而形成胸膜钙化

（三）常见疾病及主要表现（表2-5-3-2）

表2-5-3-2　胸部X线检查常见疾病及主要表现

常见疾病	主要表现
支气管扩张症	轻度支气管扩张X线片上多无异常发现，病变区肺纹理增多、增粗、排列紊乱；囊状支气管扩张常呈现为多个圆形或卵圆形薄壁透光区或蜂窝状阴影，囊内有小液平
肺炎	（1）大叶性肺炎（图2-5-3-3） 实变期：X线图像上表现为大片肺实变影，肺实变内可见空气支气管征，密度可均匀可不均匀，边缘可清楚可不清楚 充血期：X线片上表现为肺纹理增粗、模糊 消散期：片状致密影密度减低，呈现模糊斑片状影 （2）小叶性肺炎 X线：支气管周围炎表现为肺纹理增粗、模糊；两侧中下肺野中内带见斑片状密度增高影，边缘不清，密度不均，并可融合成较大的片状影。

常见疾病	主要表现

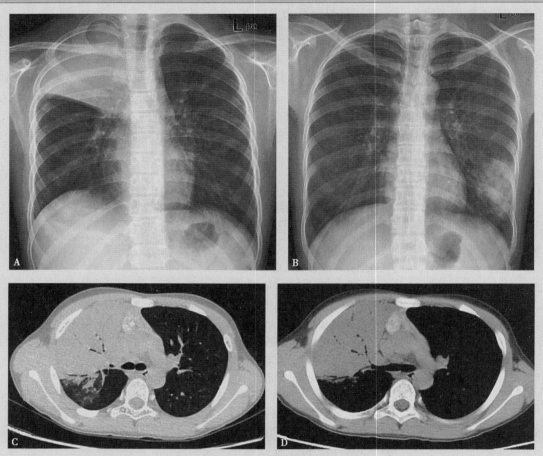

图 2-5-3-3 大叶性肺炎

A 显示右肺上叶大叶性肺炎,右中上肺野大片实变影,下缘以水平裂为界边缘清楚;B 显示左肺下叶大叶性肺炎,左下肺野实变影,边界不清;C、D 显示大叶性肺炎,右肺上叶大面积实变,病变累及整个肺叶,右肺上叶支气管闭塞。

(3)间质性肺炎(图 2-5-3-4)

X 线:肺门周围间质炎表现为肺门影增大,密度增高,肺门结构不清。肺动脉、支气管周围炎表现为肺纹理增粗、模糊。肺间隔间质炎表现为网状影和磨玻璃影。

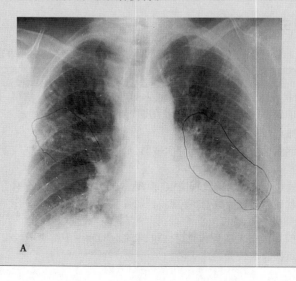

常见疾病	主要表现
	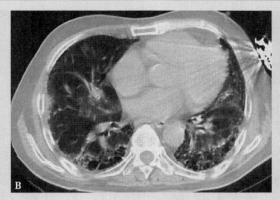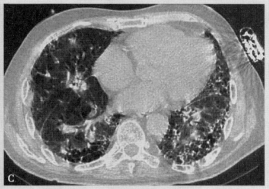

图 2-5-3-4　间质性肺炎胸部 X 线片（A）及薄层 CT（B、C） |

肺结核　（1）原发性肺结核（Ⅰ型）

原发复合征：由肺内原发病灶、淋巴管炎和肺门淋巴结炎形成哑铃状的影像。原发病灶表现为胸膜下局限性片状影；淋巴管炎表现为由原发病灶向肺门走行的条索影；淋巴结炎表现为肺门影增大、密度增高、结构不清。

（2）血行播散性肺结核（Ⅱ型）

1）急性血行播散性肺结核：表现为两肺弥漫分布的粟粒结节影，分布均匀，大小均匀，密度均匀（即三均匀特点）（图 2-5-3-5）

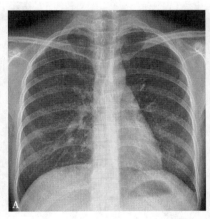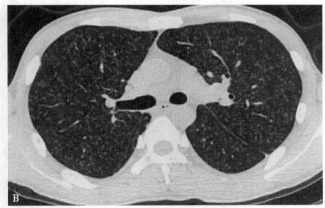

图 2-5-3-5　急性血行播散性肺结核：两肺弥漫分布的粟粒结节影
A. 胸部正位片；B. 胸部薄层 CT 片（A、B 不是同一患者）。

2）亚急性及慢性血行播散性肺结核：主要表现为两肺弥漫分布的粟粒结节影。分布不均匀，以两肺上部分布较密集，两肺下分布较稀少；大小不均匀；密度不均匀（即三不均匀特点）。此外，两肺上部小范围实变病灶和纤维病灶表现为片状影和条索影。此型肺结核好转时可吸收、纤维化和钙化，病情进展可转化为继发性肺结核（图 2-5-3-6）

（3）继发性肺结核（Ⅲ型）

1）浸润性肺结核：主要有活动性病变、静止性病变和愈合病灶

活动性病变。①渗出性病变：表现为斑片状模糊影。②干酪样病变：表现为斑片状致密影，密度较渗出性病变高。范围较大时，可见虫蚀样空洞。③空洞：空洞壁薄，内外缘光滑。④支气管播散病灶：肺纹增多，其间见斑片状密度增高影

静止性病变。①增殖性病变：呈斑点状小结节影；②结核球：为 0.5～4.0cm 圆形高密度影，边缘光滑，密度较高，其内常见斑点状及层状钙化

愈合病灶。①纤维病变：表现为条索影，较大的纤维病变呈条片状或星芒状影；②钙化病变：呈斑点状致密影，边缘锐利

常见疾病	主要表现

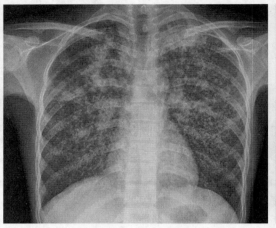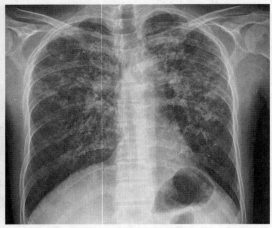

图 2-5-3-6 亚急性血行播散性肺结核： 两肺弥漫分布的粟粒结节影以两肺上部分布较密集，大小不等；密度不均匀（左、右图不是同一患者）

浸润性肺结核影像表现有两个特点：
①病变部位：多发生于两肺上叶尖后段和下叶背段，X线图像上病灶位于上中肺野；②病变多样性：多种病变并存，以渗出、增殖、纤维、钙化病变多见，其中钙化、纤维病变是肺结核相对特征性病变（图 2-5-3-7～图 2-5-3-9）

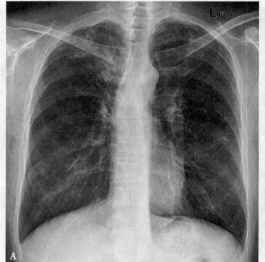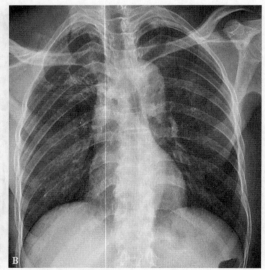

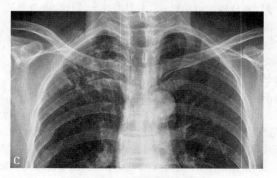

图 2-5-3-7 浸润性肺结核
A、B、C 为不同患者胸部 X 线片，右上肺见片状、结节状及条索状影。分别为渗出性病变、增殖性病变、纤维病变。

续表

常见疾病	主要表现

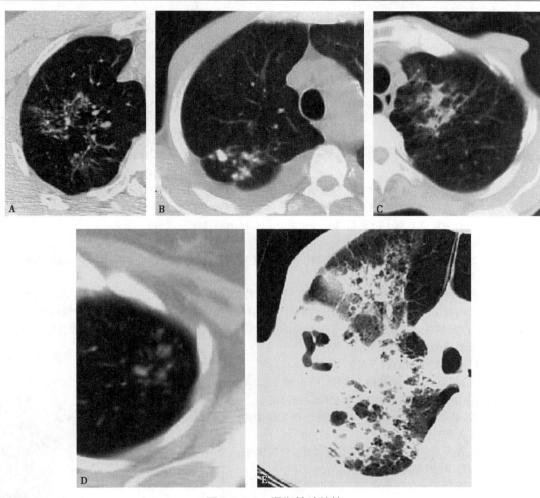

图 2-5-3-8 浸润性肺结核

A~E 为不同患者 CT 图像；A~D 显示上肺见片状、结节状及条索状影，分别为渗出性病变、增殖性病变、纤维病变；E 显示右上肺片状影，密度较高，内见虫蚀样空洞，为干酪样病变。

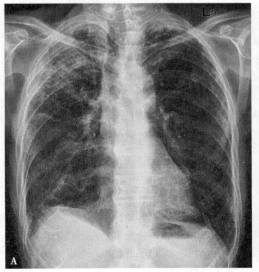

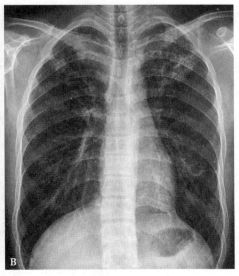

常见疾病	主要表现

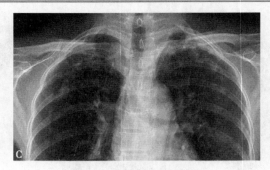

图 2-5-3-9　浸润性肺结核

A. 右上肺见片状、结节状及条索状影，以片状影为主，其中密度较高者为干酪样病变，右下肺见支气管播散病灶；B. 双上肺见片状、结节状影，左上肺密度较高者为干酪样病变，其内见空洞，左下肺见支气管播散病灶；C. 双上肺见结节状及条索状影。以增殖性病变、纤维病变为主。

2）慢性纤维空洞性肺结核：浸润性肺结核迁延不愈，大量的纤维空洞病灶破坏肺组织即形成慢性纤维空洞性肺结核

慢性纤维空洞性肺结核的基本病变：与浸润性肺结核大致相同，以纤维病灶形成的条片状高密度影为主，其内可见空洞影，周围可见渗出性病灶、干酪样病灶、增殖病灶、支气管播散病灶及钙化病变所形成的影像

（4）结核性胸膜炎（Ⅳ型）：干性胸膜炎在影像上常表现为正常；渗出性胸膜炎表现为胸腔积液；慢性胸膜炎表现为胸膜肥厚、粘连、钙化

（5）其他肺外结核（Ⅴ型）

| 肺肿瘤 | （1）原发性支气管肺癌（图 2-5-3-10、图 2-5-3-11）
1）中央型肺癌：肿瘤发生在肺段和肺段以上支气管，以鳞状细胞癌多见。该型肺癌在 X 线图像上主要表现有：
直接征象：早期可见支气管壁增厚、管腔狭窄或腔内结节；晚期可见肺门肿块
间接征象：支气管阻塞后可出现下列某种表现。
①阻塞性肺气肿；②阻塞性肺炎；③阻塞性肺不张
肺门、纵隔淋巴结转移：表现为肿瘤同侧肺门、主支气管及气管周围见软组织密度结节或肿块影
此外，肺癌其他器官转移时，可见骨、肺、脑等器官的转移病灶
2）周围型肺癌：肿瘤发生在肺段以下支气管，各种组织学类型均可见到，以腺癌多见。早期由于肿瘤细胞沿肺泡壁匍匐性生长，表现为密度较淡的磨玻璃密度结节影，随后逐渐生长成为密实的肿瘤组织而表现为软组织密度结节或肿块影。结节或肿块影为周围型肺癌的基本影像表现，其由内到外可以出现下列特征性表现：
结节或肿块影内部部分可见空泡、含气的支气管影及厚壁偏心空洞
结节或肿块影边缘有以下两种征象。①毛刺征：肿瘤浸润性生长形成细短毛刺；②分叶征：肿瘤不均匀生长，边缘呈花瓣样隆起
结节或肿块影周围可见以下三种征象。①结节远心侧斑片浸润影：肿瘤压迫邻近支气管，形成阻塞性肺炎或肺不张，在结节影远心侧见斑片模糊密度增高影；②肺纹聚集征：血管或支气管纹理向结节影聚拢，为肿瘤内纤维组织生长牵拉周围血管或支气管所致；③胸膜凹陷征：肿瘤内纤维组织生长牵拉邻近胸膜，可见结节影与胸膜间线形影，邻近胸膜呈喇叭形凹陷 | 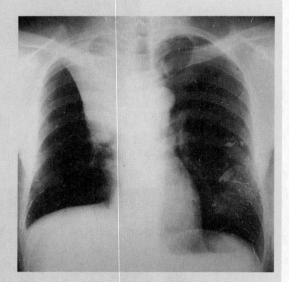
图 2-5-3-10　右上叶中央型肺癌并上叶肺不张
不张肺外下缘向内凹陷，而肺门肿块边缘向外下突出形成反"S"征。 |

常见疾病	主要表现

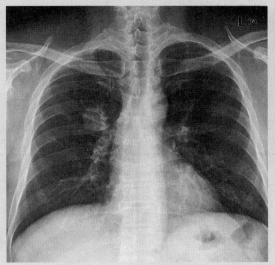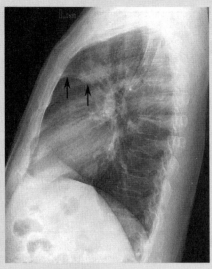

图 2-5-3-11　右上叶中央型肺癌并上叶肺容积缩小

箭头所示为结节影边缘。

结节或肿块影外围可见以下两种征象。①肺门及纵隔淋巴结转移；②其他器官（如骨、肺、脑）转移。

3）弥漫型肺癌。①基本表现：多为两中下肺野广泛分布的小结节影，融合成片，也可表现为大片状密度增高影；②空气支气管征：融合成片的实变影中可见含气的支气管影，支气管影走行僵直如枯树枝样；③片状磨玻璃影中隐约可见血管影：肿瘤细胞分泌较多黏液，表现为结节影周边片状稍高密度影，呈磨玻璃样，其内隐约可见高密度血管影；④肺门及纵隔淋巴结转移

（2）转移性肺肿瘤：为肺内外恶性肿瘤经血行、淋巴等途径播散至肺内形成。表现为两肺多个大小不等的结节影，边缘清楚

三、腹部 X 线检查

（一）正常表现

1. 空腔脏器

（1）胃：位于膈下，左侧腹部，立位片，气体集中在胃底，胃底部的少量气体可在膈下显示为一带状透亮区，不要误认为是气腹。

（2）小肠：不到 3cm 宽、趋向中心，当含有气体时可以看到轮廓，黏膜皱襞（环状襞）横贯肠腔，空肠位于左上腹，回肠位于右下腹。

（3）大肠：位于周边，不到 6cm 宽，盲肠及乙状结肠可达到 9cm。升结肠、降结肠位置较固定，横结肠及乙状结肠位置多变，有时可看到粪块的轮廓。大肠有结肠袋，肠腔扩大之后，可见半月状结肠皱襞。

2. 实质脏器　因吸收 X 线，缺乏与周围组织的对比，不易显影，如果脂肪组织丰富或在肠气的衬托下，肝脏、脾脏、肾脏的轮廓可显示，腹膜外脂肪层：起自第 10 肋骨下缘，延伸至髂窝消失。

（1）肝脏：右上象限，延伸至膈肌和中线，大部分为肋弓所覆盖，一般在右肋腹部及季肋部可清楚显示其外缘及下缘。

（2）脾脏：左上象限，延伸到膈肌，其下极在左 12 肋骨下缘。

（3）肾脏：腰大肌外侧，常见圆形的肾下极。

3. 腹壁结构　腹部正位 X 线可以看到骨性结构，部分胸腰和腰椎椎体、棘突及椎弓根可见，椎间盘间隙均匀，有时因肠气干扰，横突显示不清。

腰大肌：腰椎两侧对称三角形，靠近膈处最窄，在骨盆处最宽，与髂肌共同止于股骨小转子。

（二）常见异常及临床意义（表2-5-3-3）

表2-5-3-3   腹部X线检查常见异常及临床意义

异常表现	临床意义
肠管扩张	成人胃底、十二指肠球及结肠可见气体，婴幼儿常因啼哭、不断吸吮、吞咽导致大肠及小肠有较多积气。正常小肠的宽度应小于3cm，大肠要小于6cm，盲肠和乙状结肠应小于9cm；如果有肠管扩张，考虑机械性梗阻和麻痹性肠梗阻
膈下游离气体	多见于空腔脏器穿孔或腹部手术的患者
高密度影	血管壁的钙化：如主动脉及脾动脉硬化、静脉石；尿路结石：肾结石、膀胱结石；右上腹部钙化：胆结石；盆腔子宫肌瘤的钙化，肠系膜淋巴结钙化；臀部注射部位肉芽肿钙化；医源性物品

（三）常见疾病及主要表现（表2-5-3-4）

表2-5-3-4   腹部X线检查常见疾病及主要表现

常见疾病	主要表现
肠梗阻	（1）单纯性小肠梗阻（图2-5-3-12） 根据梗阻部位不同可分为高位梗阻（十二指肠及空肠上段）和低位梗阻（空肠下段和回肠） X线表现：站立位腹部平片典型X线表现。①阶梯状液面征；②大跨度肠袢；③鱼肋征，常见于空肠梗阻 （2）绞窄性小肠梗阻 X线表现：绞窄性肠梗阻的基本X线表现也是梗阻点以上的肠曲扩张充气并出现气液平面，以下几个征象有助于绞窄性肠梗阻的诊断。①假肿瘤征；②咖啡豆征；③小跨度蜷曲肠袢；④小肠内长液面征；⑤空回肠换位征 （3）麻痹性肠梗阻 X线表现：①卧位腹部平片表现为整个胃肠道普遍性扩张、胀气，尤以结肠胀气较明显；②站立位平片在小肠和结肠内可见宽窄不等和位置高低不等的气液平；③透视下见肠管蠕动明显减弱或消失 （4）单纯性结肠梗阻（图2-5-3-13） X线表现：在仰卧位腹部平片上，梗阻部位以上结肠充气扩大，也可被液体所充填。乙状结肠梗阻时，靠近梗阻前区域扩张较轻，而更远的盲肠及升结肠扩张反而较明显。在站立片上可见结肠内有宽大的液平。钡剂灌肠检查的主要目的在于进一步了解结肠梗阻的准确部位，并根据对比剂通过情况和阻塞端形态确定结肠梗阻的程度和原因

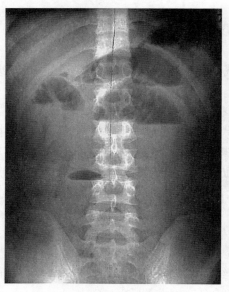

图2-5-3-12   肠梗阻

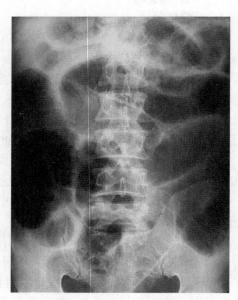

图2-5-3-13   结肠梗阻

常见疾病	主要表现
胃肠道穿孔	X线表现：腹部透视及腹部平片仍是诊断胃肠道穿孔的最简单、最有效的方法，其主要征象为膈下游离气体，表现为双侧膈下线条状或新月状透光影，边界清楚。大量气腹时可见双膈位置升高，内脏下移，有时衬托出肝、脾、胃等脏器的外形轮廓。有时十二指肠后壁穿孔，气体可进入小网膜囊内及右侧肝下间隙内。在仰卧位平片上表现为右上腹肝、胃之间或右肾上方可见椭圆形或三角形透亮影，位置较固定

四、骨关节X线检查

（一）正常表现

1. 成人长骨

（1）骨干

1）骨膜：正常骨膜和骨周围的软组织密度相同，在X线片上不显影。

2）骨皮质：骨皮质为密质骨，密度均匀致密，在骨干中段最厚，向两端逐渐变薄。骨皮质内缘与骨松质连续，外缘光整，在肌腱韧带附着处可出现隆起或凹凸不平。

3）骨髓腔：常因骨皮质和小梁的遮盖而显示不清，骨髓腔的骨干段可显示为边界不清、较为透亮的带状区。

（2）骨端：横径大于骨干，骨皮质一般较薄且多光滑锐利，并能见到较清楚的骨小梁。骨松质的影像是由骨小梁和其间的小梁间隙所构成，在X线片上显示为网络样骨纹理，密度低于骨皮质。

（3）关节滑膜。①关节间隙：为两个骨端的骨性关节面之间的透亮间隙，是关节软骨、关节盘和关节腔这些软组织密度结构的投影。②骨性关节面：X线片上表现为边缘锐利光滑的线样致密影，通常凹侧骨性关节面较凸侧厚。③关节囊：由于其密度与周围软组织相同，一般X线片上不能显示，有时在关节囊外脂肪层的衬托下可见其边缘。④韧带：某些大关节，如膝、髋和踝关节周围的韧带，可在脂肪组织的对比下被显示，如髌韧带。⑤关节内外脂肪层：关节内脂肪在关节囊内外层之间，见于大关节，如肘关节囊前后两个脂肪块及膝关节的髌下脂肪垫。关节外脂肪层位于关节囊和周围肌肉之间，层次清楚，可衬托出关节囊的轮廓。

2. 儿童长骨 儿童期的骨、关节处在发育阶段，在X线解剖上与成人骨有所不同。骨骺：除股骨远端骨骺在出生时已有骨化中心形成外，其他骨骺随着年龄的增长逐渐骨化，最后与骨干愈合。根据正常男女各骨化中心的出现及其形态的变化，结合骨骺与干骺端结合时期的差别范围可制定一个正常骨龄标准，用这个标准估计骨的发育情况即骨龄判断。

儿童骨干X线表现与成人相似。干骺端是骨骼生长最活跃的部位。干骺端骺侧为一不规则的致密线，即先期钙化带，由骺板软骨内钙化的软骨基质和初级骨小梁所组成。骨骺板和骨骺线是干骺端和继发骨化中心之间的软骨的投影。儿童期显示为一较宽的透亮带，称骨骺板（盘）；随年龄增长，骨骺板逐渐变窄，至表现为一透亮线，称为骨骺线。儿童骺软骨未完全骨化，"关节软骨"较厚，关节间隙较成人宽。

3. 脊柱 在正位X线片上，椎体呈长方形，从上向下依次增大，主要由松质骨构成，周围为一薄层骨皮质，密度均匀，轮廓光滑。椎体上下缘的致密线状影为终板，彼此平行，其间的透亮间隙为椎间隙，是椎间盘的投影。

在侧位片上，椎体也呈长方形，其上下缘与后缘成直角。椎弓居于后方。椎管在椎体的后方呈纵行半透明区。椎弓板位于椎弓根和棘突之间，棘突指向后下方。上、下关节突分别起于椎弓根与椎弓板连接之上、下方，下关节突在下一脊椎的上关节突的后方，以保持脊柱的稳定，不向前滑。同一脊椎的上下关节突之间为椎弓峡部。脊椎小关节间隙呈线状匀称的半透明影，颈、胸椎小关节侧位显示清楚，腰椎正位清楚。椎间孔位于相邻的椎弓根、椎体、关节突和椎间盘之间，颈椎在斜位上显示清楚，胸腰椎在侧位片上显示清楚。侧位片上可以更好地观察椎间隙，胸椎间隙较窄，自下胸椎起，椎间隙有向下逐渐增宽的趋势，以第4~5腰椎间隙最宽，而第5腰椎、第1骶椎间隙又变窄。

（二）常见异常及临床意义（表 2-5-3-5）

表 2-5-3-5　骨骼 X 线检查常见异常及临床意义

异常表现	临床意义
骨折和脱位	骨折是指骨的连续性中断，包括骨小梁和 / 或骨皮质的断裂。根据作用力的方式和骨本身的情况，骨折可分为创伤性骨折、疲劳性骨折和病理性骨折。儿童可以发生骨骺骨折。关节脱位是指关节的对合关系不正常或者失去了原本的对合关系
骨质密度改变	骨质密度改变常见的为骨质密度增高、骨质破坏和骨质疏松，前两者可见于感染、良性或恶性骨肿瘤，骨质疏松主要见于代谢性疾病患者、正常老年人和骨折患者
骨质增生	骨质增生为退行性变的常见表现形式

（三）常见疾病及主要表现（表 2-5-3-6、表 2-5-3-7）

表 2-5-3-6　骨关节 X 线检查常见疾病及主要表现

常见疾病	主要表现
骨折	（1）基本影像学表现（图 2-5-3-14）

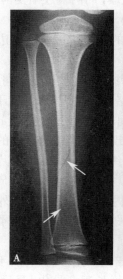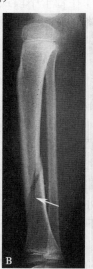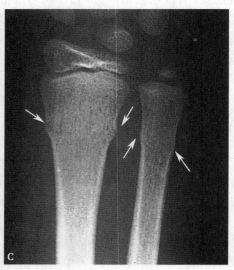

图 2-5-3-14　骨折

A、B、C 为不同患者的胫腓骨正侧位 DR，箭头所示为骨皮质（骨小梁）结构的连续性中断，即骨折。

X 线诊断骨折主要根据骨折线和骨折断端移位或成角。骨折线为锐利而透明的骨裂隙。成人的骨折多为骨的完全性中断，称为完全骨折。根据骨折线的形态又可分为横形骨折、斜形骨折和螺旋形骨折等。骨折断裂成 3 块以上者称为粉碎性骨折。椎体骨折常表现为压缩骨折。颅骨骨折表现为凹陷、线形或星芒状骨折。当仅有部分骨皮质、骨小梁断裂时，称为不完全骨折，X 线表现为骨皮质皱褶、成角、凹折、裂痕和 / 或骨小梁中断。儿童青枝骨折常见于四肢长骨骨干，表现为骨皮质发生皱折、凹陷或隆起而不见骨折线，似嫩枝折曲后的表现，骨内钙盐沉积较少而柔韧性较大为其成因，也属于不完全骨折

骨骺骨折为干、骺愈合之前骨骺部发生的创伤，也称为骨骺分离。骨骺软骨的骨折在 X 线片上不能显示，只见骺线增宽、骨骺与干骺端对位异常，有时骨骺与部分干骺端一并撕脱（图 2-5-3-15）

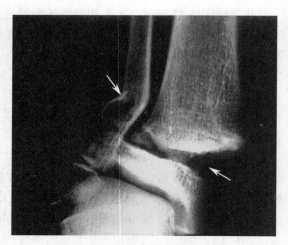

图 2-5-3-15　骨骺骨折（箭头所示）

常见疾病	主要表现
	长期、反复的外力作用于骨的某一部位，可逐渐发生慢性骨折，称为疲劳性骨折，或应力性骨折。好发于跖骨和胫腓骨，也见于肋骨、股骨干和股骨颈等处 由于已存在的骨病变使骨强度下降，即使轻微的外力也可引起骨折，称为病理性骨折。骨病变既可以是局限性病变如肿瘤、炎症，也可以是全身性病变如骨质疏松、成骨不全等。X 线上除有骨折的征象外还有原有病变引起的骨质改变 （2）常见的长骨骨折 1）科利斯（Colles）骨折：为最常见的骨折，是指桡骨远端 2～3cm 以内的横形或粉碎性骨折。骨折远段向背侧移位和向掌侧成角，桡骨前倾角减小或成为负角，使手呈银叉状畸形（图 2-5-3-16） 2）肱骨髁上骨折：肱骨髁上较薄弱，易骨折，常见于 3～10 岁的儿童，肱骨髁上骨折经常有旋转移位 3）股骨颈骨折：股骨颈及髋关节正位 X 线片投照比较容易，但侧位投照的体位在骨折患者中往往不易实现，股骨颈骨折可发生嵌入骨折，其在 X 线片上不显示明显的骨折线，因此股骨颈骨折有可能漏诊，读片时需仔细观察是否有骨小梁和骨皮质的细微改变，必要时可行进一步检查。股骨颈骨折易损伤股骨头的供血血管，导致股骨头缺血坏死 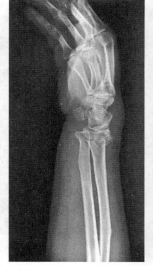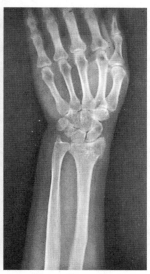 图 2-5-3-16　科利斯骨折 4）踝关节骨折：踝关节骨折中，80% 发生于旋后，损伤始于外侧，外踝间隙明显增宽提示下胫腓联合断裂；20% 发生于旋前，损伤始于内侧，可导致三角韧带撕裂或内踝撕脱
关节脱位	1）肩关节脱位：常见于青壮年和老年人。根据肩关节损伤机制可分为前脱位和后脱位。前脱位又又分为盂下、喙突下和锁骨下脱位。关节囊前下部缺少韧带和肌腱的加强，故易发生前下方脱位，占 95% 以上。患者有明显外伤史。伤肩疼痛、无力、酸胀和活动受限。体格检查见"方肩"畸形，Dugas 征（搭肩试验）阳性。X 线易于显示肩关节脱位，常伴有肱骨大结节撕脱骨折，但肱骨头前后方向移位在前后位片上容易漏诊（图 2-5-3-17） 2）肘关节脱位：多为间接外力致伤，常合并骨折，或伴有血管、神经损伤，以后方脱位最多见 3）髋关节脱位：少见，分为后脱位、中心脱位和前脱位，以后脱位多见。X 线片上容易诊断髋关节脱位。髋关节后脱位常伴有髋臼后上缘骨折。中心性脱位则合并髋臼粉碎性骨折，股骨头突入盆腔 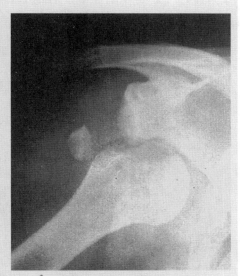 图 2-5-3-17　肩关节脱位
退行性骨关节病	退行性骨关节病也称骨性关节炎，是以关节软骨退变、关节面和其边缘骨质增生为特征的一组非炎症性病变 本病分原发性和继发性两类。原发性者多见，原因不明，多见于 40 岁以上的成人，以承重大关节易受累。后者继发于炎症和外伤等，任何关节、任何年龄均可发生。病变主要是关节软骨退行性变，软骨水含量减少、表层侵蚀或磨损变薄甚至剥脱以致关节面骨皮质裸露，关节面下骨质增生硬化，关节软骨下可发生囊变。剥脱的关节软骨可形成关节内游离体；关节边缘关节囊、韧带和肌腱附着处形成骨赘

常见疾病	主要表现

X线表现关节间隙变窄是最常见的早期征象。骨赘为关节面周缘的骨性突起，呈唇样或鸟嘴样。软骨下反应性硬化为关节软骨下广泛密度增高，在邻关节面区最显著，向骨干侧逐渐减轻。后期软骨下囊变很常见，可为单个或数个，表现为圆形、类圆形透光区，边缘清晰，常有窄硬化边。如果游离体有钙化或骨化则表现为关节腔内的游离高密度影，多为单个。后期还可出现关节失稳、畸形，但不造成关节强直。在手指多先累及远侧指间关节。一般骨性关节炎不合并骨质疏松（图2-5-3-18）

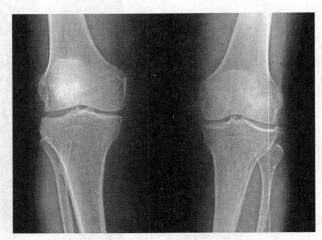

图2-5-3-18　退行性骨关节病

脊椎退行性骨关节病包括椎间小关节和椎间盘的退行性变。椎间小关节改变有关节突变尖、关节面硬化和关节间隙狭窄，在颈椎钩突关节也有类似的改变。椎间盘退行性变的改变有椎间隙变窄、椎体相邻面硬化、椎体边缘出现骨赘等

骨肿瘤与肿瘤样病变	（1）骨肿瘤：通常分为原发性和继发性两大类，继发性骨肿瘤包括恶性肿瘤的骨转移和骨良性病变的恶变。肿瘤样病变是指临床、病理和影像学表现与骨肿瘤相似而并非真性肿瘤，但也具有骨肿瘤的某些特征，如复发和恶变的一类疾病。骨肿瘤与肿瘤样病变临床、病理和影像学表现复杂多样，大多数病例在临床表现和影像学表现方面缺乏特征性，有的病例甚至单凭病理学检查诊断也有一定的困难。因此影像学、临床和病理相结合是诊断骨肿瘤的正确途径 影像学检查在骨肿瘤诊断中的作用：①判断骨病变是否为肿瘤；②如属肿瘤，是良性还是恶性，属原发性还是转移性肿瘤；③肿瘤的侵犯范围；④推断肿瘤的组织学类型等 （2）骨转移瘤：指骨外其他组织、器官的恶性肿瘤，如癌、肉瘤等经血行转移至骨而发病者，是恶性骨肿瘤中最常见的肿瘤。原发肿瘤多为乳腺癌、肺癌、甲状腺癌、前列腺癌、肾癌和鼻咽癌等。骨肉瘤、尤因肉瘤和骨的恶性淋巴瘤也可发生骨转移。全身任何骨都可发生转移瘤，但以骨盆、脊柱、颅骨和肋骨最多见。一般认为膝、肘以下骨转移瘤相对少见。 骨转移瘤的X线表现可分为溶骨型、成骨型和混合型，以溶骨型常见。 溶骨性破坏可因破骨细胞增多、功能增强引起溶骨或肿瘤细胞直接引起骨质溶解。溶骨型转移发生在长骨者，多在骨干或邻近的干骺端，表现为骨松质中多发或单发的斑片状骨质破坏。病变发展，破坏区融合扩大，形成大片溶骨性骨质破坏区，骨皮质也被破坏，但一般无骨膜增生和软组织肿块，常并发病理骨折。发生于扁骨者，多表现为大小不等的骨破坏区，有融合倾向，或可见软组织肿块影。发生在脊椎者则见椎体广泛性破坏，常因承重而被压缩变扁，但椎间隙多保持完整。常见椎弓根受侵蚀、破坏（图2-5-3-19） 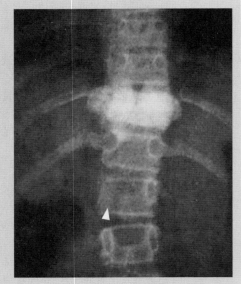 图2-5-3-19　骨转移瘤（三角所示为骨质破坏）

常见疾病	主要表现
	成骨型转移较少见,多系生长较缓慢的肿瘤引起。转移瘤的成骨多不是肿瘤细胞成骨,而是肿瘤引起的宿主骨的反应性成骨或者是肿瘤间质通过化生而成骨。常见的原发肿瘤大多是前列腺癌,少数为乳腺癌、鼻咽癌、肺癌和膀胱癌。成骨型转移常多发,呈斑片状、结节状高密度影,密度均匀,位于松质骨内,边界清楚或不清楚,逐渐移行于正常骨结构中,骨皮质多完整,骨轮廓多无改变。发生于椎体时,椎体常不被压缩、变扁 混合型转移瘤则兼有溶骨型和成骨型转移的骨质改变

表 2-5-3-7　良恶性骨肿瘤的 X 线表现特点鉴别

鉴别要点	良性	恶性
生长情况	生长缓慢,不侵及邻近组织,但可引起其压迫移位;无转移	生长迅速,易侵及邻近组织、器官;可有转移
局部骨质变化	呈膨胀性骨质破坏,与正常骨界线清晰,边缘锐利,骨皮质变薄,保持其连续性	呈浸润性骨破坏,病变区与正常骨界线模糊,边缘不整
骨膜增生	一般无骨膜增生,病理骨折后可有少量骨膜增生,骨膜新生骨不被破坏	骨膜新生骨多不成熟,并可被肿瘤侵犯破坏
周围软组织变化	多无肿胀或肿块影,如有肿块,其边缘清楚	长入软组织形成肿块,与周围组织分界不清

五、计算机断层扫描术(CT)检查

(一)适应证

1. CT 具有优良的组织分辨率和直观清晰的解剖学图像,在病变的显示和定位、定量及定性诊断上均有独到之处。

2. 可用于中枢神经、颅脑与五官、颈部、胸部与心脏、腹部、盆腔、骨骼与肌肉等全身各脏器的检查。

3. 适应于全身各部位的外伤性病变、炎性病变、肿瘤性病变、先天性病变、变异性改变、骨质性病变、退行性病变、血管性病变等的诊断和鉴别诊断。

4. 对临床疾病治疗后的疗效观察、预后评价,治疗方案的确定等具有重要的价值。

(二)禁忌证

CT 平扫检查一般没有特殊的禁忌证。除非危重患者、躁动不配合的患者,但经临床处理后仍可进行扫描检查。

CT 增强检查禁忌证如下:

1. 碘剂药物过敏的患者。

2. 严重甲状腺毒症的患者。

3. 心、肝、肾、肺功能不全的患者,需提高警惕。

4. 妊娠。

六、肺部 CT 检查

(一)正常表现

1. 肺血管纹理　肺动脉纹理与支气管纹理伴行,叉状分支,分支与主干粗细匀称;肺静脉纹理孤立行走,分支与主干粗细不匀称,较细小的肺静脉可垂直汇入较粗大的肺静脉。肺门附近肺纹理密集、粗大,自肺门向肺叶外围肺纹逐渐分支变细,肺外围接近胸膜区域肺纹理消失(图 2-5-3-20)。

2. 气管、支气管　气管呈透亮圆形。肺段以上支气管呈透亮管形、圆环形及椭圆环形。肺段以下支气管不显影(图 2-5-3-21)。

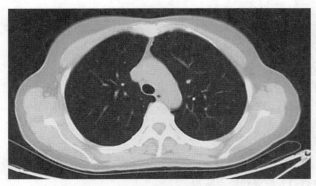

图 2-5-3-20　肺部 CT 的肺血管纹理

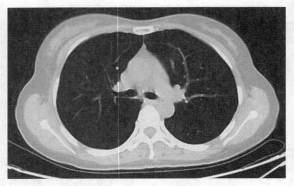

图 2-5-3-21　肺部 CT 的气管与支气管

3. 叶间裂　为区分各肺叶的标志，在薄层图像上表现为细线状高密度影（图 2-5-3-22）。

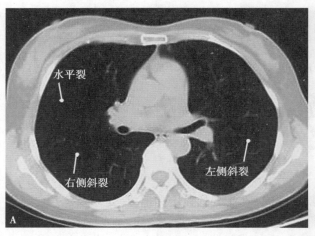

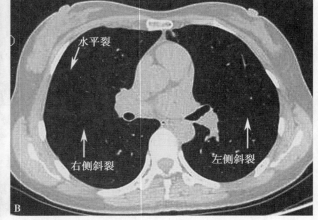

图 2-5-3-22　肺部 CT 的叶间裂

A. 横轴肺窗图像，非薄层图像；B. 薄层图像。

4. 纵隔及胸廓　纵隔内的结构主要有以下几种。①主动脉：升主动脉、主动脉弓、降主动脉、主动脉弓上的三大分支（无名动脉、左颈总动脉、左锁骨下动脉）。②静脉：上腔静脉、右头臂静脉、左头臂静脉、奇静脉。③肺动脉：主肺动脉、左右肺动脉及肺门分支。④肺静脉：双侧肺门上部，上肺静脉走行于肺动脉前方。双侧肺门下部，下肺静脉位于下肺动脉分支后方，从左心房发出，向两侧偏后下走行。⑤食管：位于脊柱左前方，气管左后方，食管壁厚薄均匀（图 2-5-3-23）。

5. 需观察的其他结构　①纵隔间隙：成人前纵隔主要为胸腺退化后的脂肪间隙，儿童胸腺表现为三角形软组织密度影。气管、支气管及大血管周围为少量脂肪充填的间隙。②心脏及心包：心包不显影或在心脏周边显影呈细线状。③胸膜及胸腔：邻近胸壁的脏、壁层胸膜不显影或呈细线状影。④胸壁及其他结构：包括胸壁软组织如胸壁肌肉、脂肪、皮肤、女性乳房等，胸廓各组成骨骼，和其他结构如肩、颈、上腹部等。

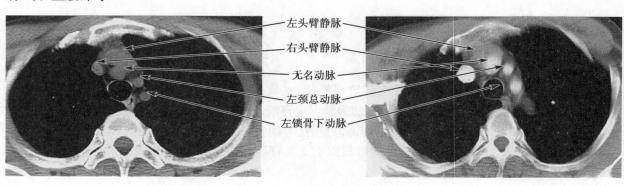

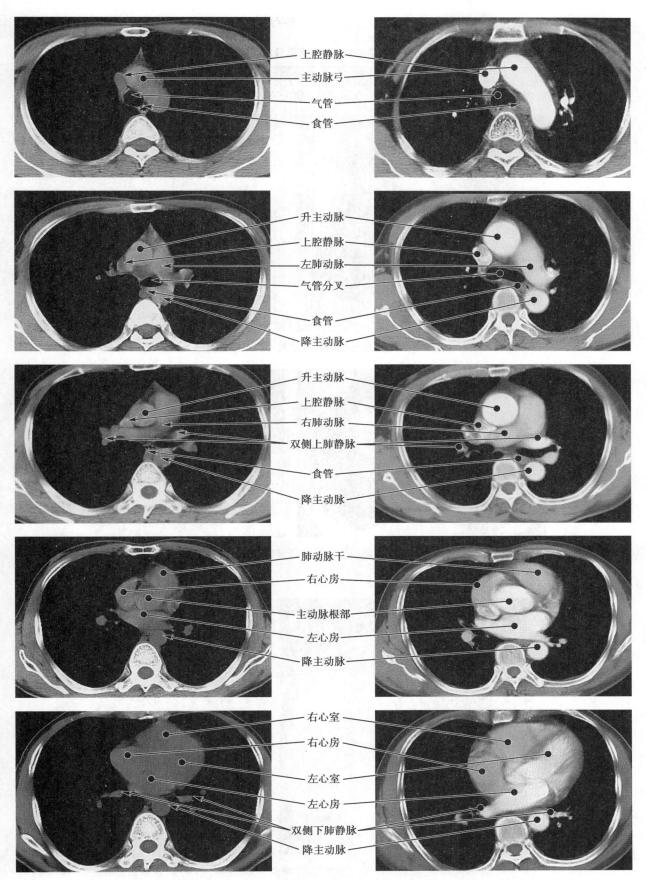

图 2-5-3-23　肺部 CT 的纵隔及胸廓（左列为平扫，右列为增强扫描，左右列非同一患者）

（二）常见异常及临床意义（表2-5-3-8）

表2-5-3-8　肺部CT检查常见异常及临床意义

异常表现	临床意义
阻塞性肺气肿	为肺内气量增加，肺泡过度充气，肺内气压增高（图2-5-3-24、图2-5-3-25）

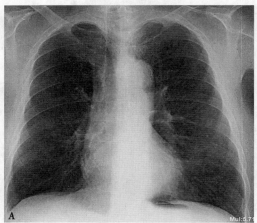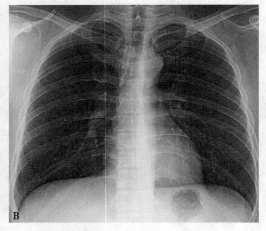

图2-5-3-24　肺气肿胸部X线片（A）及正常胸部X线片（B）

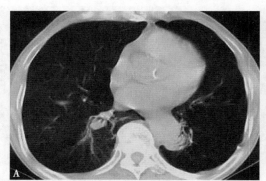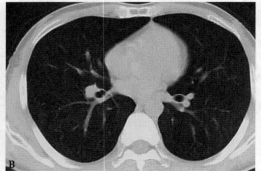

图2-5-3-25　阻塞性肺气肿胸部CT（A）及正常胸部CT（B）

阻塞性肺不张	肺内气体消失（图2-5-3-26、图2-5-3-27）

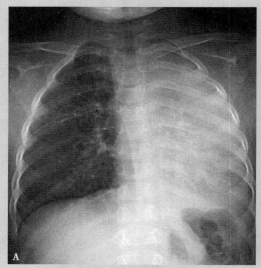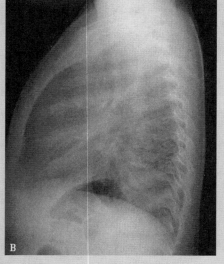

图2-5-3-26　左侧肺不张，左肺野密度增高，心影左移，心左缘、左膈肌影消失
A. 正位片；B. 侧位片。

异常表现	临床意义

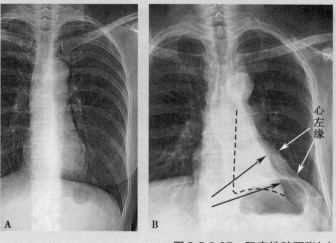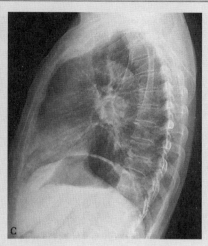

图 2-5-3-27　阻塞性肺不张（左下叶）
A. 正常胸部正位片；B. 正位片：左肺野新颖重叠区密度增高；C. 侧位片：左膈影后部不清。

肺实变　　　指终末细支气管以远的含气腔隙内的空气被病理性液体、细胞或组织所代替（图 2-5-3-28、图 2-5-3-29）

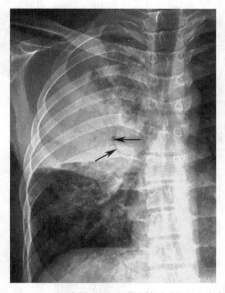

图 2-5-3-28　右肺部分肺实变（箭头所示为支气管）

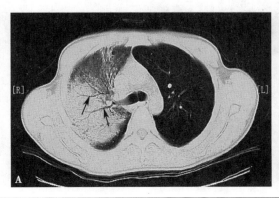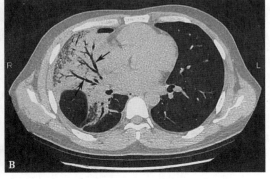

异常表现	临床意义

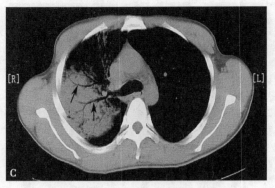

图 2-5-3-29　肺上叶实变 CT

CT 肺窗（A、B）可见右肺中叶及下叶部分肺组织不张，不张肺组织内可见支气管树；纵隔窗（C）可见右肺中叶及下叶大片状软组织密度影。箭头所示为支气管。

空洞与空腔　（1）空洞壁小于 4mm 者多为良性病变；大于 15mm 者多为恶性病变。空洞直径大于 3cm 者大多为肿瘤（图 2-5-3-30）

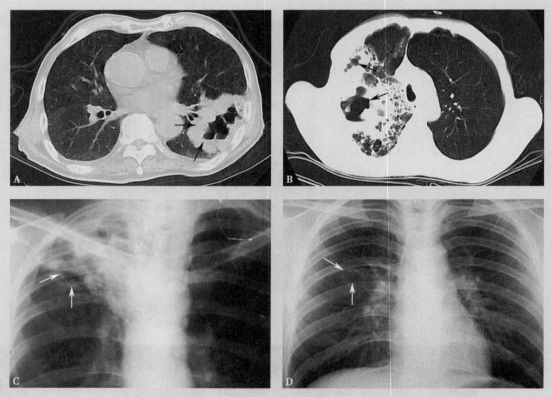

图 2-5-3-30　空洞

A、B 为轴位 CT 肺窗，C、D 为胸部 DR 正位。CT 或 DR 可见肺内大片状实变影，其内见含气空洞。箭头所示为空洞。

（2）空腔为肺内生理腔隙的病理性扩大。肺大疱、支气管扩张、含气肺囊肿及肺气囊等属于空腔（图 2-5-3-31）

续表

异常表现	临床意义
	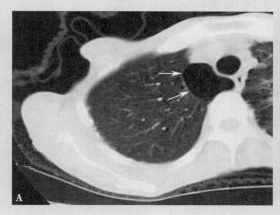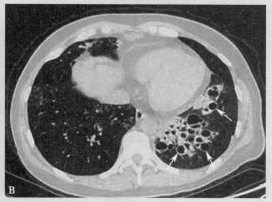

图 2-5-3-31 空腔

A、B 为轴位 CT 肺窗,示肺组织透亮度增高,支气管囊柱状扩张,可见大片状无肺纹理透光区。箭头所示为薄壁空腔。

结节与肿块　见于肺结核、肺部炎性病变及良恶性肿瘤患者(图 2-5-3-32)

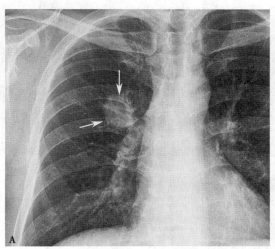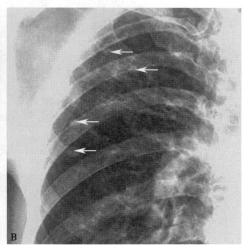

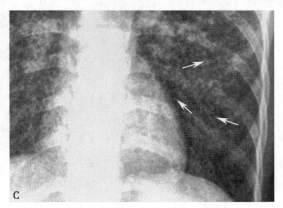

图 2-5-3-32 结节与肿块

A、B、C 均为胸部 DR 正位片,表现为肺内多发结片影(箭头所示),小的为结节,大的为肿块。

异常表现	临床意义
钙化	一般发生于退行性病变或坏死组织内（图2-5-3-33、图2-5-3-34）

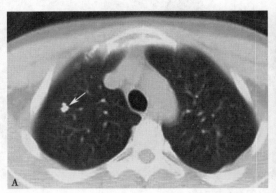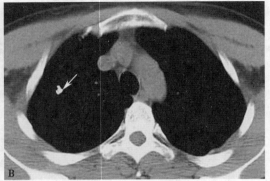

图 2-5-3-33　肺内钙化结节（一）
A. 肺窗；B. 纵隔窗。箭头所示为钙化结节。

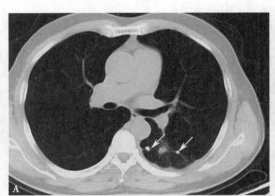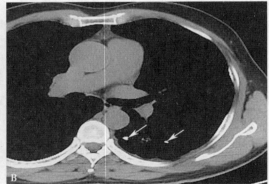

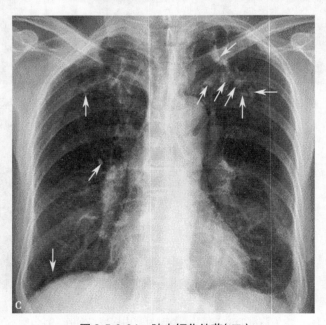

图 2-5-3-34　肺内钙化结节（二）
A 和 B 分别为同一患者 CT 肺窗及纵隔窗，C 为另一患者胸部正位片。箭头所示为钙化结节。

异常表现	临床意义
胸腔积液	由多种疾病引起（图 2-5-3-35、图 2-5-3-36）

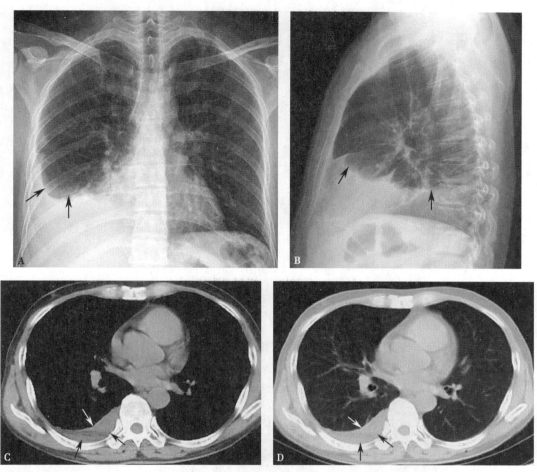

图 2-5-3-35　游离性胸腔积液

A 和 B 分别为同一患者胸部正侧位片，C 和 D 为 CT 纵隔窗及肺窗。箭头所示为游离性胸腔积液。

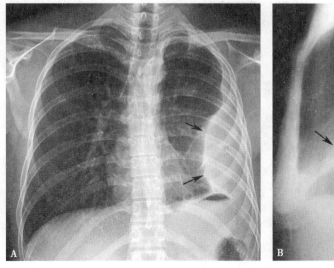
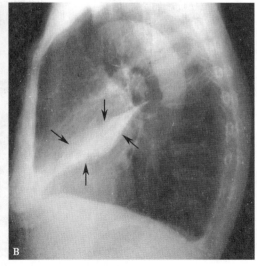

续表

异常表现	临床意义

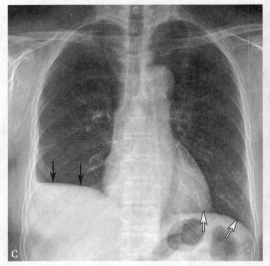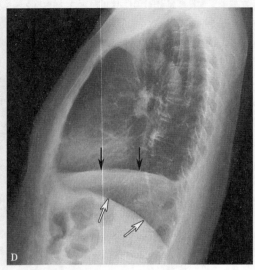

图 2-5-3-36　局限性胸腔积液

A～D 为同一患者胸部正、侧位片。箭头所示为局限性胸腔积液。

气胸与液	（1）自发性气胸多见于男性青壮年或患有慢性支气管炎、肺气肿、肺结核者
气胸	（2）液气胸见于肺脓肿、脓胸破溃、荚膜杆菌性胸膜炎、胸部外伤、结核、恶性肿瘤等（图 2-5-3-37）

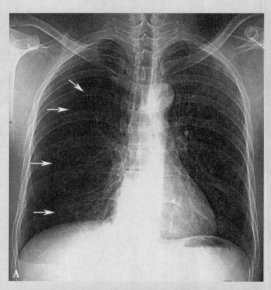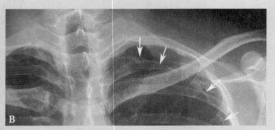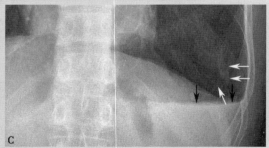

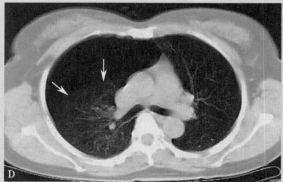

图 2-5-3-37　气胸与液气胸

A 和 D 分别为同一患者胸部正位片和 CT，箭头所示为气胸。B、C 为另一位患者的胸部正位片。B 中箭头所示为气胸，C 中黑箭头所示为横膈变平和肋膈角变钝，白箭头所示为左下肺炎症。

异常表现	临床意义
胸膜肥厚、粘连及钙化	胸膜增厚达 2cm 以上，多考虑为恶性病变

（三）常见疾病及主要表现（表 2-5-3-9）

表 2-5-3-9　肺部 CT 检查常见疾病及主要表现

常见疾病	主要表现
支气管扩张症	①柱状型支气管扩张；②囊状型支气管扩张；③曲张型支气管扩张；④扩张的支气管腔内充填黏液时，表现为结节状或分支棒状影，呈现"指状征"。支气管扩张常合并感染和肺小叶不张，表现为斑点状、片状高密度影，并见肺纹理聚拢（图 2-5-3-38、图 2-5-3-39）

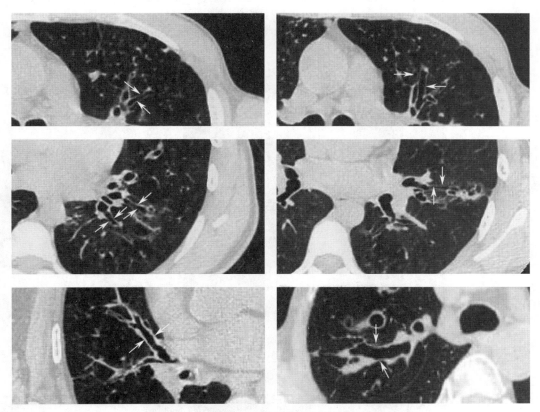

图 2-5-3-38　柱状型支气管扩张："双轨征"（箭头所示）

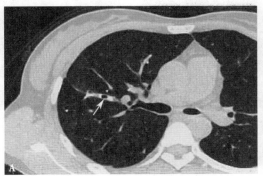
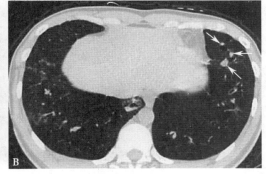

| 常见疾病 | 主要表现 |

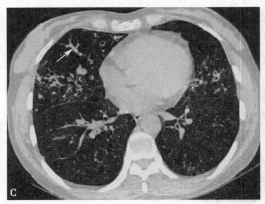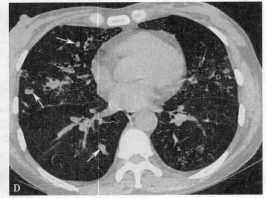

图 2-5-3-39   支气管扩张腔内黏液充填

A、B 为同一患者胸部 CT 肺窗,箭头所示为气胸;C、D 为另一位患者的胸部 CT 肺窗,箭头所示为扩张支气管内见黏液影。

大叶性肺炎	大片肺实变影,肺实变内可见空气支气管征,密度可均匀可不均匀,边缘可清楚可不清楚(图 2-5-3-40)

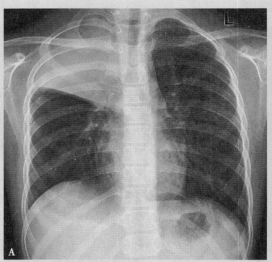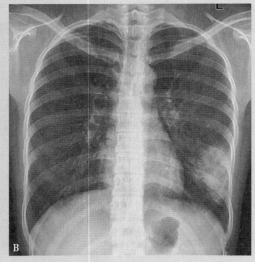

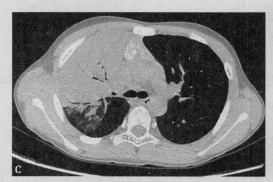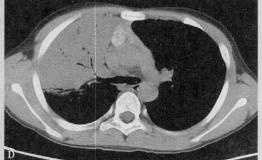

图 2-5-3-40   大叶性肺炎胸部 X 线片(A、B)及肺部 CT(C、D)

小叶性肺炎	两肺中下部支气管血管束增粗,见斑片状密度增高影,边缘不清。小叶支气管阻塞时,可见小叶性肺气肿或肺不张(图 2-5-3-41)

常见疾病	主要表现

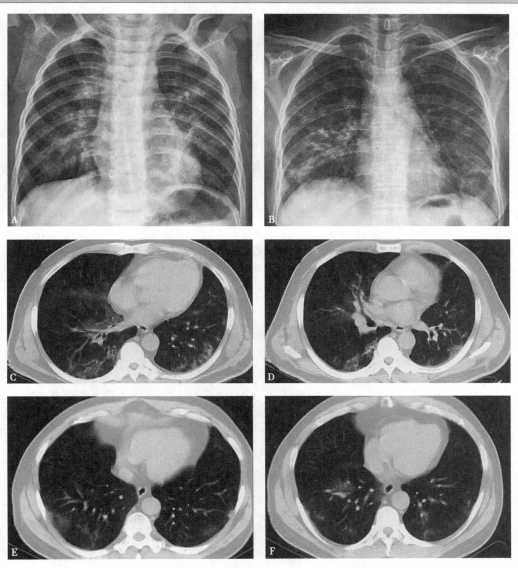

图 2-5-3-41　小叶性肺炎胸部 X 线片（A～D）及肺部 CT（E、F）

间质性肺炎	肺门周围间质炎表现为肺门影增大，密度增高，肺门结构不清。肺间隔间质炎表现为网状影和磨玻璃影。伴肺实质炎表现为斑片状密度增高影。可伴有弥漫性或局限性肺气肿（图2-5-3-42）

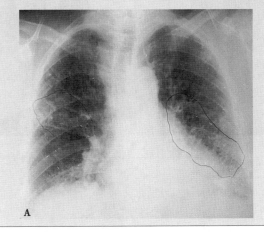

续表

常见疾病	主要表现

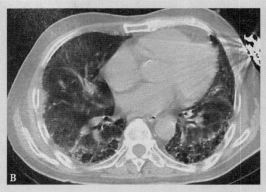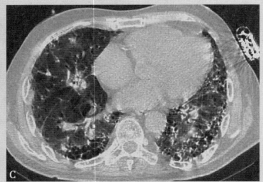

图 2-5-3-42 间质性肺炎胸部 X 线片（A）及肺部 CT（B、C）

肺脓肿 实变中心稍低密度坏死区。坏死液化组织经引流支气管排出后，表现为实变影内见含液气平面的空洞。慢性期肺脓肿可见空洞周围实变病灶逐渐吸收消失，空洞壁因纤维化而逐渐变薄，空洞腔逐渐缩小（图 2-5-3-43）

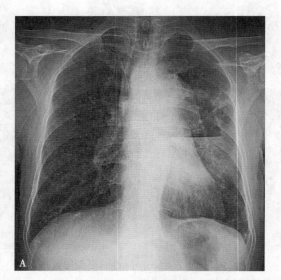

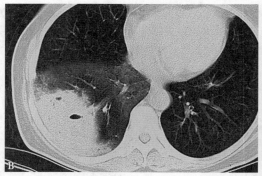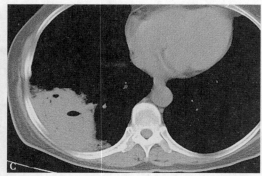

常见疾病	主要表现

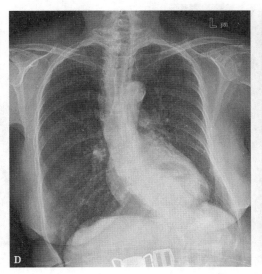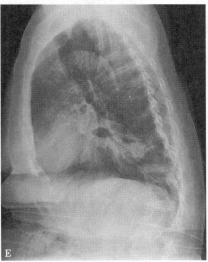

图 2-5-3-43　肺脓肿

肺结核　（1）原发性肺结核（primary pulmonary tuberculosis）（Ⅰ型）
1）原发复合征：原发病灶表现为胸膜下局限性片状影；淋巴管炎表现为由原发病灶向肺门走行的条索影；淋巴结炎表现为肺门影增大、密度增高、结构不清，CT 图像上表现为结节状影
2）胸内淋巴结核：表现为肺门影增大，密度增高，CT 图像上表现为结节状影，增强时呈轻度环形强化（图 2-5-3-44）

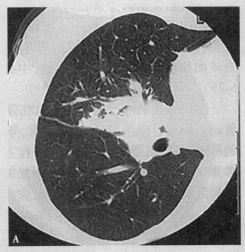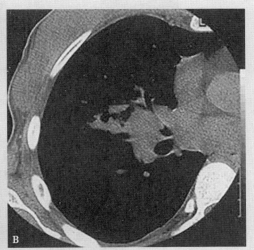

图 2-5-3-44　胸内淋巴结核

A. CT 肺窗；B. CT 纵隔窗。结核菌素试验阳性患者，CT 显示纵隔内多发淋巴结肿大，增强不均匀强化，部分淋巴结融合。

（2）血行播散性肺结核（hematogenous disseminated pulmonary tuberculosis）（Ⅱ型）
急性血行播散性肺结核：表现为两肺弥漫分布的粟粒结节影，分布均匀，大小均匀，密度均匀（即三均匀特点）（图 2-5-3-45）
亚急性及慢性血行播散性肺结核：主要表现为两肺弥漫分布的粟粒结节影。分布不均匀，大小不均匀；密度不均匀（即三不均匀特点）（图 2-5-3-46）

续表

常见疾病	主要表现

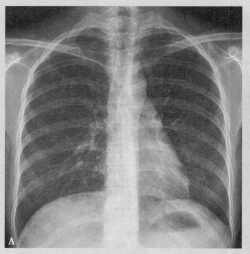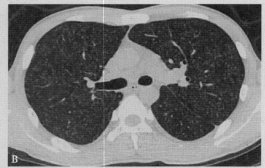

图 2-5-3-45　血行播散性肺结核胸部 X 线片(A)及 CT(B)

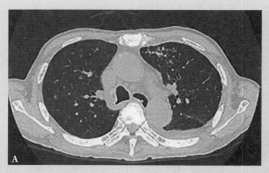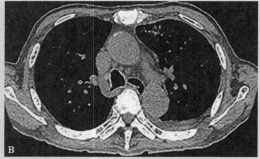

图 2-5-3-46　亚急性及慢性血行播散性肺结核

A. 双肺上叶肺窗；B. 双肺上叶纵隔窗。胸部 CT 提示双肺上叶多发斑片影和索条影，纵隔窗显示病灶内可见实性成分和钙化灶，提示影像表现为慢性形成。

（3）继发性肺结核（Ⅲ型）
浸润性肺结核影像表现特点：
①病变部位：多发生于两肺上叶尖后段和下叶背段；②病变多样性：多种病变并存，以渗出、增殖、纤维、钙化病变多见，其中钙化、纤维病变是肺结核相对特征性病变（图 2-5-3-47）

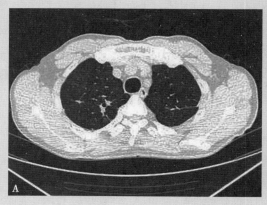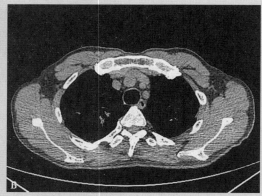

图 2-5-3-47　浸润性肺结核

A. 肺窗；B. 纵隔窗。双肺上叶见多个中央小叶结节，其中右肺上叶可见空洞，纵隔窗显示肺内病灶以软组织成分为主，提示浸润性肺结核。

常见疾病	主要表现
	慢性纤维空洞性肺结核的基本病变：以纤维病灶形成的条片状高密度影为主，其内可见空洞影，周围可见渗出性病灶、干酪样病灶、增殖病灶、支气管播散病灶及钙化（图 2-5-3-48、图 2-5-3-49） （4）结核性胸膜炎（Ⅳ型）：干性胸膜炎在影像上常表现为正常；渗出性胸膜炎表现为胸腔积液；慢性胸膜炎表现为胸膜肥厚、粘连、钙化 （5）其他肺外结核（Ⅴ型）

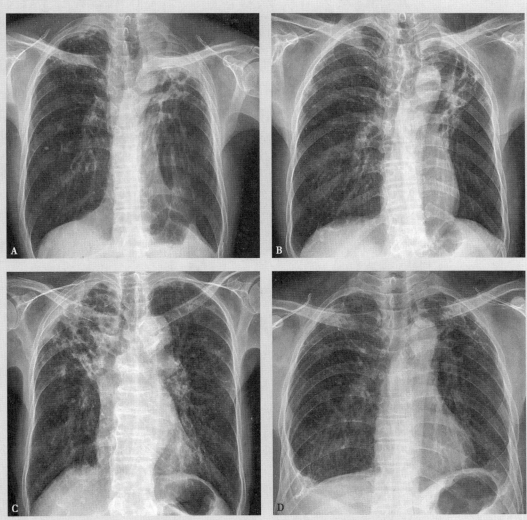

图 2-5-3-48　慢性纤维空洞性肺结核（一）

A～D 为不同患者胸部 DR 正位，双肺上叶部分肺组织毁损，其内见多发含气空洞形成。

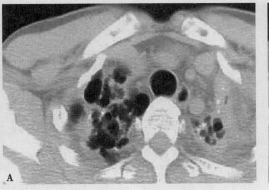
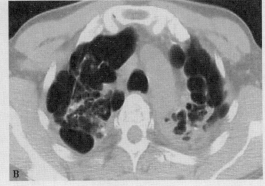

续表

常见疾病	主要表现

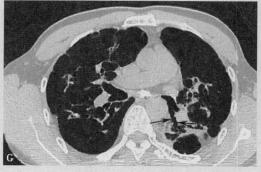

图 2-5-3-49　慢性纤维空洞性肺结核（二）
A～G 为同一个患者的胸部 CT 图像，箭头所示为扩张的支气管影。

中央型肺癌
（图 2-5-3-50、
图 2-5-3-51）

（1）直接征象：早期可见支气管壁增厚、管腔狭窄或腔内结节；晚期可见肺门肿块，增强 CT 见肿块一过性均匀或不均匀强化
（2）间接征象：①阻塞性肺气肿；②阻塞性肺炎；③阻塞性肺不张
肺门、纵隔淋巴结转移：增大淋巴结在增强晚期轻度环形强化

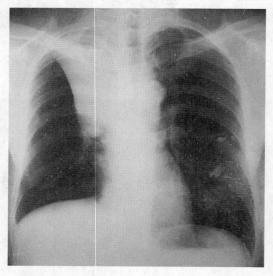

图 2-5-3-50　右上叶中央型肺癌并上叶肺不张

常见疾病	主要表现

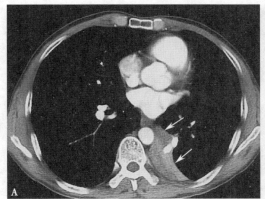
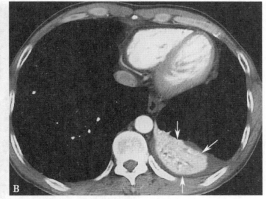
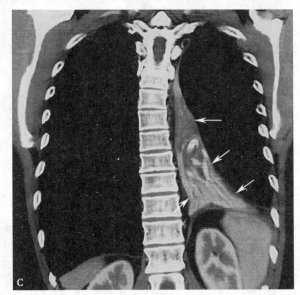

图 2-5-3-51　左下叶中央型肺癌并阻塞性肺不张

A~C 为同一患者的胸部 CT 图像,肺门区占位并左肺下叶部分肺组织不张(箭头所示)。

周围型肺癌	(1)结节或肿块影内部三种征象:①空泡征;②通气支气管征;③空洞
(图 2-5-3-52、	(2)边缘两种征象:①毛刺征;②分叶征
图 2-5-3-53)	(3)周围三种征象:①结节远心侧小片浸润影;②肺纹聚集征;③胸膜凹陷征
	(4)外围两种征象:①肺门及纵隔淋巴结转移;②其他器官转移
	(5)肿瘤内较少出现钙化,偶见瘤内点状钙化,平扫 CT 值常低于 80HU,增强后肿瘤呈一过性均匀或不均匀强化

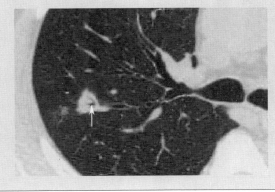
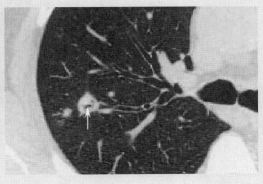

常见疾病	主要表现

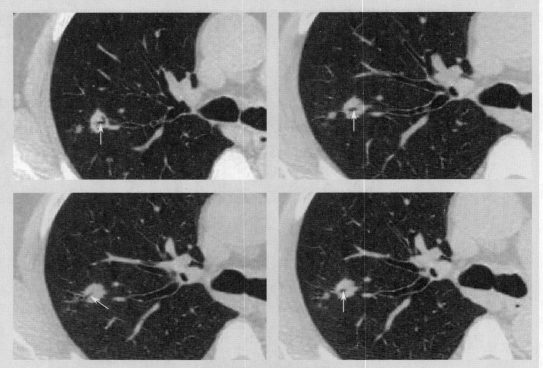

图 2-5-3-52　周围性肺癌空气支气管征（箭头所示）

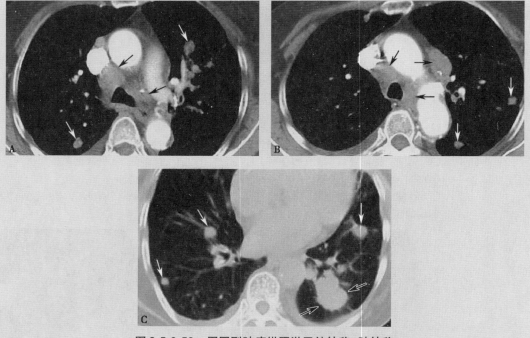

图 2-5-3-53　周围型肺癌纵隔淋巴结转移，肺转移

A～C 为同一个患者的胸部 CT 图像，A、B 为纵隔窗，C 为肺窗。左肺下叶占位并肺内多发转移（白箭头），纵隔淋巴结转移（黑箭头）。

续表

常见疾病	主要表现
弥漫型肺癌 （图 2-5-3-54）	（1）基本表现：多为两中下肺野广泛分布的小结节影，融合成片，也可表现为大片状密度增高影 （2）空气支气管征：融合成片的实变影中见含气的支气管影，其走行僵直如枯树枝样 （3）片状磨玻璃影中隐约可见血管影 （4）肺门及纵隔淋巴结转移

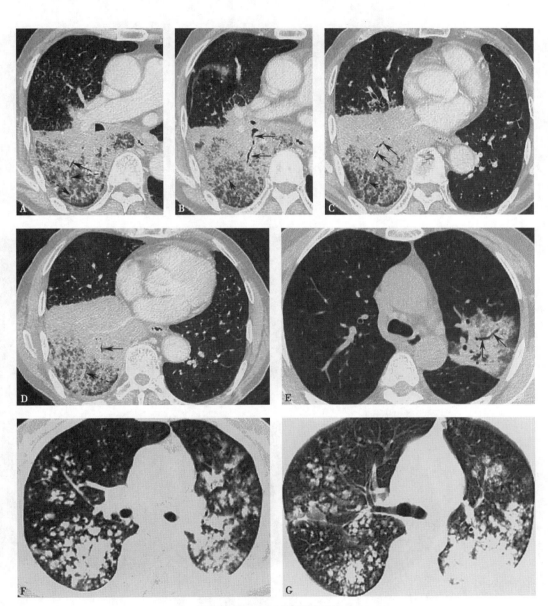

图 2-5-3-54　弥漫型肺癌

肺内多发小结片影，部分融合成片，内见空气支气管征。A～D 为同一个患者的胸部 CT 图像，箭头所示为支气管僵直、截断；E～G 为另一个患者的胸部 CT 图像，箭头所示为空气支气管征。

转移性肺肿瘤	表现为两肺多个大小不等的结节影，边缘清楚。肿瘤经淋巴道转移时，可见至肺门向外放射状分布的条索状或串珠状影（图 2-5-3-55、图 2-5-3-56）

续表

常见疾病	主要表现

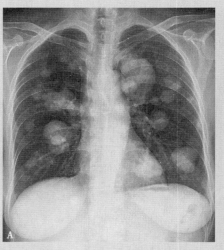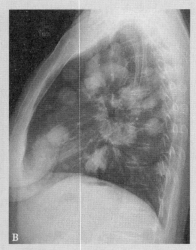

图 2-5-3-55　转移性肺肿瘤胸部 X 线片

A. 正位片；B. 侧位片。

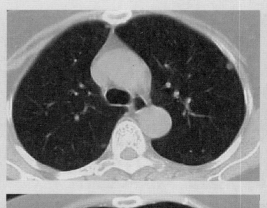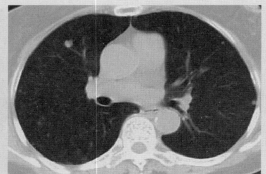

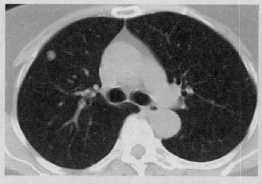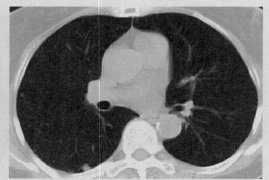

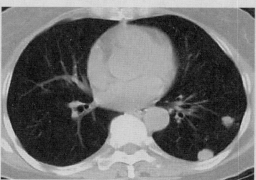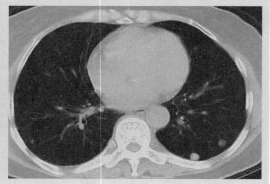

续表

常见疾病	主要表现
	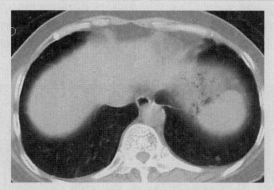 图 2-5-3-56　转移性肺肿瘤胸部 CT 同一患者，两肺多发大小不等的小结节影，多分布于胸膜下区。

七、头部 CT 检查

（一）正常表现

1. 颅骨及空腔　颅骨为高密度，鼻窦及乳突气房内气体呈低密度。

2. 含脑脊液腔　脑室、脑池、脑沟、脑裂等腔内含脑脊液，呈低密度。

3. 脑实质　分大脑额、颞、枕、顶叶及小脑、脑干。CT 可区分皮质及髓质，皮质密度略高于髓质。

4. 增强扫描　正常脑实质仅轻度强化，血管结构强化，正常硬脑膜如小脑幕、大脑镰血供丰富而无血-脑脊液屏障，故明显强化。垂体、松果体亦无血-脑脊液屏障而明显强化。

（二）常见异常及临床意义（表 2-5-3-10）

病灶密度高于、低于、等于正常脑组织者分别为高密度、低密度、等密度，两种或两种以上密度同时存在为混杂密度。

表 2-5-3-10　头部 CT 检查常见异常及临床意义

异常表现	临床意义
高密度病灶	实性肿瘤（如脑膜瘤、室管膜瘤等）、出血（高血压或血管畸形）、钙化（肿瘤或血管性病变）
低密度病灶	组织的坏死、水肿（如肿瘤、脑梗死、炎症、外伤等）、液体（如囊肿、软化灶）和脂类（如脂肪瘤、畸胎瘤等）
等密度病灶	实性肿瘤、慢性硬膜下血肿和出血的某一阶段等
混杂密度病灶	见于含多种成分的病变，如高密度钙化、出血，低密度脂肪、囊变、坏死区，多见于肿瘤，如颅咽管瘤、畸胎瘤等
脑水肿	多种疾病均可产生脑水肿
占位效应	肿瘤、出血等占位性病变均可有占位效应
脑积水	多种颅内病变均可导致脑积水

（三）常见疾病及主要表现（表 2-5-3-11）

表 2-5-3-11　头部 CT 检查常见疾病及主要表现

常见疾病	主要表现
脑梗死	（1）脑血栓形成：起病 24h 内，CT 检查可无阳性发现，或出现提示脑梗死早期改变的 CT 征象，如大脑中动脉或其他主要动脉密度增高，豆状核密度减低，皮髓质界面消失等。24h 后 CT 可显示低密度区。脑梗死 2～3 周，CT 扫描可出现模糊效应。脑梗死后期，CT 显示密度更低。脑梗死后 2～15d 可有占位效应。一般在脑梗死 1 个月以后出现脑萎缩。脑梗死后 3～4d 即可出现强化，第 2～4 周强化出现率最高

续表

常见疾病	主要表现

（2）腔隙性脑梗死：CT平扫基底核区或丘脑区类圆形低密度灶，边界清楚，直径在10～15mm，无明显占位表现，可多发。4周左右形成脑脊液样低密度软化灶，同时出现病灶附近脑室扩大、脑沟、脑池增宽等局部萎缩性变化。增强扫描梗死3d至1个月可发生均一或不规则形斑片状强化，第2～3周最明显，形成软化灶后不再强化（图2-5-3-57）

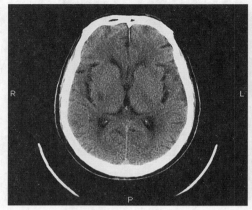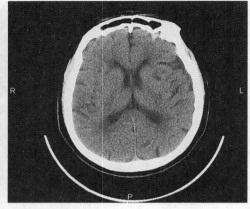

图2-5-3-57　腔隙性脑梗死

（3）出血性脑梗死：CT在低密度脑梗死中出现高密度影

脑出血	（1）急性期（<1周）：均匀高密度，CT值60～80HU，肾形、类圆形或不规则形，边缘清楚，有周围水肿及占位效应（图2-5-3-58） （2）吸收期（2周～2个月）：高密度血肿向心性缩小，边缘模糊，第四周血肿变为等密度或者低密度，周围水肿及占位效应逐渐减轻 （3）囊变期（>2个月）：较小的血肿由胶质和胶原纤维愈合；大的则残留囊腔，无周围水肿及占位效应

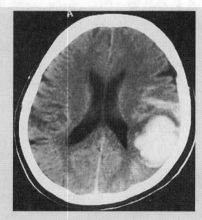

图2-5-3-58　脑出血

蛛网膜下腔出血	直接征象表现为脑沟、脑池密度增高，出血量大时呈铸形（图2-5-3-59）

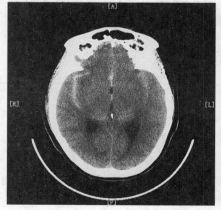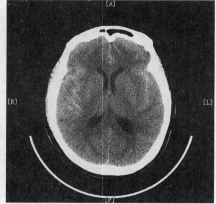

图2-5-3-59　蛛网膜下腔出血

续表

常见疾病	主要表现	
硬膜外血肿	平扫血肿表现为颅骨内板下双凸形高密度区,多在骨折部位下方,边界锐利,血肿范围一般不超过颅缝。可见中线结构移位,侧脑室受压、变形和移位等占位效应。可显示骨折,血肿压迫邻近的脑血管可出现脑水肿或脑梗死(图2-5-3-60)	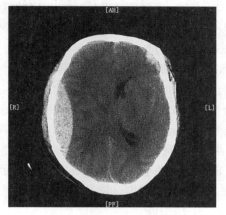图2-5-3-60　硬膜外血肿
硬膜下血肿	急性期表现为颅板下方新月形高密度影,血肿范围广泛,不受颅缝限制。常合并脑挫裂伤,占位征象显著。亚急性和慢性期可表现为高、等、低或混合密度(图2-5-3-61)	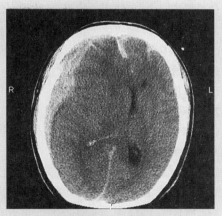图2-5-3-61　硬膜下血肿
脑挫裂伤	①局部呈低密度改变;②散在点片状出血;③蛛网膜下腔出血;④占位及萎缩表现;⑤合并其他征象:如脑内血肿、脑外血肿、颅骨骨折、颅内积气等(图2-5-3-62)	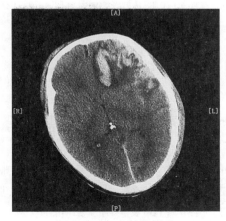图2-5-3-62　脑挫裂伤

八、磁共振成像(MRI)检查

(一)适应证

1. 中枢神经系统疾患　是 MRI 检查的最佳适应证。

2. 颅颈部疾患　MRI 对后颅凹及颅颈交界区病变显示十分清晰,可为咽、喉、颈部淋巴结、血管等的病变诊断提供可靠信息。

3. 胸部疾患　诊断纵隔占位性病变优于CT，但对肺内病变的诊断不如CT。

4. 心脏、大血管疾患　MRI可对心肌、心包病变、先天性心脏病作出明确诊断。可对心功能做定量分析。可直观显示主动脉瘤、夹层动脉瘤等大血管病变。

5. 肝、胆、脾、肾、腹膜后疾患　对腹部脏器的占位性病变可作出比较明确的定位、定性诊断。

6. 胰腺、胆管病变及输尿管病变　由于胰腺周围脂肪的衬托，MRI能显示胰腺及胰管。磁共振胆胰管成像（MRCP）对胰腺疾病的诊断有一定的帮助，能清晰显示扩张的胰管。肾周围脂肪囊能与肾形成对比，MRI对肾脏疾病的显示有重要诊断价值。磁共振尿路成像（MRU）对肾、输尿管梗阻、狭窄显示清楚，与静脉肾盂造影、逆行肾盂造影两者具有互补作用。

7. 盆腔病变　MRI能清楚地显示盆腔的解剖结构。

8. 四肢、关节病变　MRI可清楚显示软骨、关节囊、关节液及关节韧带，对关节软骨损伤性病变能提供重要的诊断依据。能比其他影像方法更早地对早期关节软骨变性及坏死作出诊断。

（二）禁忌证

1. 绝对禁忌证

（1）带有心脏起搏器、神经刺激器、人工金属心脏瓣膜等的患者。

（2）带有动脉瘤夹者（非顺磁性如钛合金除外）。

（3）有眼内金属异物、内耳植入、金属假体、金属假肢、金属关节、体内铁磁性异物者。

（4）妊娠三个月内的妇女。

（5）重度高热患者。

2. 相对禁忌证

（1）体内有金属异物（金属植入物、假牙、避孕环）、胰岛素泵等患者如必须进行MRI检查，应慎重或摘除后行检查。

（2）危重患者需要利用生命支持系统者。

（3）癫痫患者（应在充分操纵病症的前提下进行MRI检查）。

（4）幽闭恐怖症患者，如必须进行MRI检查，应在给予适量镇静剂后进行。

（5）不合作患者，如：小儿，应在给予适量镇静剂后进行。

（6）孕妇和婴儿应征得医生、患者及家属同意后再行检查。

（查云飞　周　青　程　帆）

第四节　常用超声检查及判读

一、超声检查的适应证、禁忌证

（一）适应证

1. 头颈部　如颅脑、眼及眼眶、唾液腺、甲状腺及甲状旁腺、淋巴结等。

2. 胸部　如心脏、乳腺、胸壁、纵隔、胸腔、胸膜、肺等。

3. 腹部、盆部及会阴　如肝、胆、胰、脾、肾、肾上腺、膀胱、前列腺、胃肠（阑尾及肠管）、子宫及附件、胎儿、腹腔、腹膜后结构、睾丸及附睾等。

4. 血管　全身各部位脏器（内脏）及外周血管。

5. 周围神经、关节及软组织等。

6. 超声引导的介入性诊断与治疗。

（二）禁忌证

超声检查一般无禁忌证，但也存在一定的技术局限性，需合理选择超声检查。由于超声波不能穿透气体（空气）与骨骼，因此，含气多的脏器或被含气脏器（肺、积气胃肠）所遮盖的部位、骨骼及骨骼深部的组织（脏器）或病变,超声检查无法直接显示,其应用受到一定限制。

二、常见疾病的超声诊断

（一）胆囊结石

1. 典型胆囊结石的超声表现　胆囊内出现形态稳定的强回声团,后方伴声影,强回声团可随体位改变而移动(图2-5-4-1)。

2. 非典型胆囊结石的超声表现

（1）填满型结石：表现为胆囊内的胆汁无回声区消失,囊腔多缩小,内充满结石,胆囊前壁处呈弧形(或半月形)强回声带,后方伴宽大的声影,致使胆囊后半部分及后壁轮廓完全不显示。

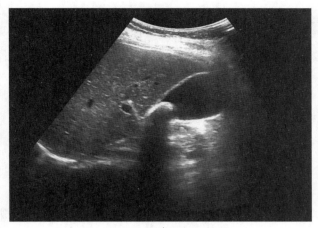

图2-5-4-1　典型胆囊结石

（2）泥沙样结石：胆囊的外形(和内部的回声)显示正常,后(囊)壁处可见泥沙状或颗粒状细小强回声沉积。沉积层较薄时,仅表现为胆囊后壁线粗糙,回声增强,而无明显声影。改变体位时可见沉积颗粒的移动。

（3）胆囊壁内结石：表现为胆囊壁内单发或多发的细小点状强回声,后伴"彗星尾"征,改变体位时不移动。

（4）胆囊颈部结石：较大的胆囊颈部结石超声表现典型,很容易发现。当小结石嵌入到胆囊颈部时,由于囊壁与结石紧密接触而使小结石的强回声团显示不清,仅表现为胆囊肿大,需改变体位仔细探查。

胆囊颈部结石嵌顿常导致急性胆囊炎,是患者急诊就诊的常见原因之一。急性单纯性胆囊炎超声表现为胆囊肿大,囊壁轻度增厚。发展成急性化脓性胆囊炎后其超声显像改变明显,表现如下：

1）胆囊增大,前后径超过4cm,轮廓线模糊,外壁线不规则。

2）囊壁弥漫性增厚、模糊,呈"双边影"或"多边影"(其间可出现间断或连续的弱回声带,而形成胆囊的表现),是囊壁内充血、水肿、渗出所致。

3）囊内透声性差,可见分布不均的细小或粗大的斑点状回声(影)漂动,呈云雾状,为胆囊内积脓的表现。

4）超声墨菲征阳性：将探头压迫胆囊区患者感到局部疼痛,甚至不敢呼吸。

5）急性胆囊炎穿孔后表现为胆囊形态不规则,壁局部缺损或膨出,胆囊缩小,轮廓模糊不清,穿孔处周围组织回声杂乱,可出现无回声区。

（二）肾结石

在肾窦内探及形态稳定、单个或多个点状、团块或铸形强回声,后伴声影。部分含钙量不高的结石后方声影不明显,但彩色多普勒血流成像(color doppler flow imaging, CDFI)可表现为快闪伪像,即在结石部位及其后方出现彩色镶嵌现象,有助于发现结石。肾结石继发肾积水时,出现肾盂、肾盏扩张。

（三）胸腔积液

1. 游离性胸腔积液的超声表现　脏层与壁层胸膜之间出现无回声区,这是胸腔积液最基本、最直接的超声征象。如果无回声区透声好,多提示为漏出液或早期的浆液性渗出液;若无回声区透声较差,内可见较多点状低回声或细纤维带状回声,则往往提示为浆液纤维蛋白性渗出液、血性积液或脓液。如需进一步明确胸腔积液的性质,可在超声引导下进行胸腔穿刺抽液送检(图2-5-4-2)。

超声对胸腔积液敏感,积液量大于100ml时超声诊断的灵敏度可达到100%。超声可以根据无回声区的宽度和深度对积液量进行半定量评估。

（1）少量积液(积液量<500ml)：无回声区主要位于后侧肋膈隐窝,近似三角形,其形态和宽度随呼

吸变化较大。

（2）中量积液（积液量 500～1 000ml）：无回声区超出肋膈隐窝，但上界不超过第 6 后肋，无回声区范围扩大，肺叶上浮，无回声区形态和宽度随呼吸有一定的变化。

（3）大量积液（积液量 >1 000ml）：无回声区范围扩大至大部分胸腔，上界超过第 6 后肋，无回声区形态和宽度随呼吸和体位改变变化不明显，肺叶被压缩，心脏被胸腔积液挤压向健侧移位。

由于胸腔的形态不规则，且胸腔大小随患者体型变化较大，目前尚无可靠的公式来准确量化胸腔积液。有研究显示超声测量胸腔积液的宽度 >5cm，提示积液量 >500ml 的阳性预测值为 92%。

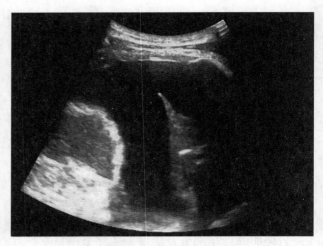

图 2-5-4-2　胸腔积液

2. 包裹性胸腔积液的超声表现　无回声区局限于胸腔某处，常呈半月形或条带状，内常有分隔，严重者呈网格状或蜂窝状，其内液体不能流动，呼吸及改变体位时无回声区大小形态无明显变化。

（四）腹腔积液

腹腔内出现无回声区是腹腔积液的直接超声征象，很容易诊断。超声还可以对积液量进行半定量评估。

1. 少量积液　无回声区主要局限于腹腔的低凹处，如肝肾间隙、脾肾间隙、女性直肠子宫陷凹或男性膀胱直肠陷凹。患者仰卧位时超声测量无回声区的最大前后径 <4cm。

2. 中量积液　无回声区弥漫分布腹腔内脏器周围，多见于中、下腹及侧腹部，可随体位改变而流动。患者仰卧位时超声测量无回声区的最大前后径为 4～8cm。

3. 大量积液　腹部膨隆，整个腹腔均可见大片的无回声区，肠管不固定呈漂浮状，腹腔内脏器受压，并受系膜、韧带等牵拉，悬浮于液体中。患者仰卧位时超声测量无回声区的最大前后径 >8cm。

超声对腹腔积液敏感，是腹腔积液首选的影像学检查。若超声显示腹腔内无回声区透声较差，内可见较多点状低回声，则往往提示为渗出液、血性积液或脓液，但超声显示无回声区透声好，并不能肯定积液为漏出液。如需进一步明确腹腔积液的性质，可在超声引导下进行腹腔穿刺，抽液送检。大量积液可在超声引导下置管分次放液，脓液可在超声引导下置管冲洗并给予局部抗生素治疗。

（五）冠心病

冠心病特征性超声表现是节段性室壁运动异常，根据临床分型可有不同超声表现，主要包括以下三个方面：

1. 心肌缺血

（1）多表现为节段性室壁运动幅度减低或消失；标准化心肌节段划分可以对心肌缺血进行定位诊断，推断病变冠状动脉。

（2）多支冠状动脉病变及缺血性心肌病时也可表现为弥漫性室壁运动异常。

（3）部分患者基础状态下心肌运动无异常，只有在负荷状态下才出现心肌运动的异常。

（4）无室壁运动异常也不能排除无冠状动脉病变，良好的侧支循环建立往往可以代偿闭塞节段的心肌血流量需求。

2. 心肌梗死

（1）受累节段运动减低、运动消失或反常运动，收缩期增厚率减低或消失。

（2）受累节段室壁变薄，回声增强。

（3）未受累节段心肌可有代偿性的运动增强。

（4）梗死区域心腔不同程度的扩大。

（5）早期表现为左心室舒张功能减低，严重时收缩功能也减低。

3. 心肌梗死并发症

（1）真性室壁瘤：超声表现为收缩期和舒张期均出现左心室腔形态的异常（包括局部心肌变薄、室壁膨出、瘤颈较宽），收缩期室壁呈反向运动（图2-5-4-3）。

（2）假性室壁瘤：超声表现为局部室壁连续性中断，瘤壁由心包和/或血栓等物质组成，瘤颈较窄，瘤颈与最大囊腔径比值<0.5，收缩期瘤腔扩大（左心室腔缩小）。CDFI：瘤颈处见花色湍流，往返于心室腔和瘤腔之间。

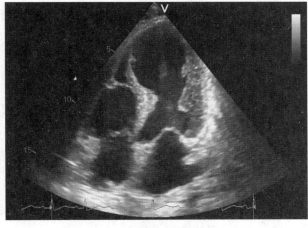

图 2-5-4-3　左心室真性室壁瘤

（3）心室附壁血栓：超声表现为左心室心尖部和室壁瘤部位有蒂或与室壁广泛附着的实性回声团，新鲜血栓多为低回声，可有一定活动度，陈旧血栓多回声增强，较为固定。

（4）缺血性二尖瓣反流：超声表现为心腔扩大致二尖瓣瓣环扩张，断裂的乳头肌连于腱索，呈"连枷样"运动，断端可见回声增强。CDFI常显示二尖瓣偏心性重度反流；二尖瓣反流的严重程度因受心脏功能影响可能会被低估。

（5）室间隔穿孔、左心室游离壁破裂：室间隔穿孔超声表现为肌部室间隔回声连续性中断，或呈隧道样缺损，缺口边缘不整齐，穿孔周围室壁变薄，运动异常，CDFI可见左向右的过隔血流。游离壁破裂者见心包积血，常发生心脏压塞。

（6）梗死后心包积液：发生率约30%。顽固性心包积液在急性心肌缺血后1～12周出现，伴发热、多浆膜腔积液、胸痛等，超声表现为心包腔内出现无回声区。

超声心动图技术应用于临床诊疗已有60余年历史，是目前唯一可应用于临床床旁的实时动态连续心血管系统解剖和功能可视化观测技术，已经发展成为心血管疾病临床诊疗的支柱技术之一，如今包含多种成像技术，能够诊断各种结构性心脏病，评估常见系统性疾病累及心脏时心脏的结构功能改变，还能实时引导多种结构性心脏病的介入治疗。

（周　青　查云飞）

第五节　常用内镜检查

自1957年纤维内镜问世以来，经过60多年的发展，内镜设备和内镜诊治技术不断地发展和完善，现已成为消化道及呼吸道疾病诊断和治疗的主要手段，内镜诊治应用范围也越来越广。临床上常用的内镜检查主要包括上消化道内镜、下消化道内镜和纤维支气管镜检查。上消化道内镜检查包括对咽、食管、胃、十二指肠等上消化道部位的检查；下消化道内镜检查主要是对结肠、直肠及小肠的检查；纤维支气管镜检查在呼吸科和重症医学科应用很广，除可对肺叶、段及亚段支气管病变进行观察外，还可以对呼吸道进行活检采样，进行细菌学、细胞学检查。在辅助气管插管、清除呼吸分泌物或异物、肿瘤局部治疗等方面也经常应用。

一、上消化道内镜

（一）上消化道内镜分类

1. 胃镜　是诊断上消化道疾病最常用的检查方法，是食管、胃、十二指肠疾病的主要检查手段。

2. 十二指肠镜　常用于诊断十二指肠乳头及胆总管、胰管处的病变，如结石、狭窄、肿瘤等。

3. 磁控胶囊胃镜　是新近发明的内镜检查设备，通过口服胶囊大小的内镜设备进行消化道检查。

因胶囊体积小,进入体内无异物感、不适感,检查无须麻醉,无创伤等优点,扩大了胃镜检查的适应证。

（二）适应证

一般来说,有关食管、胃、十二指肠疾病诊断不明者,均可行此项检查,主要适应证为:

1. 有吞咽困难、胸骨后烧灼感、胸口疼痛、上腹部疼痛不适、腹胀、食欲下降等消化道症状。

2. 上消化道出血,包括呕血、便血、黑便等。

3. X线钡餐检查不能确诊或不能解释的上消化道疾病。

4. 需要随访观察的病变,如消化性溃疡、慢性非萎缩性胃炎、慢性萎缩性胃炎、胃癌术后、反流性食管炎、胃食管反流病、胃良性肿瘤等。

5. 药物治疗前后对比观察或手术后的随访,如巴雷特（Barrett）食管。

6. 需做内镜治疗的患者,如取异物、支架置入、止血治疗、息肉摘除、息肉电灼、黏膜下肿物切除、食管-胃底静脉曲张的硬化剂注射或套扎、食管狭窄的扩张治疗等。

7. 不明原因的消瘦或贫血。

（三）禁忌证

1. 严重的心肺功能不全。

2. 休克、昏迷或体质极度衰弱者。

3. 神志不清、精神失常而不能合作者。

4. 上消化道穿孔急性期。

5. 严重的咽喉部疾患、腐蚀性食管和胃炎、巨大食管憩室、主动脉瘤及严重颈胸脊柱畸形等。

6. 急性传染性肝炎或胃肠道传染病应暂缓检查,慢性乙型肝炎、丙型肝炎或抗原携带者、艾滋病患者应备有特殊的消毒措施。

二、下消化道内镜

（一）下消化道内镜分类

1. 结肠镜　是诊断下消化道疾病最常用的检查方法,是回肠末端、结肠、直肠、肛管疾病的主要检查手段。

2. 胶囊内镜和磁控胶囊小肠镜　通过口服内置摄像与信号传输装置的智能胶囊,胶囊在消化道内运动并拍摄图像,从而实现对小肠的观察。

3. 双气囊小肠镜　是最常用的小肠镜检查,可实现全小肠的可视化操作。

（二）适应证

1. 有腹痛、腹泻、便血、便秘、腹部包块、大便习惯改变等症状而诊断不明者。

2. 钡剂灌肠或乙状结肠镜检查有异常者,如狭窄、溃疡、息肉、癌肿、憩室等。

3. 肠道炎性疾病的诊断与随访观察。

4. 结肠癌肿的术前诊断,术后随访,癌前病变的监视,息肉摘除术后随访观察。

5. 需行内镜下止血、息肉或早期结肠癌切除、狭窄扩张及支架置入、内痔的套扎或硬化等治疗者。

6. 原因不明的低位肠梗阻。

7. 不明原因消瘦或贫血。

（三）禁忌证

1. 严重的心肺功能不全。

2. 休克、昏迷或体质极度衰弱者。

3. 神志不清、精神失常而不能合作者。

4. 肛门、直肠严重狭窄或化脓性炎症。

5. 急性重度结肠炎性病变或缺血性肠病。

6. 急性弥漫性腹腔炎及腹腔脏器穿孔。

7. 妊娠妇女慎重进行,月经期一般不宜做检查。

8. 腹部大动脉瘤、肠管高度异常屈曲及癌肿晚期伴有腹腔内广泛转移者。

三、纤维支气管镜检查

（一）适应证

1. 不明原因咯血需明确原因和出血部位者，或虽原因和病变部位明确，但内科治疗无效或反复大咯血而不能行急诊手术需局部止血者。

2. 胸部 X 线或 CT 示块状影、阻塞性肺炎及肺不张，疑为肺癌者。

3. 胸部 X 线阴性，但痰细胞学阳性的"隐性肺癌"患者。

4. 性质不明的弥漫性病变、孤立性结节或肿块，需针吸或钳取肺组织做细胞学检查或病理切片者。

5. 原因不明的胸腔积液或肺不张者。

6. 原因不明的喉返神经麻痹或膈神经麻痹者。

7. 不明原因的干咳和局限性喘鸣者。

8. 吸收缓慢或反复发作性肺炎患者。

9. 需用双套管刷取或吸取深部细支气管的分泌物做病原学培养者。

10. 取支气管异物、肺化脓症吸痰，以及局部用药、手术后痰液潴留吸痰、支架置入、肺癌局部肿瘤的放化疗等。

（二）禁忌证

1. 严重的心肺功能不全。

2. 休克、昏迷或体质极度衰弱者。

3. 对麻药过敏、神志不清、精神失常而不能合作者。

4. 凝血功能严重障碍者。

5. 主动脉瘤有破裂可能性者。

6. 近期有上呼吸道感染或高热、哮喘发作、大咯血者，需待症状控制后再行检查。

（董卫国　葡　蓉　陈　平）

第六章

社区常见急危重症急救

第一节　急危重症急救原则

一、急危重症急救基本原则

1. 用最短的时间、最精练的医学技巧，迅速对患者的病情作出判断。

（1）眼看：看患者的面色，如苍白、发绀、颈静脉怒张等。

（2）鼻闻：是否有异样的呼吸气味，如酒精味、烂苹果味、大蒜味、化脓性伤口的气味。

（3）耳听：听患者的呼吸、咳嗽及有无异常的杂音，如喘鸣音、痰鸣音。

（4）手摸：测脉搏，可了解心跳情况；触皮肤，可探知体温情况；触诊，可了解疼痛范围及程度。

（5）问诊：得到最有价值的主诉。

2. 急救的基本原则是生命第一，在疾病诊治时优先处理危及生命安全的疾病；如果生命体征不平稳，不可贸然进行与生命安全无关的检查或操作。

3. 有多名患者需要急救时，要优先抢救伤情严重患者。

4. 需多专科合作抢救的患者，应通知上级部门协助调配医护人员参加抢救。

5. 需手术者尽快通知手术室准备或在急诊手术室进行，留监护室继续抢救治疗。

二、急危重症的病情评估及分类

（一）病情分级（表 2-6-1-1）

表 2-6-1-1　急诊患者病情分级标准

患者分类	Ⅰ级（濒危患者）	Ⅱ级（危重患者）	Ⅲ级（急症患者）	Ⅳ级（非急症患者）
严重程度	病情可能随时危及患者生命，需立即采取挽救生命的干预措施，应合理分配人力和医疗资源进行抢救	病情可能在短时间内进展至Ⅰ级，或可能导致严重残疾，应尽快安排急诊，并给予患者相应处置及治疗	患者目前明确没有在短时间内危及生命或严重致残的征象，应在一定的时间段内安排患者就诊	患者目前没有急性发作症状，无或很少有不适主诉
常见临床表现	气管插管、无呼吸/无脉搏、急性意识障碍，其他需要采取挽救生命干预措施的患者	患者来诊时呼吸循环状况尚稳定，但其严重性有可能发展为Ⅰ级，如急性意识模糊/定向力障碍、复合伤、严重疼痛（疼痛评分≥7/10）	病情进展为严重疾病和出现严重并发症的可能性很低；无严重影响患者舒适性的不适；通过急诊处理可缓解患者症状；留观和候诊过程中出现生命体征异常者，病情分级应考虑上调一级	无或很少有不适主诉
护士接诊	立即	立即	在一定的时间段内安排患者就诊	
医生接诊	立即	尽快安排		
接诊地点	抢救室	抢救室或者候诊室	诊室（候诊过程中出现病情恶化，病情分级考虑上调）	

（二）危急重症评估

1. 基本原则　危急重症评估必须在 0～5 分钟内完成，遵循 ABCDE 原则。

A（airway）：检查并开放气道，必要时颈椎制动、保护气道。

B（breathing）：检查呼吸频率、幅度，确保供氧，必要时辅助呼吸。

C（circulation）：检查脉搏、心率、血压等，必要时使用止血带或加压包扎。

D（disability）：检查意识水平，必要时使用半卧位。

E（exposure）：充分暴露检查，查找其他损伤。

2. 意识评估

（1）格拉斯哥昏迷量表（GCS）（表 2-6-1-2）

表 2-6-1-2　格拉斯哥昏迷量表（GCS）评分表

项目	1分	2分	3分	4分	5分	6分
睁眼反应	强刺激仍不睁眼	轻拍、摇晃、针刺等可使患者睁眼	正常音量呼叫患者，或高音量呼唤可使患者睁眼	患者能自主睁眼		
语言反应	无语言反应	对疼痛刺激仅能发出无意义叫声	只能说简短句或单个字	对答不畅或答非所问	对答流利	
肢体运动	无体动反应	对疼痛刺激有反应，肢体会伸直	对疼痛刺激有反应，肢体会弯曲	对疼痛刺激有反应，肢体会回缩	给予疼痛刺激时，患者有推开动作	可依指令做动作

注：15分表示意识清楚；12～14分为轻度意识障碍；9～11分为中度意识障碍；8分及以下为昏迷。

（2）改良早期预警评分表（MEWS）（表 2-6-1-3）

表 2-6-1-3　改良早期预警评分表（MEWS）

评分	3分	2分	1分	0分	1分	2分	3分
体温 /℃		≤35.0	35.1～36.0	36.1～38.0	38.1～38.5	≥38.6	
呼吸 /（次·min⁻¹）		≤8		9～14	15～20	21～29	≥30
脉搏 /（次·min⁻¹）		≤40	41～50	51～100	101～110	111～129	≥130
收缩压 /mmHg	≤70	71～80	81～100	101～199		≥200	
清醒程度				完全清醒	对声音有反应	对疼痛有反应	无反应
尿量 /（ml·h⁻¹）		无	<30				

注：4分或5分，需30分钟内处理患者；≥6分，需15分钟内向上级医生汇报，进行再评估，必要时请相关科室会诊。

（3）快速急性生理评分（RAPS）和快速急诊内科评分（REMS）（表 2-6-1-4、表 2-6-1-5）

表 2-6-1-4　快速急性生理评分（RAPS）和快速急诊内科评分（REMS）

评分	0分	1分	2分	3分	4分	5分	6分
脉搏 /（次·min⁻¹）	70～90		55～69 或 110～139	40～54 或 140～179	<40 >179		
收缩压 /mmHg	90～129		70～89 或 130～149	150～179	>179		
呼吸 /（次·min⁻¹）	12～24	10～11 或 25～34	6～9	35～49	>49		
格拉斯哥昏迷量表评分	>13	11～13	8～10	5～7	<5		
年龄 /岁	<45		45～54	55～64		65～74	>74
血氧饱和度（SpO₂）	>89	86～89		74～85	<75		

表 2-6-1-5　RAPS 和 REMS 解读

RAPS 分值	REMS 分值	病死危险率
≤7	≤11	10%
8	16~17	50%
≥14	≥24	100%

三、多发伤伤情评估流程与处理原则

（一）多发伤临床特点

1. 损伤机制复杂。

2. 伤情重、变化快。

3. 生理紊乱严重。

4. 诊断困难、易漏诊误诊。

5. 处理顺序与原则的矛盾。

6. 感染与并发症多。

（二）多发伤的评估流程

1. 在一个伤员的治疗过程中至少要进行三次伤情评估　在现场数分钟内进行的初次评估，到达医院后进行的全面的二次评估和抢救治疗过程中的再次和反复评估。

2. 在补液的同时，在生命体征稳定的情形下，对患者进行较全面的检查和诊断特别重要。为了不遗漏重要伤情，应牢记"CRASH-PLAN"以指导检查。

其含义是：C=cardiac（心脏），R=respiratory（呼吸），A=abdomen（腹部），S=spina（脊髓），H=head（头颅），P=pelvis（骨盆），L=limb（四肢），A=arteries（动脉），N=nerves（神经）。在紧急情形下，可在几分钟内按照伤情，对呼吸、循环、消化、泌尿、脑、脊髓，以及四肢、骨骼各系统进行必要的检查，然后按各部位伤情的轻重缓急安排抢救顺序。改变诊疗模式：由平常的"诊断→治疗"变为"抢救→诊断→治疗"。切忌辅助检查过多，以免耽误伤后的抢救时间。

（三）多发伤的处理原则

在救治中坚持"危重者优先、救命第一"的原则。快速完成"VIPC"，具体技术如下：

V（ventilation）：要求保持呼吸道通畅及充分通气供氧。在处理多发伤伤员，特别是头、颈、胸部伤的伤员时，第一应保持呼吸道畅通。对颌面外伤、颈椎外伤、喉部外伤的伤员，应早期行环甲膜切开或气管切开术。

I（infusion）：指通过输液、输血扩充血容量及细胞外液。在抢救严重多发伤伤员时，补充和维持有效循环血容量的重要性不次于纠正缺氧。

P（pulsation）：指对心功能的监测。多发伤伤员发生休克时，除考虑低血容量性休克外，还要考虑到心源性休克，特别是伴有胸部外伤的多发伤，可因心肌损伤、心脏压塞、心肌梗死或冠状动脉气栓导致心力衰竭。在严重多发伤抢救中，要监测心电图及必要的血流动力学的变化，如中心静脉压（central venous pressure，CVP）和平均动脉压（mean arterial pressure，MAP）。

C（control bleeding）：是指在多发伤抢救中紧急控制明显或隐藏性出血。

四、急危重症急救基本程序

1. 值班医生在接诊危重患者后，要迅速到达患者身边询问病史和查体，心电监护检测各项生命体征，作出初步诊断，快速完成生命体征的测量和记录。

2. 开放静脉通道，留取血液样本，进一步化验检查，判断病情。根据病情使用急救的药物，积极稳定生命体征。根据病情采取一些急救措施，包括心肺复苏、气管插管、呼吸机辅助呼吸、电复律、电除颤、洗胃等。

3. 医生迅速开出医嘱交护士执行，病情紧急可先下口头医嘱由护士复述后执行，抢救结束后立即

据实补记。在紧急处理后尽快完成入院记录、首次病程记录、抢救记录等资料。并向患者家属详细告知病情、初步诊断、治疗方案和风险程度等,听取患者家属对抢救治疗的意见,取得其合作。

4. 急性失血、休克或心肺功能不全等,如值班医生处理有困难,应在立即进行紧急抢救的同时,迅速报告本科上级医生到达现场参加抢救。如上级医生处理仍有困难,要迅速向科主任报告,科主任要立即调动本科人员,并与相关科室联系参与抢救。紧急情况下可口头或电话会诊,但应据实补记会诊记录。

(吕菁君　孟庆涛　卢章洪)

第二节　常见急危重症急救

一、心搏骤停急救

(一)分类

1. 心室颤动(ventricular fibrillation,VF)　即心室肌发生极不规则的快速而又不协调的颤动,若颤动波波幅高并且频率快,则较容易复律;若波幅低并且频率慢,则复律可能性小,多为心室停顿的先兆。

2. 心室静止(ventricular standstill,VS)或心室停顿(ventricular asystole,VA)　心室静止在心电图上有房性P波(P波、P′波、F波或f波)而无房室交界区或室性QRS波,亦可表现为没有任何波形存在,呈一直线。

3. 无脉性室性心动过速(pulseless ventricular tachycardia,PVT)　心电图上可见快速性宽大的QRS波,其为一种快速致命性室性心动过速,心输出量为零或接近为零。

4. 无脉性电活动(pulseless electrical activity,PEA)　即心电图存在电活动,QRS波群缓慢,但无脉搏,心脏无射血,过去称为电机械分离(electromechanical dissociation,EMD)。

(二)病因

成人以冠心病最为多见,儿童以呼吸疾病多见(表2-6-2-1)。

表2-6-2-1　心搏骤停常见原因

分类	原因或致病因素
心脏	心肌病变:冠心病、心肌病、心脏结构异常等;雷击、触电等
	瓣膜病变:瓣膜功能不全
	血管病变:冠状动脉栓塞
	心包病变:心脏压塞
呼吸	呼吸中枢受损:呼吸中枢神经系统疾病、神经肌肉接头疾病、中毒或代谢性脑病
	呼吸肌、胸壁运动异常:中枢神经系统疾病、创伤、张力性气胸
	气管支气管肺组织病变:气道异物阻塞、感染、创伤、新生儿呼吸衰竭、哮喘、慢性阻塞性肺疾病(COPD)、肺水肿
	肺血管病变如肺栓塞
循环	过敏及类过敏反应、脓毒症、神经源性休克等致有效循环血量过低
	夹层、外伤等致大出血
全身情况	电解质异常:低钾血症、高钾血症、低镁血症、高镁血症、低钙血症
	酸中毒、低体温、低血糖
药物中毒	药物中毒:抗心律失常药、洋地黄类药物、β受体阻滞剂、钙通道阻滞剂、三环类抗抑郁药
	毒品滥用:可卡因、海洛因
	气体中毒:一氧化碳、氰化物、硫化氢

(三)临床表现

1. 意识突然丧失。

2. 大动脉(颈动脉和股动脉)搏动消失。

（四）处理

1. 及时启动心肺脑复苏，给予基础生命支持（basic life support，BLS），开始胸外按压、人工呼吸，及早电除颤。

2. 尽早给予高级生命支持（advanced life support，ALS）

（1）呼吸支持

及时建立稳定气道如气管内插管。尽量监测呼气末二氧化碳（ETCO$_2$），有利于提高心肺复苏的质量。通过人工气道进行正压通气时，成人频率为 10 次 /min（儿童则 2～3 秒给一次呼吸），调整血氧饱和度（SpO$_2$）92%～98%，二氧化碳分压（PaCO$_2$）35～45mmHg，避免过度通气。

（2）循环支持

1）在进行高质量人工胸外按压比较困难或危险时的特殊条件下采用机械胸外按压装置代替传统心肺复苏：①施救者有限；②长时间心肺复苏；③低温心搏骤停时进行心肺复苏；④在移动的救护车内进行心肺复苏；⑤在血管造影室内进行心肺复苏；⑥准备体外心肺复苏期间进行心肺复苏。

2）怀疑心搏骤停病因可能可逆的患者，可以考虑以体外心肺复苏替代传统心肺复苏：①争取时间治疗潜在的可逆病因；②为传统心肺复苏未能复苏的患者安排心脏移植。

（3）药物治疗：开始 BLS 后，尽快建立静脉通道，应用药物抢救。

1）肾上腺素：为心肺复苏首选。用法：1mg 静脉或骨髓腔内注射，每 3～5 分钟重复 1 次；可通过气管导管使用肾上腺素，剂量为 2～2.5mg；儿童为 0.01mg/kg。对于不可除颤心律，例如无脉搏性电活动，建议尽早使用肾上腺素。

2）胺碘酮：适用于对心肺复苏、电除颤和缩血管药等治疗无反应的 VF/PVT 患者。用法：初始剂量为 300mg，用 5% 葡萄糖溶液稀释到 20ml 后静脉或骨髓腔内注射，随后可追加 150mg。

3）利多卡因：目前仅推荐在没有胺碘酮时应用利多卡因抢救心搏骤停。用法：静脉注射 100mg（1～1.5mg/kg）若 VF/PVT 持续存在，每隔 5～10 分钟追加 0.5～0.75mg/kg，第 1 小时的总剂量不超过 3mg/kg。随后小剂量静脉维持（1～3mg/min）。

4）硫酸镁：适用于对电击无效的顽固性 VF 并可能有低镁血症、室性快速性心律失常并可能有低镁血症、尖端扭转型室性心动过速及洋地黄中毒。用法：静脉注射硫酸镁的初始剂量 2g，于 1～2 分钟注射完毕，10～15 分钟后可酌情重复。

5）碳酸氢钠：仅在严重的代谢性酸中毒时才进行纠正酸中毒治疗，以下情况时可考虑积极应用。存在危及生命的高钾血症或高钾血症引起的心搏骤停、原有严重的代谢性酸中毒、三环类抗抑郁药中毒；用法：初始剂量为 1mmol/kg，静脉滴注。

6）β受体阻滞剂：不推荐常规使用，因 VF/PVT 导致心搏骤停而入院后，可以考虑尽早开始或继续口服或静脉注射β受体阻滞剂。

3. 复苏后治疗　一旦自主循环恢复（restoration of spontaneous circulation，ROSC），应立即转运到有重症监护室的医疗单位进行复苏后治疗。通过维持呼吸循环功能稳定，改善重要脏器灌注，促进神经功能恢复等手段，多学科综合治疗，达到提高患者存活出院率和无神经功能障碍存活出院率的目的。

（1）优化通气和氧合：首先将声门上气道更换为可靠的气管插管。抬高床头 30° 预防误吸、肺炎和脑水肿。避免低氧血症的同时逐步下调吸氧浓度，维持氧饱和度≥94%，避免过高的氧分压加重再灌注损伤和氧中毒。对于昏迷、自主呼吸恢复，或有通气氧合功能障碍的患者，应给予机械通气辅助呼吸。机械通气过程中避免大潮气量和高气道压造成的肺损伤和对心功能的不利影响。PaCO$_2$ 应维持在 35～45mmHg。

（2）维持血流动力学稳定：脑损伤程度和血流动力学稳定性是影响心肺复苏后存活率的两个决定性因素。一般认为，维持血压在正常或稍高于正常水平为宜，收缩压 >90mmHg，平均动脉压大于65mmHg，SvO$_2$≥70% 较为理想，有利于脑内微循环血流的重建。对于顽固性低血压或心律失常者，应考虑病因的治疗，如急性心肌梗死、急性冠脉综合征等。

（3）脑复苏：为了防治心搏骤停后缺氧性脑损伤采取的措施称为脑复苏（cerebral resuscitation）。脑复苏的主要任务是改善脑的氧供需平衡，防止脑水肿和颅内压升高，减轻或避免脑组织再灌注损伤，恢复脑细胞功能。

1）低温治疗：若患者循环稳定但神智未恢复并出现体温升高趋势或开始有肌张力增高的表现,应立即开始降温（34～36℃）,并持续至少 24 小时。

2）改善脑血流灌注。

3）药物治疗：虽然有不少对缺氧性脑细胞保护措施的研究如钙通道阻滞剂、氧自由基清除剂等,迄今仍缺乏能有效应用于临床者。肾上腺皮质激素在脑复苏中的应用理论上有很多优点,但临床应用仍有争议。

（4）血糖的调控：血糖超过 10mmol/L 时应进行干预,同时,严防低血糖反复发生。

（5）器官功能的保护和抗感染治疗：自主循环恢复后,仍有可能发生脏器损伤和多器官功能衰竭,一旦发现,应及时处理,不推荐常规预防感染。

4. 康复

（1）建议心搏骤停存活者在出院前进行生理、神经、心肺和认知障碍方面的多模式康复评估和治疗。

（2）建议心搏骤停存活者及其护理人员接受全面的多学科出院计划,以纳入医疗和康复治疗建议及活动 / 工作恢复预期目标。

（3）建议对心搏骤停存活者及其护理人员进行焦虑、抑郁、创伤后应激反应和疲劳度的结构化评估。

（4）康复期间需要支持,以确保最佳生理、认知和情感健康及恢复社会 / 角色功能。此过程应从初次住院期间开始,并根据需要持续进行。

二、严重心律失常急救

（一）心律失常紧急处理的原则

1. 识别和纠正血流动力学障碍　根据血流动力学状态来决定处理原则,在血流动力学不稳定时应追求抢救治疗的效率,不应苛求完美的诊断流程,严重障碍者,需立即纠正心律失常。

2. 基础疾病和诱因的纠正与处理　心律失常病因明确者,在紧急救治心律失常的同时应兼顾治疗基础疾病,尽快消除诱因。

3. 衡量获益与风险,治疗与预防兼顾　对危及生命的心律失常应采取积极措施加以控制,追求抗心律失常治疗的有效性,挽救生命;对非威胁生命的心律失常,需更多考虑治疗措施的安全性。

4. 选择抗心律失常药　根据基础疾病、心功能状态、心律失常性质选择抗心律失常药。

（二）常见严重心律失常急救

1. 室性心动过速急救处理

（1）无器质性心脏病患者的非持续性室性心动过速,除主要注意纠正可能存在的诱发因素外,无须特殊处理,症状明显者口服 β 受体阻滞剂。

（2）器质性心脏病患者的非持续性室性心动过速很可能是恶性室性心律失常的前兆,应积极寻找并纠正可能存在的病因和诱因,β 受体阻滞剂有助于改善预后。若治疗措施效果不佳且发作频繁,并伴有血流动力学障碍,应立即同步直流电复律,首次电击能量不超过 200J,必要时重复。若为血流动力学稳定的单形室性心动过速,可首先使用抗心律失常药,也可电复律。

（3）药物治疗（表 2-6-2-2）

表 2-6-2-2　严重心律失常常用急救药物及用法

药物	适应证	禁忌证	用法
胺碘酮	首选,尤其是心功能不全的室性心动过速患者	严重心动过缓、高度房室传导阻滞者	负荷量 150mg（3～5mg/kg）,静脉缓慢推注 10min 以上,若无效 10～15min 后可重复推注,以后按照 1～1.5mg/min 维持 6h,根据病情减至 0.5mg/min
利多卡因	只在胺碘酮不适用或无效时,或合并心肌缺血时作为次选药	高度房室传导阻滞、严重心力衰竭、休克、肝功能严重受损、利多卡因过敏等	50～100mg 静脉注射,必要时每隔 5～10min 重复 50mg,直至心律转复或总量达 300mg 为止

药物	适应证	禁忌证	用法
β受体阻滞剂	急性冠脉综合征、甲状腺功能亢进、梗阻性心肌病等	缓慢性心律失常、传导阻滞、低血压、严重充血性心力衰竭、伴有支气管痉挛的肺疾病等	—
钙通道阻滞剂	维拉帕米可用于特殊类型的室性心动过速	心功能受损患者	2.5～5.0mg，15～30min 后可重复 5～10mg，最大剂量为 20mg
镁剂	恶性心律失常的辅助治疗，适用于低血镁和尖端扭转型室性心动过速	不推荐急性心肌梗死后常规预防性应用	1～2g 硫酸镁用 50～100ml 液体稀释后，5～60min 内静脉滴注，维持量 0.5～1.0g/h

2. 心室扑动和心室颤动急救处理 尽早行心肺脑复苏术。

3. 室上性心动过速急救处理

（1）血流动力学不稳定者，需立即行同步直流电复律。首次电转复能量单相波通常为 50～100J，如不成功，可逐渐增加能量。

（2）血流动力学稳定者

1）首选刺激迷走神经方法。深吸气后屏气同时用力做呼气动作（Valsalva 法），或用压舌板等刺激咽喉部，可终止发作。颈动脉窦按摩和压迫眼球法现已少用。刺激迷走神经法仅在发作早期使用效果好。

2）药物治疗（表 2-6-2-3）

表 2-6-2-3　室上性心动过速药物使用

药物	适应证	禁忌证	用法
维拉帕米	首选	心动过缓、低血压、心功能不全、房室传导阻滞、病态窦房结综合征患者慎用或禁用	5mg 稀释后静脉注射（5min），发作中止即停止注射，15min 后未能转复者可重复 1 次
普罗帕酮	首选	对心功能不全患者禁用，对有器质性心脏病、低血压、休克、心动过缓者等慎用	70mg 稀释后静脉注射（5min），10～20min 后无效可重复 1 次
腺苷	对窦房结、房室结具有明显的抑制作用，可消除折返环路终止室上性心动过速	对于合并心绞痛、支气管哮喘、室性心律失常、病态窦房结综合征、年龄 >60 岁者等应该慎用或禁用	6～12mg 快速静脉注射，3～5min 后未复律者可剂量加倍重复 1 次
胺碘酮	对各种快速性心律失常均有效	—	150mg 缓慢静脉注射（>10min），10～15min 可重复，然后以 1～1.5mg/min 维持 6h，以后依病情减至 0.5mg/min，24h 一般不超过 1.2g，最大可达 2.2g
β受体阻滞剂	伴有高血压或心绞痛的室上性心动过速患者首选	有病态窦房结综合征、支气管哮喘病史者禁用	普萘洛尔 2～5mg 静脉注射，必要时 20～30min 后重复 1 次。也可用艾司洛尔、美托洛尔等静脉注射

4. 心房颤动急救处理

（1）血流动力学不稳定者，需立即同步直流电复律。起始电量双相波 100～200J，单相波 200J。一次复律无效，应紧接进行再次复律（最多 3 次）。再次复律应增加电量，最大可用到双相波 200J，单相波 300J。

（2）急性发作期血栓预防是心房颤动急性发作期治疗的首要措施。

1）抗凝指征：准备进行药物复律或电复律；可能自行转律（如新发心房颤动或阵发心房颤动）；瓣膜病伴心房颤动；具有血栓栓塞危险因素的非瓣膜病患者；有其他抗凝指征的心房颤动患者，如合并体循环栓塞、肺栓塞或机械瓣置换术后等。

2）急性加重期抗凝治疗：

①抗凝药物：若患者已口服华法林，且国际标准化比值（international normalized ratio，INR）为2～3，可继续华法林治疗。若患者未使用口服抗凝药，应在急性期用普通肝素或低分子量肝素抗凝。普通肝素应用方法：70U/kg静脉注射，之后以15U/kg/h开始输注，以后根据活化部分凝血活酶时间（APTT）调整肝素用量，将APTT延长至用药前的1.5～2.0倍。

②抗凝药物应用持续时间：心房颤动发作持续时间<48小时，若有急性复律指征，在应用肝素或低分子量肝素前提下，可立即行电复律或抗心律失常药物复律。复律后，有栓塞危险因素者，需长期使用华法林。无危险因素者，复律后不需长期抗凝。心房颤动持续时间>48小时或持续时间不明的患者，若有急性复律指征，在应用肝素或低分子量肝素前提下复律，然后衔接华法林治疗（INR 2～3）至少4周，以后根据CHADS2危险分层确定是否长期抗凝。心房颤动发作时间>48小时或持续时间不明的患者，若无急性复律指征，应在抗凝治疗3周后考虑择期复律。

（3）控制心室率：基本治疗措施之一，对于大多数血流动力学稳定的心房颤动患者，都应控制心室率目标为80～100次/min。

（4）药物复律：用于血流动力学稳定但症状明显者。普罗帕酮静脉注射适用于新发心房颤动无明显器质性心脏病患者。胺碘酮适用于有器质性心脏病的新发心房颤动患者，若短时间内未能转复，考虑择期转复时加用口服胺碘酮（200mg，每日3次），直至累计剂量达10g。不推荐将洋地黄类药物、维拉帕米、索他洛尔、美托洛尔用于心房颤动转复。

5. 窦性停搏及病态窦房结综合征急救处理

（1）药物治疗：阿托品能消除迷走神经对窦房结的抑制，使心率增快，对窦房结本身无作用，因此作用有限，不宜长时间应用。异丙肾上腺素主要作用于心肌 β_1 受体，使心率增加，对窦房结本身无作用，作用有限，不宜长时间应用。

（2）起搏治疗：对于有临床症状（如黑矇、晕厥、呼吸困难等），以及无症状，但心率极慢、药物应用受限的病态窦房结综合征患者应给予安装起搏器。对于部分患者，应在起搏治疗后联合使用抗心律失常药物和进行抗栓治疗。

6. 高度房室传导阻滞急救处理

（1）积极寻找并治疗可逆性诱因，包括肺栓塞、急性下壁心肌梗死、心肌炎、低血容量、低氧、心脏压塞、张力性气胸、酸中毒、药物过量、体温过低和高钾血症等。

（2）轻度的心动过缓（如心率50～60次/min）若无症状或仅有轻微症状可观察，不需紧急处理。过度治疗使心率加快反而可能起不利作用。

（3）症状性心动过缓的药物治疗（表2-6-2-4）

表2-6-2-4　常用治疗心动过缓药物使用比较

药物	适应证	禁忌证	用法
阿托品	—	不宜用于二度Ⅱ型房室传导阻滞、三度房室传导阻滞伴室性逸搏心律的患者，对于QRS波宽大畸形者慎用	0.3～0.6mg口服，也可皮下或肌内注射，静脉注射应适当减量
异丙肾上腺素	—	—	10mg舌下含服，每4～6h/次。必要时可用0.5～1mg持续滴注，维护心室率60～70次/min
多巴胺、肾上腺素、异丙肾上腺素	用于阿托品无效或不适用的症状性心动过缓患者，也可用于起搏治疗前的过渡	—	多巴胺可以单独使用，也可以和肾上腺素合用

（4）起搏器治疗：对高度及以上房室传导阻滞有晕厥及阿-斯综合征发作者应置入起搏器。若估计为暂时性严重房室传导阻滞应置入临时起搏器，积极治疗去除原发病因。

（5）心室停搏或无脉性电活动为无灌注节律，应实施心肺复苏。无有效心肺复苏的保证，药物和临时起搏不能发挥作用。

三、急性心力衰竭急救

（一）急性左心衰竭临床表现及体征

1. 呼吸困难　突发严重呼吸困难，呼吸频率常达 30～50 次 /min。按严重程度可有如下表现：

（1）端坐呼吸：即平卧时出现气促，坐起后即好转，是左心衰竭典型表现。

（2）夜间阵发性呼吸困难：常于夜间睡眠中突然惊醒，感胸闷气短，急于坐起呼吸。

（3）急性肺水肿：是急性左心衰竭最严重的表现，患者端坐呼吸，极度烦躁不安，口唇发绀，大汗淋漓，有濒死感。咳出大量泡沫样稀薄痰或粉红色泡沫痰。

2. 交感神经兴奋表现　伴有周围血管收缩，动脉压升高，心率增快，面色苍白，四肢湿冷，出冷汗等表现。

3. 体征　肺部听诊可闻及两肺湿啰音（肺水肿所致）或哮鸣音（支气管黏膜水肿或支气管痉挛所致）。心脏听诊心尖部有舒张期奔马律、P_2 亢进、心率增快。随心力衰竭加重，可在周围动脉触及交替脉。

（二）辅助检查

1. 心电图　十二导联心电图对心律失常和急性心肌梗死有重要诊断意义。怀疑急性心肌梗死除了做心电图外还应查心肌酶谱和心肌损伤标志物。如首次检查不能确定，应 1～2 小时后再次复查，必要时须连续监测。

2. 胸部 X 线检查　可显示肺淤血、肺水肿，如出现肺门血管影模糊、蝶形肺门，甚至弥漫性肺内大片阴影等。肺间质水肿可见克利（Kerley）A 线或 B 线，肺泡水肿可见双肺门附近云雾状蝶翼形暗影。

3. 超声心动图　对心包积液、心脏扩大、心肌肥厚、瓣膜狭窄及反流、腱索和乳头肌断裂、心肌节段性功能异常等均有较高的灵敏度，可检测心室射血分数（EF），并能提供心脏收缩和舒张功能及血流异常变化，重复性好、易于随诊。

4. 动脉血气分析　急性左心衰竭常伴低氧血症，肺淤血明显者可影响肺泡氧气交换。应监测动脉氧分压（PaO_2）、二氧化碳分压（$PaCO_2$）和氧饱和度，以评价氧含量（氧合）和肺通气功能。

5. 实验室检查　包括血常规和血生化检查，如电解质（钠、氯、钾等）、肝功能、血糖、白蛋白、高敏C 反应蛋白（hs-CRP）、脑钠肽（BNP）和 N 末端脑钠肽前体（NT-proBNP）等。

（三）急救处理

急性心力衰竭危及生命，应迅速抢救。救治目标：改善症状，稳定血流动力学，维护重要脏器功能，积极治疗原发病和消除诱因。

1. 体位　通常为端坐位，腿下垂，以减少静脉回流，降低心脏前负荷，改善氧供。

2. 吸氧　适用于低氧血症和明显呼吸困难者。应尽早采用鼻导管吸氧或面罩给氧，必要时可采用无创性或气管插管呼吸机辅助通气治疗。

3. 救治准备　开放静脉通道、心电监护、血氧饱和度监测、留置导尿管。

4. 出入量管理　肺淤血、体循环淤血及水肿明显者应严格限制饮水量和静脉输液速度；对无明显低血容量因素者每日液体摄入量一般应在 1 500ml 以内，不要超过 2 000ml，保持每日水出入量负平衡约 500ml/d，以减少水钠潴留和缓解症状。3～5 日后，如淤血、水肿明显消退，逐渐过渡到出入量平衡。

5. 药物治疗

（1）镇静：首选吗啡，具有镇静抗焦虑作用。首次 3～5mg，必要时每隔 15 分钟重复 1 次，共 2～3次。伴持续低血压、休克、意识障碍、慢性阻塞性肺疾病（COPD）等患者禁用。

（2）快速利尿：适用于急性心力衰竭伴肺循环或体循环明显淤血及容量负荷过重的患者。首选呋塞米，20～40mg 静脉注射，4 小时后可重复 1 次。

（3）氨茶碱。

（4）血管扩张剂：常用药物有硝酸酯类、硝普钠、α 受体拮抗剂和人重组脑钠肽（rhBNP），须密切监测血压变化，小剂量慢速给药并合用正性肌力药物。

（5）正性肌力药物：β 受体激动剂、磷酸二酯酶抑制剂、左西孟旦和洋地黄类药物。

（6）血管收缩剂：去甲肾上腺素、肾上腺素等多用于正性肌力药无明显改善的心源性休克。收缩外周血管重分配血流以保证重要脏器灌注。

6. 其他治疗

（1）机械通气：适用于合并严重呼吸衰竭经常规治疗不能改善者。

（2）连续性肾脏替代治疗：适用于高容量负荷且对利尿剂抵抗，出现低钠血症相应临床症状、肾功能严重受损且药物不能控制时，可用于代谢废物和液体的滤除，维持体内稳态。

（3）主动脉内球囊反搏：可用于冠心病急性左心衰竭患者，有效改善心肌灌注，降低心肌耗氧量并增加心输出量。

（4）体外膜氧合：在心脏不能维持全身灌注或者肺不能进行充分气体交换时提供体外心肺功能支持。急性心力衰竭时可替代心脏功能，使心脏有充分的时间恢复，可作为心脏移植过渡治疗。

四、休克急救

（一）诊断标准

1. 具有休克的病因。

2. 意识障碍。

3. 脉搏 >100 次 /min 或不能触及。

4. 四肢湿冷、胸骨部位皮肤指压征阳性（再充盈时间 >2 秒）。皮肤花斑、黏膜苍白或发绀。尿量 <0.5ml/（kg·h）或无尿。

5. 收缩压 <90mmHg。

6. 脉压 <30mmHg。

7. 原有高血压者收缩压较基础水平下降30% 以上。

凡符合1、2、3、4 中的两项，和5、6、7 中的一项，即可诊断。

（二）急救处理

1. 低血容量性休克

（1）评估与干预

1）根据病史、查体、辅助检查等查明出血原因。

2）联系血库，准备输血，手术干预止血。

3）液体复苏：平卧或下肢抬高30°，建立多条静脉通道，积极补液扩容。血管活性药物应用。高流量氧气吸入。必要时自体血回收。

4）保温：早期采取措施减少患者热量损耗。

5）凝血功能检测、根据动脉血气分析结果调整内环境。

（2）补充血制品

1）如果预期失血量大于 1 000ml，在化验结果出来之前，采用浓缩红细胞和新鲜冰冻血浆 1∶1 的比例输血。每输 6 个单位的浓缩红细胞，输一个单位单采血小板。

2）浓缩红细胞：血红蛋白小于 7g/dl 需输浓缩红细胞。血红蛋白在 7～10g/dl 之间，根据患者心肺代偿功能、有无代谢率增高及有无活动性出血等因素决定。

3）血小板：血小板低于（50～100）×10^9/L 或伴有持续渗血的迹象时，每一单位单采血小板可以增加血小板计数（2～3）×10^9/L。

4）新鲜冰冻血浆（FFP）：INR（PT）或 APTT 值超过正常值的 1.5 倍，患者急性大出血输入大量库存血或浓缩红细胞后，输 FFP，FFP 用量为 10～15ml/kg。

5）冷沉淀：存在严重伤口渗血且纤维蛋白原浓度小于 0.8～1g/L，考虑输冷沉淀。每 10 个单位冷沉淀可以提高纤维蛋白原大约 0.5g/L。

（3）常用药物

1）常用的心血管药：去甲肾上腺素、间羟胺、异丙肾上腺素、肾上腺素、多巴酚丁胺、多巴胺、硝酸甘油、阿托品、去乙酰毛花苷等。

2）根据动脉血气分析结果及时调整内环境：5% 碳酸氢钠等。

3）糖皮质激素：甲泼尼松、氢化可的松、地塞米松等。

（4）维持重要脏器功能，预防并发症。

2. 心源性休克

（1）评估与检测

1）根据病史、查体及辅助检查结果等查明休克的原因，明确是否伴有严重的基础心脏病（广泛心肌梗死、暴发性心肌炎、腱索断裂、心脏压塞等）。

2）体位：最好采用去枕平卧位，不能平卧者，可采用 30° 半卧位。

3）吸氧：最初鼻导管或面罩给氧，有条件者选用经鼻高流量湿化氧疗（high-flow nasal cannula，HFNC）。有肺水肿者应给予双水平气道正压通气，又称双相气道正压通气（BIPAP），效果不好者可行气管插管机械通气，尽量使氧分压（PaO_2）、血氧饱和度（SaO_2）保持在正常水平。

4）立即建立静脉通道：优先考虑深静脉置管。

5）观察尿量和外周组织灌注情况：如患者皮肤温暖、红润表示小动脉阻力低，组织灌注尚可。如患者皮肤湿冷苍白表示血管收缩，小动脉阻力高。

6）监测症状、体征、尿量、中心静脉压、下腔静脉变异度、有创动脉血压、漂浮导管、血气分析、电解质、肝肾功能等。

（2）病因治疗：是治疗心源性休克的关键，因此应把明确病因放在首位。例如在急性心肌梗死合并心源性休克患者中，比起早期强化药物治疗，急诊经皮冠状动脉介入治疗（percutaneous coronary intervention，PCI）或冠状动脉搭桥术（coronary artery bypass graft，CABG）能够改善患者的长期预后。

（3）常用药物

1）合并冠心病常规给予抗栓药物治疗，避免使用负性肌力药物和硝酸甘油类的血管扩张剂，合并高血糖的患者给予胰岛素治疗。

2）正性肌力和血管收缩药物能保持冠状动脉和周围循环灌注，短期可以改善患者血流动力学，但增加患者心肌氧耗量，尽可能用最小剂量。

3）治疗休克 / 低血压状态的常用药物有多巴胺、去甲肾上腺素、多巴酚丁胺等。与去甲肾上腺素相比，多巴胺可能增加非 ST 段抬高心肌梗死合并心源性休克患者的病死率。因此美国心脏病学会 / 美国心脏协会（ACC/AHA）指南推荐去甲肾上腺素用于严重的心源性休克低血压状态。

4）对于心力衰竭逐渐加重而发生的心源性休克，可考虑短期使用磷酸二酯酶抑制剂，而洋地黄主要用于伴有心率较快的心房颤动患者；急性心肌梗死在 24 小时内，尤其是 6 小时内应避免使用洋地黄类正性肌力药物。

（4）机械循环支持治疗：心源性休克属于临床上的危重症，在药物治疗不能显著改善患者病情的情况下，可考虑机械辅助治疗包括主动脉内球囊反搏（intra-aortic balloon pump，IABP）、左心室辅助装置（left ventricular assist device，LVAD）、体外膜氧合（extracorporeal membrane oxygenation，ECMO）。心源性休克治疗的关键是维持患者血流动力学的稳定；病因治疗是治疗心源性休克的关键；维持电解质酸碱平衡是休克好转的基础；重点保护好重要器官的功能。

3. 感染性休克

（1）评估与检测：根据病史及查体、辅助检查、实验室检查结果等判断感染的来源及类型，以及是否有免疫功能障碍病史导致严重感染。

（2）尽早采用初始经验性治疗控制感染，并留取标本寻找感染源（感染部位、感染微生物及感染途径）。

（3）积极液体复苏：使患者在最初 6 小时内能达到以下标准。①中心静脉压达到 8～12mmHg；②平均动脉压≥65mmHg；③尿量≥0.5ml/（kg·h）；④中心静脉或混合静脉氧饱和度（$ScvO_2$ 或 SvO_2）≥70%。

（4）应用血管活性药物：ACC/AHA 指南推荐使用去甲肾上腺素治疗感染性休克。

4. 过敏性休克

（1）评估与检测

1）皮肤黏膜往往是过敏性休克最早且最常出现的征兆，包括皮肤潮红、瘙痒，继而出现广泛的荨麻疹和/或血管神经性水肿；还可出现喷嚏、水样鼻涕、音哑，甚至影响呼吸。

2）呼吸道阻塞是最多见，也是最主要的死因。由于气道水肿、分泌物增加，加上喉和/或支气管痉挛，患者出现喉头堵塞感、胸闷、气短、喘鸣、憋气、发绀，以致因窒息而死亡。

3）循环衰竭患者先有心悸、出汗、面色苍白、脉速而弱；然后发展为肢冷、发绀、血压迅速下降，脉搏消失，乃至测不到血压，最终导致心跳停止。

4）意识障碍往往先出现恐惧感、烦躁不安和头晕；随着脑缺氧和脑水肿加剧，可发生意识不清或完全丧失。

5）其他症状比较常见的有刺激性咳嗽、连续打喷嚏、恶心、呕吐、腹痛、腹泻、大小便失禁等。

6）若是因为进食过敏食物（鱼、虾、螃蟹）或者被昆虫叮咬引起的皮肤过敏有时会伴随短时间的失明状态。

（2）立即停止接触过敏原，就地抢救：患者采取休克卧位，给予氧气吸入并保温，在患者未脱离危险前不宜搬动；密切观察体温、脉搏、呼吸、血压及瞳孔变化。

（3）给予抗过敏药物

1）立即皮下注射 0.1% 盐酸肾上腺素 0.3～1.0ml，小儿酌减，是救治本症的首选药物。症状如不缓解，可重复数次，直至脱离危险。

2）地塞米松 5～10mg、氢化可的松 200mg 加 50% 葡萄糖溶液 100ml 静脉注射，或加入 5%～10% 葡萄糖溶液 500ml 内静脉滴注。

3）抗组胺类药物：选用异丙嗪 25～50mg 或苯海拉明 40mg，肌内注射。

（4）抗休克治疗：补充血容量，纠正酸中毒。可给予低分子右旋糖酐 500ml 或 5% 碳酸氢钠静脉滴注。如血压仍不回升，建议使用去甲肾上腺素或者多巴胺静脉滴注或者静脉泵入。加大地塞米松或氢化可的松的剂量加入葡萄糖溶液中静脉滴注。

（5）呼吸受抑制时可给予尼可刹米、洛贝林、安钠咖等呼吸兴奋剂肌内注射；急性喉头水肿窒息时，可行气管切开术；如出现呼吸停止时，应立即进行口对口人工呼吸或简易气囊辅助呼吸，并准备插入气管插管控制呼吸，或借助人工呼吸机机械通气。

（6）心搏骤停时尽早行心肺脑复苏术。

（7）肌肉瘫痪松弛无力时皮下注射新斯的明 0.5～1.0ml，但哮喘时禁用。

5. 神经源性休克

（1）评估与检测

1）根据病史及查体、辅助检查结果等查明病因。

2）取平卧位，除去枕头，下肢抬高 15°～30°，使其处于头低脚高的休克体位，以增加回心血量，增加脑部血供。如有意识丧失，应将头部置于侧位，抬起下颌，以防舌根后坠堵塞气道。

（2）补充血容量。

（3）给氧及呼吸支持：应用鼻导管或面罩吸氧，保证患者各脏器充分的氧供。如脑干功能衰竭伴有呼吸停止者给予机械通气辅助治疗。

（4）常用药物：肾上腺素、糖皮质激素、镇痛、镇静药物、升压药等。

（5）对因治疗：根据导致患者神经源性休克的不同病因进行相应处理。

五、急性胸痛急救

（一）急性冠脉综合征（ACS）

1. 症状与体征　ACS 患者疼痛部位多为胸骨后，可放射至颈肩部、下颌、上腹部、左前臂，往往呈压榨性痛感，有紧缩感、憋闷或烧灼感，疼痛持续时间 >30 分钟，大汗，呼吸急促；心动过速，血流动力学不稳或正常。

2. 辅助检查　心电图是早期快速识别的重要工具，动态监测心肌损伤标志物心肌肌钙蛋白 I（cTnI）、肌酸激酶同工酶（CK-MB）、肌红蛋白（MYO）等，超声心动图评估心脏结构、运动和功能，同时具有确诊或鉴别诊断的意义。

3. 急救处理

（1）无禁忌者应给予抗血小板药、抗凝药、抗缺血药、镇痛药及硝酸酯类药物等，即所有无阿司匹林禁忌证的患者均应立即服用阿司匹林（负荷量 300mg，继以 75～100mg/d 长期维持），在阿司匹林基础上，联合应用一种 P_2Y_{12} 受体拮抗剂，首选替格瑞洛（180mg 负荷量，以后 90mg/ 次，2 次 /d）至少 12 个月，除非有极高出血风险等禁忌证。

（2）如果患者在早期（4～48 小时内）接受介入性治疗，建议选用普通肝素或比伐卢定，经静脉溶栓治疗的患者，应接受普通肝素或低分子量肝素抗凝治疗至少 48 小时（最多 8 日或至血运重建）。

（3）如果患者拟行非介入性治疗，宜先用磺达肝癸钠或低分子量肝素；其中对于出血风险高的患者，选用磺达肝癸钠；如无 β 受体阻滞剂禁忌证的患者，在发病后 24 小时内常规口服 β 受体阻滞剂，并长期服用。

（4）对于疑似或确诊血管痉挛性心绞痛的患者，使用钙通道阻滞剂和硝酸酯类药物，避免使用 β 受体阻滞剂。舌下含服硝酸酯类药物用于缓解心绞痛，若患者有反复缺血性胸痛或难以控制的高血压或心力衰竭，建议静脉应用。

（5）所有左心室射血分数 <40% 的非 ST 段抬高急性冠脉综合征（NSTE-ACS）患者，以及高血压、糖尿病或稳定的慢性肾脏病患者，如无禁忌，应开始并长期持续使用血管紧张素转化酶抑制剂（angiotensin converting enzyme inhibitors，ACEI），不能耐受 ACEI 者用血管紧张素 II 受体阻滞剂（angiotensin II receptor blocker，ARB）替代，无他汀类药物禁忌证的患者入院后尽早开始他汀类药物治疗，长期维持。

（6）溶栓是 ACS 药物治疗的基石，明确诊断并排除出血后需立即启动溶栓治疗，临床上应综合评估患者的缺血和出血风险，制订个体化的溶栓策略。再灌注、溶栓治疗的同时，改善心肌微循环、缓解心肌缺血、预防心室重塑等是改善 ACS 患者症状和预后的重要手段。

（二）主动脉夹层

1. 症状与体征　撕裂样疼痛；疼痛向后背、髋部或下肢放射；多个器官有缺血性表现；血压升高，双上肢血压差别明显，脉搏减弱或消失，心脏听诊有杂音。

2. 辅助检查　主动脉 CT 血管成像（CTA）是首选，有造影剂禁忌者可考虑 MRI。

3. 急救处理　紧急处理原则是吸氧、有效镇静、镇痛、控制心率和血压，减轻主动脉剪切力，降低主动脉破裂风险。

（三）急性血栓性肺栓塞

1. 症状与体征　呼吸困难，呼吸急促，吸气时疼痛，咳嗽，咯血，下肢静脉血栓样表现；呼吸频率加快，心动过速，血压下降及发绀。

2. 辅助检查　尽快完成心电图检查，并行动脉血气、D- 二聚体、BNP、肌钙蛋白等检测。超声心动图提示有右心负荷增加，D- 二聚体升高，血气分析显示 $PaCO_2$ 增高；肺动脉 CTA 有较高的诊断价值，有条件的医院应尽快完成肺动脉 CTA，以明确诊断并行危险分级。

3. 急救处理　主要是循环、呼吸支持和抗凝溶栓治疗。

（1）对于确诊肺栓塞的患者应启动抗凝治疗，如普通肝素首先给予负荷剂量 2 000～5 000U 或按80U/kg 静脉注射，继之以 18U/（kg·h）持续静脉滴注，初始 24 小时内每 4～6 小时测定活化部分凝血活酶时间（APTT），或低分子量肝素按照体重给药，或磺达肝癸钠，无须监测，体重轻、肝肾功不全者慎用，口服抗凝药最好与肠道外抗凝药同日给予，如华法林、达比加群等。

（2）溶栓治疗主要适用于大面积急性肺栓塞，主要药物有尿激酶（UK），静脉滴注 UK 20 000U/（kg·2h）；或重组组织型纤溶酶原激活物（rt-PA）50～100mg，持续静脉滴注 2 小时，体重 <65kg 的患者给药剂量不应超过 1.5mg/kg。其主要并发症为出血，消化道溃疡伴有出血、近期脑血管疾病或脑脊髓

术后、颅内肿瘤等患者禁用。

（四）张力性气胸

1. 症状与体征　突发呼吸困难,突发胸膜炎样胸痛,严重者呼吸循环障碍;纵隔移位,单侧呼吸音减弱或消失,叩诊呈过清音或鼓音,有时可合并胸腔积液。

2. 辅助检查　胸部 X 线表现为外凸弧形的细线条阴影,称为气胸线,CT 表现为胸膜腔内极低密度气体影,伴肺组织萎缩改变。

3. 急救处理　对于确诊的张力性气胸应立即进入监护室或抢救室,施行胸腔穿刺术(穿刺位置常为患侧锁骨中线第 2 肋间,可使用粗针头穿刺排气),予紧急排气、减压。穿刺减压同时需进行床旁 X 线或胸部 CT 检查;若条件允许,亦可先行胸腔闭式引流术,再行相关检查。若医疗机构不具备胸腔闭式引流术条件,应当对张力性气胸患者实施紧急胸腔穿刺减压后转诊。

六、高血压急症急救

1. 急救处理原则

(1)高血压急症患者应在数分钟至 1 小时内积极降低血压,初始阶段(1 小时内)血压控制目标为平均动脉压(MAP)的降低幅度不超过治疗前水平的 25%,在随后的 2～6 小时将血压降至较安全水平,一般为 160/100mmHg 左右,但需根据不同疾病的降压目标和降压速度进行后续的血压管理;当病情稳定后,24～48 小时血压逐渐降至正常水平。

(2)如果怀疑高血压急症,当进行全面的临床评估时,应对患者进行及时处理而不应延误。高血压急症积极降压的同时,应及时准确评估病情风险查找诱因,确认靶器官损害的程度和部位。

(3)高血压急症的最终目标是减少脏器功能受损,故治疗过程中应密切监测血压和靶器官功能状况,并把握血压控制节奏和目标。

2. 处理方法

(1)一般辅助措施:做好病情解释,缓和患者情绪,适当使用镇静剂、镇痛药、肌肉松弛药等对症处理。

(2)院外及现场处理:有抢救技术及能开展静脉给药时应先在现场给药;如暂无条件开放静脉时可给予舌下含服降压药物。

(3)体位:一般患者抬高床头 30～40cm;伴脑出血者取左侧卧位,头偏向一侧,以免误吸;伴急性左心衰竭、肺水肿患者取半卧位。

(4)降压:高血压急症的最终目标是减少脏器功能受损。确诊患者应在急诊监护情况下给予处理,以静脉用药为主,按一定节奏及目标降低血压。

(5)监测:高血压急症患者应持续监测血压,并使用合适的静脉降压药物进行治疗。治疗前、后及降压过程中均需密切观察血压、尿量和生命体征变化并准确记录;严密观察靶器官功能状况如神经系统的症状和体征,胸痛是否加重等;定期采血检测内环境情况;及时调整用药。有条件者收住重症监护室。其他的治疗手段包括颅内压监测(颅内压升高的患者)、插管(呼吸困难的患者)或透析(肾衰竭患者)。

3. 高血压急症相关疾病的降压

(1)ACS:患者血压控制在 130/80mmHg 以下,但维持舒张压(DBP)>60mmHg。推荐药物:硝酸酯类、β 受体阻滞剂、地尔硫草;利尿剂、ACEI 及 ARB。

(2)急性左心衰竭:患者在初始 1 小时内 MAP 的降低幅度不超过治疗前水平的 25%,目标血压收缩压(SBP)<140mmHg,但不低于 120/70mmHg。在联合使用利尿剂基础上,推荐扩血管药物:硝酸酯类、硝普钠、乌拉地尔、ACEI 和 ARB。

(3)急性缺血性卒中:溶栓患者血压应控制在 <180/110mmHg;不溶栓患者降压应谨慎,当 SBP>220mmHg 或 DBP>120mmHg,可以控制性降压,1 小时内 MAP 降低 15%,但 SBP 不低于 160mmHg。推荐降压药物优选拉贝洛尔、尼卡地平,次选硝普钠。

(4)脑出血患者:血压升高时,没有明显禁忌证情况下,把 SBP 维持在 130～180mmHg。推荐药物:拉贝洛尔、尼卡地平、乌拉地尔。可联合甘露醇等脱水治疗。

（5）蛛网膜下腔出血（SAH）患者：建议血压维持在基础血压以上 20%，动脉瘤手术之后 SBP 可以维持在 140～160mmHg。推荐药物：尼卡地平、乌拉地尔、尼莫地平。

（6）高血压脑病：血压急剧升高时，建议第 1 小时将 MAP 降低 20%～25%，初步降压目标 160～180/100～110mmHg。推荐降压药物：拉贝洛尔、尼卡地平、硝普钠，可联合使用脱水降颅内压药物甘露醇、利尿剂等。

（7）主动脉夹层：在保证组织灌注条件下，目标血压 SBP 至少 <120mmHg，心率 50～60 次 /min。推荐首选 β 受体阻滞剂，并联合尼卡地平、硝普钠、乌拉地尔等药物。

（8）重度先兆子痫或子痫：静脉应用硫酸镁，并确定终止妊娠的时机。推荐静脉应用降压药物控制血压 <160/110mmHg。推荐药物：尼卡地平、拉贝洛尔、肼屈嗪、硫酸镁、乌拉地尔。

（9）恶性高血压：降压不宜过快，数小时内 MAP 降低 20%～25%。推荐药物：拉贝洛尔、尼卡地平、乌拉地尔。

（10）嗜铬细胞瘤危象：术前血压控制在 160/90mmHg 以下。首选 α 受体拮抗剂如酚妥拉明、乌拉地尔，也可选择硝普钠、尼卡地平。

降压药物的选择通常需静脉给药，宜采用半衰期短的药物为主，口服或舌下含服药物适用于静脉通路建立困难等特殊情况，应注意可能引起不可控的低血压出现。

七、急性呼吸衰竭急救

呼吸衰竭的总体治疗原则是呼吸支持，包括保持呼吸道通畅、纠正缺氧和改善通气等；呼吸衰竭病因和诱因的治疗；一般支持治疗及对其他重要脏器功能的监测与支持。

1. 保持呼吸道通畅

2. 氧疗

（1）鼻导管或鼻塞：高流量时对局部鼻黏膜有刺激，氧流量不能大于 7L/min。吸入氧浓度与氧流量的关系：吸入氧浓度（%）=21+4× 氧流量（L/min）。

（2）面罩：主要包括简单面罩、带储气囊无重复呼吸面罩和文丘里（Venturi）面罩。主要优点为吸氧浓度相对稳定，可按需调节，且对鼻黏膜刺激小；缺点为在一定程度上影响患者咳痰、进食。

（3）经鼻高流量氧疗：可以实现气体流量和氧气浓度单独调节，一般要求输送的最大流量至少达到 60L/min，吸入氧浓度调节范围 21%～100%。

3. 正压机械通气与体外膜氧合（ECMO）

（1）当机体出现严重的通气和 / 或换气功能障碍时，以人工辅助通气装置（有创或无创正压呼吸机）来改善通气和 / 或换气功能，即为正压机械通气。

（2）当通过常规氧疗或无创正压通气不能维持满意通气及氧合，或呼吸道分泌物增多，咳嗽和吞咽反射明显减弱甚至消失时，应行气管插管使用机械通气。机械通气过程中应根据血气分析结果和临床资料调整呼吸机参数。人工气道长期存在可并发呼吸机相关性肺炎。

（3）无创正压通气无须建立有创人工气道，简便易行，与机械通气相关的严重并发症发生率低。但患者应具备以下基本条件：①清醒能够合作；②血流动力学稳定；③不需要气管插管保护（即患者无误吸、严重消化道出血、气道分泌物过多且排痰不利等情况）；④无影响使用鼻 / 面罩的面部创伤；⑤能够耐受鼻 / 面罩。

（4）ECMO 是体外生命支持技术中的一种，通过将患者静脉血引出体外后经氧合器进行充分的气体交换，然后再输入患者体内。ECMO 是严重呼吸衰竭的终极呼吸支持方式，主要目的是部分或全部替代心肺功能，让其充分休息，减少呼吸机相关性肺损伤的发生，为原发病的治疗争取更多的时间。

4. 病因治疗   引起急性呼吸衰竭的原发疾病多种多样，在解决呼吸衰竭本身所致危害的前提下，明确并针对不同病因采取适当的治疗措施是治疗呼吸衰竭的根本所在。

5. 适当药物治疗   呼吸兴奋剂是改善通气的一类传统药物，由于正压通气的广泛应用，呼吸兴奋剂的应用不断减少。

常用的药物有尼可刹米和洛贝林，用量过大可引起不良反应。近年来这两种药物几乎已被淘汰，取而代之的有多沙普仑（doxapram），该药对于镇静催眠药过量引起的呼吸抑制和慢性阻塞性肺疾病并发急性呼吸衰竭者均有显著的呼吸兴奋效果。

使用原则：①必须保持气道通畅，否则会促发呼吸肌疲劳，加重 CO_2 潴留；②脑缺氧、脑水肿未纠正而出现频繁抽搐者慎用；③患者的呼吸肌功能基本正常；④不可突然停药。主要适用于以中枢抑制为主、通气量不足引起的呼吸衰竭，不宜用于以肺换气功能障碍为主所致的呼吸衰竭。

八、急性气道梗阻急救

1. 判断生命体征情况　症状紧急、生命体征不平稳者，应立即监测生命体征、建立静脉输液通道并吸氧，并针对病因进行初步治疗。生命体征尚平稳者，应在上述基础上预防患者病情恶化。

2. 气道、呼吸和循环情况评估　梗阻原因暂时未明的急性呼吸困难者，首先应迅速对其气道、呼吸和循环情况进行评估。尽快寻求具有 5 年以上临床麻醉经验的麻醉医生的帮助，制订气道控制与管理预案，为自主呼吸尤其是人工通气提供前提条件，努力减轻气道损伤，降低气道并发症。

3. 重点询问相关病史　现病史、既往病史、药物使用史、过敏史等。

4. 进行重点专科体格检查

（1）上呼吸道：检查患者口腔、鼻腔、气道情况，有无异物、分泌物；有无灼伤等。

（2）胸部：呼吸频率、节律、有无三凹征、两侧呼吸运动是否对称、有无胸部和腹部呼吸运动反常、听诊呼吸音等。

5. 选择相应检查　血常规、血气分析、胸部 X 线、心电图、超声心动图等。

6. 针对病因的处理

（1）气管、支气管异物：在保证充分氧合情况下，请耳鼻喉科医生用 Kelly 钳、Magilla 镊、支气管镜等专业器具取出异物。

（2）呕吐物或血液阻塞：使患者侧卧避免误吸，用吸痰管吸引呕吐物或血液，在保证充分氧合情况下针对病因进行治疗。

（3）感染性炎症和分泌物：使患者侧卧避免误吸，用吸痰管等吸引设备吸痰，在保证充分氧合情况下针对病因进行治疗。

（4）舌后坠：消除患者呼吸系统分泌物和异物后，使患者头往后仰。嵌入鼻咽部或口端气道。此时，患者的恶性呕吐及喉痉挛易被诱发，须紧密观察。双手以"EC"手法固定面罩，实施人工呼吸罩通气。如以上方式仍不足以改进通气，可经口置放喉罩或气管插管。

（5）喉头水肿、喉痉挛、支气管痉挛：急性喉头水肿、喉痉挛、支气管痉是导致患者呼吸困难，甚至死亡的重要原因。患者一旦出现急性喉头水肿、呼吸困难需立即进行救治。患者如果没有出现三凹征，可以考虑首先给予应用高浓度的糖皮质激素、抗过敏药、脱水药、利尿药等减轻局部的水肿。患者一旦出现三凹征，立即行气管插管，必要的时候行气管切开，预防急性呼吸衰竭。

7. 进一步气道管理　视情况选择气管插管或者气管切开。

九、哮喘急性发作急救

（一）临床表现

主要症状为伴有哮鸣音的呼气性呼吸困难。轻度急性哮喘患者可平卧；稍重者喜取坐位；严重者常采用前倾位，伴大汗。危重患者说话断续或不成句，甚至不能讲话，可出现极度呼吸困难、呼吸过缓、大汗淋漓，此时患者反而取卧位。哮鸣音的响亮程度常提示哮喘的严重程度，但危重时哮鸣音、双侧呼吸音消失，表现为"沉默肺"。可出现中心性发绀，下肢水肿、皮下气肿及吸呼气时间（I/E）比改变（轻度为 1:1，重度为 1:3）等。儿童可出现锁骨上窝、肋间隙凹陷、辅助呼吸肌活动和鼻翼扇动等症状（表 2-6-2-5）。

（二）急救处理

1. 脱离变应原　部分能够找到引起哮喘发作的变应原或者非特异刺激因素的患者首先需要脱离变应原。

表 2-6-2-5 支气管哮喘急性发作时病情严重程度分级

临床特点	轻度	中度	重度	危重度
气短	步行、上楼时	稍事活动	休息时	
体位	可平卧	坐位	端坐呼吸	
讲话方式	成句	单词	单字	不能讲话
精神状态	安静,可有焦虑	时有焦虑或烦躁	常有焦虑、烦躁	嗜睡或意识模糊
出汗	无	有	大汗淋漓	
呼吸频率	轻度增加	增加	常>30 次/min	
辅助呼吸肌活动及三凹征	常无	可有	常有	胸腹矛盾呼吸
哮鸣音	散在,呼吸末期	响亮、弥散	响亮、弥散	渐弱,乃至无
脉搏/(次·min⁻¹)	<100	100~200	>120	变慢或不规则
奇脉	无	可有	常有(成人)	无,提示呼吸肌疲劳
最初支气管舒张剂治疗后呼气流量峰值(PEF)占预计值或个人最佳值百分比	>80%	60%~80%	<60% 或绝对值 <100L/min 或作用时间 <2h	
静息状态下 PaO_2/mmHg	正常	≥60	<60	<60
静息状态下 $PaCO_2$/mmHg	<45	≤45	>45	>45
静息状态下 SaO_2/%	>95	91~95	≤90	≤90
pH				降低

2. 急性发作期的治疗 根据病情分级进行综合性治疗。首先应通过病史询问、体格检查(初步了解呼吸肌活动情况、心率、呼吸频率,进行听诊)和辅助检查[PEF 或第一秒用力呼气容积(FEV_1)、SpO_2监测、动脉血气分析]来进一步确诊哮喘,做好初步评估后,尽快给予吸氧、短效 β_2 受体激动剂(SABA)和激素治疗,后续根据流程处理(表 2-6-2-6)。

表 2-6-2-6 哮喘急性发作病情分级及急救处理

病情分级	急救处理
轻度	定量气雾剂吸入短效 β_2 受体激动剂(SABA),在第 1 小时内每 20min 吸入 1~2 喷。随后轻度急性发作可调整为每 3~4h 吸入 1~2 喷。效果不佳时可加缓释茶碱片,或加用短效抗胆碱药气雾剂吸入
中度	吸入 SABA,第 1 小时内可持续雾化吸入。联合应用雾化吸入短效抗胆碱药、激素混悬液,也可联合静脉注射茶碱类药物。如效果欠佳,尤其是在控制性药物治疗的基础上发生的急性发作,应尽早口服激素,同时吸氧
重度至危重度	持续雾化吸入 SABA,联合雾化吸入短效抗胆碱药、激素混悬液和静脉注射茶碱类药物,吸氧。尽早静脉应用激素,待病情得到控制和缓解后改为口服给药。注意维持水、电解质平衡,纠正酸碱失衡,当 pH<7.2 且合并代谢性酸中毒时,应适当补碱。经过上述治疗,临床症状和肺功能无改善甚至继续恶化,应及时给予机械通气治疗,其指征主要包括呼吸肌疲劳、$PaCO_2$>45mmHg、意识改变(需进行有创机械通气)。此外,应预防呼吸道感染等

注:对所有急性发作的患者都要制订个体化的长期治疗方案。

3. 并发症的处理

(1)呼吸衰竭:哮喘发作因气道阻塞和缺氧可导致呼吸衰竭,应尽早行动脉血气分析,采取改善通气、给氧,严重时给予呼吸支持治疗。

(2)黏液栓阻塞和肺不张:哮喘严重发作时,黏液腺分泌明显增加,患者张口呼吸,大汗淋漓,使体液减少,分泌液黏稠度增加,且纤毛-黏液传输功能明显下降。给予充分补液,有效吸痰及化痰药处理。

(3)气胸和纵隔气肿:哮喘急性发作时肺过度充气,肺内压力增加,使哮喘已并发的肺大疱破裂进而形成自发性气胸。另外,气体亦可进入肺间质,沿支气管血管网到肺门并进入纵隔,从而引起纵隔气肿。出现气胸时应尽早行胸膜腔穿刺或胸腔闭式引流排气。

(4)呼吸、心搏骤停:哮喘急性发作最严重的并发症是呼吸和心搏骤停,应立即行气管插管并进行心肺复苏。

十、糖尿病急症急救

（一）糖尿病酮症酸中毒

1. 临床表现　糖尿病酮症酸中毒（diabetic ketoacidosis，DKA）按其程度可分为轻度、中度及重度 3 种情况。

（1）轻度者仅有酮症，无酸中毒，又称糖尿病酮症。多数患者表现为原有糖尿病症状如多尿、口渴等症状加重，明显乏力，体重减轻；随 DKA 病情进展，逐渐出现食欲减退、恶心、呕吐，常伴头痛、烦躁、嗜睡等症状。口腔黏膜及舌干燥、皮肤弹性减退，眼球凹陷，心动过速等。

（2）中度者除酮症外，尚有轻、中度酸中毒。如未及时治疗，病情继续恶化，呈深而快的酸中毒大呼吸[又称库斯莫尔（Kussmaul）呼吸，表现为呼吸频率增快，呼吸深大，由酸中毒所致。当血 pH<7.2 时可能出现，以利排酸；当血 pH<7.0 时则可因呼吸中枢受抑制而发生呼吸麻痹]，呼气中可闻及酮味（类似烂苹果味），甚而出现脱水、尿量减少、四肢厥冷。可出现直立性低血压及休克。

（3）重度者常伴有意识障碍或重度酸中毒（二氧化碳结合力低于 10mmol/L）。出现少尿或无尿，并可出现神态淡漠，各种深、浅反射迟钝或消失，甚至昏迷。严重酸中毒者呼吸受抑制，可危及生命。

2. 辅助检查

（1）血糖升高：常在 16.7～33.3mmol/L，若超过 33.3mmol/L 多有高渗状态或肾功能障碍。

（2）血酮体升高，多在 4.8mmol/L 以上。

（3）血二氧化碳结合力和 pH 降低，剩余碱负值增大（>−2.3mmol/L），阴离子间隙增大等。血钠、氯常降低，也可正常或升高。补液后可出现低血钾。血尿素氮和肌酐可轻、中度升高。血清淀粉酶、丙氨酸转氨酶和天冬氨酸转氨酶可一过性增高。末梢血白细胞计数常升高。

（4）尿糖、尿酮体阳性或强阳性，可有蛋白尿和管型尿。

（5）其他检查：胸部 X 线检查有助于发现诱因或伴发疾病；心电图检查可发现无痛性心肌梗死，并有助于监测血钾水平。

3. 急救处理

（1）胰岛素治疗

1）最常采用短效胰岛素持续静脉滴注。开始时以 0.1U/（kg·h）（成人 5～7U/h）剂量控制血糖以 2.8～4.2mmol/（L·h）速度下降。

2）当血糖降至 13.9mmol/L 时可将输液的生理盐水改为 5% 葡萄糖或葡萄糖生理盐水，按葡萄糖与胰岛素比例为（2～4）:1 加入胰岛素，同时将静脉输注胰岛素的剂量调整为 0.05～0.1U/（kg·h）。

3）至尿酮转阴后，可过渡到平时的治疗。

（2）补液

1）在开始 1～2 小时内可补充生理盐水 1 000～2 000ml，以后根据脱水程度和尿量每 4～6 小时给予 500～1 000ml，一般 24 小时内补液 3 000～5 000ml，严重脱水但有排尿者可酌情增加。

2）伴高钠血症（血钠高于 155mmol/L）、明显高渗症状而血压仍正常者，可酌情补充 0.45% 低渗盐水，直至血钠降至 145mmol/L。

3）当血糖下降至 14.0mmol/L 时，改用 5% 葡萄糖生理盐水。对有心功能不全及高龄患者，有条件的应在中心静脉压监护下调整滴速和补液量，补液应持续至病情稳定、可以进食为止。

（3）纠正电解质紊乱

1）通过输注生理盐水，低钠低氯血症一般可获纠正。

2）除非经测定血钾高于 5.5mmol/L、心电图有高钾表现或明显少尿、严重肾功能不全者暂不补钾，一般在开始胰岛素及补液后，只要患者已有排尿均应补钾。一般在血钾监测下，每小时补充氯化钾 1.0～1.5g（13～20mmol/L），24 小时总量 3～6g。待患者能进食时，改为口服钾盐。

（4）纠正酸中毒

1）轻、中度患者，一般经上述综合措施治疗后，酸中毒可随代谢紊乱的纠正而恢复。仅在严重酸

中毒 [pH 低于 7.1 和 / 或二氧化碳结合力低至 4.5～6.7mmol/L（10%～15% 容积）] 时，酌情给予碱性药物如碳酸氢钠 60mmol/L（5% NaHCO₃ 100ml），但补碱忌过快过多。

2）当 pH 高于 7.1、二氧化碳结合力升至 11.2～13.5mmol/L 或 HCO₃⁻>10mmol/L 时，即应停止补碱。

（5）其他治疗

1）休克：如休克严重，经快速补液后仍未纠正，考虑可能合并感染性休克或急性心肌梗死，应仔细鉴别，及时给予相应的处理。

2）感染：常为本症的诱因，又可为其并发症，以呼吸系统及泌尿系统感染常见，应积极选用合适的抗生素治疗。

3）心力衰竭、心律失常：老年或合并冠状动脉性心脏病者，尤其合并有急性心肌梗死或因输液过多、过快等，可导致急性心力衰竭和肺水肿，应注意预防，一旦发生应及时治疗。血钾过低、过高均可引起严重的心律失常，应在全程中加强心电监护，一旦出现及时治疗。

4）肾衰竭：脱水、休克或原已有肾脏病变、治疗延误等，均可引起急性肾衰竭，强调重在预防，一旦发生及时处理。

5）脑水肿：为本病最严重的并发症，病死率高。可能与脑缺氧、补碱不当、血糖下降过快、补液过多等因素有关。若患者经综合治疗后，血糖已下降，酸中毒改善，但昏迷反而加重，应警惕脑水肿的可能。可用脱水剂、呋塞米和地塞米松等积极治疗。

6）急性胃扩张：因酸中毒引起呕吐可伴急性胃扩张，用 5% 碳酸氢钠溶液洗胃，用胃管吸附清除胃内残留物，预防吸入性肺炎。

（二）高血糖高渗综合征

1. 诊断　高血糖高渗综合征（hyperglycemic hyperosmolar syndrome，HHS）的诊断标准为：①血糖 ≥33mmol/L；②血浆有效渗透压 ≥320mmol/L [血浆有效渗透压的计算公式：2×（Na⁺+K⁺）（mmol/L）+ 血糖（mmol/L）]。

2. 急救处理

（1）积极补液：补液是为了防止心血管性休克，维持血管内和血管外及肾灌注的稳定，包括经口服或鼻饲补液。24 小时总的补液量应为 100～200ml/kg。初始补液速度（在没有心力衰竭的情况下）：第 1 小时 1 000～1 500ml（视脱水程度可酌情增加至 2 000ml）；第 2 小时 1 000ml；第 3～5 小时 500～1 000ml/h；第 6～12 小时 250～500ml/h。当血清葡萄糖水平达到 16.7mmol/L 时，液体可以由生理盐水改为 5% 葡萄糖溶液，直至血糖得到控制。

（2）小剂量胰岛素的使用：胰岛素应按每公斤体重每小时 0.1U 连续静脉输注。若第 1 小时内血糖下降不足 10%，则以 0.14U/kg 静脉输注后继续以先前速度输注。当血浆葡萄糖水平达到 16.7mmol/L，胰岛素输注速度可减少至每小时 0.02～0.05U/kg，以保持血糖水平维持在 13.9～16.7mmol/L，直至纠正了患者的高渗状态。当血浆渗透压 <315mmol/L，患者能够进餐，可给予皮下胰岛素治疗。

（3）补钾治疗：无肾衰竭、高血钾且尿量充足者，治疗开始时即可补钾。

（4）连续性肾脏替代治疗（continuous renal replacement therapy，CRRT）：国内外均有报道使用 CRRT 治疗 HHS。研究认为早期给予 CRRT，能有效减少并发症的出现，减少住院时间，降低患者病死率。原因如下：①CRRT 可以有效、平稳地补充水分、降低血浆渗透压。②CRRT 可清除体内代谢产物、循环中的炎性介质、内毒素，减少全身炎症反应综合征、多器官功能障碍综合征（MODS）等严重并发症的发生。但 CRRT 治疗 HHS 仍是相对较新的治疗方案，还需要更多的研究以明确 CRRT 的治疗预后。

（5）严密的监测：HHS 病死率高，治疗复杂，需要进行严密的监测。血糖应每隔 1 小时检测，及时调整胰岛素的输注。每 2～4 小时检查电解质、尿素氮、肌酐和血浆葡萄糖，直到患者病情稳定。并且严密监测治疗可能引起的相关并发症，防止发生低血糖和低血钾。2015 年英国糖尿病协会发布的成人 HHS 管理指南认为，当患者出现下列情况之一时，需要进入重症护理，并进行中央静脉插管：①渗透压 >350mmol/L；②血钠 >160mmol/L；③血气分析 pH<7.1；④入院时，低钾血症（<3.5mmol/L），或高血钾（>6.0mmol/L）；⑤格拉斯哥昏迷量表评分 <12 分或异常警报、噪声、疼痛、反应迟钝等；⑥动脉血氧饱和

度 <92%（假设基线呼吸功能正常）；⑦收缩压 <90mmHg；⑧脉搏 >100 次 /min 或 <60 次 /min；⑨尿排出量 <0.5ml/（kg·h）；⑩血肌酐 >200μmol/L；⑪低体温；⑫大血管事件如心肌梗死或卒中；⑬其他严重并发症。

（三）低血糖

1. 临床表现　低血糖的临床表现与血糖水平及其下降速度有关，可表现为交感神经兴奋（如心悸、焦虑、出汗、饥饿感、皮肤感觉异常等）和中枢神经症状（如神志改变、认知障碍、抽搐和昏迷等）。但是老年患者发生低血糖时可表现为行为异常或其他非典型症状。夜间低血糖常常难以发现和及时处理。有些患者屡发低血糖后，可表现为无先兆症状的低血糖昏迷。

2. 处理

（1）当患者出现饥饿感、心慌、心悸、头晕、出冷汗及四肢无力或颤抖，紧张、焦虑、性格改变、神志改变、认知障碍，严重者发生抽搐、昏迷等低血糖症状时，应立即使患者平卧、保持安静，并通知医生。

（2）立即测量血糖，动态观察血糖水平。

（3）予以急救处理，尽快补充糖分：轻症神志清醒者，予以进食糖水、含糖饮料、糖果等；病情重或神志不清者，静脉注射 50% 葡萄糖溶液，或静脉滴注 5%～10% 葡萄糖溶液。

（4）安慰和照顾患者，消除不安恐惧心理，使其主动配合治疗。

（5）严密观察生命体征，如神志、面色变化、皮肤有无湿冷及大小便情况，记录出入量。

（吕菁君　孟庆涛　卢章洪）

第三节　急性中毒急救

一、急性中毒的诊断思路与处理原则

（一）诊断思路

1. 毒物接触史　对患者不明原因的急性症状表现，医生应该警惕患者可能是中毒，需要仔细盘问病史，不可放过任何蛛丝马迹，及时诊断患者中毒，为患者及时治疗赢得时间。

（1）毒物种类或名称，接触或者摄入的剂量、途径、时间，出现中毒症状的时间或发现患者的时间及经过。

（2）发病的现场情况，有无残余可疑毒物。

（3）有服毒可能者，应了解患者的生活情况、精神状态、经常服用药物的种类、身边有无药瓶、家中的药物有无缺少及服药剂量估计。

（4）可疑为食物中毒者，应调查同餐进食者有无同样症状发生。

（5）对可疑一氧化碳（CO）气体中毒者，应了解室内炉火、烟囱及同室其他人的情况。

2. 体格检查

（1）神志：是清醒、朦胧、谵妄、还是昏迷，表情是痛苦还是烦躁。

（2）血压、脉搏、心率与心律、呼吸（频率与节律，肺部有无啰音，呼出的气体有无特殊气味，如：有机磷中毒有蒜臭味，乙醇中毒有酒味，硫化氢类中毒有臭鸡蛋味等）。

（3）瞳孔大小及对光反射情况。如扩大：见于阿托品等中毒；缩小见于有机磷、麻醉剂等中毒。

（4）皮肤、口唇颜色（发绀、樱桃红、苍白或灰白）、口唇周围及口腔内有无腐蚀痕迹，有无药渍及气味，皮肤有无炎性损害、创口及注射痕迹，体表温度及湿度，皮肤干燥及脱水程度。

（5）有无肌肉抽搐及痉挛，腹部有无压痛。

（6）呕吐物及排泄物（尿、粪）的颜色、有无特殊气味。

3. 实验检查

（1）毒物鉴定：将呕吐物、洗胃液、尿、粪、血液等进行毒物分析。

（2）根据病情需要做：血胆碱酯酶（ChE）测定，血液生化，血气分析，肝、肾功能，脑脊液，X 线，心电图，脑电图等检查。

（二）急性中毒的处理原则

1. 尽快清除未被吸收的毒物　清洗被污染的皮肤、除去污染的衣服、脱离有毒的场所或催吐、洗胃、导泻、灌肠以清除食入的毒物。

2. 防止毒物吸收　在催吐、洗胃过程中或其后，给予拮抗剂与未被吸收的毒物发生作用，以减低毒性或防止吸收。例如强酸中毒可用弱碱（石灰水上清液、肥皂水）中和，强碱中毒可用弱酸（1% 醋酸、果子水）中和，日常饮的豆浆、牛奶或蛋清也有中和酸、碱和保护肠胃道黏膜的作用，并常用作金属毒物的拮抗剂。浓茶可以沉淀某些毒物。

3. 促使已吸收的毒物排出　应用静脉输液；应用利尿剂排毒；目前透析方法已推广应用，效果较好，透析即是利用人工肾或利用腹膜的渗透作用将毒物从体内排除。

4. 对症疗法　根据患者出现的症状如惊厥、呼吸困难、循环衰竭等给予对症治疗，支持患者度过危险阶段，争取及早康复。急性中毒的处理原则包括 3 个方面：①保持机体重要生理功能（诸如呼吸道通畅、有效的血液循环、足够的尿量、酸碱平衡及中枢神经系统功能正常等）；②排除毒物（诸如催吐、洗胃、导泻、利尿等）；③转化毒物的一般物理和化学特性，借以消除局部刺激或阻止毒物被吸收（诸如应用沉淀、吸附、中和、氧化或保护剂等）。

二、急性一氧化碳中毒急救

（一）临床表现

1. 轻度中毒　患者可出现头痛、头晕、失眠、视物模糊、耳鸣、恶心、呕吐、全身乏力、心动过速、短暂昏厥。血中碳氧血红蛋白（COHb）含量达 10%～20%。

2. 中度中毒　除上述症状加重外，口唇、指甲、皮肤黏膜出现樱桃红色，多汗，血压先升高后降低，心率加速，心律失常，烦躁，一时性感觉和运动分离（即尚有思维，但不能行动）。症状继续加重，可出现嗜睡、昏迷。血中 COHb 在 30%～40%。经及时抢救，可较快清醒，一般无并发症和后遗症。

3. 重度中毒　患者迅速进入昏迷状态，初期四肢肌张力增加，或有阵发性强直性痉挛；晚期肌张力显著降低，患者面色苍白或青紫，血压下降，瞳孔散大，最后因呼吸麻痹而死亡。经抢救存活者可有严重合并症及后遗症。

4. 后遗症　中、重度中毒患者可有神经衰弱、震颤、麻痹、偏瘫、偏盲、失语、吞咽困难、智力障碍、中毒性精神病或去大脑强直等后遗症。部分患者可发生继发性脑病。

（二）急救处理

1. 脱离中毒环境　要迅速将患者转移到安全地方，脱离中毒环境，让患者迅速吸入新鲜空气。

2. 监测生命体征　保持呼吸道通畅，注意观察意识状态和监测生命体征。

3. 氧疗　能加速血液 COHb 解离和 CO 排出，是治疗 CO 中毒最有效的方法。

（1）面罩吸氧：神志清醒患者应用密闭面罩吸氧，氧流量 5～10L/min，通常持续吸氧 2 日能使血液 COHb 浓度降至 15% 以下。症状缓解和血 COHb 浓度降至 5% 时可停止吸氧。

（2）高压氧治疗：高压氧治疗能增加血液中物理溶解氧含量，提高总体氧含量，COHb 解离速度较正常吸氧时快 4～5 倍，可缩短昏迷时间和病程，预防退行性脑病发生。通常 3 个大气压下氧分压超过 160mmHg，可使血浆携氧量达 50ml/L。高压氧治疗适用于中、重度 CO 中毒或出现神经精神、心血管症状和血液 COHb 浓度≥25% 者，老年人或妊娠妇女 CO 中毒首选高压氧治疗。一般高压氧治疗每次 1～2 小时，1～2 次 /d。

4. 机械通气　对昏迷、窒息或呼吸停止都应及时行气管内插管，应用机械通气。

5. 脑水肿治疗　严重 CO 中毒后，24～48 小时脑水肿达高峰，应积极采取以下措施，降低颅内压和恢复脑功能。

（1）脱水治疗：50% 葡萄糖溶液 50ml 静脉注射；20% 甘露醇 1～2g/kg 静脉滴注（10ml/min），6～8 小时一次，症状缓解后减量；呋塞米 20～40mg 静脉注射，8～12 小时一次。

（2）糖皮质激素治疗：地塞米松 10～20mg/d，疗程 3～5 日。

（3）抽搐治疗：地西泮 10～20mg 静脉注射，抽搐停止后苯妥英钠 0.5～1.0g 静脉滴注，根据病情 4～6 小时重复应用。

（4）促进脑细胞功能恢复：常用静脉药物有三磷酸腺苷、辅酶 A、细胞色素 C 和大剂量维生素 C 等。

6. 其他处理　患者存在呼吸微弱或者心搏骤停的时候，要及时行现场的心肺复苏；CO 中毒发生后，通过积极治疗，病情康复，后期仍需留意是否有出现迟发性脑病的可能。

三、急性乙醇中毒急救

（一）临床表现

中毒表现与饮酒量及个体耐受性有关。临床上分为三期：

1. 兴奋期　血乙醇浓度 >500mg/L，有欣快感、兴奋、多语，情绪不稳、喜怒无常，粗鲁无理或有攻击行为，也可沉默、孤僻。

2. 共济失调期　血乙醇浓度 >1 500mg/L，表现为肌肉运动不协调，如行动笨拙，步态不稳，言语含糊不清，眼球震颤、视物模糊，恶心、呕吐，嗜睡等。

3. 昏迷期　血乙醇浓度 >2 500mg/L，患者进入昏迷状态，瞳孔散大，体温不升，血压下降，呼吸减慢，且有鼾声，严重者可发生呼吸、循环衰竭而危及生命。

急性中毒患者苏醒后常有头痛、头晕、乏力、恶心、食欲缺乏等症状，少数可出现低血糖症、肺炎、急性肌病等并发症。

（二）处理原则

1. 轻度中毒　可以给予患者平卧、休息、保暖等措施，防止误吸，同时嘱患者饮大量的开水、浓茶等促醒。

2. 中重度中毒　一般急性乙醇中毒洗胃的意义不大，因为乙醇在胃肠道内的吸收速度较快，只有在 2 小时内发生的乙醇中毒，可能洗胃才有意义。超过 2 小时，洗胃的效果将大打折扣，此时更依赖于药物治疗。

（1）纳洛酮：为乙醇中毒首选的解毒药物，可以通过静脉注射或者输液给药，其可以对抗乙醇导致的中枢神经抑制，同时有抗休克和促醒的作用。

（2）保护胃黏膜制剂：乙醇可以直接损伤胃黏膜，导致急性糜烂出血性胃炎。可以使用醒脑性中药制剂、质子泵抑制剂或者 H_2 受体拮抗剂等药物，进行促醒和保护胃黏膜的治疗。

（3）促进乙醇的代谢制剂：50% 的葡萄糖加上维生素 B_6 等药物进行输注，可以有效地促进乙醇代谢。对于低血糖的患者要及时给予输注葡萄糖，纠正低血糖。

（4）镇静药物：患者出现烦躁可以给予地西泮镇定治疗。

四、急性有机磷农药中毒急救

（一）临床表现

1. 急性中毒　胆碱能危象（cholinergic crisis）发生的时间与毒物种类、剂量和侵入途径密切相关。口服中毒者多在 10 分钟至 2 小时内发病；吸入中毒者 30 分钟内发病；皮肤吸收中毒者常在接触后 2～6 小时发病。

（1）毒蕈碱样症状（muscarinic symptoms）：又称 M 样症状，在三种表现中出现最早，因类似毒蕈碱作用而得名。临床表现为：恶心、呕吐、腹痛、腹泻、尿频、大小便失禁、多汗、全身湿冷（尤以躯干和腋下等部位明显）、流泪、流涎、心率减慢、瞳孔缩小（严重时呈针尖样）、气道分泌物增加、支气管痉挛等，严重者可出现肺水肿。

（2）烟碱样症状（nicotinic symptoms）：又称 N 样症状，是由于乙酰胆碱在横纹肌神经肌肉接头处过度蓄积，持续刺激突触后膜上烟碱受体所致。临床表现为：颜面、眼睑、舌、四肢和全身横纹肌发生肌纤维颤动，甚至强直性痉挛，伴全身紧缩和压迫感。后期出现肌力减退和瘫痪，严重时并发呼吸肌麻痹，引起周围性呼吸衰竭。

（3）中枢神经系统表现：中枢神经系统受乙酰胆碱刺激后可出现头晕、头痛、疲乏、共济失调、烦躁不安、谵妄、抽搐、昏迷等症状。

2. 反跳　是指急性有机磷杀虫药中毒,特别是乐果和马拉硫磷口服中毒者,经积极抢救临床症状好转,达稳定期数日至一周后病情突然急剧恶化,再次出现胆碱能危象,甚至发生昏迷、肺水肿或突然死亡。这种现象可能与皮肤、毛发和胃肠道内残留的有机磷杀虫药被重新吸收,以及解毒药减量过快或停用过早等因素有关。

3. 迟发性多发性神经病(delayed polyneuropathy)　少数患者在急性重度中毒症状消失后2~3周可发生感觉型和运动型多发性神经病变,主要表现为肢体末端烧灼、疼痛、麻木,以及下肢无力、瘫痪、四肢肌肉萎缩等异常。目前认为此种病变不是胆碱酯酶受抑制的结果,而是因有机磷杀虫药抑制神经靶酯酶(NTE)并使其老化所致。

4. 中间型综合征(intermediate syndrome,IMS)　是指急性有机磷杀虫药中毒所引起的一组以肌无力为突出表现的综合征。因其发生时间介于胆碱能危象与迟发性神经病之间,故被称为中间型综合征。常发生于急性中毒后1~4日,个别病例可在第7日发病。主要表现为屈颈肌、四肢近端肌无力,以及第Ⅲ~Ⅶ对和第Ⅸ~Ⅻ对脑神经所支配的部分肌肉肌力减退。病变累及呼吸肌时,常引起呼吸肌麻痹,并可进展为呼吸衰竭。

(二)实验室检查

1. 血胆碱酯酶活力测定　血胆碱酯酶活力不仅是诊断有机磷杀虫药中毒的特异性指标,还能用来判断中毒程度轻重,评估疗效及预后。

2. 尿中有机磷杀虫药分解产物测定　临床上已少用。

(三)诊断

根据有机磷杀虫药接触史,结合特征性临床表现,如呼出气体有蒜味、瞳孔针尖样缩小、大汗淋漓、腺体分泌增多、肌纤维颤动和意识障碍等,一般可作出诊断。如全血胆碱酯酶活力降低,则可确诊。

按照中毒程度可分为三级。①轻度中毒:以M样症状为主,胆碱酯酶活力50%~70%(正常人胆碱酯酶活力为100%);②中度中毒:M样症状加重,出现N样症状,胆碱酯酶活力为30%~50%;③重度中毒:除M、N样症状外,还合并脑水肿、肺水肿、呼吸衰竭、抽搐、昏迷等,胆碱酯酶活力在30%以下。

(四)急救处理

1. 清除毒物

(1)立即脱离中毒现场,脱去污染的衣服,用肥皂水清洗被污染的皮肤、毛发和指甲。

(2)洗胃:口服中毒者用清水、2%碳酸氢钠或1∶5 000高锰酸钾溶液洗胃。注意,敌百虫中毒时禁用碳酸氢钠洗胃,对硫磷中毒时禁用高锰酸钾洗胃,因为碳酸氢钠可将敌百虫转化为敌敌畏,高锰酸钾可将对硫磷氧化为对氧磷,使毒性显著增强。

(3)导泻:洗胃后常用硫酸镁20~40g,溶于20ml水中,一次性口服,30分钟后可追加用药一次。眼部污染时用清水或生理盐水冲洗。

(4)血液净化治疗:血液灌流或血液灌流加血液透析等方式可有效消除血液中的有机磷杀虫药。血液净化治疗应在中毒后1~4日内进行,每日1~2次,每次2~3小时。

2. 特效解毒药

(1)应用原则:早期、足量、联合、重复用药。

(2)胆碱酯酶复活剂为肟类化合物,含有季胺基和肟基(=NOH)两个不同的功能基团。季胺基带正电荷,被磷酰化胆碱酯酶的阴离子部位所吸引,而肟基与磷原子有较强亲和力,可与磷酰化胆碱酯酶中的磷结合形成复合物,使其与胆碱酯酶酯解部位分离,从而恢复胆碱酯酶活力。常用药物有氯解磷定(PAM-C1)、碘解磷定(解磷定,PAM)及双复磷(DMO_4),胆碱酯酶复活剂能有效解除N样症状,迅速控制肌纤维颤动。

(3)抗胆碱药:此类药物可与乙酰胆碱争夺胆碱能受体,从而阻断乙酰胆碱的作用。

1)阿托品:主要阻断乙酰胆碱对副交感神经和中枢神经系统毒碱受体(M受体)的作用,能有效解除M样症状及呼吸中枢抑制。阿托品治疗时,应根据中毒程度轻重选用适当剂量、给药途径及间隔时间，同时严密观察患者神志、瞳孔、皮肤、心率和肺部啰音变化情况，及时调整用药，使患者尽快达到阿托品化并维持阿托品化，而且还要避免发生阿托品中毒。

临床上很少单独应用阿托品治疗有机磷杀虫药中毒，尤其对于中、重度中毒者，必须将阿托品与胆碱酯酶复活剂联合应用。两药合用时应减少阿托品剂量，以免发生阿托品中毒。

2）盐酸戊乙奎醚：是一种新型抗胆碱药，能抗中枢和外周 M、N 受体，主要选择性作用于脑、腺体、平滑肌等部位 M_1、M_3 受体，而对心脏和神经元突触前膜 M_2 受体无明显作用，因此对心率影响小。目前推荐用盐酸戊乙奎醚替代阿托品作为有机磷杀虫药中毒急救的首选抗胆碱药物。

盐酸戊乙奎醚治疗有机磷杀虫药中毒也要求达到阿托品化，其判定标准与阿托品治疗时相似，但心率增快不作为判断标准之一。一般采用肌内注射，首次剂量依中毒程度而定：①轻度中毒 1～2mg，必要时合用氯解磷定 0.5～0.75g；②中度中毒 2～4mg，同时合用氯解磷定 0.75～1.5g；③重度中毒 4～6mg，合用氯解磷定 1.5～2.0g。如无氯解磷定可用碘解磷定代替。首剂 45 分钟后，若仍有 M 样症状，追加 1～2mg：若同时存在 M、N 样症状，应追加首剂半量 1～2 次。达阿托品化后，以 1～2mg 维持，每 8～12 小时一次。

3. 对症治疗　有机磷杀虫药中毒主要死因为肺水肿、呼吸衰竭、休克、脑水肿、心搏骤停等。因此，对症治疗重在维护心、肺、脑等生命器官功能，包括：①保持呼吸道通畅，正确氧疗，必要时应用机械通气；②发生肺水肿时应以阿托品治疗为主；③休克者给予血管活性药物；④脑水肿者应予甘露醇和糖皮质激素脱水；⑤根据心律失常类型选用合适的抗心律失常药物；⑥病情危重者可用血液净化治疗；⑦重度中毒者留院观察 3～7 日以防止复发。

五、急性敌草快中毒急救

2012 年 4 月我国农业部、工业和信息化部、国家质量监督检验检疫总局联合发布公告：自 2016 年 7 月 1 日起停止百草枯水剂在国内销售和使用，自 2020 年 9 月起禁止百草枯可溶胶剂在境内销售使用。敌草快（diquat，DQ）随后取而代之，成为国内企业生产除草剂的主要产品。自 2016 年起国内陆续出现敌草快急性中毒的病例报道。毒物检测结果说明，市场上存在敌草快与百草枯混配和敌草快被百草枯替换的现象。

敌草快是一种非选择性速效灭生性除草剂，与百草枯（paraquat，PQ）同属联吡啶类化合物。目前，我国缺乏多中心大样本的急性敌草快中毒流行病学数据。国内单中心研究数据提示急性敌草快中毒病死率为 16.7%～60%。死亡组摄入剂量为 100～400ml，接触途径均为口服。

（一）临床表现

1. 全身毒性　经口摄入大量（200～300ml）敌草快会导致消化道广泛溃疡甚至出血，吸收后快速分布到全身各组织器官，引起以肾、肝为主的多脏器功能障碍。

（1）消化道：消化道症状是早期最突出的临床表现。腐蚀性损害包括口腔灼痛、溃疡、黏膜水肿，以及食管损伤、恶心、呕吐、腹痛、腹泻等。1～4 日内可出现麻痹性肠梗阻。

（2）肾脏：肾脏是敌草快吸收后主要排泄器官，也是损伤的主要靶器官。肾损害严重程度可从单纯蛋白尿到急性肾衰竭。

（3）肝脏：敌草快可致肝损伤，表现为转氨酶、乳酸脱氢酶、碱性磷酸酶及胆红素等的升高。

（4）中枢神经系统：敌草快对中枢神经细胞具有毒性作用，表现为头晕、嗜睡、抽搐、昏迷，也可表现为兴奋、烦躁不安及定向力障碍，部分患者影像学可有脑水肿、脑干梗死或出血。

（5）呼吸系统：动物研究表明敌草快造成的肺内渗出性病变程度轻；而气道内直接给药时，敌草快要达到百草枯剂量的 16 倍才能导致程度相近的肺损伤。暴发性中毒死亡患者也有肺部浸润渗出、肺水肿等表现，需要机械通气。

（6）血液系统：早期可出现白细胞总数显著增加、中性粒细胞增多。

2. 局部损伤　皮肤接触后产生局部腐蚀性损伤，眼部接触可出现结膜充血水肿、水疱形成、眼睑炎表现。

（二）实验室检查

毒物检测：血液、尿液、胃内容物及盛装容器中敌草快检测对于确诊敌草快中毒至关重要。

目前,可采用碳酸氢钠/连二亚硫酸盐试验对尿液标本进行快速半定量检测,若呈黄绿色表示敌草快的存在,呈蓝紫色表示百草枯的存在;如果存在联吡啶类农药混配,或样本浓度高于最高限时,该显色法难以区分类别。此外,还可以对血浆样本进行毒物定量检测。

(三)诊断

对于接触史明确、有相应临床表现、毒物检测为敌草快者,可明确诊断;对于有明确接触史,有相应临床表现,但无毒检的患者,临床应考虑为敌草快中毒。鉴别诊断应考虑以下两种情况:①含敌草快农药的混配;②外包装为敌草快而内容实际为百草枯。毒物检测是鉴别的主要手段。

(四)急救处理

敌草快中毒目前尚无特效解毒剂。鉴于敌草快中毒患者预后和中毒剂量存在明显的相关性,尽早采取措施清除毒物、加快已吸收毒物的排泄是治疗急性敌草快中毒的基础。

1. 终止毒物吸收

(1)经消化道摄入:应积极行胃肠道毒物清除,包括洗胃、吸附、导泻和全肠灌洗。建议尽早洗胃,1小时内对毒物清除的效果最佳;对有胃排空障碍或摄入量大的患者,6小时仍可考虑洗胃;吸附剂:如活性炭(成人50g,儿童2g/kg)或15%白陶土溶液(2g/kg,最大剂量150g)或蒙脱石散(30g)能够减少毒物从胃肠道吸收;洗胃完毕后给予导泻剂,如20%甘露醇、硫酸镁等,必要时采用聚乙二醇电解质溶液进行全肠灌洗。

(2)局部接触:对于皮肤、眼、鼻黏膜等局部接触敌草快时,应脱去污染的衣物,立即用清水彻底冲洗接触部位的残余农药,尽快就诊。

2. 促进毒物排泄

(1)补液利尿:①快速大量补液;②补液同时给予呋塞米20mg静脉注射,根据尿量酌情追加剂量。

(2)血液净化治疗:针对敌草快毒物清除,建议在毒物暴露后的2~4小时内开展,且血液灌流效果可能优于血液透析;对于循环不稳定者,应行连续性肾脏替代治疗(CRRT)。

3. 药物治疗

(1)N-乙酰半胱氨酸(N-acetylcysteine,NAC):NAC分子中的活性巯基(-SH)本身具有清除氧自由基作用;此外,NAC作为小分子物质,易于进入细胞内,脱乙酰基后成为谷胱甘肽合成的前体,有效提高细胞内还原型谷胱甘肽水平。并在肾脏、肝脏、肺组织内有较高浓度分布。建议选用静脉剂型,150mg/(kg·d)。治疗过程中应严格控制给药速度(输注时间>2小时),主要不良反应为与输注速度相关的过敏和类过敏反应。

(2)还原型谷胱甘肽(glutathione,G-SH):是细胞内主要的、直接的还原剂,可以减轻敌草快诱导的氧化应激。按照说明书推荐剂量使用。

(3)褪黑素:是一种广谱抗氧化剂,能够有效清除氧自由基。动物实验证实其可预防敌草快诱导的急性肝肾毒性,临床可尝试使用。

(4)维生素C:作为抗氧化剂,推荐剂量为3~5g/d。

4. 对症与支持治疗

(1)肾脏支持:敌草快中毒的肾脏支持治疗时机,可参考KDIGO指南,建议在肾功能下降至急性肾损伤(AKI)分级1级[血清肌酐达基础值1.5~1.9倍或上升≥0.3mg/dl(≥26.5μmol/L);尿量<0.5ml/(kg·h)持续6~12小时]时开始肾脏替代治疗。推荐CRRT,目标剂量为25~30ml/(kg·h),持续至肾功能好转。

(2)呼吸支持:氧气可能促进敌草快致氧化应激的损害加重,因此不推荐积极主动氧疗。但当患者出现低氧血症时,可成为氧疗指征,必要时考虑人工气道、机械通气治疗。

(3)ECMO:对以难以纠正的循环和/或呼吸衰竭为主要表现的敌草快中毒患者,可考虑尝试ECMO治疗。

(4)对症处理:胃黏膜保护、肝功能保护、营养支持、维持水电解质平衡等对症处理。治疗与处置过程中应注意避免脏器功能的进一步损害。

(孟庆涛 吕菁君 缪应雷)

第七章

医疗文书书写

第一节　全科医疗文书种类及要求

一、全科医疗文书种类

医疗文书包含医疗民事文书、医疗证明文件或医学意见书和病历资料三大类。医疗民事文书的表现形式很多，主要有门诊挂号单、住院单、医疗合同、患者授权委托书、知情同意书、医疗告知书、病危通知书、术前谈话及手术同意书和特殊检查同意书等；医疗证明文件或医学意见书，通常有出生证明、死亡证明、伤残证明、病假证明、疾病诊断意见、暂缓结婚意见书、终止妊娠意见书等；病历资料主要包括门急诊病历、住院病历、体检单、医嘱单、化验单（检查报告）、医学影像检查资料、手术及麻醉记录单、病理资料、护理记录、死亡病例讨论记录、疑难病例讨论记录、上级医生查房记录、会诊意见、病程记录等。

本章我们着重介绍全科门诊 SOAP（subjective-observe-assessment-plan）病历、住院病历、家庭病床病历、转会诊记录等病历书写，以及全科门诊处方、诊断证明和死亡证明等其他医疗文书书写。

二、医疗文书基本要求

1. 医疗文书书写应当客观、真实、准确、及时、完整、规范。

2. 医疗文书书写应当使用蓝黑墨水、碳素墨水，需复写的医疗文书资料可以使用蓝或黑色油水的圆珠笔。计算机打印的医疗文书应当符合医疗文书保存的要求。

3. 医疗文书书写应当使用中文，通用的外文缩写和无正式中文译名的症状、体征、疾病名称等可以使用外文。

4. 医疗文书书写应规范使用医学术语，文字工整，字迹清晰，表述准确，语句通顺，标点正确。

5. 医疗文书书写过程中出现错字时，应当用双线画在错字上，保留原记录清楚、可辨，并注明修改时间，修改人签名。不得采用刮、粘、涂等方法掩盖或去除原来的字迹。上级医务人员有审查修改下级医务人员书写的医疗文书的责任。

6. 医疗文书应当按照规定的内容书写，并由相应医务人员签名。实习医务人员、试用期医务人员书写的医疗文书，应当经过本医疗机构注册的医务人员审阅、修改并签名。进修医务人员由医疗机构根据其胜任本专业工作实际情况认定后书写医疗文书。

7. 医疗文书一律使用阿拉伯数字书写日期和时间，采用 24 小时制记录。

8. 对需取得患者书面同意方可进行的医疗活动，应当由患者本人签署知情同意书。患者不具备完全民事行为能力时，应当由其法定代理人签字；患者因病无法签字时，应当由其授权的人员签字；为抢救患者，在法定代理人或被授权人无法及时签字的情况下，可由医疗机构负责人或者授权的负责人签字。

9. 因实施保护性医疗措施不宜向患者说明情况的，应当将有关情况告知患者近亲属，由患者近亲属签署知情同意书，并及时记录。患者无近亲属或者患者近亲属无法签署同意书时，由患者的法定代理人或者关系人签署同意书。

（张新奇　葡　蓉　王　渊）

第二节　病 历 书 写

书写规范而完整的病历是每一位医生必须掌握的一项临床基本功,病历书写质量的优劣是考核临床医生实际工作能力的客观标准之一。

一、门(急)诊病历书写

(一) 门(急)诊病历

内容包括门(急)诊病历首页[门(急)诊手册封面]、病历记录、化验单(检验报告)、医学影像检查资料等。

(二) 门(急)诊病历首页

内容应当包括患者姓名、性别、出生年月日、民族、婚姻状况、职业、工作单位、住址、药物过敏史等项目。门诊手册封面内容应当包括患者姓名、性别、年龄、工作单位或住址、药物过敏史等项目。

(三) 门(急)诊病历记录

门(急)诊病历记录分为初诊病历记录和复诊病历记录。

1. 初诊病历记录书写内容应当包括就诊时间、科别、主诉、现病史、既往史、阳性体征、必要的阴性体征和辅助检查结果,诊断及治疗意见和医生签名等。

2. 复诊病历记录书写内容应当包括就诊时间、科别、主诉、病史、必要的体格检查和辅助检查结果、诊断、治疗处理意见和医生签名等。

3. 急诊病历书写就诊时间应当具体到分钟。

4. 门(急)诊病历记录应当由接诊医生在患者就诊时及时完成。

5. 急诊留观记录是急诊患者因病情需要留院观察期间的记录,重点记录观察期间的病情变化和诊疗措施,记录简明扼要,并注明患者去向。

6. 抢救危重患者时,应当书写抢救记录。门(急)诊抢救记录书写内容及要求按照住院病历抢救记录书写内容及要求执行。

(四) 全科门诊 SOAP 病历书写

SOAP 病历是在全科医疗健康档案记录中广泛采用,以"问题为导向的医疗记录(problem oriented medical record, POMR)"的重要组成部分。SOAP 病历易于掌握和理解,有利于医务人员清晰地动态评估患者病情变化,发现问题并及时调节诊疗计划,为全科医生进行全方位、全过程、综合的、连续的、协调的服务提供记录空间和备查依据。

1. SOAP 病历内容组成

(1) S(subjective date):即主观资料,包括患者的主诉、现病史、既往用药史、药物过敏、药物不良反应史、既往病史、家族史、家庭社会关系和健康行为、生活方式、心理和社会因素等。

(2) O(objective date):即客观资料,医生用各种方法获得的真实资料,包括体格检查(体征)、实验室检查、影像检查,以及心理和社会问题评估表、患者的态度及行为等。

(3) A(assessment):即评价,包括诊断、鉴别诊断、目前存在的危险因素及健康问题、健康问题轻重程度及预后、并发症、患者依从性、家庭可利用资源等。

(4) P(plan):即计划,包括检查计划、治疗计划[包括药物和非药物(行为、饮食、运动干预)]、患者教育以及是否需会诊、转诊及随诊要求等。

2. SOAP 病历书写的重点要求

(1) 主诉的书写:主要的症状和时限,要求重点突出,要有高度概括性,文字要简明扼要,不能用诊断或检查来代替主诉。主诉多于一项时,应按发生的先后次序列出,如"反复上腹痛 10 年,间断便血 1 年,呕血 4 小时"。

(2) 现病史的书写:现病史是本次疾病自发病到就诊前对疾病的起始、演变、诊疗等全过程的详细记述。其主要内容包括下列几方面：①起病情况；②主要症状和特点及演变情况；③伴随症状；④发病以来诊治情况及结果；⑤发病以来一般情况的变化；⑥如患者属于被杀或其他意外事件与本病有关，必须力求客观如实记录病情及体格检查情况，不得加以主观推断或猜测，诊断要有根据；⑦与鉴别诊断有关的阳性或阴性资料；⑧与本病有关的过去发病情况及诊治经过；⑨与本病无关的其他疾病尚需治疗者，需在现病史中另起一段扼要地叙述。

（3）既往史的书写：要求既往史是记述本病发病前曾经患过或诊治过的疾病情况，一般与本病无关或有所关联的独立的疾病。其内容包括健康状况、传染病史、预防接种史、手术外伤史、过敏史（食物及药物）、重要药物应用史、系统回顾（呼吸系统、循环系统、消化系统、泌尿生殖系统、血液系统、内分泌代谢系统、神经系统、运动骨骼系统及免疫系统共九个系统有关的症状或疾病诊治情况等）。

（4）生活习惯：主要包括吸烟、饮酒、活动及饮食等习惯。

（5）体格检查：所要求的基本内容要全面、系统、从上到下循序进行，以免遗漏。

（6）专科情况：应当根据专科需要记录专科特殊情况。

（7）辅助检查：辅助检查是指入院前所做的与本次疾病相关的主要检查及其结果。应分类按检查时间顺序记录检查结果，如系在其他医疗机构所做检查，应当注明该机构名称及检查号。

（8）评价书写要求：①主要包含主要诊断、次要诊断。②目前存在的危险因素与健康问题。③不可改变的危险因素（年龄、性别、遗传），可控的危险因素（是否肥胖、饮食是否合理以及吸烟、饮酒、运动情况等）。④存在的健康问题，即生物方面——病情是否平稳、严重；心理方面——是否有顾虑及担忧；社会方面——工作及家庭生活压力。⑤并发症、依从性、家庭可利用资源（亲属、经济情况等）。

（9）计划书写：①进一步诊查计划；②患者疾病管理内容与频度③药物治疗及相关问题；④非药物治疗，包括饮食指导、运动指导、心理指导、其他生活方式干预如戒烟限酒等，转诊指征，随诊要求等。

3. SOAP 病历书写格式

SOAP 病历

建档号：　　姓名：　　性别：　　年龄：　　服务医生：　　服务时间：

主观资料（S）：

　　主诉：

　　现病史：

　　既往史：

　　家族史：

　　生活习惯：

客观资料（O）：

　　身高：　cm　　体重：　kg　　　BMI：

　　体温：　℃；脉搏：　　次/min；呼吸：　　次/min；血压：　　mmHg

体格检查

一般情况

皮肤黏膜

淋巴结

头部及其器官

头颅：

眼：

耳：

鼻：

口腔：

颈部

胸部及肺脏

心脏及血管

腹部

肛门、直肠

外生殖器

肌肉骨骼

续表

神经系统

专科情况 如外科情况、妇科情况、眼科情况等。

实验室及其他检查

应记录与诊断有关的实验室及其他检查结果,如果是入院前所做的检查,应注明检查地点及日期。

检验及其他检查结果

评价(A):

诊断:

鉴别诊断:

存在的健康问题、问题程度及预后等:

计划(P):

检查/辅助检查计划:

药物治疗

西药处方:

中药处方:

非药物指导:

随访计划:

医生签名:

年 月 日

二、住院病历书写

(一)住院病历

内容包括住院病案首页、入院记录、病程记录、手术同意书、麻醉同意书、输血治疗知情同意书、特殊检查(特殊治疗)同意书、病危(重)通知书、医嘱单、辅助检查报告单、体温单、医学影像检查资料、病理资料等。

(二)入院记录

可分为入院记录、再次或多次入院记录、24小时内入出院记录、24小时内入院死亡记录。

入院记录、再次或多次入院记录应当于患者入院后24小时内完成;24小时内入出院记录应当于患者出院后24小时内完成,24小时内入院死亡记录应当于患者死亡后24小时内完成。

(三)入院记录的要求及内容

1. 患者一般情况 包括姓名、性别、年龄、民族、婚姻状况、出生地、职业、入院时间、记录时间、病史陈述者。

2. 主诉 指促使患者就诊的主要症状(或体征)及持续时间。

3. 现病史 指患者本次疾病的发生、演变、诊疗等方面的详细情况,应当按时间顺序书写。内容包括发病情况、主要症状特点及其发展变化情况、伴随症状、发病后诊疗经过及结果、睡眠和饮食等一般情况的变化,以及与鉴别诊断有关的阳性或阴性资料等。

4. 既往史 是指患者过去的健康和疾病情况。内容包括既往一般健康状况、疾病史、传染病史、预防接种史、手术外伤史、输血史、食物或药物过敏史等。

5. 个人史 婚育史、月经史、家族史。

6. 体格检查 应当按照系统循序进行书写。

7. 专科情况 应当根据专科需要记录专科特殊情况。

8. 心情描述 指心情怎么样、最近有无影响心情的事发生、患者本次对本人疾病的认识、对治疗的依从性。

9. 工作描述 指具体工作,有无变动、是否顺利、工作与心情及疾病的关系。

10. 家庭情况 指家庭主要成员、相互关系、家庭是否和谐、家人对患者的关心程度、家庭经济收入能否承担疾病的治疗、有无医疗保险或公费医疗。

11. 居住的社区及社会关系 指所在社区或所属社区医疗卫生服务中心名称、患者此次疾病与社区的关系、患者的疾病会不会对社区居民有传染性、近一段时间所在社区的居民整体健康状况怎样、有无传染性疾病流行、有无居民群体发病事件,如空气污染、火灾、入室抢劫等影响患者身心的事件。

12. 生活习惯 指患者是否饮酒、吸烟及量,是否有不良嗜好,平时饮食、卫生、运动习惯。

13. 疾病认知和期望值 指患者对自己目前所患疾病的认识程度,包括对该疾病的病因、诱因及并发症、预后、预防等的认知及该疾病期望的治疗效果。

14. 辅助检查 指入院前所做的与本次疾病相关的主要检查及其结果。应分类按检查时间顺序记录检查结果,如系在其他医疗机构所做检查,应当写明该机构名称及检查号。

15. 初步诊断 是指经治医生根据患者入院时情况,综合分析所作出的诊断。如初步诊断为多项时,应当主次分明。对待查病例应列出可能性较大的诊断。

16. 计划 检查/辅助检查计划,以及药物治疗、西药处方、中药处方、非药物指导、随访计划。

17. 写入院记录的医生签名

(四)入院病历书写格式

住院病历

姓名:	性别:
年龄:	职业:
婚姻:	民族:
出生地(籍贯):	现住址(工作单位、电话):
入院日期:	记录日期:
病历陈述者:	可靠程度:

主诉:

现病史:

既往史:

个人史:

婚姻史:

月经史:

生育史:

家族史:

体格检查

体温,脉搏,呼吸,血压。

一般情况 发育(正常、异常),营养(良好、中等、不良),体型(肥胖或消瘦,如体型异常者应测身高及体重),体位和姿势(主动、被动、强迫),表情(焦虑、欣快、痛苦),面色(红润、晦暗等),神志(意识清楚、嗜睡、昏睡、浅昏迷、深昏迷),步态(正常、慌张、醉汉或拖曳),语言情况(清晰、流利程度或吟诗样、失语),精神状态;对检查是否合作,回答是否切题,是否有慢性病容或恶病质。

皮肤黏膜 色泽(正常、潮红、发绀、黄染),是否有脱水、多汗、皮疹、出血点或丘斑疹,有无瘢痕、黏膜溃疡、皮下结节或肿块、瘘管、血管征、蜘蛛痣、色素沉着等,并明确记述其部位、大小及程度。也要记录毛发情况,必要时查皮肤划痕试验。

淋巴结 全身及局部表浅淋巴结有无肿大,如有肿大应注明部位(颈部、颌下、耳后、锁骨上凹、腋下、肘部及腹股沟部等),数量、大小、硬度、活动度及有无粘连及压痛,局部皮肤有无红、肿、热、痛,瘘管或瘢痕。

头部及其器官

头颅:大小,形态,压痛,包块,头发(疏密、色泽、分布),有无疖、癣、瘢痕。

眼:眉毛(有无脱落),睫毛(有无倒睫),眼睑(有无水肿、运动、下垂、痉挛),眼球(有无凸出、凹陷、运动、震颤、斜视),结膜(有无充血、水肿、苍白、出血、滤泡),巩膜(有无黄染),角膜(有无混浊、瘢痕及反射情况),瞳孔(大小,两侧是否等大、等圆),对光反射如何及视野有无缺损。鼻泪管是否通畅。

耳:耳郭形状、外耳道是否通畅,有无分泌物,乳突有无压痛,听力情况等。

鼻:有无畸形、中隔偏曲或穿孔,有无鼻甲肥大阻塞、分泌物、出血或通气不顺畅,以及鼻窦有无压痛、嗅觉情况等。

口腔:呼气气味,口唇(颜色,有无疱疹、皲裂、溃疡),牙齿(龋齿、缺齿、义齿、残根情况,并注明其位置),齿龈(色泽,有无肿胀、溢脓、出血、铅线、红线、萎缩),舌(形态、舌质、舌苔、有无溃疡、运动、有无舌肌萎缩或震颤、伸舌居中或偏斜),口腔黏膜(有无发疹、出血、溃疡及腮腺导管口情况),扁桃体(大小及有无充血和分泌物、假膜),咽(充血及反射情况;有无腺样体增生等,软腭运动情况、悬雍垂是否居中,吞咽有无呛咳),喉(发音情况)。

颈部 是否对称,有无抵抗强直、压痛、肿块,活动是否受限。颈动脉有无异常搏动及杂音,颈静脉有无怒张。气管位置是否居中。甲状腺(大小,如有肿大应描述其形态、硬度、是否压痛,有无结节、震颤及杂音)。

续表

胸部　是否对称，有无畸形及局部隆起、凹陷、压痛。呼吸（深度及是否受限）。乳房（大小，是否有红肿、橘皮样外观、压痛、结节、肿块等）。胸壁有无水肿、皮下气肿、肿块或静脉有无怒张及回流方向异常。

肺脏：

视诊　呼吸类型、胸式或胸腹式活动度（两侧对比是否对称）、呼吸速度和特征、肋间隙（有无增宽、变窄、隆起或凹陷）。

触诊　胸廓扩张度，语音震颤，胸膜摩擦感，皮下捻发感。

叩诊　叩诊音（清音、浊音、鼓音、实音，异常者应注明部位）。肺肝浊音界、肺下界、呼吸时肺下缘移动度。

听诊　呼吸音的性质（肺泡音、支气管肺泡音、管性呼吸音），强度（减低、增强、消失），有无干湿啰音及语音传导异常。有无胸膜摩擦音、哮鸣音。

心脏：

视诊　心前区是否有异常搏动及隆起，心尖搏动位置和特点（范围、强度）。

触诊　心尖搏动的性质及位置（最强点），有无震颤或摩擦感（部位、时间和强度）。

叩诊　心脏左、右浊音界。可用左右第 2、3、4、5 肋间离正中线的距离（cm）表示，并注明锁骨中线至正中线的距离。

听诊　心率，心律，心音（强度、分裂、P_2 与 A_2 的比较、额外心音、奔马率），杂音的部位、性质、心动期间的传导方向及何处最响、强度。心包摩擦音、心律不齐时应比较心率和脉率。

血管：桡动脉的脉率、节律（规则、不规则、脉搏短绌），奇脉、左右桡动脉脉搏的比较。动脉壁的性质、紧张度、硬度。股动脉及肱动脉有无枪击音。

周围血管征：毛细血管搏动征，枪击音，水冲脉，动脉异常搏动。Duroziez 征。

血压：左、右上肢收缩压、舒张压，必要时与下肢对比（如是高血压患者有的要测下肢血压与之对比）。

腹部

视诊　膨隆或凹陷，是否对称，大小，有无皮疹、色素、腹纹、瘢痕、脐疝、体毛，静脉曲张与血流方向，呼吸运动，胃肠型及蠕动波，上腹部搏动情况。腹围测量（有腹腔积液或腹部包块时做）。

触诊　腹部柔软或紧张，有无压痛、反跳痛（压痛部位及程度），拒按或喜按，有无移动性浊音及包块（部位、大小、形状、软硬度、压痛、移动度）。

肝脏大小［右叶可在右锁骨中线上，以从肋缘至肝下缘之距离（cm）表示］，质地（柔软、中等、硬、坚硬），边缘钝或锐，有无压痛。表面光滑与否，有无结节，如有腹腔积液扣诊不满意时，可用冲击触诊法探知其大小。

胆囊可否触及、大小、形态、压痛情况。

脾脏可否触及、大小、硬度、压痛情况、表面、边缘。

肾脏大小、形状、硬度、压痛情况、移动度。输尿管压痛点。

膀胱有无膨胀、压痛。

叩诊　叩诊音、肝浊音界、肝区叩击痛，胃泡鼓音区，移动性浊音，膀胱叩诊，肋脊角叩痛。

听诊　肠鸣音（正常、增强、减弱、消失）；有无气过水声、血管杂音，并记录其部位及性质等。

肛门、直肠　有无肛裂、痔疮、脱肛、肛瘘、溃疡、湿疣等，必要时进行直肠指检（狭窄、包块、压痛、前列腺肿大及压痛），或肛门镜检查。

外生殖器　根据病情需要进行相应的检查。

男性：阴毛分布，阴茎发育有无畸形，睾丸有无红、肿、热、痛、变硬、肿块等，包皮、附睾及精索有无异常，有无鞘膜积液。

女性：阴毛分布、外阴发育、阴道分泌物、子宫颈等情况（男性医生在检查女性生殖器的任何部分时，必须有一名女性医护人员在旁，阴道检查只在已婚妇女有适应证时由妇产科医生进行，未婚女子有适应证时做直肠检查）。

肌肉骨骼　脊柱：有无畸形，如侧凸、前凸、后凸，有无强直、叩压痛，运动度是否受限，脊柱两侧肌肉有无紧张、压痛。四肢：有无畸形，四肢肌力、肌张力，有无压痛，有无外伤、骨折、肌萎缩；关节有无红、肿、热、痛、压痛、积液、脱臼，活动度，有无畸形（强直），下肢有无水肿、静脉曲张、溃疡、瘢痕、象皮腿等。肌肉：有无萎缩、肢体瘫痪或肌张力增强/减弱。

神经系统

浅感觉：痛觉、温度觉、触觉。深感觉；音叉振动觉及关节位置觉。

运动：肌肉有无紧张及萎缩，有无瘫痪（部位和程度、系弛缓性或痉挛性），有无不正常的动作，共济运动及步态如何。

反射：试验种类很多，常规检查如下。①浅反射：腹壁反射、跖反射、提睾反射及肛门反射；②深反射：肱二、三头肌反射，桡骨膜反射，膝腱反射及跟腱反射。

病理反射：在一般情况下检查弹指反射（Hoffmann 征），跖伸反射（Babinski 征，具有同样意义而检查方法不同者有 Gordon 征、Chaddock 征），脑膜刺激征（Kernig 征），坐骨神经痛时的直腿抬高试验（Lasegue 征）。

专科情况　疾病相关的阳性症状和主要的阴性体征。

全科医学科情况

心情描述：

工作描述：

家庭情况描述：

居住社区及社区关系描述：

续表

生活习惯描述：

疾病认知和期望值：

实验室及其他检查

应记录与诊断有关的实验室及其他检查结果，包括患者入院后 24 小时内应完成的三大常规及其他检查结果。如果是入院前所做的检查，应注明检查地点及日期。

血液 红细胞计数、血红蛋白测定、白细胞计数及分类。

尿液 颜色、比重、酸碱反应、蛋白质、糖、尿沉渣显微镜检查。

粪便 颜色、性状、潜血、黏液、脓液、涂片显微镜检查。

其他检查 在患者住院期间，根据病情需要，进行 X 线及其他相关检查（如心电图、超声、内镜、特殊的实验室检查、心理评估量表等）。

入院诊断

鉴别诊断

初步诊断

诊疗计划

检查/辅助检查计划：

药物治疗

西药处方：

中药处方：

非药物指导：

医生签名：

年 月 日

（五）再次或多次入院记录

再次或多次入院记录是指患者因同一种疾病再次或多次入住同一医疗机构时书写的记录。要求及内容基本同入院记录。主诉是记录患者本次入院的主要症状（或体征）及持续时间；现病史中要求首先对本次住院前历次有关住院诊疗经过进行小结，然后再书写本次入院的现病史。

1．"第 × 次入院病历"（以住入本院总次数计算），第一次住院病历前有各次住院的一览表目录。

2．主诉应为本次入院的主诉。

3．现病史有两种描述方法：

（1）过去入院如果和本次入院是一个系统的疾患，则应在本次入院主诉之后对历次有关入院经过（含次数和日期）和整个病程发展过程做十分精练的综合小结，内容包括各次住院时的疾病情况、症状、体征、实验室检查、治疗、主要用药及效果，以及新出现的情况（包括并发症等）、住院期间未解决的问题、有阳性意义的过去史、药物过敏史、出院时最后诊断（包括病理诊断）、出院时病情及出院医嘱。

（2）也可另起一行将每次住院情况写一段小结，然后写本次入院的问题；如果过去入院的病历和本次疾患完全无关，则在主诉后直接写本次入院情况，而把历次入院次数、日期及简单经过写入既往史。对既往曾在本院或外院住院治疗过的其他系统疾病，本次住院仍需继续诊治的，可在现病史内另起一行记录。

现病史第二种描述方法的格式：

第 × 次入院记录

（其他普通项目同前）

主诉：（写本次住院的主诉）

现病史：第一次住院（×× 年 × 月 × 日—×× 年 × 月 × 日）情况

第二次住院（×× 年 × 月 × 日—×× 年 × 月 × 日）情况

第 × 次住院（×× 年 × 月 × 日—×× 年 × 月 × 日）情况

如几次住院情况大致相同，可以综合起来记述。

本次住院（×× 年 × 月 × 日— ）

既往史：

以下同入院记录内容。

入院诊断：

医生签名：

年 月 日

4. 再次和多次入院时的入院记录及首次病程,均应由住院医师书写,"第×次入院记录"及首次病程记录,不得由实习医生代写。

（六）入院不足 24 小时出院

可以书写 24 小时内入出院记录。内容包括患者姓名、性别、年龄、职业、入院时间、出院时间、主诉、入院情况、入院诊断、诊疗经过、出院情况、出院诊断、出院医嘱,以及医生签名等。

（七）患者入院不足 24 小时死亡

可以书写 24 小时内入院死亡记录。内容包括患者姓名、性别、年龄、职业、入院时间、死亡时间、主诉、入院情况、入院诊断、诊疗经过（抢救经过）、死亡原因、死亡诊断,以及医生签名等。

（八）病程记录

内容包括患者的病情变化情况、重要的辅助检查结果及临床意义、上级医生查房意见、会诊意见、医生分析讨论意见、所采取的诊疗措施及效果、医嘱更改及理由、向患者及其近亲属告知的重要事项等。

病程记录的要求及内容:

1. 首次病程记录　是指患者入院后由经治医生或值班医生书写的第一次病程记录,应当在患者入院 8 小时内完成。

（1）病例特点:应当在对病史、体格检查和辅助检查进行全面分析、归纳和整理后写出本病例特征,包括阳性发现和具有鉴别诊断意义的阴性症状和体征等。

（2）拟诊讨论（诊断依据及鉴别诊断）:根据病例特点,提出初步诊断和诊断依据;对诊断不明的写出鉴别诊断并进行分析;并对下一步诊治措施进行分析。

（3）诊疗计划:提出具体的检查及治疗措施安排。

2. 日常病程记录　是指对患者住院期间诊疗过程的经常性、连续性记录。由经治医生书写,也可以由实习医务人员或试用期医务人员书写,但应有经治医生签名。书写日常病程记录时,首先标明记录时间,另起一行记录具体内容。对病危患者应当根据病情变化随时书写病程记录,每日至少 1 次,记录时间应当具体到分钟。对病重患者,至少 2 日记录一次病程记录。对病情稳定的患者,至少 3 日记录一次病程记录。

3. 上级医生查房记录　是指上级医生查房时对患者病情、诊断、鉴别诊断、当前治疗措施疗效的分析及下一步诊疗意见等的记录。

主治医师首次查房记录应当于患者入院 48 小时内完成。内容包括查房医生的姓名、专业技术职务、补充的病史和体征、诊断依据与鉴别诊断的分析及诊疗计划等。

主治医师日常查房记录间隔时间视病情和诊疗情况确定,内容包括查房医生的姓名、专业技术职务、对病情的分析和诊疗意见等。

科主任或具有副主任医师以上专业技术职务任职资格医生查房的记录,内容包括查房医生的姓名、专业技术职务、对病情的分析和诊疗意见等。

4. 疑难病例讨论记录　是指由科主任或具有副主任医师以上专业技术任职资格的医生主持、召集有关医务人员对确诊困难或疗效不确切的病例进行讨论的记录。内容包括讨论日期、主持人、参加人员姓名及专业技术职务、具体讨论意见及主持人小结意见等。

5. 交（接）班记录　是指患者经治医生发生变更之际,交班医生和接班医生分别对患者病情及诊疗情况进行简要总结的记录。交班记录应当在交班前由交班医生书写完成;接班记录应当由接班医生于接班后 24 小时内完成。交（接）班记录的内容包括入院日期,交班或接班日期,患者姓名、性别、年龄、主诉、入院情况、入院诊断、诊疗经过、目前情况、目前诊断,交班注意事项或接班诊疗计划及医生签名等。

6. 转科记录　是指患者住院期间需要转科时,经转入科室医生会诊并同意接收后,由转出科室和转入科室医生分别书写的记录。包括转出记录和转入记录。转出记录由转出科室医生在患者转出科室前书写完成（紧急情况除外）;转入记录由转入科室医生于患者转入后 24 小时内完成。转科记录内容包括入院日期、转出或转入日期,转出、转入科室,患者姓名、性别、年龄、主诉、入院情况、入院诊断、诊疗经过、目前情况、目前诊断,转科目的及注意事项或转入诊疗计划及医生签名等。

7. 阶段小结 是指患者住院时间较长,由经治医生每月所做的病情及诊疗情况总结。阶段小结的内容包括入院日期、小结日期,患者姓名、性别、年龄、主诉、入院情况、入院诊断、诊疗经过、目前情况、目前诊断、诊疗计划及医生签名等。交(接)班记录、转科记录可代替阶段小结。

8. 抢救记录 是指患者病情危重,采取抢救措施时做的记录。因抢救急危患者,未能及时书写病历的,有关医务人员应当在抢救结束后6小时内据实补记,并加以注明。内容包括病情变化情况、抢救时间及措施、参加抢救的医务人员姓名及专业技术职称等。记录抢救时间应当具体到分钟。

9. 有创诊疗操作记录 是指在临床诊疗活动过程中进行的各种有创性诊断、治疗操作(如胸腔穿刺、腹腔穿刺等)的记录。应当在操作完成后即刻书写。内容包括操作名称、操作时间、操作步骤、结果及患者一般情况,记录过程是否顺利,有无不良反应,术后注意事项及是否向患者说明,操作医生签名。

10. 会诊记录(含会诊意见) 是指患者在住院期间需要其他科室或者其他医疗机构协助诊疗时,分别由申请医生和会诊医生书写的记录。会诊记录应另页书写。内容包括申请会诊记录和会诊意见记录。申请会诊记录应当简要载明患者病情及诊疗情况、申请会诊的理由和目的,申请会诊医生签名等。常规会诊意见记录应当由会诊医生在会诊申请发出后48小时内完成,急会诊时会诊医生应当在会诊申请发出后10分钟内到场,并在会诊结束后即刻完成会诊记录。会诊记录内容包括会诊意见、会诊医生所在的科别或者医疗机构名称、会诊时间及会诊医生签名等。申请会诊医生应在病程记录中记录会诊意见执行情况。

11. 出院记录 是指经治医生对患者此次住院期间诊疗情况的总结,应当在患者出院后24小时内完成。内容主要包括入院日期、出院日期、入院情况、入院诊断、诊疗经过、出院诊断、出院情况、出院医嘱、医生签名等。

出院记录

(其他普通项目同前)

基本情况:

入院诊断:

出院诊断:

入院情况:

入院诊治经过:

出院情况:

出院医嘱:

  西药处方:

  中药处方:

  用药注意事项:

  非药物干预指导:

  就医指导:

  复诊及随访:

医生签名:
年 月 日

12. 死亡记录 是指经治医生对死亡患者住院期间诊疗和抢救经过的记录,应当在患者死亡后24小时内完成。内容包括入院日期、死亡时间、入院情况、入院诊断、诊疗经过(重点记录病情演变、抢救经过)、死亡原因、死亡诊断等。记录死亡时间应当具体到分钟。

13. 死亡病例讨论记录 是指在患者死亡一周内,由科主任或具有副主任医师以上专业技术职务任职资格的医生主持,对死亡病例进行讨论、分析的记录。内容包括讨论日期,主持人及参加人员姓名、专业技术职务,具体讨论意见及主持人小结意见,记录者的签名等。

(九)家庭病床病历书写

家庭病床服务是指对需要连续治疗,但因本人生活不能自理或行动不便,到医疗机构就诊确有困难,需依靠医护人员上门服务的患者,以居家、居住的养老服务机构为主设立病床,由指定医护人员定期查床、治疗、护理,并在特定病历上记录服务过程的一种卫生服务形式。

家庭病床服务对象是居住在辖区内提出建床需求,并由医生评估后经所在医疗机构审核通过的符合家庭病床收治范围的患者。

1. 家庭病床病历书写基本原则

(1)家庭病床病历内容包括建床记录、医嘱单、病程记录、撤床记录、辅助检查报告单和家庭病床服务协议书。

(2)建床记录内容

1)主观资料:包括主诉、现病史、既往史、个人史和家族史。

2)客观资料:包括体格检查和辅助检查结果。

3)诊断:指建床诊断;如提供中医药服务内容,则应明确中医病证诊断。

4)治疗计划:包括进一步检查、药物与非药物治疗、健康教育等。

(3)病程记录是建床期间治疗过程的经常性、连续性记录,包括病情变化情况、重要辅助检查结果及临床意义、上级医生查床意见、采取诊疗措施及效果、医嘱更改及理由、向患者及家属告知的重要事项和健康教育等。

(4)责任医生应在建床、查床后24小时内完成病历书写,无须书写首次病程记录。

(5)二级查床应由上级医生在3日内上门完成,并完成二级查床病历书写。

(6)各项检查、化验报告单要及时粘贴。

(7)撤床记录包括诊断、治疗过程、转归和撤床医嘱。

2. "家庭病床病历"格式

建床记录(即家庭病床病历首页)

患者姓名:　　　性别:　　　年龄:　　　婚姻:　　　职业:　　　民族:　　　籍贯:

工作单位:　　　　　　家庭地址:　　　　　　　　　电话:

建床日期:　　　　　　供史者(与患者关系):

联系人姓名:　　　　　与患者关系:　　　　　　　　联系电话:

主诉:

现病史:

既往史、个人史、家族史:

体格检查:包括体温、脉搏、呼吸、血压。

一般情况、皮肤淋巴结、头颈部、胸部、腹部、四肢脊柱、神经系统等。

既往辅助检查:

建床诊断:

治疗计划:

医生签名:

年　月　日

家庭病床撤床记录

患者姓名:　　　性别:　　　年龄:　　　建床日期:　　　　　撤床日期:

建床诊断:

建床天数:

撤床诊断:

查床次数:

小结:(发病情况、治疗经过、撤床时情况、撤床医嘱、带回药物等)

转归:治愈□　好转□　稳定□　转院□　病家要求撤床□　死亡□

医生签名:

年　月　日

(张进祥　张新奇　姚宝珍)

第三节　其他医疗文书书写

一、全科门诊处方

1. 处方基本要求

（1）遵循安全、有效、经济之原则。处方药应当凭医生处方销售、调剂和使用。

（2）必须用钢笔或毛笔，不得用铅笔或圆珠笔，需清晰、完整地填写患者一般情况、临床诊断，并与病历记载保持一致。

（3）每张处方笺仅限一位患者用药。

（4）字迹清楚，不得涂改。如需修改，应在修改处签名并注明修改日期。

（5）药品名称应使用规范的中文名称，即使用药品通用名称、新活性化合物的专利药品名称及复方制剂药品名称。无中文名称的可用规范的英文书写，不能使用自行编制的药品缩写名称或使用代号。应规范、准确书写药品的名称、剂量、规格、用法及用量，药品用法可用规范的中文、英文、拉丁文或者缩写体书写，不能使用"遵医嘱""自用"等含糊字眼。

（6）患者年龄应填写实际年龄，新生儿应填写日、月龄，必要时注明体重。

（7）西药和中成药需分别开具处方，亦可开具同一张处方。每张处方所开具药物不可超过5种，中药饮片应单独开具处方。

（8）中药饮片处方的书写，一般应当按照"君、臣、佐、使"的顺序排列；调剂、煎煮的特殊要求注明在药品右上方，并加括号，如布包、先煎、后下等；对饮片的产地、炮制方法有特殊要求的，应当在药品名称之前写明。

（9）药品剂量和数量应使用阿拉伯数字书写，剂量应使用法定计量单位：重量以克（g）、毫克（mg）、微克（μg）、纳克（ng）为单位；容量以升（L）、毫升（ml）为单位；单位用国际单位（IU）、单位（U）。

（10）规定必须做皮试的药品，医生必须在处方上注明过敏试验及其结果。

（11）处方开具完毕后的空白处，由上而下画一斜线，以表示处方书写完毕。

（12）处方为开具当日有效。特殊情况下需延长有效期的，由开具处方的医生注明有效期限，但有效期最长不得超过3日。

（13）实习医生及试用期医务人员开具处方，应经所在医疗机构有处方权的执业医师审核并签名后方可生效。

（14）医生须遵循国家卫生健康委员会制定的麻醉药品和精神药品临床应用指导原则，开具麻醉药品、第一类精神药品处方。

（15）麻醉药品、精神药品、医疗用毒性药品、放射性药品的处方用量应当严格执行国家有关规定。开具麻醉药品处方时，应有病历记录。

（16）处方需经药师审核、调配、发药及如实签名，由调剂处方药品的医疗机构妥善保存。普通处方、急诊处方、儿科处方保存期限为1年，医疗用毒性药品、第二类精神药品处方保存期限为2年，麻醉药品和第一类精神药品处方保存期限为3年。

2. 处方分类及说明　处方分为：

（1）普通处方印刷纸为白色。

（2）急诊处方印刷纸为淡黄色，右上角标注"急诊"。

（3）麻醉、第一类精神药品处方印刷纸为淡红色，右上角标注"麻、精一"。开具的控缓释制剂，每张处方不得超过7日常用量，其他剂型，每张处方不得超过3日常用量；为癌痛患者开具的麻醉药品和第一类精神药品每张处方不得超过3日常用量。

（4）第二类精神药品处方印刷纸为白色，右上角标注"精二"。每张处方不超过7日常用量，特殊情况可以适当延长，但应注明理由。

（5）儿科处方印刷纸为淡绿色，右上角标注"儿科"。

二、诊断证明

医生实施医疗、预防、保健措施，签署有关医学证明文件，必须亲自诊查、调查，并按照规定及时填写病历等医学文书，不得隐匿、伪造篡改或者擅自销毁病历等医学文书及有关资料。医生不得出具虚假证明文件，以及与自己执业范围无关或者与执业类别不相符的医学证明文件。

医生开具医学诊断证明并加盖医疗机构诊断证明专用章方具有法律效力。

1. 临床医生要严格依法出具医学诊断证明，必须由本院注册医生亲自诊查、调查、签署诊断证明，诊断证明填写齐全。

2. 特殊诊断证明，如涉及司法、计划生育、伤残等，需要持相关单位介绍信，医生方可按照规定出具诊断证明，科主任要审核签名。

3. 不能以主诉、症状、体征、描述等非规范的医学诊断出具诊断证明。死亡、病情介绍等禁止使用诊断证明书。

4. 急诊开具病休假时间一般不超过 3 日，门诊不超过 1 周，慢性病不超过 2 周，特殊情况不超过 1 个月。门诊病休证明书仅供患者单位参考。

5. 出具的诊断证明必须与病历记录一致，住院患者到医务科，门诊患者到门诊部审核盖章后方可生效。

诊断证明书

患者姓名：　　　　　性别：　　　　　　　　年龄：

就诊时间：　　　　　门诊（住院）号：　　　科别：

就诊日期：

诊断意见：

处置建议：

医生签名：
年　月　日

三、死亡证明

1. 医疗机构为死因不明者出具的死亡医学证明书，只作是否死亡的诊断，不作死亡原因的诊断。如有关方面要求进行死亡原因诊断，医疗机构必须指派医生对尸体进行解剖和有关死因检查后方能作出死因诊断。

2. 死亡医学证明书由经治医生使用钢笔或圆珠笔填写，务必项目齐全、内容准确、字迹清楚，不得勾画涂改，并由填写者所在单位加盖公章后方可生效。

3. 死亡医学证明书由卫生部门统一制作，第一联为医疗卫生单位的存根，由填写单位妥善保存，以备查询。第二、三联是户口登记机关进行出生登记和死亡注销的凭据。第二联由户口登记机关收集后定期移交卫生部门作为统计依据并保存，第三联由户口登记机关保存。第四联是死者殡葬的证明，由殡葬部门收集、保管，以备查询。

（张新奇　张进祥　程　帆）

第八章

全科医学常用礼仪与沟通技巧

第一节　全科医生职业形象礼仪

全科医生作为医务工作者，在工作场所和工作时间，应注意个人形象礼仪，展示良好的职业形象和专业素养。

一、颜面礼仪

（一）头部礼仪

应保持头发清洁和梳理整齐。一般认为，女性医务工作者的发型，应该是前不遮挡双眼、后不长过肩的直短发。披肩发者，在工作岗位上应将头发暂时盘成发髻。男士的头发，应前不及额头、后不及领口。

（二）面部礼仪

面部需保持清洁，女性医护工作者可适当着淡妆。

（三）表情

积极和适度的面部表情，可以促进患者或服务对象的健康，是一种无形的治疗方法，反之，则会影响服务对象的心理状态。

二、举止礼仪

（一）手姿

手姿是指医护人员在行走坐卧中手的姿态。下面介绍几种常见的基本手姿：

1. **垂放**　如自然下垂时，应掌心向内，或双手相握交叉于小腹前或中腹前；如双手伸直下垂，应掌心向内，分别贴放于大腿内侧。

2. **背手**　双臂放于身后时，需注意双手相握，同时昂首挺胸。

3. **持物**　持物时动作应自然，五指并拢和用力均匀。

4. **鼓掌**　鼓掌时一般右手掌心向下，用适合的节奏拍击左手掌，必要时起身站立。

5. **夸奖**　夸奖时一般伸出右手，拇指跷起和指尖向上，指腹面向被称赞者。

6. **指示**　指示方向或人员时，一般使用右手或左手抬至一定高度，五指并拢，掌心向上，以肘部为轴，朝向一定方向伸出手掌。

（二）站姿

正式场合站立时，应面向正前方，面带微笑，下颌略内收，梗颈，肩外展，放松，挺胸，收腹，双臂自然垂放，双腿自然站立，双脚姿势可为并拢、分开宽度不超过肩宽、呈小 V 字形或前后错半步。

（三）坐姿

正式场合落座之前，用腿的后部感受到座椅后，用一只手理顺服装轻轻落座，落座椅面一般不超过整个椅面的 2/3～3/4，一般不可触及座位的背部，以表示对对方的尊敬；落座后，躯干部姿势同站姿，腰部肌肉适当收紧,女士双膝并拢,男士可以双腿分开,但不应超过肩宽,双手应掌心向下分别(男士)或交叉(女士)放到大腿上,女士小腿并拢略向内收或交叉,男士可以双脚分开。注意脚尖不宜对准对方,以避免对对方不尊敬。

(四)走姿

工作场合行走时,应抬头,两眼平视,双肩放平微后展,挺胸,收腹,以躯干部带动大腿,大腿带动小腿,两臂前后自然摆动,脚尖指向正前方,脚跟先落地,过渡到脚掌、脚尖,步履轻捷,弹足有力,节奏适当,不要左顾右盼。

(五)持病历夹的姿态

拿持病历夹等重要物品时,应用手掌握紧病历夹边缘的中部,放在前臂内侧,持物手靠近腰部,病历上前缘略内收,但不要触及大衣。

三、服饰礼仪

全科医生的服饰礼仪既要注重一般服饰礼仪,更要考虑职业特点,应注意与身材、肤色、体型、年龄、气质、场合、身份、时间、季节等相匹配。

1. 工作帽　如佩戴工作帽,应将工作帽缝隙连接处移至脑后,遮住全部头发,前不过眉,左右不遮盖住耳,后至遮住全部头发。工作帽要清洁、无皱褶。

2. 工作服　工作服应保持整洁、无皱褶、无纽扣丢失。穿着工作服时,肩及胸围要合体,袖长至腕部,身长不超过膝下10cm,应完整系好纽扣。

3. 鞋　工作场合中,不宜选择特高特细、声响很大的高跟鞋。鞋面要保持清洁,鞋底应较软和抓地性较好(不易滑倒),男士一般以皮鞋多见。

4. 袜　穿袜子应注意长度、颜色和质地,颜色以单一色为主,要与鞋的颜色相匹配,长度适宜。

四、言谈举止

俗话说"医护的语言可以治病,也可以致病",足以看出全科医生语言礼仪的重要性。

(一)言谈礼仪的主要内容

1. 用词要通俗易懂;语义要正确;语音要清晰;声调要适中;语速要适当;语法应合乎逻辑。

2. 语言具有暗示和治疗功能,已经被视为心理医疗的重要手段。要尽量使用诚恳、关怀、使人心情愉悦的语言,以对交谈对象的情绪起积极作用。

3. 言谈礼仪应遵从的原则

(1)原则性和灵活性相统一:与交谈对象谈话的内容和方式,既要根据不同的对象、不同的情景,有一定的灵活性,又要掌握一定的原则性。

(2)既严肃又亲切:交谈时,既要保持一定的严肃性,同时也要让交谈对象感到亲切。当语言作为一种治疗手段时,亲切性尤为重要;而对于一些言行不轨之人,则应严肃对待,加以劝阻,以保持严肃性和尊严。

(3)既坦诚又谨慎:一般的人际交往中,应该以诚相待,既可以体现出对对方的尊重,又能获得对方的信任。但全科医生在与患者交谈过程中,不是什么内容都可以原原本本地讲给患者听,尤其是关于诊断、治疗、预后的内容,谈话时要谨慎。

(二)言语沟通技巧

1. 使用"您""请""包涵""打扰"等礼貌用语。

2. 应多应用安慰、解释、鼓励的安抚性语言,切忌采取简单、生硬的语言。

3. 注意灵活使用开放式提问、启发引导或疏导性语言等有助于沟通的方式。

4. 注意把握开场白、认真倾听、正确使用纠正话题或结束谈话等技巧,以保证达到谈话的预期效果。

5. 注意灵活运用移情、提问、确认、阐述、安慰、沉默等沟通技巧。

(卢章洪　刘忠纯　任菁菁)

第二节　全科医生工作交往礼仪

全科医生在工作中,与不同人员的交往活动频繁,涉及医务人员、患者(服务对象)等不同人员,应注意与不同人员之间的工作交往。

一、与服务对象的交往

由于全科医生的服务对象相对固定,且交往时间长,双方建立良好的关系有助于全科医疗服务和公共卫生服务等工作的开展。

当全科医生与服务对象初次见面,双方的关系就开始了。这个阶段的主要目标是双方彼此熟悉和建立初步信任关系,双方在自我介绍的基础上,从陌生到认识、从认识到熟悉。良好的医患关系的快速建立有赖于全科医生在接触时所展现的仪表、言行及态度,以及体现出的爱心、责任心和同情心等。

1. 自我介绍的注意事项　初次见到服务对象时的自我介绍很重要,应注意:

(1)自我介绍要简洁明了,一般包括姓名、主要职责及必要的寒暄等内容。

(2)自我介绍时要大方,和蔼可亲。

(3)答应的事情应该尽力去完成,以提高自己在服务对象心目中的地位,提高服务对象的信任度。

2. 平时交往的注意事项　在初期建立良好信任的基础上,全科医生为服务对象提供医疗服务、公共卫生服务等全科服务,在此工作交往过程中应注意以下情况:

(1)交谈言行要适度:全科医生与服务对象工作交往,要遵从尊重、爱护、关心的原则。交谈时要注意力集中和适度,聚焦服务对象和家属关心的话题。与老年人、儿童等特殊对象交流时,应当考虑对象的特殊性,可以适当使用一些手势,如握老人的手、抚摸小孩的头等。

(2)尊重隐私:涉及患者的隐私权,医护人员要注意尊重他人、爱护他人、鼓励他人、理解他人、帮助他人,不要歧视他人。

(3)婉言谢绝服务对象的馈赠。

二、与医护人员的交往

在围绕患者或服务对象开展健康和医疗服务过程中,需要医生、护士和其他人员共同参与。这个过程中,关系最密切、接触最多的就是医护人员,良好的医护关系形成不但有利于个体身心健康,更有利于医学技术提高和患者健康恢复。

1. 医生的称谓

(1)按姓氏+职务、职称。如刘主任等。

(2)按姓氏+医生或大夫。如王大夫、刘大夫等,多用于称呼不清楚职务、职称或年龄较轻的医生。

(3)按姓氏+老师。如王老师,多用于称呼年龄较大者。

(4)忌以他人的岗位、生理缺陷胡乱起外号。

2. 护理人员的称谓

(1)按姓氏+职务、职称。如汪护士长等。

(2)按姓氏+老师。多适用于年龄较大者。

(3)按姓氏+护士。如王护士等。

3. 病情介绍注意事项

(1)首先应遵从简明扼要、突出重点的原则,以达到说明问题和及时解决问题的目的。必要时可备以文字性资料,如记录单、化验单、病历等。

(2)在病房,涉及患者病情尤其是不良信息时,不宜交流,应在出病房后再详说。

(3)介绍病情时还应注意分清轻重缓急,具有先后顺序和逻辑性,而且要求讲述客观事实,避免夹杂个人的主观判断评价。

4. 医护操作存在时间冲突时的交流

（1）非紧急情况下，医生正在查房或护理人员正在进行常规操作时，另一方应稍后再进行。

（2）对于急诊患者或紧急情况下，可以同时进行，抓紧时间有条不紊地各自完成自己的任务。

（3）医护之间应该有一种理解、协作、以患者为中心的团队精神。多使用"对不起""谢谢"等礼貌用语。

（4）发生不愉快或冲突时，应该考虑到主动寻找自己的不足。

（任菁菁　卢章洪　朱刚艳）

第三节　医患沟通

医患沟通是指在医疗卫生和健康服务工作中，医患双方为了治疗患者的疾病，满足患者的健康需求，在诊治疾病过程中进行的一种交流。一般以伤病、诊疗、健康等相关因素为主题，以医方为主导，通过各种有特征的全方位信息的多途径交流，科学地指引诊疗患者的伤病，使医患双方达成共识并建立信任合作关系，达到维护人类健康、促进医学发展和社会进步的目的。医患沟通的主要内容包括思想情感的沟通和医疗信息的沟通等，是医务人员在对患者健康照护过程中使用的重要交流方式，它贯穿于整个医疗活动中，良好的医患沟通对于建立和谐医患关系、促进医患双方的身心健康均具有重要意义。

一、医患沟通的特点

从医患沟通的概念可见，医患沟通的主要特点有：

1. 医患沟通不同于普通人际沟通　医患沟通属于人际沟通，但由于医务人员和患者之间的特殊专业关系，医患沟通有其特定的内容、形式和目的，所应遵循的关系规则与普通人际沟通亦不完全相同，而且其沟通效果在很大程度上受职业情感和专业知识技能的影响。

2. 医患沟通的本质为治疗性沟通　医患沟通任务不仅仅是通知患者有关的疾病和治疗信息，还要通过评估患者的忧虑、表示理解与同情、提高舒适和支持等，创造一种治疗性的有效的医患关系，促进患者健康的恢复。

3. 医患沟通不仅是技巧，更是一门艺术。

4. 医患沟通是双向性的　在医患沟通中更主张采用共同参与的医患关系模式，有效地实现信息的双向传递，以利于达到医患之间的和谐统一。

5. 医患沟通方式可以是多渠道的　医患沟通一般以交谈为主，包括言语性交流和非言语性交流，也可通过电话、电子邮件、在线聊天工具等方式实现。

二、医患沟通的意义

加强与患者的沟通，充分尊重患者的知情权、选择权，能使患者积极支持、配合医疗工作，减少不必要的医患纠纷，促进社会的和谐发展。

1. **医患沟通是疾病诊断的需要**　详细的病史采集和体格检查是了解患者的疾病起因、发展过程的重要手段，也可避免许多不必要的辅助检查，降低患者的诊疗成本。病史采集和体格检查的过程就是与患者沟通和交流的过程，这一过程的质量，决定了病史采集的可靠程度和体格检查的可信度，在一定意义上也就决定了疾病诊断正确与否。

2. **医患沟通是临床治疗的需要**　医疗活动必须由医患双方共同参与完成，双方的良好沟通，有利于医生准确了解患者病情，确定最佳的治疗方案。医务人员只有与患者良好沟通，才能切身实地从患者的角度来思考和判断，从而确定最适合每个具体患者的治疗方案。医患双方的良好沟通，还有利于患者了解病情和有关医疗基本知识以配合治疗，提高患者对医疗的依从性。

3. **医患沟通是减少纠纷的需要**　临床上相当一部分医疗纠纷，是由于医患相互沟通不足，使患者对医疗服务内容和方式的理解与医务人员不一致，进而导致双方信任感下降，医患关系紧张。建立良好的医患沟通机制则是缓解这一矛盾的有效手段之一。

4. 医患沟通是现代医学发展的需要 生物-心理-社会医学模式的建立和发展，是医学人文精神的回归，使医患沟通比以往任何时候都显得更重要，医患沟通在医学领域也越来越受到重视。

5. 医患沟通是现代医学教育的需要 在现代医学教育中开展医患沟通相关课程，可加强医学教育中的人文比重，适应现代高等教育发展的需要。

三、医患沟通的基本理念

（一）理解与尊重的理念

1. 理解 医患关系是一种医患双方共同参与的关系，要处理好这种关系，要求医患双方能加强沟通，充分理解对方，多设身处地考虑对方的立场，从而减少医患矛盾。医患关系又是一种对立统一的关系，双方在许多问题的认识上有其对立统一的一面。要求医务人员在进行专业分析和评估时，多增加一些同情心，用同情的思维去理解患者的痛苦与不适，以唤起患者的感情和认识上的共鸣，促进双方的相互理解程度，也有利于医患沟通及医疗工作的进一步开展（表2-8-3-1）。

表 2-8-3-1 医患双方对疾病认识的不同

关于疾病	患者视角	医生视角
视域	由亲身感受组成的体验视域或称日常视域	由逻辑规则组成的技术视域或称科学的视域
态度	自然的态度，它是与生命相关的现象（直接体验）	自然主义的态度，其目的是建立一个基于事实的世界，将病情理解为一种疾病状态（客观体验）
情感	对于疾病是切身的直接体验	对于"疾病"是间接的经验，他们按照自己的知识储备将患者的病情理解为特定疾病状态的典范
技能	"疾病"就是主体内活生生的疼痛、不适	人体被概念化（客观）为一个由细胞、组织及器官所组成的集合体
语言	按体验描述"疾病"，语言用以描述作为内在事件的"生病"感受	按照解剖学、生理学之类的科学理论来解释患者的"疾病"

2. 尊重医患关系的特殊性 要求双方要充分地信任与合作，尊重是建立信任和合作关系的基础。对患者的尊重体现在完整地接纳一个人、彼此平等、以礼待人、信任对方和保护隐私等各个方面。尊重患者可以体现在以下两个方面：

（1）尊重患者的自主权：知情同意权是患者自主权最高水平的体现，知情包括患者对病情、医疗措施、风险益处、备用治疗方案、费用开支、临床试验等真实情况的了解和被告知的权利，同时要确保患者在知情同意的情况下有选择权、接受或拒绝的权利。

（2）尊重患者的隐私：保护患者隐私也并不是无原则的保护，当患者隐私与其健康利益、与无辜第三者利益或与社会利益相冲突时，可以根据实际情况综合考虑后特殊对待。

（二）诚信与公正的理念

1. 诚信 诚信是一个道德范畴，是日常行为的诚实和正式交流的信用的合称。在医患沟通中，要做到诚信可以从以下几个方面入手：

（1）戒欺：在医患沟通中首先要做到不自欺，要敢于承认自身的优点和不足。不欺人是指在医患沟通中要做到对患者充分公开信息，不欺骗，不隐瞒，不靠欺人为自己谋取私利。

（2）过而能改：医疗工作中，尽管我们一直在追求"无过错"的终极目标，但实际工作中不可能达到，误诊误治同样是一个世界性的问题。面对过错，应该做到的是勇于承认、及时改正，避免把过错进一步激化为纠纷或冲突。

（3）信守承诺：医疗工作中，医务人员在没有充分把握时不要轻易许诺，也不要轻易作出与双方经济利益相关的承诺。作出承诺后，一定要认真对待，对自己的承诺负责，守诺、践诺，不要失信于患者。

（4）诚信待人：诚信对"做人""做事"都十分重要，这也是目前许多医疗机构和个人主张诚信医疗的原因所在。

2. 公正　公正是医学伦理学的原则之一,要求医务人员对待患者要一视同仁,避免偏见和歧视,还要求对患者仁爱。

（三）求同与存异的理念

求同和存异是一对矛盾的共同体,求同并不否认差异,而是以承认差异为前提。医患沟通中的"求同"更多的是从宏观角度去考虑,即把所有患者视为一个统一的群体,寻找其共同点和利益的一致性,以利于国家、地方的医疗卫生主管部门有针对性地制定相应的法律法规及规章制度,保障患者群体的切身利益。

"存异"也是在求同的基础上存异,它更多的是针对医疗工作的具体方面而言,即在肯定患者群体共性的同时,注意不同患者的个体差异性,保障每个患者个体的切身利益。

（四）以德与依法的理念

以德沟通的理念是指要在中华民族的传统美德和医学伦理道德的指引下进行。医务人员的医德品质,是由一连串的医学行为构成。所以医务人员在医患沟通时应具备高尚的医德,践行医疗行为准则,创建出良好的医患沟通氛围,从而才能防范和化解医患矛盾和纠纷。

依法沟通是指沟通的过程、内容等方面要依据我国实行的法律法规进行。根据《中华人民共和国医师法》要求,医生在诊疗活动中应当向患者说明病情、医疗措施和其他需要告知的事项。需要实施手术、特殊检查、特殊治疗的,医生应当及时向患者具体说明医疗风险、替代医疗方案等情况,并取得其明确同意;不能或者不宜向患者说明的,应当向患者的近亲属说明,并取得其明确同意。医生开展药物、医疗器械临床试验和其他医学临床研究应当符合国家有关规定,遵守医学伦理规范,依法通过伦理审查,取得书面知情同意。如遇抢救生命垂危的患者等紧急情况,不能取得患者或者其近亲属意见的,经医疗机构负责人或者授权的负责人批准,可以立即实施相应的医疗措施。

四、医患沟通的基本原则

（一）以人为本和整体相结合的原则

医学的发展逐步从"以疾病为中心"的纯生物观点转向"以患者为中心"的以人为本（human-centered）的观点,增加患者的满意度,最大限度地提高患者的生命质量已成为医疗卫生服务的工作重点。随着"生物 - 心理 - 社会"医学模式的确立,患者是一个心身和社会统一的整体的观点已逐步被医务人员所接受。医务人员关注病因、发病机制、疾病表现时不再单单注意生物学因素,而是整体考虑生物、心理、社会等多种因素。所以在进行医患沟通时,应该在以人为本和整体思想的指导下,进行生物、心理、社会多层次的沟通。医务人员在医患沟通中要做到五知:知主诉;知不适;知痛苦;知日常生活的不便;知社会问题。

（二）平等和尊重的原则

平等意识是医务人员必须具备的基本素质之一。虽然医患双方在角色上是不对称的,但在地位上是平等的。医患双方是一个不可分割的整体,没有高低之分。医生不是患者的施舍者,而是靠患者生存的,因此我们必须抛弃高高在上的优越感,全心全意为患者服务。同理,医生也不是患者的奴隶,医生向患者提供了帮助,因此也不需要低三下四,强颜作笑,取悦患者,逢迎拍马,丧失原则。

体现平等的一点是尊重,尊重是建立在平等的基础之上的尊敬和敬重,尊重患者是医患沟通的前提。尊重患者是医务人员起码的工作态度和行动准则之一。

（三）共同参与的原则

主动是沟通的首要原则,也是推动沟通的原动力。医生是医疗行为的实施者,因此要主动与患者沟通,面对紧急情况时尤其如此。主动与患者打招呼,主动将各种信息与患者交流,尤其需要提前将医疗过程中的各种情况,包括已经发生的情况和可能发生的情况及时告知患方,而不是被动地等待询问。患者因缺乏医学知识,在诊疗活动中,主要靠医务人员安排。加之患者到医疗机构来求治,一切都是陌生的环境,需要医务人员进行主动的沟通。只有做到了沟通的主动,才能避免后续工作中的被动。

虽然强调医务人员在医患沟通中的主导作用，但是医患关系的维系需要医患双方共同努力，医患沟通也需患者的全程参与。双方的共同参与才能保持信息沟通渠道的通畅，也是有效沟通的前提。医务人员在沟通中认真听取患者的反馈信息及意见，让患者参与决策，通过患者反馈的情况作出对问题的判断与解释，制订更加科学合理的诊疗方案。只有医患之间共同努力，才能消除医患紧张，达到真正的和谐，共同维系人类生命健康。

（四）真诚详尽的原则

真诚是医患沟通的基础和根本，因此在医患沟通中，医务人员的态度首先要真诚，要能够通过这种态度向患者传达我们的心情和责任。真诚地表达自己对于患者的关心，希望为患者寻求最好的治疗和处理方法，让患者及其家属体会到医疗机构及医务人员的重视，感受到医务人员的真诚。再者，患者大多具有主观的痛苦，有痛苦时常意味着有难言之隐。因此，医生在合适的时间和地点与患者进行实事求是的交流，必要时也可自我暴露，这样才能换取患者真诚相待，获取更多的疾病信息。如果遮遮掩掩，报喜不报忧，甚至违背事实，就有可能丧失患者的信任，出现难以预料的结果，尤其有可能导致纠纷。

详尽通常是在真诚的基础上做到的，是指沟通时尽可能不要漏掉诊疗过程中的任何重要细节。

1. 收集信息时尽可能详尽，以更好地评估患者病情。美国医患学会主张医生在医患沟通中要了解以下内容：

（1）患者是谁：职业、兴趣、社会关系、关心的问题，即患者的全部生活。

（2）患者想从医生这里得到什么：价值取向和忧虑、当日和长期就诊目的。

（3）患者得病的经历如何：特别是该病对生活的影响，包括生理功能和社会关系。

（4）患者对疾病的看法是什么：对该病及病因的理解，心目中合理的治疗方案。

（5）患者对疾病主要的感受是什么：恐惧、怀疑、悲伤、矛盾等心情。

2. 进行告知时也要做到详尽，把医疗行为的可能效果、并发症、医疗手段的局限性、疾病的转归和可能的风险等信息详细地告知患者及家属。只有详尽，才能让患者及家属了解所有的状况，并权衡利弊，避免一些无法预料及节外生枝的情况。

（五）同情和换位思考的原则

同情心和能否换位思考也是影响医患沟通的重要因素。

医务人员是否具有同情心往往是决定患者是否愿意沟通的关键。患者就医时通常会带有明显的痛苦体验，希望得到医务人员的同情和认可。如此时医务人员因为"司空见惯"而"麻木不仁"的话，患者势必会反感和不信任，就不能与医务人员进行有效的沟通。即使有沟通，往往也只停留在单纯看病的层面，而不会与医务人员进行深层次的交流，就可能导致医务人员收集的信息不全面，而影响信息的真实可靠性。

换位思考是指医务人员在与患者及家属沟通时，应该尽量站在患者的立场上去考虑问题，想患者所想，急患者之所急。设身处地考虑患者的立场和感受，避免只把自己认为重要或有用的信息传达给患者。有些在医务人员眼里看起来微不足道的小事，却可能是困扰患者和家属的大事情。所以，在医患沟通中，要尽可能地做到换位思考，切实考虑患者的病情、心理特征、社会角色、经济承受能力等多方面的可能影响医患关系的因素。

（六）保密的原则

在医患沟通中，特别是在病史询问时经常会涉及患者的隐私，患者可能会有许多情况希望保密，医务人员有责任和义务满足其合理的保密要求，不能随便泄露其隐私，也不能取笑、歧视患者，更不能以患者的信息作为谈资和笑料。因为一旦医务人员不能遵循保密原则，就会严重伤害患者的自尊心，并影响进一步的沟通，严重的可能导致医患纠纷。

五、医患沟通的基本技能

（一）医患沟通中医务人员的基本素质

1. 人文素养　医患沟通是人与人之间的沟通，常常又是处在"强者"与"弱者"之间的沟通状态，这就特别需要医务人员具有较强的人文素养,不仅要有仁爱之心,还要有人文知识。

2. 礼仪习惯   人与人交往第一"回合"便是礼仪,表现在目光、微笑及问候语,这是给人的第一印象。而最重要的是目光中的信息,医务人员表现出的仁慈、友善、同情,会一下切入患者的心中,这就需要人文素养的支撑。

3. 语言技巧   医患沟通的语言表达技巧性要求很强,因为医务人员说话的对象本身是身心处于非正常状态的患者,这种技巧需要有相当强的医学专业性。这种技巧表现在:有的话不能说,有的话一定要说;有的话要委婉地说,有的话要直说;有的话不让患者说,有的话必须让患者多说……。总之,医务人员的语言技巧也是行医的基本技能。

4. 善解人意   准确判断对方的心理和行为的真正含义,是人际交往的重要前提。由于人的个性特征的多样性和社会的复杂性,人们在表达意思时,常常不是直截了当,而是迂回曲折或者含蓄隐晦,这就需要沟通者,特别是主动沟通者——医务人员,更能通过患者及家属看似简单的语言和行为,领会他们的真实意思。

5. 大方宽容   医务人员在与患者及其家属沟通的过程中,还需要大方宽容的心态和肚量。前面我们已提到,由于疾患的影响,患者和家属都不是正常状态下的思维和心态,受不良情绪和异常情感的控制,易表现出狭隘、猜忌、对立、计较及过分细致的言行。这需要医务人员心胸开阔,不与患者及家属发生言语碰撞,而要顺其自然并因势利导,将患者及家属引导到更有利于诊治疾病、融洽医患关系的方向上来。

6. 社会阅历   患者来自社会生活的各个阶层,是社会的缩影。如果没有相当的社会阅历和人生经验,医务人员就不能理解他们的真实意思,就不能有效地与患者及家属沟通,更不能解决较复杂的医患矛盾。

7. 医学知识   让患者及家属对医务人员最敬佩的地方就是医护人员的医学知识和诊疗技能,即"有水平""有本事",这应是医务人员的"看家本领"。

8. 通俗表达   对于没有受到过正规系统教育的患者及社会人群来说,医学知识是相当深奥难懂的。医务人员基本上都受到过良好的教育,对一般医学知识及常规诊疗有着较强的理解能力,可以系统地解释医学知识,并习惯用专业术语讲话。而对于患者及家属来说,他们需要通俗的解释,需要简单形象的描述,需要确切的说明,否则,他们就不能与医务人员有效地沟通。

(二)医患沟通基本技巧

1. 仪表与举止   医务人员服饰大方、得体、整洁;仪容端庄、神态和蔼;发型适当,男性不蓄胡须,女性不化浓妆;身体清洁卫生、无异味;工作时不用香水、不佩戴各种饰物;坐立身直、举止稳重。

2. 称谓与礼貌   医务人员称呼患者的原则是:根据患者的身份、职业、年龄等具体情况称呼不同,以尊称为上,避免直呼其名,切不可用床号取代其称谓。与患者谈及家属时,也应用敬称;自然使用"您好""请坐"等礼貌用语。

3. 目光与表情   善于运用平视、凝视、瞬视、移视等目光,对患者及家属表示同情、理解、鼓励和难过时,面部表情恰当,适度自然微笑;避免对患者及家属漠视、斜视甚至是无视。

4. 体态和距离   用身体姿势来表达对患者的尊重和同情;医患距离应根据双方的关系和具体情况来掌握,对患者表示安慰、安抚时约0.5m以内;正常医患之间的交谈,双方适当的距离为0.5~1.2m。

5. 倾听与语速

(1)倾听的原则:站在对方的立场,仔细地倾听,细听他说的每一句话,不要用自己的价值观去侃侃而谈,要与对方保持共同理解的态度。要表现出诚恳、专注的态度去倾听对方的话语。对于沟通而言,善听比善辩更为重要,医生通过倾听能够换得患者更多的认同。

(2)语速:急缓适宜的语速能够吸引患者的注意力,使人易于吸收信息。自然的说话速度能够使人吸收讲话的内容,不定期使用停顿能给人以片刻的时间进行思考,并在倾听下一句话之前部分消化前一段话。适时提高音量能强调某些词语,如果没有足够高的音量,患者就会很不在意某些非常重要的内容。当然也要控制强调次数。

6. 身体接触　进行与患者握手、安抚性接触、扶助患者等动作时，动作应轻缓、认真细致，目光、表情、言语综合参与，表达适当。

7. 开放式谈话　医患谈话具体、细微、展开、深入、持续，如面对患者诉说伤口时，医护人员问"是什么感觉的痛？""还有哪里不舒服？"等。

8. 询问病史的沟通　按诊断学要求，主动引导并控制患者叙述病史；目光不断交流、保持和蔼神态，适时展现同情面容；认真记录病史、适当附和重复患者的叙述；结束前，适度通俗地回答患者的问题。

9. 体格检查过程中的沟通　当患者面洗手或者暖手；动作轻缓、认真细致；有体贴言行、询问感受、目光和表情综合参与；感谢患者合作。

10. 与患者及家属"聊天"　适当以平等、朋友式的方式讲述自我或讨论疾病外的话题，但需注意回避消极和恶性的话题，表达出积极健康、乐观向上的人生态度。

11. 感谢患者及家属　态度真诚，感情流露，握手有力，语言得体。

12. 赔礼道歉　态度真诚，主动表达歉意；语言具体、得体；耐心听取批评意见，积极表态改进工作。

（三）医患言语沟通技巧

言语沟通作为医患沟通中最重要的形式，是医生必须具备的技能。以下 9 种沟通技巧，每一项技巧都体现着医生为患者服务的精神。

1. 倾听　医生必须尽可能耐心、专心和关心地倾听患者的叙述，并有所反应，如变换表情和眼神，点头作"嗯"声，或简单地插一句"我听清楚了"等，不可唐突地打断患者的谈话。

2. 接受　无条件地接受患者，不能有任何拒绝、厌恶、嫌弃和不耐烦的表现，要努力营造一种气氛，使患者感到自在和安全及享有充分的发言权。

3. 肯定　肯定患者感受的真实性，切不可妄加否定。对于患者的想法，即使明显是病态的，也不可采取否定态度，更不要与患者争论。

4. 澄清　要弄清楚事情的实际经过，以及整个事件过程中患者的情感体验和情绪反应，特别是患者感到受了刺激的事，否则，就很难有真正的沟通。

5. 提问　要善于提问，尽可能不按教科书的检查表和病史采集格式化的固定顺序提问，尤其要避免连珠炮式的"审问"方式，恰当运用"封闭式"和"开放式"的提问方式。

6. 重构　把患者说的话用不同的措辞和句子加以复述，但不改变患者说话的意图和目的。如把患者消极的抱怨引导到用实际行动去满足需要的积极方向上。

7. 代述　有些想法和感受患者不好意思说出来，至少不便明说，然而憋在心里却是一种不快。对此，医生要善于探知患者的难言之隐，必要时可以代述。

8. 鼓励　向患者表达鼓励有多种不同的方法，从而继续或加深交流沟通。

9. 对焦　患者如有多个问题，医生一般应选择一个最重要或同时有利于解决其他问题的问题作为"焦点"，以围绕共同的主题深入讨论。

六、常用医患沟通模式

（一）以患者为中心的沟通模式

以患者为中心的沟通模式（patient-centered communication，PCC）的主要沟通目标为提供与患者的价值观、需求和偏好相一致的医疗照护，达到共同决策的目的。主要包括四个沟通领域：①引出并感知患者的担忧、想法、期望和需求等；②理解患者个人独有的社会心理背景；③尊重患者价值观，就问题与治疗方案达成一致；④患者激活，主动参与决策，分享权利、分担责任。

（二）SBAR 沟通模式

SBAR 沟通模式的主要沟通目标为提高患者安全性，主要涉及现况（situation）、背景（background）、评价（assessment）和建议（recommendation）四个模块。其中现况涉及患者疾病的状态，包括症状和体征；背景涉及入院诊断、资料及病史等；评价指医生对患者的病情进行评价；建议就是针对病情及状态给出诊疗建议，即处理措施等。

七、特殊情境医患沟通

（一）坏消息告知

告知坏消息时，可参考以下四个步骤进行：①告知信息；②了解患者及家属对信息的理解情况；③明确患者关心的主要问题；④了解患者处置的措施和可用的资源，并给予切合实际的希望。沟通过程中需注意对沟通对象的同情，从患者及家属已知或理解的信息开始，弄清楚患者想知道什么，沟通过程中认真倾听，告知信息，听取患者反馈和表达自己的关心，并了解患者自己处理这些问题的办法，给予患者切合实际的希望。

（二）语言障碍者沟通

语言障碍可包括理解能力、语言和书面表达能力障碍等，在沟通时需根据沟通对象的具体情况进行合理应对，并注意以下沟通策略：①试着通过沟通对象和其身边的人学会他们使用的沟通策略；②做好需要长时间沟通的准备；③讲话要慢，但不要失真；④使用通俗易懂的语言，避免使用专业术语；⑤每次交流只沟通一个话题；⑥使用简短句沟通，避免使用长句或复杂语句；⑦在确认理解是否准确时使用封闭式问题；⑧充分应用非语言交流方式，如手势、指向、眼神等；⑨根据沟通对象的认知和能力水平，可使用图表、图画或书写等辅助交流形式。

（卢章洪　张黎军　姚宝珍）

第三篇

基本公共卫生服务技能

第一章 建立居民健康档案

居民健康档案是卫生保健服务中不可缺少的工具，其作为基层医疗卫生机构基本公共卫生服务项目的重要组成部分，是居民健康管理的重要依据，直接关系到居民的身体健康和切身利益。它是居民健康管理（疾病防治、健康保护、健康促进）过程的规范与科学记录；是以个人健康为核心，动态测量和收集生命全过程的各种健康相关信息，满足居民个人和健康管理需要建立的健康信息资源库；是社区顺利开展各项卫生保健工作，满足社区居民的预防、医疗、保健、康复、健康教育、生育指导"六位一体"的卫生服务需求及提供经济、有效、综合、连续的基层卫生服务的重要保证。

第一节 健康档案概述

（一）建立居民健康档案的意义

居民健康档案是记录与居民健康有关资料的系统化文件或资料库，其用途是多方面的。在我国，一般将居民健康档案分为三个部分，即个人健康档案、家庭健康档案、社区健康档案。通过建立个人、家庭和社区健康档案，能够了解和掌握社区居民的健康状况和疾病构成，了解社区居民主要健康问题和卫生问题的流行病学特征，为筛选高危人群，开展疾病管理，采取针对性预防措施奠定基础。建立健康档案的重要性已经被广大医务界人士所认同。

建立居民健康档案的目的与意义有以下几个方面：

1. 系统的健康档案能够帮助全科医生全面、系统地了解居民的健康问题及患病的相关背景信息。

2. 健康档案记录了社区中所有健康问题的发生、发展和变化过程，是宝贵的科研资料，有利于全科医生分析、掌握社区中健康问题的发生、发展规律和变异情况，为前瞻性研究居民健康状况，探讨危险因素提供了理想的资料，可以帮助全科医生不断地回顾和积累临床诊疗及疾病管理经验，了解疾病的自然史，从而有利于全科医生及时诊断和处理早期出现的健康问题，提高工作效率和服务水平。

3. 健康档案包含系统的预防保健项目，为全科医生提供规划性的预防保健服务奠定基础。

4. 健康档案可作为全面掌握居民健康状况的基本工具，为社区居民获得连续性、综合性、协调性和高质量的医疗保健服务提供支持。

5. 健康档案可用于评价全科医生的服务质量和技术水平，还可为处理医疗纠纷提供必要的法律依据。

6. 健康档案中的信息资料，作为政府和医疗管理机构收集基层医疗信息的重要渠道，也可为突发公共卫生事件的应急处理提供及时、准确的居民健康信息。

7. 居民健康档案是医学教学科研的重要参考资料。以问题为中心的健康记录，反映居民生理、心理、社会方面的问题，具有连续性、逻辑性，利于提升基层全科规范化培训学员的临床思维和处理健康问题的能力，还可利用居民健康档案进行案例教学和社区卫生服务的科学研究。

（二）建立健康档案的基本要求

1. 资料的真实性 健康档案是由各种原始资料组成的，这些原始资料应能真实地反映居民当时的健康状况,如实地记载居民的病情变化、治疗过程、康复状况等详尽的资料。在记录时,对于某些不太明晰的情况,一定要通过调查获取真实的结果,绝不能想当然地加以描述。已经记录在案的资料,绝不能出于某种需要而任意改动。健康档案除了具有医学效力,还具有法律效力,这就需要保证资料真实可靠。

2. 资料的科学性　居民健康档案作为医学信息资料,应按照医学科学的通用规范进行记录。各种图表制作、文字描述、计量单位使用都要符合有关规定,做到准确无误,符合标准。实际工作中经常使用的健康问题的名称,要符合疾病分类的标准,健康问题的描述符合医学规范。

3. 资料的完整性　居民健康档案在记录方式上虽然比较简洁,但记录的内容必须完整。一是体现在各种资料必须齐全,应该包括个人、家庭和社区三个部分;二是所记录的内容必须完整,如居民个人健康档案应包括患者的就医背景、病情变化、评价结果、处理计划等。

4. 资料的连续性　以问题为导向的记录方式及其使用的一些表格与传统的以疾病为导向的记录方式有显著区别。以疾病为导向的记录方式是以患者某次诊疗过程为一个完整资料保存下来的,对患者整个生命过程中的健康变化很难形成一个连续性的资料。而以问题为导向的记录方式是把居民的健康问题进行分类记录,每次患病的资料可以累加,从而保持了资料的连续性。而且通过病情流程表,可以把健康问题的动态变化记录下来。

5. 资料的可用性　一份理想的健康档案不应成为一叠被隔离在柜子里、长期贮存起来的"死资料",而应是保管简便,查找方便,能充分体现其使用价值的"活资料"。健康档案的设计要科学、合理,记录格式要简洁、明了,文字描述要条理清晰,善于使用关键词、关键句。

(三)我国居民健康档案的现状

1. 新技术融合实施需进一步探索　在《"健康中国 2030"规划纲要》中,强调利用先进技术实施医疗机构间的健康信息存储和共享,这就涉及计算机云数据、医疗互联网的共建和应用问题。新时代的居民健康档案管理,需要利用医疗大数据作为支撑,进行实时数据汇总和存储,可以极大地方便居民健康档案信息的及时查阅和利用。目前,居民健康档案建立的覆盖面不断加大,如何将这些零散的健康档案与互联网医疗、数字云技术有机融合,最终实现一定区域内的健康数据信息共享,需要不断地探索。

2. 电子档案管理标准可操作性不强　为规范居民电子健康档案管理,国家先后出台了《健康档案基本架构与数据标准(试行)》(2009)和《医学数字影像通信基本数据集》(2017),这些标准规范的实施在一定程度上促进了居民电子健康档案的建立和实施,但是由于涉及的内容面广、规范性不够、标准要求不具体,只是强调了电子数据元、框架标准等方面的规范,导致居民电子健康档案的建设软件采用不统一,相互之间兼容性不够,为居民电子健康档案信息资源共享利用带来了难度。

3. 健康档案建档的质量不高　为达到公共卫生服务项目考核要求的"建档率",出现过多追求建档数量、忽视档案质量的突出问题。主要是居民健康档案的齐全性、准确性、规范性方面有待提升,存在健康档案记录错误和内容漏项的问题。例如,居民健康档案中基本的居民个人地址、联系方式未填写齐全或者更新不够及时,一些慢性病或纳入免费医疗保障的患者的检查记录、诊疗方式、用药记录、检查指标数值等不准确。这些问题的存在,让大量的健康档案失去利用价值,严重影响了居民健康档案的建档质量。

4. 健康档案利用率较低　大部分医疗卫生机构在居民个人健康档案建立之初采用传统纸质方式。近年来根据上级有关要求,对已经存在的纸质健康档案进行数字化扫描,并与现在随时建立的电子档案一同利用卫生信息系统进行管理。由于基层卫生机构自身卫生信息系统技术的局限性,居民电子健康档案的共享使用受到限制,只是医疗机构内部可以方便查用,没有与整个卫生医疗系统建立互联查询、信息共享,一定程度上制约了居民健康档案的查阅利用。

(四)以问题为中心的健康档案及其记录方式

以问题/患者为导向(problem/patient-oriented medical record, POMR)的记录方式所收集的资料具备简明、条理清楚、重点突出、便于统计和同行间交流等优点,在美国的家庭医疗中首先被采用,后在其他国家的全科/家庭医学住院医师培训项目中广泛推广和使用。目前,世界各地的基层医疗和大型医院的病历记录中广泛使用 POMR 方式进行记录,在全科医疗中该记录方式不仅用于个人健康档案,也应用于家庭健康档案的记录,是建立以问题为中心的居民健康档案的基本方法。一般包括以下几个方面的内容:

1. 基础资料

（1）人口学资料：包括年龄、性别、出生地、婚姻状况、职业、文化程度、家庭关系、社会关系、经济状况、宗教信仰、居住地等。

（2）健康行为资料：包括吸烟、酗酒、滥用药物、饮食习惯、体育活动、就医行为、健康信念模式、个性、性行为、精神状况评价资料等。

（3）既往史：主要的医疗事件,例如住院史和外科手术史;主要的生活事件,例如失恋、丧偶、失业、休学等。

（4）过去家庭生活史：家族或遗传问题的历史、家庭成员的主要疾患、目前的健康状况、家庭生活中的主要事件。

（5）生物学基础资料：例如体重、血压等。

（6）预防医学方面的资料：例如免疫接种、周期性健康检查等。

（7）危险因素：例如变态反应和药物过敏等。

2. 问题目录　有主要问题目录（表 3-1-1-1）和暂时性问题目录（表 3-1-1-2）,前者主要记录慢性或尚未解决的问题,后者主要记录急性、一过性或自限性的问题。设立问题目录主要是为了让全科医生能在短时间内浏览和了解个人或家庭在一段时期内所经历的全部健康问题。

表 3-1-1-1　主要问题目录

问题序号	发生日期	记录时间	问题名称	处理情况	转归
1	1995-02	2001-07-02	高血压		
2	2000-01	2002-01-02	丧偶		
3	2004-05	2005-09-03	脑血栓		

表 3-1-1-2　暂时性问题目录

问题序号	发生日期	就诊时间	问题名称	处理情况	转归
1	2004-02-06	2004-02-07	踝关节扭伤	热敷	治愈
2	2005-06-07	2005-06-08	急性菌痢	肌内注射庆大霉素	治愈

3. 流程表　流程表是某一主要问题在某一段时间内的进展情况摘要,它概括地反映了与某一问题有关的一些重要指标的动态变化过程,主要指标包括主诉、症状、生理指标、物理检查、化验或特殊检查结果、用药、不良反应、饮食治疗、行为变化指标（如吸烟、酗酒）及心理测验结果等。

4. 问题描述和问题进展记录　问题描述是 POMR 的核心部分,是患者每一次就诊情况的详细记录,而且一律采用 SOAP 的形式进行记录（表 3-1-1-3）。

表 3-1-1-3　POMR 中 SOAP 书写范例

问题1：高血压
S：头痛,头晕3年,眼痛1个月 　　饮酒史20年,高盐饮食 　　父亲死于脑血栓
O：面红体胖,话多,急躁 　　血压 180/120mmHg,心率 96 次/min,眼底动脉狭窄

续表

A：根据患者主诉及体格检查结果，初步印象：原发性高血压 　可能加重致心、肾损伤，甚至脑血管意外，应采取措施控制高血压并随访观察
P：计划 　（1）诊断计划：①做心电图；②查眼底；③查肾功能；④测血糖、血脂 　（2）治疗计划：①口服降压药；②低盐饮食：每日不超过 5g；③戒烟；④限酒；⑤避免食入蛋类等富含胆固醇的食物；⑥减肥：避免食入高糖、高脂食物以限制热量的摄入，每日有规律地运动，监测体重 　（3）健康教育计划：①高血压的危害；②肥胖、饮酒、高盐、高胆固醇饮食对高血压的作用；③强调精神紧张对高血压的影响，指导患者多参加读书、钓鱼等活动以培养耐性，控制激动、急躁情绪，提高自我保健技术；④强调遵从医嘱服药对治疗的重要性

采用 POMR 的优点有：

（1）克服了以往按资料来源记录病史的缺陷，避免了主要和次要临床资料无目的堆积的现象，突出了临床资料的条理化及其与问题的相关性，有利于全科医生在短时间内把握问题的原始状态及基本特征。

（2）格式简洁明了，重点突出，书写规范化，已被世界上许多国家和地区广泛采用，可使用国际统一的问题分类编码，便于国际和国内同行间进行交流，更便于计算机输入、贮存、调用和统计分析，在医疗服务、档案保存、科学研究上都有极高的应用价值。

（3）使医生的临床思维、判断、处理等过程一目了然，极大方便了医疗质量的管理和评价。

（4）可以概括地反映出健康问题发生、发展、变化的过程，以及医生在诊疗方面的得失，是一本最实用的教材，也是一份很有价值的科研资料；同时，也有利于全科医生提供连续性的服务。

（5）内容包括个人及其家庭的生物、心理、社会及预防、诊疗、保健、康复等各个方面，是全科医生提供综合性保健的基础，能满足医学模式转变的需要。

（6）摆脱了医院内病房教学的束缚，更适用于基层医疗和门诊医疗的教学。直观、开放、目的和主题明确，便于学生掌握。

（7）内容可以随时填写，也可由其他医务人员负责整理，或由护士、实习医生预先收集有关资料，经讨论后再详细填写，适用于团队合作的医疗保健服务。

第二节　健康档案的建立与使用

一、居民健康档案的建立

完整、系统的居民健康档案一般包括个人健康档案、家庭健康档案和社区健康档案。在实际应用中，居民健康档案没有固定不变的内容，不同的专科或不同的医生可以根据实际需要和个人兴趣建立相应的健康档案。国外全科医生所采用的健康档案大多以含家庭问题项目的个人健康档案为主，没有专门的家庭档案和社区档案，这是由于国外的全科医生与个别患者的关系比较密切，而与家庭及社区的关系却相对不稳定，由全科医生负责协调解决社区中所有个人及其家庭健康问题的情况比较少。我们目前也面临类似的情况，由于付费方式的不同和自由就医的影响，全科医生很难做到为社区中的所有个人及其家庭提供服务。在这种情况下，一方面我们要努力建立全民健康保险与分级诊疗机制，实施社区规范化的医疗保健，使全科医生有机会负责协调解决社区中全体居民及其家庭的所有健康问题；另一方面，我们应该认识到，不管全科医生的服务能否覆盖社区中的全体居民及其家庭，建立一份完整的家庭档案和社区档案，对全科医生来说都是事半功倍的。

居民健康档案的建立有两种最基本的方式：一种是个别建档，即在个别家庭成员来就诊时建档，然后通过多次临床接触和家访，逐步完善个人健康档案和家庭健康档案，这种方式虽然简便易行，省时省力，但不容易得到完整、全面的资料，家庭的其他成员参与较少，全科医生与家庭的关系不够密切。另一种是全社区家家户户建档,全科医生在一段时间内拜访社区中的每一个家庭,一方面宣传全科医学的有关思想、服务方式、服务内容及其意义;另一方面对每一个家庭成员及整个家庭做一次全面的评价,收集个人及其家庭的基础资料,包括身体、精神、家庭生活、社会关系和环境等方面。同时,针对有关的健康危险因素,进行必要的健康教育。这种方式要耗费很多人力、物力和时间,但其意义却非常重大,是全科医生在短时间内全面了解社区居民及其家庭健康状况的最佳途径,也明显加强了全科医生与个人及其家庭的联系。同时,还是一次发现和解决个人及其家庭潜在健康问题的良好时机。

（一）健康档案建立程序

确定建档对象:尚未建立健康档案且符合建档条件的本社区常住人口,本人愿意建档的,确定建档对象流程,按下列程序完成建档:

1. 填写家庭健康档案封面 与未建档家庭的家庭成员首次接触时填写,包括家庭基本情况、家庭成员资料、家庭主要问题三部分。

2. 填写居民信息卡

3. 填写个人健康档案首页（在建档时完成）

（1）询问个人一般情况,包括姓名、性别、出生日期、民族、身份证号、家庭住址、联系电话、工作单位、联系人姓名与电话,以及是否为常住人口、血型、文化程度、从事职业、婚姻状况、医疗费用支付方式等。

（2）询问个人健康史,包括过敏史及过敏物质、有害因素暴露史、慢性病既往史、手术史、外伤史、家族史、遗传病史、有无残疾等。

（3）询问个人生活方式,包括吸烟、饮酒、运动、饮食习惯、睡眠等。

4. 填写健康年检表（进行年检时填写） 健康检查表,包括生活方式及疾病用药情况表、健康评价表、现有疾病管理效果及下次年检目标表;各类人群都有符合其身份的专用年检表:女性居民填写妇女年检表;精神分裂症患者,填写精神分裂症患者年检表;其他重点人群填写各类专项年检表。

5. 填写服务记录表 在对管理对象进行基本医疗与公共卫生服务过程中填写。包括各类随访表与接诊记录、转诊记录。

6. 填写健康问题目录 在对上述资料进行整理时填写,主要分长期性健康问题与暂时性健康问题目录。长期性健康问题指建档对象存在的长期影响其健康状况的慢性病、危险生活行为方式、不良心理状态,以及相关的家族病史和遗传病史等,暂时性健康问题是指暂时性的、急性疾病或生活事件。

（二）建立居民健康档案应做好的工作

居民健康档案的建立是一项复杂而艰巨的工作,要使建档工作顺利开展,必须得到居民们的认可和配合。因此,工作人员应当做好以下工作:

1. 做好宣传教育工作,使社区居民明确建档的重要性,从而配合工作人员开展工作。

2. 工作人员要从居民健康调查开始入手,全面掌握确切的第一手资料。

（1）实行上门服务制,做到逐个登记家庭成员的基本情况。

（2）认真询问每个家庭成员的健康状况,收集健康体检表,查看各项检验单。

（3）了解其生活习惯,如饮食、卫生、作息等基本情况。

（4）将收集的健康资料做好健康分析,分门别类地进行统计分析和归档。

3. 依据健康调查情况制定档案盒,内容实行"一户一档,两册三卡"。

（1）一户一档:是指每一户（家）建立一本案卷。

（2）两册三卡:是居民疾病登记册和家庭保健服务册,0~6个月儿童保健卡、65岁以上老年人保健卡、8种重点管理疾病（高血压、心血管病、脑血管病、恶性肿瘤、糖尿病、肢残、智残、视力残疾）防治卡。

4. 为居民实行"三全"服务,充分发挥居民健康档案的作用。

（1）全面诊疗:对居民的健康问题给予全面的关注和帮助。

（2）全程负责:对居民生命全过程实施健康管理。

（3）全日服务:每日可随时联系社区健康档案管理人员提供档案内容为居民服务。

（三）建立居民健康档案应注意的问题

1. 不管采取哪种方式建档，都不可能一蹴而就。有一些资料是单纯的、表面的、相对稳定的，完全可以通过短时间的观察和了解就作出定论。有一些资料比较复杂，只有通过长期的观察、分析、综合，才能作出全面、正确的判断，如社会适应状态、家庭关系印象、人格特征等。另外，还有一些资料不到一定的时候无法了解到，如患者的隐私、家庭极力回避的问题等，只有等患者或其他家庭成员非说不可或全科医生与其建立了非常亲密的关系时，全科医生才能了解到这些问题。

2. 应注意所收集资料的价值。一般来说，健康档案基础资料记录的重点应是过去影响、现在影响、将来还会影响个人及其家庭健康的因素，而且应注意所收集资料的价值。而在描述一个问题时，与目前这个问题密切相关的因素才是最重要的资料。但应注意的是，对资料的评价应具有前瞻性。

3. 健康档案中所列出的基本项目并不能包括所有影响个人及其家庭健康的重要资料，在实际应用中，必须及时添加一些重要项目，以免因墨守成规而丢失宝贵的资料。

4. 健康档案的建立是一个日积月累、不断完善的过程，绝没有一成不变的结论，对一些不切实际或已发生变迁的资料要及时更改、补充或注释。

5. 应力求资料的客观性和准确性，这要求全科医生必须采取严肃、认真、科学的态度，并遵循一定的操作规范。有些资料虽然是主观的，但也必须有一些比较客观的依据，全科医生在接受患者或其家庭成员提供的主观资料的同时，应通过多次的临床接触深入了解患者及其家庭，并通过家访和社区调查获取更多的客观资料。更可靠的临床方法不是简单的询问，而是频繁的临床接触、家访、社区调查和测验。要正确对待主观资料和客观资料的临床预测价值及相互关系。

二、居民健康档案的编写

全科医学中居民健康档案的内容取决于建立健康档案的目的，应能满足医疗保健、教学、科研、法律等方面的需要，体现出全科医学的原则和特点。

（一）居民健康档案的编写要求

1. 原则灵活性、结构化　为适应计算机管理，居民健康档案的内容编排要结构化，像积木块一样可灵活移动。

2. 形式统一、简明、实用　应结合社区卫生服务工作开展情况，满足实际工作需要为第一目的，尽量做到简单、通俗、实用，至少在一个区（县）内要统一。

3. 完整性、逻辑性、准确性、严肃性和规范化　内容应能反映：①病情、患病背景和潜在的健康危险因素，为诊治疾病和促进健康提供依据；②病情的发生、发展过程，以利教学；③生物、心理、社会三个层次。

（二）居民健康档案的填写说明

1. 基本要求

（1）用钢笔或圆珠笔，不得用铅笔或红色笔书写。

（2）字迹要清楚，书写要工整。

（3）数字或代码一律用阿拉伯数字书写。数字与编码不要填出格外，如果数字填错，用双横线将整笔数码划去，并在原数码上方工整填写正确的数码，切勿在原数码上涂改。

（4）在各种记录表中，凡有备选答案的项目，应在该项目栏的"□"内填写与相应答案选项编号对应的数字。如性别为男性，应在性别栏"□"内填写与"1 男"对应的数字"1"。

（5）对于选择备选答案中"其他"这一选项者，应在该选项留出的空白处用文字填写相应内容，并在项目栏的"□"内填写与"其他"选项编号对应的数字，比如既往疾病史为腰椎间盘突出症，则在该项目中应选择"其他"，既要在"其他"选项后写明"腰椎间盘突出症"，同时在项目栏"□"内填写数字"10"。

（6）没有备选答案的项目用文字或数据在相应的横线上或方框内据情况填写。

2. 居民健康档案内容填写说明

（1）家庭健康档案封面编号填写说明［统一为居民健康档案进行编码，采用 17 位编码制，以国家统一的行政区划编码为基础,以村(居)委会为单位,编制居民健康档案唯一编码]。

4201 □□ — □□ — □ — □□□ — □□□□□
　　　辖区　　街道　　＊　　社区　　　家庭流水号
　　　　　　(乡/镇)　　　　(村)

1)辖区:统一按国家身份证行政区域编码规范进行。

2)街道(乡/镇)、社区(村):按照各地区行政区划编码填写,可参照各区政府、各街道办事处发文习惯编写,区卫生局统一指定后不得随意变动,编码结果上报市卫生局。

3)＊:为机构识别号,该街道若只有1个社区卫生服务中心,则填1,有多个,则按序填写。

4)社区:以社区为单位(001～099);以村为单位(101～199);其他单位(901～999)。

5)家庭流水号:按完成建档/更新时间顺序编号。

(2)家庭成员基本情况目录

1)家庭成员:指主要生活(吃、睡)在该住宅的家庭成员及符合建档条件的暂住人口。

2)关系:指家庭成员与户主的关系。

3)主要健康问题:此处记录居民个人健康档案首页里的长期性健康问题目录内容。

4)建档人可以是责任医生本人,也可以是其他医护人员。

(3)填写个人健康档案首页

1)个人序号:可以按建档时间顺序,为该家庭每个建档成员安排唯一序号,按两位数编写,例如01。

2)家庭电话:为家庭固定电话。

3)联系人:指紧急情况下无法与建档人直接联系时,可以通过此人取得联系并能提供社会帮助的人,一般为与建档人关系密切的亲友邻居等。

4)常住人口:指在本社区居住生活半年以上者,本市户口的选"1.户籍",其他选"2.非户籍"。

5)民族:若选"2.少数民族",还应在横线处填写其具体民族名称。

6)医疗费用支付形式:可以按实际情况多选。

7)药物过敏史:过敏药物可以按实际情况多选。

8)暴露史:若有,需填写具体化学品、毒物、射线名,不知道名称的填"不详"。

9)既往史:在"疾病"栏目中,将所有疾病的编号分别填在其下方的"□"中,并填写确诊时间,本栏最多可填6种疾病。

10)家族史:按家庭关系填写不同家庭成员中所患疾病状况,将下方疾病前的序号填写到相应的每位家族成员右边的"□"中,一种亲缘关系最多可填写6种病名。

11)有无残疾:项目可以多选,并在"□"内填写残疾类型编号所对应的数字,如有民政部门核发的残疾证,还请填写残疾证编号。

12)身体测量:体格测量数字保留一位小数,血压测量值的位数要为偶数,例如"128/72"是正确的,"129/72""128/73""129/73"全为错误的。

13)活动与锻炼:锻炼类型中"有氧运动"是指以强度低、有节奏、持续时间较长为特点的运动,常见的有氧运动项目有步行、慢跑、滑冰、游泳、骑自行车、打太极拳、跳健身舞、做韵律操等。赛跑、举重、投掷、跳高、跳远、拔河、肌力训练等则为"无氧运动"。

14)长期性健康问题目录指建档对象存在的能够长期影响其健康状况的慢性病、危险生活行为方式、不良心理状态,以及相关的家族病史和遗传病史等。暂时性健康问题是指暂时性的、急性疾病或生活事件。

(4)一般人群年检表填写说明:本表共分为四个分表,年检项目内容应参照表格内容进行,检查结果应如实填写,未进行的检查项目不填写。检查出现异常结果,应在相应项目后填写相关说明。需特别说明的项目包括:

1)健康检查表

A.症状:项目可以多选,在方框内填写相应症状编号的数字,如有其他症状,请在"其他"一栏中具体描述。

B．一般状况：填写体温、脉搏、呼吸、血压、身高、体重、腰围的测量数值，计算体质量指数（BMI）。

老年人认知功能粗筛方法：告诉被检查者"我将要说三件物品的名称，如铅笔、卡车、书。请您立刻重复，过 1 分钟后再次重复"。如患者无法立即重复或 1 分钟后无法完整回忆三件物品名称，则为粗筛阳性，需进一步行简易智力状态检查。

老年人情感状态粗筛方法：询问被检查者"你经常感到伤心或抑郁吗？"或"你的情绪怎么样？"如回答"是"或"我想不是十分好"，为粗筛阳性，需进一步行抑郁量表检查。

C．生活质量：可根据社区具体情况准备生活质量调查问卷。

D．脏器功能：

视力：填写具体数值。

听力检查：在被检查者耳旁轻声耳语"你叫什么名字？"注意检查者的脸在被检查者视线之外。判断被检查者听力状况。

运动功能检查：请被检查者完成以下动作。"两手触枕后部""捡起这支笔""从椅子上站起，行走几步，转身，坐下"。判断被检查者运动功能。

E．查体：在相应描述后的方框内填写对应被选项序号的数字。如有异常请在横线上具体说明，如肿大淋巴结部位、个数；心脏杂音描述，肝脾肋下触诊大小，前列腺触诊大小等。

F．一般人群检查：检查（包括在本社区卫生服务结构外做的）结果在相应栏内填写。

尿常规中的"尿蛋白、尿糖、尿酮体、尿潜血"阴性填"－"，阳性填"＋"。如果血常规、尿常规中的其他结果阳性，请填入其他一栏中。

心电图填写诊断结果。

表中列出的检查项目以外的实验室检查结果填写在"其他"一栏。

G．特殊人群检查：慢性阻塞性肺疾病（COPD）患者生活质量的圣乔治呼吸问卷（SGRQ）。

2）生活方式及疾病用药情况

A．体育锻炼：指主动锻炼，即有意识地为强体健身而进行的活动。不包括因工作或其他需要而必须进行的活动，如为上班骑自行车、做强体力工作等。

B．饮食习惯：项目可以多选，在方框内填写相应选项编号的数字。

C．吸烟史：从不吸烟者不必填写"开始吸烟时间""戒烟时间""吸烟量"等。

D．饮酒史：调查时不饮酒者不必填写其他有关饮酒史项目。饮酒量应折合相当于白酒"××ml"。白酒 50ml 约折合葡萄酒 200ml，黄酒 250ml，啤酒 500ml。

E．生活方式：

心理状况：可以多选。填写患者目前的心理状态，在紧张、抑郁、焦虑、良好中选择，如果有需要说明的情况，具体填写。

遵医行为：指患者是否遵照医生的指导去改善生活方式。在良好、一般、差中选择适合患者目前情况的一项。其含义为良好＝完全按照医生建议，一般＝部分按照医生建议，差＝拒绝接受医生建议。

职业暴露史：指患者职业原因造成的化学品、毒物或射线接触史。如有，需填写具体化学品、毒物、射线名，或填不详。

F．居住环境：在相应描述后的方框内填写对应被选项序号的数字。

G．现存健康问题：在相应描述后的方框内填写对应被选项序号的数字，可以多选。

H．住院治疗情况：应逐项填写。时间填写年月，年必须写四位。如因慢性病急性发作或加重而住院／家庭病床，请特别说明。医疗机构名称应写全称。

I．用药情况：指目前服用药物，尽量填写化学名（通用名）而非商品名，用法按医生医嘱填写。

J．非免疫计划预防接种史：在相应描述后的方框内填写对应被选项序号的数字。其他疫苗名称填写应完整准确。

3）健康评价表

A．居民自我评判健康状况：让被检查者自我评判自己的健康状况并打分，0 分为最差，10 分为最好。

B. 生活质量：填写生活质量问卷评分结果。

4）现有疾病管理效果及下次年检目标表

A. 管理效果：现有疾病控制情况参照相应适宜技术管理规范作出判断。如血压控制情况应根据不同情况作出选择：目前血压控制是否满意，是否存在药物不良反应，以及在这一年中是否出现新的并发症或异常情况。

B. 不良生活方式改善情况：指患者在健康管理指导下目前不良生活方式的类型和状态。根据患者自身情况在各项生活方式后面的横线上填写。如"吸烟从 20 支 /d 下降到 15 支 /d"或"吸烟，认识到吸烟有害健康，准备戒烟"等。

C. 下次年检目标：不良生活方式改善目标是指针对患者目前不良生活方式的改善目标。与患者一起制订下一年度生活方式改善目标，并在每次随访中记录生活方式的现状，与年度目标比较，以提示患者改变不良生活方式。如"吸烟减为 10 支 /d"。

5）各类重点人群管理表格：各类重点人群都有专项管理表格，家庭健康档案中的各类重点人群随访表主要是反映对社区重点人群规范管理的落实情况，是随社区卫生服务工作的深入而逐渐添加进来的，有汇总及一览的特性，是家庭健康档案连续性、系统性和完整性的具体体现，需按专业要求填写。

3. 书脊色标意义　家庭档案书脊所印 1～20 号码，是为标记该家庭类型设计的，按序号和颜色将该家庭所含有的特殊人口标记出来，红色标只能贴在序号为"1"和"11"处，黄色标只能贴在序号为"2"和"12"处，以此类推，以便于查找和管理，其具体含义为：某家庭档案"1"处标记为红色，表明该家庭内有高血压患者，"11"处标记为红色，表明该家庭内有孕产妇。空白处为保留的资源，待以后管理水平更精细时再另行规定（表 3-1-2-1）。

表 3-1-2-1　家庭健康档案书脊色标规定

序号	颜色	对象	序号	颜色	对象	序号	颜色	对象	序号	颜色	对象
1	红	高血压	6			11	红	孕产妇	16	藕红	计划生育
2	黄	糖尿病	7			12	黄	7 岁以下儿童	17		★
3	蓝	后四病	8			13	蓝	残疾人	18		★
4	白	结核	9			14	白	空巢家庭	19		★
5	玫红	精神病	10			15	玫红	家庭病床	20		★

注：后四病是指心血管疾病、脑卒中、恶性肿瘤、慢性阻塞性肺疾病等重点慢性非传染性疾病。

★指冠心病、脑卒中、恶性肿瘤和慢性阻塞性肺疾病四种慢性疾病。

三、健康档案的管理与使用

（一）建立健全相关管理制度

健康档案是社区卫生服务的基础资料，也是卫生服务的重要参考依据。因此，此项工作要做到全面细致，特别是要建立一套健全的管理制度，包括健康档案的建立制度、保管制度、使用制度等，并配有专人管理，避免遗失。

（二）充分利用计算机功能进行健康档案管理与使用

随着医疗行业的改革，"互联网＋医疗"的发展，信息技术的进步，特别是云计算、物联网、大数据等新兴技术的发展，在社区居民健康档案的建立、保存和使用过程中充分利用健康大数据是提高工作效率必不可缺的方法。

健康档案计算机管理系统主要包括数据维护系统（进行数据录入、删除、修改等）和查询系统（进行数据的查询、统计与打印等）。在管理信息方面包括居民基本信息、家庭信息、居民健康信息。居民健康信息包括现病史、疾病史、过敏史及就诊医疗记录等。

目前的居民健康档案存在着较大的问题。主要表现在健康档案的非动态更新性。健康档案不能做到及时更新,各种就诊信息不能和健康档案信息库做到数据系统的互换,各级就诊体系之间也不能做到电子信息化数据互换。要提高电子健康档案的作用就需要进行数据实时更新,医疗机构间应联网,进行资源共享,构成相对完整的数据库。

(三)居民健康档案维护

1. 档案调用

(1)服务对象到社区卫生服务中心日常复诊,或随访者年度复诊,或周期性健康检查需调用档案时,出示居民信息卡。导诊人员到健康档案室调取健康档案并转交给接诊医生或责任医生。

(2)对社区重点管理人群进行入户服务随访时,由医护人员到健康档案室调取相应服务对象的个人健康档案。

2. 档案更新

(1)对一般复诊者,填写接诊记录和/或其他应记录的项目,并补充或更新个人健康档案中的长期性健康问题目录或暂时性健康问题目录。接诊完毕,由接诊医生将居民健康档案汇总、归档。

(2)对重点管理人群,由责任医生填写居民个人健康档案中的接诊记录或相应的随访表,并补充或更新个人健康档案中的长期性健康问题目录或暂时性健康问题目录。接诊完毕,由责任医生将居民健康档案汇总、归档。

(3)对年检者,接诊医生或责任医生应根据年检表的内容,对就诊者进行检查,并填写新一年度的健康管理年检表;同时,根据情况补充或更新居民个人健康档案中的长期性健康问题目录或暂时性健康问题目录。接诊完毕,由接诊医生或责任医生将居民健康档案汇总、归档。

(谭　伟　王　渊　路孝琴)

第二章

健 康 教 育

社区健康教育（community health education）是指以社区为基本单位，以社区人群为教育对象，以促进社区人群健康为目标而开展的有计划、有组织、有评价的健康教育活动。

社区健康教育是社区卫生服务的重要组成部分。社区卫生服务的目标是促进和维护健康。这一目标的实现是以社区人群认识到健康的重要性为前提，从而产生促进、维护健康的意愿，社区健康教育则是实现这一目标最基本、最重要的手段与方式。

第一节　社区健康教育概述

（一）社区健康教育的特点

农村社区一般以县、镇、管区、村为单位；城市社区以市、区、街道、居民委员会为单位。根据我国国情及各地经验，农村以行政村、城市以街道或居委会为社区健康教育基本实施单位。社区健康教育的对象是辖区内常住居民及社区所辖企业事业单位、学校、商业及其他服务行业的人群。社区健康教育的重点人群是妇女、儿童、老年人、残疾人等。

开展社区健康教育及健康促进存在以下特点：一是范围大、单位多；二是对象广，包括各类人群；三是可利用资源多，包括人力、物力、财力、场所及行政支持等。这就使得社区健康教育具有复杂性和相当的难度，但同时也为健康教育工作者提供了广阔的发挥空间。

（二）社区健康教育的对象

社区健康教育的对象不仅仅包括患病人群，还包括健康人群、高危人群及患者的家属和照顾者。

1. 健康人群　健康人群是社区中的主体人群，健康教育主要侧重于疾病的预防知识和技能，目的是帮助他们保持健康，远离疾病。不同年龄段人群健康教育重点也不尽相同。儿童的主要健康教育内容包括生长发育的促进、常见病的预防、意外伤害的防治、健康生活习惯的建立等。成年人的主要健康教育内容包括良好生活习惯的维持、避免不良生活刺激、老年期疾病的早期预防、心理健康保健等。女性还要增加生殖健康、围生期保健及围绝经期保健等。老年人的健康教育内容包括养生保健、常见慢性病的预防及心理健康知识等。

2. 具有危险因素的高危人群　高危人群主要是指那些本身存在某些致病的生物因素或不良行为及生活习惯的人群。这一类人群发生某些疾病的概率高于一般健康人群，是干预的重点。对高危人群的健康教育重点是与高危因素有关的疾病预防。

3. 患病人群　患病人群包括各种急、慢性病患者。这类人群依据疾病的分期可以分为临床期患者、恢复期患者、残障患者及临终患者。对前三期患者的健康教育重点是促进疾病的康复，主要是二级预防和三级预防的知识及技能。对于临终患者，健康教育重点是如何轻松地度过人生的最后阶段，主要健康教育内容包括正确认识死亡、情绪的宣泄与支持等。

4. 患者的家属和照顾者　患者家属和照顾者与患者长期生活在一起，长期的照顾给他们带来巨大的生理和心理压力。对这类人群，健康教育的重点是提供给他们足够的照顾技巧和自我保健知识。主要健康教育内容包括疾病监测技能、家庭护理技巧和自我保健知识等。

（三）社区健康教育的主要内容

1. 公共卫生道德教育指社会公德、公共卫生道德等教育。

2. 生活卫生知识教育指促进健康行为和威胁健康行为的教育。

3. 常见病防治教育指传染病、慢性非传染性疾病、多发病防治的教育。

4. 家庭急救知识教育指外伤、烫伤、烧伤、心脏呼吸骤停、煤气中毒（一氧化碳中毒）等事故的急救方法及处理原则的教育。

5. 居室环境卫生知识教育指装修卫生、开窗通风、饮水安全、采光照明等卫生知识的教育。

6. 心理卫生知识教育指不同生命周期及应激事件相关心理卫生的教育。

7. 安全防范知识教育指家庭安全、职业安全、旅游安全、交通事故等意外伤害防范的教育。

8. 生殖健康教育指计划生育、优生优育、妇幼保健、性知识等教育。

9. 卫生普法知识教育指传染病、艾滋病防治法及食品卫生法等教育。

（四）社区健康教育的意义

1. 社区疾病预防控制干预的需要　当前，尽管影响我国居民健康的主要危险因素是生活行为方式和环境因素；但是，新旧传染病仍影响着人民的健康，有时新发传染病在一定时间内对社会危害性更大、范围更广，如艾滋病、非典型病原体肺炎和新型冠状病毒感染。当前全球面临已有传染病继续存在、新发传染病突发、慢性病增多的形势，单靠卫生部门解决健康问题难以奏效，以社区为基础，发动全社会共同参与，大力开展社区健康教育是必由之路。

2. 社区居民健康素质提高的需要　当前我国广大居民的基本卫生知识还十分缺乏，自我保健意识淡薄，落后的生活习惯和不健康的生活行为方式还比较普遍，因病致贫、因病返贫、贫病交加的现象仍在很多社区存在，迫切需要开展健康教育。通过社区健康教育，把包括卫生知识在内的各种基本科学文化知识送到社区，引导社区居民崇尚科学、破除迷信，建立科学健康的生活方式，不断提高健康水平和健康素质。

3. 社区卫生服务的需要　随着社会老龄化和城乡居民生活水平的提高，人们更加追求身心健康。社区健康教育贯穿于三级预防的始终，社区医生通过健康咨询、疾病防治、行为指导等方式，把健康教育与预防、医疗、保健和康复结合起来，提高居民自我保健、自我预防、自我护理的意识和技能，针对居民所患疾病的各个方面问题进行健康教育，使群众的大部分健康问题在基层得到有效解决。

（五）开展社区健康教育与健康促进的目标

社区健康教育与健康促进要有明确、具体的目标，实行目标管理。在同一社区，一段时期内，围绕既定的目标，集中力量反复进行某项健康教育，才能达到有效的程度，获得预期的效果。社区健康教育与健康促进既要有近期目标，也要有长远规划，近期目标要与长远规划相结合。各社区应根据其实际情况，制订相应的目标，包括宣传社区卫生服务、转变社区居民的健康观念、普及自我保健知识、倡导健康的生活方式和激发健康需求等。

第二节　健康教育的设计与实施

一、健康教育工作内容

（一）提供健康教育资料

健康教育资料主要有两大类：一类是视听资料，包括电影、录像和录音；另一类为阅读资料。所有资料都必须强调科学性、通俗性、趣味性、针对性。

1. 发放印刷资料　印刷资料包括健康教育折页、健康教育处方和健康手册等。放在乡镇卫生院、村卫生室、社区卫生服务中心（站）的候诊区、诊室、咨询台等处。每个机构每年提供不少于12种内容的印刷资料，并及时更新补充，保障使用。

2. 播放音像资料　机构正常应诊的时间内，在乡镇卫生院、社区卫生服务中心（站）门诊候诊区、观察室、健教室等场所或宣传活动现场播放。每个机构每年播放音像资料不少于6种。

（二）设置健康教育宣传栏

乡镇卫生院和社区卫生服务中心（站）宣传栏不少于2个，村卫生室和社区卫生服务站宣传栏不少于1个，每个宣传栏的面积不少于2m²。宣传栏一般设置在机构的户外、健康教育室、候诊室、输液室或收费大厅的明显位置，宣传栏中心位置距地面1.5～1.6m高。每个机构每2个月最少更换1次健康教育宣传栏内容。

（三）开展公众健康咨询服务

利用各种健康主题日或针对辖区重点健康问题，开展健康咨询活动并发放宣传资料。每个乡镇卫生院、社区卫生服务中心（站）每年至少开展9次公众健康咨询活动。

（四）举办健康知识讲座

定期举办健康知识讲座，引导居民学习、掌握健康知识及必要的健康技能，促进辖区内居民的身心健康。每个乡镇卫生院和社区卫生服务中心（站）每月至少举办1次健康知识讲座，村卫生室和社区卫生服务站每2个月至少举办1次健康知识讲座。

（五）开展个性化健康教育

乡镇卫生院、村卫生室和社区卫生服务中心（站）的医务人员在提供门诊医疗、上门访视等医疗卫生服务时，要开展有针对性的个体化健康知识和健康技能的教育。

（六）健康体检报告解读

健康体检报告是根据体检后的身体反应数据生成的具有一定格式的文件。在体检过程中，当检测数据高于或低于参考值时，有时具有诊断价值，有时可能只是一个警告信号。将体检报告进行总结分析，最终医生做简要评价。由医生一对一讲解体检报告，告知居民需要注意的事项及进一步检查手段。

1. 解读健康报告的流程 分清先后次序，轻重缓急。先按照报告的顺序解读；再根据居民需求重点解读。

2. 掌握原则 先主后次，先重后轻；先重要问题，再简单问题。有主有次，有繁有简。主繁次简，重繁轻简。边解读边普及健康知识，给居民讲一些简单实用的养生方法。

二、常用健康体检指标异常的健康教育

（一）一般项目

一般项目包括身高、体重、血压、体质量指数。

1. 体质量指数（BMI） 是用体重（kg）除以身高（m）的平方得出的数字，是目前国际上常用的衡量人体胖瘦程度和是否健康的一个标准指标（表3-2-2-1）。

计算公式：$BMI=体重（kg）\div 身高^2（m^2）$

表 3-2-2-1　成人的体质量指数（BMI）数值标准　　　　　　　　　　　　　　　　　　单位：kg/m²

标准	数值
过轻	<18.5
正常	18.5～23.9
过重	24.0～27.0
肥胖	28.0～32.0
非常肥胖	>32.0

2. 肥胖前期

（1）合理膳食，以低糖、低脂、高纤维素饮食（如蔬菜）为原则。

（2）饮食规律，早餐吃好，晚餐宜少。

（3）坚持有氧运动（如快走、慢跑、游泳等）。

（4）如有吸烟饮酒者，请戒烟，限酒。

3. 肥胖

（1）肥胖是高血压、高血糖、血脂异常、脂肪肝、负重关节疼痛、慢性阻塞性睡眠呼吸暂停综合征等

疾病的诱因之一。

（2）合理膳食，以低糖、低脂、高纤维素饮食（如蔬菜）为原则。

（3）坚持有氧运动。如快走、慢跑、游泳、骑自行车等。经常测量体重，体重波动勿过大过快。

（4）如有吸烟饮酒者，请戒烟，限酒。

（5）如合并高血压、高血糖、血脂异常、脂肪肝等代谢性疾病可在医生指导下考虑药物辅助减重。

4. 预防高血压病的措施

（1）保持心情舒畅，避免大喜大悲。人在情绪波动，出现大喜大悲时，交感神经就会兴奋，使心跳加快，外周血管阻力增加，舒张压明显上升，如此反复，血压升高，便会引起高血压。

（2）生活要有规律。有规律的生活，对预防高血压非常重要。做到劳逸结合，每日保持充足的睡眠，白天要有 1～2 小时的活动时间。

（3）合理饮食，避免肥胖。合理的饮食是指高纤维素、低盐及低脂饮食，应多吃水果、蔬菜和谷物等，以免引起肥胖。严格控制食盐的用量，每日以 4～6g 为宜。钙剂有降低血压的功效，多食用含钙较高的食物，如牛奶、虾皮、萝卜、蜂蜜等。

（4）积极参加体育运动。适当的运动锻炼，能舒筋活络，畅通气血，对预防高血压有积极的作用。可根据各自的情况不同，选择快步走、慢跑、游泳等有氧运动。每做一项运动都要注意运动量，循序渐进，持之以恒方可见效。

（5）根据自己的爱好特点。常听听优美的音乐，能使心情舒畅，身心得到放松，从而避免因过度紧张而使血压升高。如果已患高血压病，经自我调节治疗无效时，要及时到医院就诊，通过合理用药来控制高血压病。

（二）常见 B 型超声（超声）检查异常的健康指导

1. 结石

（1）膀胱结石：到泌尿外科进一步检查治疗。

（2）胆囊结石：建议到普外科治疗。

（3）肝胆管结石：利胆排石治疗无效，普外科手术或内镜／胆道镜取石。

（4）肝内胆管结石：①因结石少而小，进一步观察治疗；②合理膳食、低脂、低胆固醇（少吃蛋黄、动物内脏）；③大量饮水，每日 2 000ml 以上，有利于稀释胆汁及胆汁排泄；④必要时到肝胆外科进一步检查治疗。

（5）肝内小胆管结石：①因结石少而小，进一步观察治疗；②合理膳食、低脂、低胆固醇（少吃蛋黄、动物内脏）；③大量饮水，每日 2 000ml 以上，有利于稀释胆汁及胆汁排泄；④必要时医院专科治疗。

2. 脂肪肝

（1）重度脂肪肝：①低脂肪、低糖、高纤维（如蔬菜）、高维生素饮食为原则；②如吸烟喝酒者请戒烟酒；③忌服对肝脏有损害的药物；④坚持有氧运动有利于脂肪分解；⑤ 3～5 个月复查一次腹部超声和肝功能；⑥高血脂还是引起动脉粥样硬化的危险因素，久之可逐步导致心脑血管疾病，应引起高度重视；⑦血脂显著增高、肝功能显著异常者请及时复诊。

（2）轻中度脂肪肝：①低脂肪、低糖、高纤维（如蔬菜）、高维生素饮食为原则；②如吸烟喝酒者请戒烟酒；③忌服对肝脏有损害的药物；④坚持有氧运动有利于脂肪分解；⑤ 3～5 个月复查一次腹部超声和肝功能。

3. 膀胱炎　①预防：注意个人卫生，保持会阴部清洁；②发病期间多饮水，口服碳酸氢钠碱化尿液，减少对尿路的刺激；③膀胱区热敷和热水坐浴可改善会阴部血液循环，减轻症状，也可以采用1/5 000 高锰酸钾溶液坐浴；④根据尿液检查细菌敏感性，选用抗菌药物，一般选头孢类、喹诺酮类，以及对厌氧菌有效的甲硝唑、替硝唑等；⑤慢性感染，一定系统检查，排除泌尿系统梗阻、包茎、女性尿道肉阜、泌尿系统结核等情况。

4. 胆囊其他常见异常

（1）胆囊息肉：①每三个月定期复查，若出现右上腹部不适等症状，及时到普外科治疗；②息肉直径超过 0.7cm,需密切观察腹部超声;③息肉直径超过 1.0cm,则需外科手术治疗,防止息肉进一步恶变。

（2）胆囊炎:清淡饮食,消炎利胆解痉治疗,定期复查腹部超声,保守治疗无效则行普外科手术治疗。

（3）胆囊炎、胆囊结石:①戒烟、限酒,注意饮食规律,避免不吃早餐的习惯,限制油性大的食物;②防止和控制高胆固醇血症;③无症状的胆囊结石可以定期随访观察,必要时手术治疗;④有轻度症状者,可以口服消炎利胆药和抗菌药物治疗;⑤伴有慢性胆囊炎或症状明显且反复发作者宜早期手术治疗;⑥胆管结石由于并发炎症较重,多半需手术治疗。

（4）胆固醇结晶:为胆囊胆固醇结晶,应清淡饮食,每日应进食早餐,定期复查腹部超声。

（5）胆囊壁厚、毛糙:建议清淡饮食,消炎利胆解痉治疗,定期腹部超声或普外科复查。

5. 肝脏其他常见异常

（1）肝囊肿:多见于先天性肝脏发育异常,有孤立性和弥漫性两类,囊肿直径小于 5cm 且无症状及肝损伤者动态观察,无须治疗,一般不影响肝功能。

（2）肝血管瘤:是一种常见的先天性血管发育异常,常无明显临床症状,一般无须治疗,建议平时注意肝区保护,避免钝伤及长期受压,建议定期复查、有症状时消化内科或普外科治疗。

（3）肝硬化:由于病毒感染、乙醇中毒、胆系病变等原因引起的肝脏慢性进行性的损害,应积极中西医结合治疗,注意休息、避免劳累,合并脾功能亢进时可外科手术。

（4）肝脏低回声结节:建议近期复查腹部超声或肝脏 CT 检查,明确诊断。

（5）肝脏回声不均匀,门静脉增宽:考虑早期肝硬化可能。

（6）肝脏回声粗糙:动态观察,近期复查腹部超声,明确诊断。

（7）肝脏回声稍细密:低脂饮食,适量运动,定期复查腹部超声。

（8）肝脏弥漫性改变:建议及时进行肝功能全项、肝炎分型检查或到感染科诊治。

（9）肝脏肿瘤:

①注意高危人群:中年男性,高发地区,慢性乙型肝炎患者,酒精性肝硬化患者,慢性肝中毒者;②定期体格检查:检测血液甲胎蛋白含量;超声、CT 等检查,必要时做肝动脉造影或肝穿刺活检术;③注意营养和休息,多食含蛋白质丰富的食物、新鲜水果、蔬菜,限制饮酒;④不能确定诊断者,宜长期随访,一旦确定诊断,早期手术;⑤主要治疗是以手术为主的综合性治疗,目前肝癌治疗效果,已较前有明显提高;⑥肝脏的血管瘤,一般小于 5cm,无明显症状者,可以定期(2~3 个月)复查观察,如有症状或增大,可以考虑手术治疗或介入栓塞术;⑦小的肝囊肿,没有明显症状,可以不予处理,有症状者,可以行开腹或经腹腔镜开窗术、超声下引导穿刺注射无水乙醇法治疗。

（10）肝占位性病变:建议及时到肝胆外科进一步检查治疗。

（11）肝大:建议到内科或感染科进一步诊疗。

（12）肝左叶囊肿:临床多见于先天性肝脏发育异常,有孤立性和弥漫性两类,无须治疗,一般不影响肝功能。

（13）肝左叶血管瘤:无肝功能障碍者,每 3~6 个月定期超声观察,或消化科、普外科随访。平时注意肝区保护,避免钝伤及长期受压,必要时至医院治疗。

（14）肝右叶管壁钙化灶:建议腹部超声定期复查。

6. 肾脏其他常见异常

（1）肾囊肿:无肾功能障碍者,每半年至一年超声复查,泌尿外科或肾科随访。

（2）多囊肾:在泌尿外科进一步检查治疗。

7. 脾脏其他常见异常

（1）脾增大:适当休息,预防感染,去除病因,巨脾或脾功能亢进者可予内科进一步诊疗。

（2）脾囊肿:脾囊肿临床多见于先天性脾脏发育异常,无须治疗,一般不影响脾脏功能。

（三）常见放射科检查异常的健康指导

1. 主动脉常见异常

（1）主动脉增宽:①避免劳累激动;②坚持降压,保持血压稳定在 140/90mmHg 以下为宜;③预防高血压心脏病，心功能不全；④戒烟限酒。

（2）主动脉迂曲、增宽：建议低脂饮食，适量运动，维持血压、血脂在正常范围。

（3）主动脉硬化：单纯主动脉硬化无须特殊治疗，主要是监控好血压、血脂及血糖等，防止动脉硬化进一步加重。

（4）主动脉型心脏：超声心动图进一步检查并心内科咨询，控制血压在正常范围。

（5）主动脉瘤：瘤体越大越危险，甚至危及生命，主动脉瘤切除和血管重建是治疗主动脉瘤的主要手段。

2. 呼吸系统异常

（1）支气管炎：①在医生指导下控制感染、止咳祛痰、对症治疗；②选择高蛋白、高维生素、清淡、易消化的食物。

（2）支气管扩张（囊状或管状）：①戒烟限酒；②抗菌消炎及对症治疗；③必要时支气管造影，手术治疗。

（3）支气管扩张并感染，建议：①戒烟限酒；②抗菌消炎及对症治疗；③必要时支气管造影，手术治疗。

（4）肺结核：①活动期应抗结核治疗，要联合用药、剂量适当、坚持全程、规律服药，注意药物副作用，定期门诊复查。②隔离：注意个人卫生不随地吐痰，痰和分泌物要严格消毒或焚烧，餐具等用品要定期消毒，戒烟，戴口罩。③预防：对患者进行呼吸道隔离；对未感染者种植卡介苗，可使人产生对结核分枝杆菌的获得性免疫力。

（5）陈旧性肺结核：①需加强营养、注意休息、增加机体抵抗力。②定期门诊复查，活动期应抗结核治疗，注意药物副作用。③饮食：进食高蛋白质、高维生素的食物，如牛奶、豆浆、蛋类、鱼类、肉类、蔬菜、水果等。④休息：当有结核中毒症状如低热、乏力、食欲减退、盗汗或咯血时，应卧床休息；要保持空气清新、阳光充足。⑤预防：适当进行体育锻炼、增加机体抵抗力。

（6）肺气肿：①如果吸烟，必须立即戒烟；②应该在空气新鲜的环境中工作和生活；③坚持肺功能锻炼，每日做扩胸运动，深呼吸 10～15 次 /min；④慢性支气管炎及支气管哮喘患者，应尽量避免或减少急性发作，以减少和延缓肺气肿的进一步发展，要注意改善全身的健康情况和增强身体的抵抗能力，急性发作时应及早治疗。

（7）肺大疱：①减少感冒及咳嗽；②避免胸部外伤；③如出现呼吸道炎症及早治疗。

（8）肺钙化点：考虑为肺部陈旧性病灶，建议定期复查。

（9）肺间质改变：定期进行胸部 X 线复查，有咳嗽、咳痰、气促、呼吸困难等症状时到内科诊治。

（10）肺间质纤维化：建议到呼吸科诊治。

（11）肺纹理增多：有咳嗽、咳痰、胸痛、气紧者，考虑支气管炎性改变，请呼吸科诊治。无明显症状者考虑与周围环境有关，无须特殊治疗。

（12）肺纹理增重：无不适症状无须治疗，有症状时赴呼吸科就诊。

（13）两肺纹理增粗，增多、紊乱，符合慢性支气管炎改变，建议如下：①均衡营养，坚持有氧运动，提高身体素质；②注意防寒，保暖，预防感染；③用药原则为抗菌消炎，祛痰止咳，必要时输液治疗。

3. 胸部其他异常

（1）胸椎侧弯：建议注意行走、站立、卧姿、挺胸拔腰，适当补充钙质或含钙丰富的食品。严重者骨科咨询、治疗。

（2）胸腔积液：及时到呼吸科进一步检查明确病因，需住院治疗。

（3）胸膜增厚：建议定期进行胸部 X 线复查。

（4）胸膜肥厚粘连：定期复查，如有变化可到结核科或呼吸科就诊。

（5）肋膈角变钝：建议呼吸科进一步检查。

（6）肺门密度增高影：可分为局灶性或广泛性，前者与肺门淋巴结钙化有关，后者往往与肺门影增大有关，建议 CT 扫描或到呼吸科诊治。

（王　渊　谭　伟　童永清）

第三章

预 防 接 种

预防接种（immunization/vaccination）是利用人工制备的抗原或抗体通过适宜的途径对机体进行接种，使机体获得对某种传染病的特异免疫力，以提高个体或群体的免疫水平，预防和控制传染病的发生和流行。分为常规接种、临时接种、群体性预防接种和应急接种（图3-3-0-1）。

常规接种：接种单位按照国家免疫规划疫苗的免疫程序和预防接种服务周期，为适龄儿童和目标人群提供的预防接种服务。

临时接种：在出现自然灾害、控制疫苗针对传染病流行等情况，开展应急接种、补充免疫或其他群体性预防接种时，按应急接种、补充免疫或群体性预防接种方案，在适宜的地点和时间，设立临时预防接种点，对目标人群开展的预防接种服务。

群体性预防接种：在特定的范围和时间内，针对可能受某种传染病威胁的特定人群，有组织地集中实施的预防接种活动。

应急接种：在传染病流行开始或有流行趋势时，为控制疫情蔓延，对易感人群开展的预防接种活动。

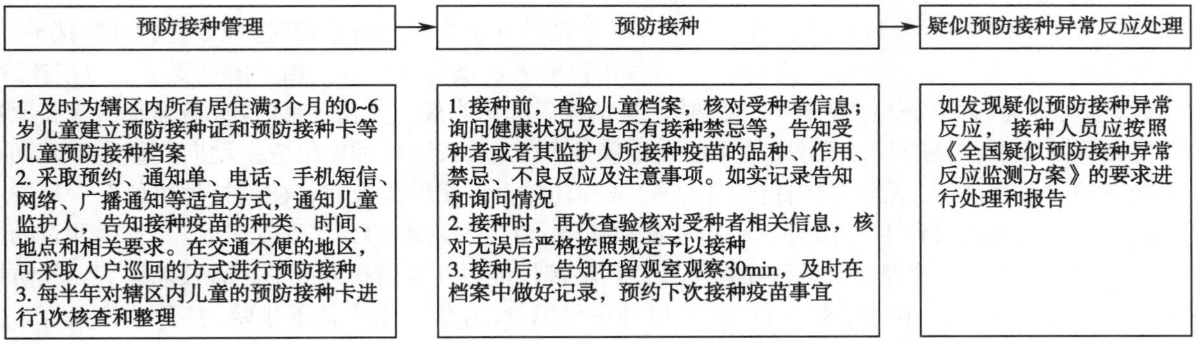

预防接种管理	预防接种	疑似预防接种异常反应处理
1. 及时为辖区内所有居住满3个月的0~6岁儿童建立预防接种证和预防接种卡等儿童预防接种档案 2. 采取预约、通知单、电话、手机短信、网络、广播通知等适宜方式，通知儿童监护人，告知接种疫苗的种类、时间、地点和相关要求。在交通不便的地区，可采取入户巡回的方式进行预防接种 3. 每半年对辖区内儿童的预防接种卡进行1次核查和整理	1. 接种前，查验儿童档案，核对受种者信息；询问健康状况及是否有接种禁忌等，告知受种者或者其监护人所接种疫苗的品种、作用、禁忌、不良反应及注意事项。如实记录告知和询问情况 2. 接种时，再次查验核对受种者相关信息，核对无误后严格按照规定予以接种 3. 接种后，告知在留观室观察30min，及时在档案中做好记录，预约下次接种疫苗事宜	如发现疑似预防接种异常反应，接种人员应按照《全国疑似预防接种异常反应监测方案》的要求进行处理和报告

图 3-3-0-1　预防接种服务流程图

第一节　预防接种管理

（一）预防接种管理

1. 接种单位应当具备的条件　具有"医疗机构执业许可证"；具有经过县级卫生行政部门组织的预防接种专业培训并考核合格的执业医师、执业助理医师、护士或者乡村医生；具有符合《疫苗储存和运输管理规范》规定的冷藏设备和冷链管理制度；接种单位接受所在地县级疾病预防控制机构、乡级防保组织的技术指导，按照卫生行政部门的有关规定和《预防接种工作规范》的要求，承担责任区域内的预防接种工作。

2. 预防接种服务形式和周期

（1）定点接种

1）预防接种门诊：城镇地区原则上每个社区卫生服务中心（站）至少应当设立一个预防接种门诊，

服务半径不超过 5km，实行按日（每周 >3 日）预防接种。农村地区原则上每个乡镇卫生院至少应当设置 1 个预防接种门诊，服务半径不超过 10km，实行日、周（每周 1～2 日）预防接种。

2）村级接种单位：村级接种点每月应当至少提供 2 次预防接种服务。

3）产科接种单位：设有产科接种单位的医疗机构承担新生儿出生时首针乙型肝炎疫苗及卡介苗的预防接种服务。

4）其他接种单位：主要指成人接种门诊、狂犬病疫苗接种门诊等。

（2）入户接种：交通不便的边远山区、海岛、牧区等地区，可采取入户方式进行预防接种，实施入户接种的地区，每月应当至少提供 1 次预防接种服务。

（3）临时接种：在开展群体性预防接种或应急接种活动时，或在流动人口等特定人群集聚地，可设立临时预防接种点，选择适宜时间，为目标人群提供预防接种服务。

3. 资料管理 预防接种单位做好预防接种基本资料的收集、保存、上报工作。具备条件的接种单位可实施预防接种资料的信息化管理。

（二）服务对象管理

1. 服务对象 辖区内 0～6 岁儿童和其他重点人群。

2. 服务内容

（1）预防接种证、卡（簿）的管理：国家对儿童实行预防接种证制度。接种单位应按规定为适龄儿童建立预防接种证、卡（簿），作为儿童预防接种的凭证。其他人群的预防接种也要实行接种记录工作。

1）预防接种证、卡（簿）的建立：预防接种证、卡（簿）按照受种者的居住地实行属地化管理。儿童出生后 1 个月内，其监护人应当到儿童居住地的接种单位为其办理预防接种证。未按时建立预防接种证或预防接种证遗失者应及时到接种单位补办。产科接种单位应告知新生儿监护人 1 个月内到居住地接种单位建立预防接种证、卡（簿），或直接为新生儿办理预防接种证。户籍在外地的适龄儿童暂住在当地时间 3 个月，由暂住地接种单位及时建立预防接种卡（簿）；无预防接种证者需同时建立、补办预防接种证。办理预防接种证的接种单位应在预防接种证上加盖公章。

2）预防接种证、卡（簿）的使用管理：接种单位对适龄儿童实施预防接种时，应当查验预防接种证，并按规定做好记录。预防接种证、卡（簿）由接种单位的人员填写或打印。相关信息要求书写整齐、文字规范、填写准确、内容齐全，时间（日期）栏（项）填写以公历为准。儿童迁移时，儿童监护人应在原接种单位办理儿童既往预防接种证明，转入迁入地接种单位；迁入地接种单位应主动向儿童监护人询查儿童既往预防接种证明；无预防接种证、卡（簿）或预防接种证明的要及时补建。接种单位至少每季度对辖区内儿童的预防接种卡（簿）进行 1 次核查和整理，对失去联系 >12 个月或迁出、死亡的儿童的预防接种卡（簿）资料，由接种单位另行妥善保管。预防接种证由儿童监护人或受种者长期保管。预防接种卡（簿）在城市由社区卫生服务中心（站）、接种单位保管，在农村由乡镇卫生院、接种单位保管。预防接种卡（簿）的保管期限应在儿童满 6 岁后再保存不少于 15 年。其他预防接种记录保存时间不得少于 5 年。

3）儿童预防接种信息资料的使用和管理：儿童预防接种电子档案由乡镇卫生院、社区卫生服务中心（站）或接种单位保管，保管期限要求同预防接种卡（簿）。已全面实施儿童预防接种信息化管理地区，可以用儿童预防接种信息的电子档案逐步取代预防接种卡（簿），但不得代替儿童预防接种证。如为异地建档儿童，可通过联网下载该儿童的既往预防接种资料。疾病预防控制机构、接种单位及相关工作人员对儿童预防接种个案信息负有安全管理和隐私保护责任，不得擅自向其他任何单位和个人提供儿童相关信息。

（2）流动儿童预防接种管理

1）对流动儿童的预防接种实行现居住地管理，流动儿童与本地儿童享受同样的预防接种服务。流动人口相对集中的地方，可设立预防接种点，增加预防接种门诊开放的频率和服务时间等，提供便利的预防接种服务。接种单位至少每季度进行一次流动儿童主动搜索，到流动人口集居地、出租房等地，掌握流动儿童情况。县级疾病预防控制机构定期对流动儿童的预防接种情况进行调查、考核和评价。

2）流动儿童预防接种登记：①在暂住地居住≥3个月的流动儿童，由现居地接种单位负责预防接种和建立预防接种卡（簿），无预防接种证者需同时建立或补办预防接种证。在暂住地居住<3个月的流动儿童，可由现居住地接种单位提供预防接种服务，并出具预防接种证明。②接种单位对主动搜索到的适龄流动儿童，应当及时登记，按规定建立预防接种卡（簿），实行卡（簿）的分类管理，无预防接种证者需补办建立或补办预防接种证，并及时接种或补种疫苗。③接种单位应做好本地外出儿童的管理，掌握儿童外出、返回期间的预防接种情况，及时转卡登记：可利用春节等节假日时间检查外出返乡儿童预防接种情况，并给予查漏补种。④开展儿童预防接种信息化管理的接种单位，对流动儿童通过信息化管理系统共享（下载）预防接种个案信息；对无法共享（下载）预防接种个案信息的流动儿童，必须在本地建立该儿童的预防接种个案信息，并做到儿童基本信息和接种信息完整、准确。

3. 接种药品管理

（1）备好急救药品和器材。急救药品和器材做到"五定"（定药品数量、定点放置、定专人管理、定期检查和维修、定期消毒），使急救药品和器材处于完好、备用状态，以备接种过程中发生晕针、药物过敏性休克等紧急情况下使用。

（2）疫苗使用管理严格按国家免疫规划程序实施接种。使用合格疫苗，免疫起始月（年）龄不提前也不可过大，因为月龄过小，免疫系统发育不完善，往往免疫不成功；免疫起始月（年）龄过大，则会增加暴露传染病的机会，严格执行标准接种剂量、接种剂次、接种间隔、接种途径，以减少或避免发生接种不良反应事件。

（3）疫苗冷链管理。冷链是保证疫苗质量，使儿童得到安全、有效接种的重要措施，冷链系统管理则是保证冷链正常运转的重要手段。制定冷链工作管理制度，建立健全冷链设备档案，设立专人负责，对疫苗运输温度和冷链设备运转状况进行监测并记录，冷链设备定期检查、维护，确保其符合规定要求。

（4）接种现场疫苗管理。严格核对接种疫苗的品种，检查疫苗外观质量，凡过期、发霉、变色、污染、有絮状物或异物、无标签或标签模糊不清、药瓶有裂纹的疫苗一律不能使用；不得使用冻结过的百白破混合疫苗、乙型肝炎疫苗等含吸附制剂的疫苗。使用含有吸附制剂疫苗前，应充分摇匀，需稀释的疫苗，应使疫菌充分溶解，开启后未用完的疫苗应盖上无菌干棉球冷藏，活疫苗超过半小时、灭活疫苗超过一个小时未用完应废弃；冷藏包内冰块融化后，应及时更换，接种结束后应及时将未开启的疫苗存入冰箱。

第二节　预 防 接 种

根据国家免疫规划疫苗免疫程序，对适龄儿童进行常规接种，在部分省份对重点人群接种出血热疫苗。在重点地区对高危人群实施炭疽疫苗、钩体疫苗应急接种。根据传染病控制需要，开展乙型肝炎、麻疹、脊髓灰质炎等疫苗强化免疫或补充免疫、群体性接种工作和应急接种工作。

接种前的工作：接种工作人员在对儿童接种前应查验儿童预防接种证、卡（簿）或电子档案，核对受种者姓名、性别、出生日期及接种记录，确定本次受种对象、接种疫苗的品种。询问受种者的健康状况和是否有接种禁忌等，告知受种者或者其监护人所接种疫苗的品种、作用、禁忌、不良反应和注意事项，可采用书面和/或口头告知的形式，并如实记录告知和询问的情况。

接种时的工作：接种工作人员在接种操作时再次查验并核对受种者姓名，预防接种证、接种凭证和本次接种的疫苗品种，核对无误后严格按照《预防接种工作规范》规定的接种月（年）龄、接种部位、接种途径、安全注射等要求予以接种。接种工作人员在接种操作时再次进行"三查七对"，无误后予以预防接种。

接种后的工作：告知儿童监护人，受种者在接种后应在留观室观察30分钟，接种后及时在预防接种证、卡（簿）上记录，与儿童监护人预约下次接种疫苗的种类、时间和地点。有条件的地区录入计算机并进行网络报告。

疑似预防接种异常反应的处理：如发现疑似预防接种异常反应，接种人员应按照《全国疑似预防接种异常反应监测方案》的要求进行处理和报告。

（一）儿童预防接种

1. 儿童预防接种　接种疫苗是预防和控制传染病最经济、有效的方法之一。我国疫苗分为两大类：一类疫苗是国家免费提供的，所有适龄儿童都应按规定接种；二类疫苗是自费并自愿接种的。

第一类疫苗：包括国家免疫规划疫苗、省级人民政府在执行国家免疫规划时增加的疫苗、县级及以上政府或者其卫生计生行政部门组织开展的群体性预防接种所使用的疫苗。我国自 2007 年开始扩大国家免疫规划范围，同时在流行地区对特定人群免费接种出血热、炭疽、钩体疫苗。因此计划免疫疫苗的种类由原来的 6 种扩大至 14 种，可预防的传染病扩大至 15 种。

第二类疫苗：为"计划免疫外疫苗"，政府不强制全部儿童接种，公民自费且自愿受种的其他疫苗。包括流行性感冒、流感嗜血杆菌、肺炎球菌、水痘、轮状病毒、肠道病毒 71 型及特殊情况应用疫苗等 10 余种。

2. 常见特殊健康状态的儿童接种

（1）早产儿与低出生体重儿：早产儿和 / 或低出生体重儿如医学评估稳定并且处于持续恢复状态（无须持续治疗的严重感染、代谢性疾病、急性肾脏疾病、肝脏疾病、心血管疾病、神经和呼吸道疾病），按照出生后实际月龄接种疫苗。早产儿胎龄大于 31 孕周且医学评估稳定后，可以接种卡介苗；胎龄小于或等于 31 孕周的早产儿，医学评估稳定后可在出院前接种卡介苗。

（2）过敏：所谓"过敏性体质"不是疫苗接种禁忌。对已知疫苗成分严重过敏或既往因接种疫苗发生喉头水肿、过敏性休克及其他全身性严重过敏反应的，禁忌继续接种同种疫苗。

（3）人类免疫缺陷病毒（human immunodeficiency virus，HIV）感染母亲所生儿童：由医疗机构出具儿童是否为 HIV 感染、是否出现症状、是否有免疫抑制的诊断。HIV 感染母亲所生小于 18 月龄婴儿在接种前不必进行 HIV 抗体筛查，按 HIV 感染状况不详为儿童进行接种。

1）HIV 感染母亲所生儿童在出生后暂缓接种卡介苗，当确认儿童未感染 HIV 后再予以补种；当确认儿童 HIV 感染，不予接种卡介苗。

2）HIV 感染母亲所生儿童如经医疗机构诊断出现艾滋病相关症状或免疫抑制症状，不予接种含麻疹成分疫苗；如无艾滋病相关症状，可接种含麻疹成分疫苗。

3）HIV 感染母亲所生儿童可按照免疫程序接种乙型肝炎疫苗、百白破混合疫苗、A 群脑膜炎球菌多糖疫苗、A 群 C 群脑膜炎球菌多糖疫苗和白破疫苗等。

4）HIV 感染母亲所生儿童除非已明确未感染 HIV，否则不予接种乙型脑炎减毒活疫苗、甲型肝炎减毒活疫苗、脊髓灰质炎减毒活疫苗，可按照免疫程序接种乙型脑炎灭活疫苗、甲型肝炎灭活疫苗、脊髓灰质炎灭活疫苗。

5）非 HIV 感染母亲所生儿童，接种疫苗前无须常规开展 HIV 筛查。如果有其他暴露风险，确诊为 HIV 感染的，后续疫苗接种按照 HIV 感染儿童的接种建议。

（4）免疫功能异常：除 HIV 感染者外的其他免疫缺陷或正在接受全身免疫抑制治疗者，可以接种灭活疫苗，原则上不予接种减毒活疫苗（补体缺陷患者除外）。

（5）其他特殊健康状况。下列常见疾病不作为疫苗接种禁忌：生理性和母乳性黄疸，单纯性热性惊厥史，癫痫控制处于稳定期，病情稳定的脑疾病、肝脏疾病、常见先天性疾病（先天性甲状腺功能减退、苯丙酮尿症、唐氏综合征、先天性心脏病）和先天性感染（梅毒、巨细胞病毒和风疹病毒）。

（二）成人预防接种

自从我国对儿童开展计划免疫工作以来，经过几代防疫人员的努力，许多危及儿童生命健康的传染病如脊髓灰质炎、麻疹、白喉的发病率显著下降，有的几乎绝迹。然而，近年来，一些传染病有明显的年龄高移现象，有些常见的传染病在成人中的发病率逐年增高，如结核；新发传染病近年来也不断出现，如严重急性呼吸综合征（SARS）、禽流感、新型冠状病毒感染等，成人感染这些疾病的机会甚至超过儿童；此外，儿童的免疫接种率至今仍未达到 100%，这部分人长大后就成了易感人群。从理论上讲，凡未经过白喉、破伤风、麻疹、流行性腮腺炎、脊髓灰质炎、乙型脑炎、流行性脑脊髓膜炎、乙型肝炎等自然感染而获得免疫或未接种疫苗的成年人，均可能罹患这些传染病；其他接种如流行性脑脊髓膜炎和肺炎疫苗等，可以提高人群的免疫力，控制疾病的暴发和流行。由于通过疫苗可预防的传染病在成年人中仍保持一定的发病率，如果一旦感染却没有彻底治愈，会造成严重的健康问题甚至死亡，而疫苗是目前最安全的医疗产品之一，可以有效地预防和控制传染病的发生，降低病死率，可以解除因罹患疾病而带来的花费。因此，对可用疫苗预防的疾病，每个成年人都应根据自身情况进行免疫接种。

1. 成人免疫接种常用疫苗

（1）破伤风和白喉（Td）疫苗。我国白喉发病率年龄高移，成年人对白喉免疫水平下降，锡克反应阳性率较高。因而，对无明确全程初次免疫接种破伤风和白喉类毒素的成人，都应该全程接种 Td 疫苗；如果已完成了初次免疫全程接种并且最后一针的接种时间在 10 年前，则只需加强 1 针；对发生伤口破损者需做破伤风疫苗注射。

（2）麻疹、腮腺炎、风疹（measles, mumps & rubella, MMR）疫苗：在 18 周岁以上的成年人必须注射 1 针以上的 MMR 疫苗，除非此人有医学禁忌证、已接种过不止 1 次麻疹疫苗或有其他证据证明其对麻疹已有免疫力；对于卫生保健机构工作者、大学或中等技术学校的学生、出境旅游者等高危人群应接种第 2 针 MMR 疫苗；对于风疹免疫史不清且没有实验室诊断证明其具有免疫力的妇女应接种 1 针 MMR 疫苗；对于孕妇或打算在 4 周内怀孕的妇女不能接种风疹疫苗，对已怀孕又对风疹易感的孕妇，应在产后尽早接种风疹疫苗。近年我国一些省、市已把麻疹疫苗纳入大、中专（包括中学生）入学新生和新兵入伍的常规接种。

（3）水痘、带状疱疹疫苗：所有易感成人和青少年均需接种疫苗。幼儿园老师、保姆、过集体生活的人、军人、未怀孕的妇女、跨国旅游者、卫生保健工作者、与免疫功能不全者有家庭密切接触的人员应特别注意预防接种。

（4）流行性感冒疫苗：流行性感冒疫苗的接种对象主要是 6 个月以上所有人群。下列人群建议优先接种，医务人员，养老机构、长期护理机构、福利院等人群聚集场所脆弱人群及员工，重点场所人群：托幼机构、中小学校的教师和学生，监所机构的在押人员及工作人员等；大型活动参加人员和保障人员，60 岁及以上的居家老年人，6 月龄～5 岁儿童，慢性病患者，6 月龄以下婴儿的家庭成员和看护人员，以及孕妇或准备在流行性感冒季节怀孕的女性。流行性感冒流行通常始于 12 月末或冬季中期，因此，最佳接种时间是在 9 月及 10 月。

（5）肺炎球菌疫苗：主要用于预防肺炎球菌性疾病。目前国内上市的为肺炎球菌结合疫苗 13 价（PCV13，用于 6 周龄以上儿童）和肺炎球菌多糖疫苗（PPV），肺炎球菌多糖疫苗是经过高度纯化的 23 价多糖疫苗。肺炎球菌多糖疫苗 23 价的接种对象主要包括 2 岁以上合并肺炎球菌疾病风险的儿童或 65 岁或以上人群、患有慢性病或具有其他高危因素的人群，包括慢性心肺疾病、慢性肝病、糖尿病、免疫缺陷者、艾滋病感染者以及酗酒和长期吸烟者等。

（6）乙型肝炎疫苗：用于预防乙型肝炎。我国是乙型肝炎的高发国家，人群中乙型肝炎病毒表面抗原阳性率达 10% 以上，这是一个严重的公共卫生问题，接种乙型肝炎疫苗是控制该病最有效的措施之一。乙型肝炎疫苗的接种对象为所有成人，特别是任何具有接触乙型肝炎病毒高度危险的人，如医护人员、尸体处理人员、墓地工作人员、频繁接受输血者及血液透析者、乙型肝炎病毒携带者的性伴侣和家庭接触者、静脉药物依赖者、性乱者、同性恋者，以及经常接触血液和分泌物及钱币等的医务、财会及售货人员，接触此种病毒的其他人群。另外，任何未感染过而偶然接触病毒的人（如被污染针头刺伤的护士）也应进行注射。

（7）甲型肝炎疫苗：所有想获得对于甲型肝炎免疫力的人，以及高危人群，如慢性肝病者、同性恋者、凝血因子紊乱的患者、前往甲型肝炎流行区的人员等都可以接种甲型肝炎疫苗；接触甲型肝炎患者较多的从业人员如饮食从业人员、实验工作者等可酌情接种。

（8）脑膜炎球菌多糖疫苗：接种对象包括在集体宿舍居住的大学新生、患有某些功能缺陷者、前往流行性脑膜炎流行区的人员、在工作中接触脑膜炎双球菌的工作者、入伍新兵等。在流动人口集中的地方,流行性脑膜炎暴发流行仍有发生,因此在这类地域及大型建筑工地周围的人群、开放城市人群等均应接种脑膜炎球菌多糖疫苗。

(9) 人乳头瘤病毒(human papilloma virus,HPV)疫苗:又称宫颈癌疫苗,目前上市的有二价、四价、九价疫苗,接种对象主要是 9~45 岁适龄女性,可以预防人体感染疫苗所涵盖的 HPV 亚型变异毒株,进而有效预防宫颈癌的发病。传统接种程序为半年内接种 3 剂,2022 年 4 月世界卫生组织免疫战略专家组发表了对 HPV 疫苗的新的接种建议,首次认可了"单剂次"的 HPV 疫苗接种方案。

(10) 新型冠状病毒疫苗:接种新型冠状病毒疫苗可以减少新型冠状病毒感染和发病,是降低重症和死亡发生率的有效手段,符合接种条件者均应接种;符合加强免疫条件的接种对象,应及时进行加强免疫接种。

(11) 其他疫苗接种:被犬、猫、猪等家畜咬伤和从事兽医、驯兽、动物饲养工作的人员应注射狂犬病疫苗。从事环卫和污物处理的工人,应做白喉、破伤风二联菌苗接种,酌情还可做伤寒菌苗、霍乱菌苗、脊髓灰质炎疫苗等接种。从事医学微生物实验的人员,直接接触如鼠疫杆菌、炭疽杆菌等检验工作,亦应做相应的疫苗接种。饮食从业人员、交通运输人员,接种伤寒、霍乱等疫苗。皮毛加工、屠宰、畜牧兽医人员,接种炭疽疫苗。入伍新兵,应接种脑膜炎球菌多糖疫苗,还要酌情接种伤寒、卡介苗、乙型脑炎、腮腺炎、乙型肝炎疫苗等。医护人员还应酌情进行水痘疫苗、肺炎链球菌疫苗、MMR 疫苗的接种。疫区的林业工人、水利工地民工、野外宿营人员等应接种出血热疫苗。林业工人或进入林区的人员应接种森林脑炎疫苗。对参与国际交流,出国留学、旅游、工作的人群,可能接触到如黄热病等一些疫苗可预防的传染病,应予接种相应疫苗。

2. 成人接种疫苗免疫程序　目前,国内尚未制定有关成人免疫接种的法律法规,多数情况下是成人根据自身情况按照疫苗说明书进行接种。美国免疫实施顾问委员会有相关建议,国内可参照进行接种(表 3-3-2-1)。

表 3-3-2-1　不同疫苗、不同年龄组的成人免疫接种程序

疫苗	年龄组		
	19~49 岁	50~64 岁	≥65 岁
破伤风、白喉(Td)	每隔 10 年加强 1 针[①]		
麻疹、腮腺炎、风疹(MMR)	1 针或 2 针[①]	1 针	
水痘	2 针(0,4~8 周)[①]	2 针(0,4~8 周)	
流行性感冒	每年 1 针	每年 1 针[①]	
肺炎(多糖)	1~2 针		1 针[①]
甲型肝炎	2 针(0,6~12 个月或 0,6~18 个月)		
乙型肝炎	3 针(0,1~2 个月,4~6 个月)		
流行性脑脊髓膜炎	≥1 针		

注:①适合该年龄组所有人,其余为适合高危人群。

3. 成人预防接种注意事项　疫苗接种时应严格掌握禁忌证和适应证,如发热,特别是高热的人不适合各种疫苗接种。急性传染病的潜伏期、前驱期、发病期及恢复期,较重的心脏病,高血压,肝、肾疾病,活动性结核,血液系统疾患,活动性风湿病,哮喘,荨麻疹等患者则不能进行接种或待症状缓解、恢复健康后方可接种。对过敏性体质者、神经系统疾病患者、精神病患者以及有严重营养不良者,接种疫苗时应特别慎重。对已知疫苗成分严重过敏或既往因接种疫苗发生喉头水肿、过敏性休克及其他全身性严重过敏反应的,禁忌继续接种同种疫苗。

(三)疑似预防接种异常反应处理

1. 疑似预防接种异常反应(adverse event following immunization,AEFI)　是指在预防接种后发生的怀疑与预防接种有关的反应或事件。按发生原因分成以下五种类型:

(1) 不良反应:合格的疫苗在实施规范接种后,发生的与预防接种目的无关或意外的有害反应,包

括一般反应和异常反应。

1）一般反应：在预防接种后发生的，由疫苗本身所固有的特性引起的，对机体只会造成一过性生理功能障碍的反应，主要有发热和局部红肿，同时可能伴有全身不适、倦怠、食欲减退、乏力等综合症状。

2）异常反应：是指合格的疫苗在实施规范接种过程中或实施规范接种后造成受种者机体组织器官、功能损害，相关各方均无过错的药品不良反应。

（2）疫苗质量事故：由于疫苗质量不合格，接种后造成受种者机体组织器官、功能损害。

（3）接种事故：由于在预防接种实施过程中违反预防接种工作规范、免疫程序、疫苗使用指导原则、接种方案，造成受种者机体组织器官、功能损害。

（4）偶合症：受种者在接种时正处于某种疾病的潜伏期或者前驱期，接种后巧合发病。

（5）心因性反应：在预防接种实施过程中或接种后因受种者心理因素发生的个体或者群体的反应。

2. 常见反应的处置 接种人员对较为轻微的全身性一般反应和接种局部的一般反应，可给予一般的处理指导；对接种后现场留观期间出现的急性严重过敏反应等，应立即组织紧急抢救；对于其他较为严重的 AEFI，应建议及时到规范的医疗机构就诊；要重视心因性反应的识别和心理干预，特别是群体心因性反应事件。

（1）全身性一般反应处置原则：出现发热反应时以对症处理为主，多休息和饮水，注意是否继发其他疾病。高热者可服用退热药物。受种者发热≥37.5℃或 <37.5℃并伴有其他全身症状、异常哭闹等情况或出现惊厥及神经系统症状者应及时到医院就诊。

（2）局部一般反应处置原则：红肿直径和硬结 <15mm 的局部反应，一般不需任何处理。红肿直径和硬结在 15～30mm 的局部反应，可用干净的毛巾先冷敷，出现硬结者可热敷，每日数次，每次 10～15 分钟。红肿和硬结直径≥30mm 的局部反应，应及时到医院就诊。接种卡介苗出现的局部红肿，不能热敷。

（3）异常反应：常见的异常反应有无菌性脓肿、热性惊厥、过敏性休克、过敏性皮疹、过敏性紫癜、血小板减少性紫癜、血管性水肿、多发性神经炎、臂丛神经炎、癫痫、脑病、脑炎和脑膜炎等。

一般在接种百白破混合疫苗等含有吸附剂的疫苗时，由于接种部位不当、注射过浅、剂量过大、使用前未充分摇匀疫苗等引起的无菌性脓肿，局部有较大红晕，持续多日，肿胀疼痛，有波动感，一般不破溃，可采取干热敷、用注射器抽取脓液等方法治疗。

接种时或接种后数分钟，受种者突然出现昏迷、晕厥等急危重症，应考虑过敏性休克、低血糖休克、心因性反应导致的晕厥等可能，立即使受种者平卧，头部放低，保持安静和空气新鲜，注意保暖，通过皮肤、呼吸、血压等表现作出初步判断。晕厥轻者一般不需要处理，给予喝热开水或热糖水处理，短时间内即可恢复，休克应按照急危重症管理进行救治和转诊。

异常反应的诊断和鉴定必须由省级、市级和县级疾病预防机构依照《预防接种异常反应鉴定办法》规定成立的预防接种异常反应调查诊断专家组负责调查诊断，任何医疗单位或个人均不得作出预防接种异常反应的诊断。

3. AEFI 的报告 如发现 AEFI，接种人员应按照《全国疑似预防接种异常反应监测方案》的要求进行处理和报告。

医疗机构、接种单位、疾病预防控制机构、药品不良反应监测机构、疫苗生产企业、疫苗批发企业及其执行职务的人员为 AEFI 的责任报告单位和报告人。

（谭 伟 路孝琴 周永明）

第四章

儿童健康管理

我国有 3 亿儿童和青少年，每年有 1 000 多万新生儿，为广大儿童提供更好的健康保护和健康促进，是促进人口合理增长、减缓人口老年化进程和全面建成小康社会对卫生工作的要求。社区儿童保健（community child care）是对儿童进行整体、连续的健康管理，研究儿童时期生长发育规律及其影响因素，采取有效措施，促进和保障儿童身心健康成长的卫生服务。儿童的身心健康和早期教育不仅对他们的生长发育有重要作用，而且对今后的成长也会产生深远影响。

儿童保健的主要任务是研究儿童各年龄期生长发育的规律及其影响因素，以通过有效措施，促进有利因素，防止不利因素，保障儿童健康成长。儿童保健研究涉及内容包括儿童体格生长、社会心理发育、儿童营养、儿童健康促进和儿科疾病的管理等。

第一节　新生儿健康管理

（一）新生儿家庭访视

新生儿出生 28 日内家访 3～4 次，高危儿应适当增加家访次数，主要由社区卫生服务中心（站）的妇幼保健人员实施。家访的目的是早期发现问题，及时指导处理，降低新生儿的发病率或减轻发病的程度。

1. 家访内容

（1）了解：出生时情况、预防接种情况、新生儿疾病筛查、出生体重及身长。

（2）询问、观察和测量：喂养、睡眠、大小便、黄疸、脐部、口腔发育等，测量体温，进行体格检查。

（3）指导：喂养、发育、防病、预防伤害和口腔保健。

（4）提醒：未接种卡介苗和第 1 剂乙型肝炎疫苗，提醒家长尽快补种。

（5）告知：未接受新生儿疾病筛查，告知家长到具备筛查条件的医疗保健机构补筛。

（6）建立："母子健康手册"。

（7）特殊：低出生体重、早产、双多胎或有出生缺陷的新生儿根据实际情况增加访视次数。

（8）填写：新生儿家庭访视记录表。

2. 足月新生儿特征　皮肤红润有弹性，胎脂和胎毛少，皮下脂肪丰满；耳软骨成形，耳郭能保持直立位；乳头明显，乳晕清楚，可摸到乳腺结节；指 / 趾甲达到或超过指 / 趾端，足底纹遍及整个足底；男婴睾丸出生后多数已降入阴囊；女婴大阴唇已覆盖小阴唇和阴蒂。

3. 体格指标　出生体重 3kg；身长 50cm；头围 34cm；呼吸 30～50 次 /min；心率 120～140 次 /min；体温 36～37℃；小便：出生 3 日后每日 6 次以上；大便：母乳喂养 3～7 次 /d 黄色糊状，人工喂养 1～2 次 /d 淡黄或灰色黏稠。

4. 新生儿的特殊生理现象　生理性黄疸生后 2～3 日出现皮肤黏膜发黄，4～6 日达高峰，7～10 日开始消退。正常足月儿血清胆红素不超过 220.6μmol/L（12.9mg/dl）。生理性体重下降，生后 1～2 日开始出现，下降幅度为出生体重的 6%～9%，7～10 日恢复到出生时体重。其他："马牙"、"螳螂嘴"、乳房肿胀、假月经等现象均无须特殊处理。

5. 转诊指征

（1）体温：≥38℃或≤35.5℃。

（2）皮肤：皮肤苍白、发绀、发花和厥冷、出血点和瘀斑，明显黄染，皮肤硬肿，脱水征象，皮肤脓疱，脐部周围皮肤发红和肿胀，有脓液渗出。

（3）呼吸：频率<20次/min或>60次/min，呼吸困难（呼气性呻吟、胸凹陷），喘息样呼吸，呼吸暂停。

（4）循环：发绀或苍白、肢端凉，心率快，肢端毛细血管充盈时间延长（>3秒）；心率<100次/min或>160次/min，明显的心律不齐，严重发绀。

（5）消化：喂养困难或拒奶；频繁呕吐或呕吐物带有胆汁、咖啡样甚至血性物质；腹泻次数多或量大，大便带血或黏液；腹胀有张力，腹壁皮肤变色，肠型明显，肠鸣音减弱或消失；皮肤黄染呈黄绿色伴大便白陶土样。

（二）新生儿满月健康教育

初生新生儿需经历一段时间的调整，才能适应宫外环境。新生儿期，特别是出生后一周内的新生儿发病率和死亡率极高，婴儿死亡中约2/3是新生儿，1周内的新生儿占新生儿死亡数的70%左右。故新生儿保健是儿童保健的重点，而出生后1周内新生儿的保健是重中之重。

1. 新生儿居家保健　新生儿居室的温度与湿度应随气候变化调节。有条件的家庭在冬季应使室内温度保持在20～22℃，湿度以55%为宜；无条件时可用热水袋保暖，避免体温不升；夏季应避免室内温度过高。指导母亲正确的哺乳方法以维持良好的乳汁分泌、满足新生儿生长所需。母乳确实不足或无法进行母乳喂养的婴儿，应指导母亲使用科学的人工喂养方法。新生儿皮肤娇嫩，应每日洗澡保持皮肤清洁。根据室温选择合适的衣服与尿布。父母应多与婴儿说话，抚摸、摇、抱婴儿均有利于早期的情感交流。应尽量避免过多的外来人员接触。注意脐部护理。接种乙型肝炎疫苗第二针。询问及观察：新生儿的喂养、睡眠、大小便、黄疸等；体测及评价：测量体重、身长、头围并评价；指导：喂养、发育、防病；填写：1～8月龄儿童健康检查记录表（满月栏）。

2. 转诊指征　①皮肤有皮疹、糜烂、出血点等，淋巴结肿大、压痛；②头围过大或过小，前囟张力过高，颈部活动受限或颈部包块；③眼外观异常、溢泪或溢脓、结膜充血、眼球震颤；④耳、鼻有异常分泌物；⑤心脏杂音，心律不齐，肺部呼吸音异常；⑥肝脾大，腹部触及包块；⑦脊柱侧弯或后凸，四肢不对称、活动度和肌张力异常；⑧外生殖器畸形、睾丸未降、阴囊水肿或包块；⑨在健康检查中，发现任何不能处理的情况。

第二节　儿童健康管理

（一）婴幼儿健康管理

提倡纯母乳喂养至4～6个月；部分母乳喂养或人工喂养婴儿则应选择配方奶粉。自4个月应开始逐渐引入其他食物，为断离母乳做准备。定期进行体格检查，便于早期发现缺铁性贫血、佝偻病、营养不良、发育异常等疾病，并予以及时的干预和治疗。坚持户外活动，进行空气浴、日光浴和被动体操有利于体格生长。该时期还是感知发育的重要阶段，带有声、光、色的玩具对促进其感知发育有利。婴儿期应按计划免疫程序完成基础免疫。

由于感知能力和自我意识的发展，幼儿对周围环境产生好奇、乐于模仿，幼儿期是社会心理发育最为迅速的时期。该时期应重视与幼儿的语言交流，通过游戏、讲故事、唱歌等促进幼儿语言发育与大脑运动能力的发展。同时，应培养幼儿的独立生活能力，安排规律生活，养成良好的生活习惯，如睡眠、进食、排便、沐浴、游戏、户外活动等。每3～6个月应进行一次体格检查，预防龋齿。由于该时期的儿童已经具备一定的活动能力，且凡事都喜欢探个究竟，故还应注意异物吸入、烫伤、跌伤等损伤的预防。

1. 主要内容

（1）询问：上次随访到本次随访之间的婴幼儿喂养、患病等情况。

（2）体格检测：测量体重、身长（身高）、头围及进行体格检查，6～8、18、30月龄时分别进行1次血常规（或血红蛋白）检测，6、12、24、36月龄时分别进行1次听力筛查检测。

（3）评价与评估：对生长发育进行评价，对心理行为进行预警征象评估。

（4）指导：科学喂养（合理膳食）、生长发育、疾病预防、预防伤害、口腔保健等。

（5）督促：体格检查结束后接受预防接种。

（6）填写：1～8月龄儿童健康检查记录表，2～30月龄儿童健康检查记录表。

2. 生长评价

（1）指标：体重/年龄、身长（身高）/年龄。

（2）方法：

①数据表法：离差法（标准差法）、百分位数法；②生长发育监测图。离差法（标准差法）：以中位数（M）为基值加减标准差（SD）来评价体格生长，可采用三等级、五等级划分法（表3-4-2-1）。

表3-4-2-1 离差法（三等级、五等级划分法）

等级	<$M-2SD$	$M-2SD \sim M-1SD$	$M \pm 1SD$	$M+1SD \sim M+2SD$	>$M+2SD$
五等级	下	中下	中	中上	上
三等级	下		中		上

3. 转诊指征

（1）对低体重、生长迟缓、营养性缺铁性贫血及维生素D缺乏性佝偻病儿童进行登记，并转入儿童营养性疾病管理。

（2）对儿童心理行为发育筛查结果可疑或异常的儿童进行登记并转诊。

（3）出现下列情况之一，且无条件诊治者应转诊：①皮肤有皮疹、糜烂、出血点等，淋巴结肿大、压痛；②头围过大或过小，前囟张力过高，颈部活动受限或颈部包块；③眼外观异常、溢泪或溢脓、结膜充血、眼球震颤，婴儿不注视、不追视；④耳、鼻有异常分泌物，有龋齿；⑤听力筛查未通过；⑥心脏杂音，心律不齐，肺部呼吸音异常；⑦肝脾大，腹部触及包块；⑧脊柱侧弯或后凸，四肢不对称、活动度和肌张力异常，疑有发育性髋关节发育不良；⑨外生殖器畸形、睾丸未降、阴囊水肿或包块；⑩在健康检查中，发现任何不能处理的情况。

（二）学龄前儿童健康管理

学龄前期儿童智力发展快、独立活动范围大，是性格形成的关键时期。因此，加强学龄前期儿童的教育较重要，应注意培养其学习习惯、想象与思维能力，使之具有良好的心理素质。应通过游戏、体育活动增强体质，在游戏中学习遵守规则和与人交往。每年应进行1～2次体格检查，进行视力、龋齿及缺铁性贫血等常见病的筛查与矫治。保证充足营养，预防溺水、外伤、误服药物和食物中毒等损伤。

1. 主要内容

（1）询问：上次随访到本次随访之间的膳食、患病等情况。

（2）体格检测：测量体重、身高、视力及进行体格检查，4岁、5岁和6岁分别免费测一次血常规（或血红蛋白）。

（3）评价与评估：对体格发育进行评价，对心理行为进行预警与评估。

（4）指导：合理膳食、生长发育、疾病预防、预防伤害、口腔保健等。

（5）督促：体格检查结束后接受预防接种。

（6）转诊：对低体重、生长迟缓、消瘦、肥胖及营养性缺铁性贫血儿童进行登记，转入儿童营养性疾病管理；对儿童心理行为发育筛查结果可疑或异常的儿童进行登记并转诊；视力筛查异常；胸腹部异常；在健康检查中，发现任何不能处理的情况及时转诊。

（7）填写：3～6岁儿童健康检查记录表。

2. 体格发育评价指标 体重/年龄、身高/年龄、体重/身高。

3. 健康问题处理 对健康管理中发现的有营养不良、贫血、单纯性肥胖等情况的儿童分析原因，给出指导或转诊的建议；对心理行为发育偏异、口腔发育异常（唇腭裂、诞生牙）、龋齿、视力低常或听力异常儿童等情况应及时转诊并追踪随访转诊后结果。

4. 儿童保健的具体措施

（1）护理：对小儿的护理是儿童保健、医疗工作的基础内容，年龄愈小的儿童，愈需要合适的护理；居室应阳光充足、通气良好，冬季室内温度尽可能达到18～20℃，湿度为55%～60%。对哺乳期婴儿，主张母婴同室，便于母亲哺乳和料理婴儿。衣着（尿布）应选择浅色、柔软的纯棉织物，宽松且少接缝，以避免摩擦皮肤和便于穿、脱。存放新生儿衣物的衣柜内不宜放置樟脑丸，以免发生新生儿溶血。新生儿应衣着宽松，冬季不宜穿得过多、过厚，以让婴儿活动自如、保持双下肢屈曲姿势，有利于髋关节的发育。婴儿最好穿连衣裤或背带裤，不用松紧腰裤，以利胸廓发育。

（2）营养：营养是保证儿童生长发育及健康的先决条件，必须及时对家长和有关人员进行有关母乳喂养、断乳期婴儿的其他食物添加、幼儿期正确的进食行为培养、学前及学龄期儿童的膳食安排等内容的宣教和指导。

（3）计划免疫（见儿童预防接种部分）。

（三）儿童智力发育测查

根据目的不同，最常见评估神经心理发育的工具的可分为筛查和诊断两大类。

1. 筛查性评估 筛查/评估工具需要能够符合儿童发育的动态变化特点，主要是针对大规模人群进行定期监测和筛查，在社区基层儿科广泛使用。发育筛查有助于识别可能需要获得早期干预或康复服务的婴幼儿，使其尽早接受专业医疗人员的诊断性评估及后续康复干预。其特点是，评估过程家长或主要照护者参与较多，且花费较低的成本就能完成。常见的筛查性评估工具有：

（1）丹佛发育筛查测验（Denver development screen test, DDST）：主要用于6岁以下儿童的发育筛查，实际应用时对4.5岁以下的儿童较为适用。测试内容分为大运动、细运动、语言、个人适应性行为四个能区。我国修订版的DDST筛查量表样式，每个项目分别标上4个点，分别代表25%、50%、75%、90%的正常小儿通过该项目的月龄或年龄。测试结果有异常、可疑、正常及无法解释4种。如第1次为异常、可疑或无法解释时，2～3周应予以复查。如果复查结果仍为异常、可疑、无法解释，而且家长认为该测试确实反映小儿日常表现时，则应该进一步使用诊断性测试。

（2）年龄及发育进程问卷（age & stages questionnaire, ASQ）：适用于1个月到5.5岁的儿童。该问卷主要由父母报告，涉及五个发育能区，包括沟通能区、粗大动作能区、精细动作能区、问题解决能区、个人-社会能区。

（3）绘人测试：适用于5～9.5岁儿童。要求被测儿童依据自己的想象绘一幅全身正面人像，以身体部位、各部比例和表达方式的合理性计分。绘人测试结果与其他智能测试的相关系数在0.5以上，与推理、空间概念、感知能力的相关性更显著。该法可用于个别测试，也可进行集体测试。

（4）皮博迪图片词汇测试（Peabody picture vocabulary test, PPVT）：适用于4～9岁儿童的一般智能筛查。PPVT的工具是120张图片，每张有黑白线条画四幅，测试者说一个词语，要求儿童指出所在图片其中相应的一幅画。测试方法简单，尤适用于语言或运动障碍者。

2. 诊断性评估 诊断性评估工具，需要具有资质的专业人员使用，它不仅用于评估儿童是否符合接受早期干预、康复治疗的条件，也为进一步的康复干预服务提供指导。诊断性测试所包括的项目往往比较多，反映儿童发育综合能力。因此，测试费时又费力，强调对个体儿童的评价，其结果以具体数值表示。近20年来，我国引进了一系列诊断性测试，经过标准化后，获得了我国的常模。儿科临床中最常用的诊断性测试包括贝利婴儿发展量表（Bayley scales of infant development）、格塞尔发育量表（Gesell developmental schedule）、格里菲斯发育评估量表（Grifith development scales）、韦氏学前儿童智力量表（Wechsler preschol and primary scale of intelligence）、韦氏儿童智力量表修订版（Wechsler intelligence scale for children revised）、儿童适应行为评定量表等。在评价儿童的智能时，常用上述各种智力量表，结合儿童适应行为评定量表，对儿童智能发育迟缓作出诊断。

3. 儿童心理卫生　儿童的保健水平直接关系到国家和民族的未来,保健工作不仅要使儿童在体格方面茁壮成长,还必须按照其神经生理功能发育特点进行正确引导、教育,使儿童具有良好的社会适应能力。

习惯的培养:

(1)睡眠习惯:应从小培养儿童有规律的睡眠习惯。①1～2个月小婴儿尚未建立昼夜生活节律,胃容量小,可夜晚哺乳1～2次,但不应含奶头入睡。3～4个月后逐渐停止夜间哺乳,以延长夜间连续睡眠时间。②儿童居室的光线应柔和,睡前避免过度兴奋;婴儿应有自己的、固定位置的床位,使睡眠环境相对恒定。③儿童应该有相对固定的睡眠作息时间,不要任意改变儿童的睡眠时间。④婴儿可利用固定乐曲催眠入睡,一旦夜间醒来,不拍、不摇、不抱、不可用喂哺催眠,对幼儿可用低沉声音重复讲故事帮助其入眠。⑤保证充足睡眠时间对各年龄阶段儿童来说都十分重要。

(2)进食习惯:从婴儿期开始就应注意训练儿童进食能力,培养良好的进食习惯。①随年龄的增长,夜间哺乳会影响婴儿白天的食欲,给添加其他食物与断离母乳造成困难,故在3～4个月后就应逐渐停止夜间哺乳;②4～6个月婴儿可逐步引入其他食物,使适应多种食物的味道,减少以后挑食、偏食的发生;③7～8个月后学习用杯喝奶、水,以促进吞咽、咀嚼及口腔运动的协调发育;④9～10个月的婴儿开始有主动进食的要求,可先训练其自己抓取食物的能力,尽早让小儿学习自己用勺进食,促进眼、手协调动作,并有益于手指肌肉发育,同时也使儿童的独立性、自主性得到发展。

(3)排便习惯:随食物性质的改变和消化功能的成熟,婴儿大便次数逐渐减少到每日1～2次,此时,便可开始训练坐便盆、定时排大便。当儿童会走路,有一定的语言理解和表达能力时,就可训练控制大小便。一般1岁左右儿童已可表示便意,一般2～3岁后夜间可不排尿。用尿布不会影响控制大小便能力的培养。

(4)卫生习惯:从婴儿期起就应培养良好的卫生习惯,定时洗澡、勤剪指甲、勤换衣裤,不随地大、小便。婴儿在哺乳或进食后可喂给少量温开水清洁口腔,不可用纱布等擦抹以免擦伤口腔黏膜和牙龈。2～3岁以后培养儿童自己早晚刷牙、饭后漱口、食前便后洗手的习惯。

4. 社会适应性的培养　儿童的社会适应性行为是各年龄阶段相应神经心理发展的综合表现,与家庭环境、育儿方式,以及儿童性别、年龄、性格密切相关。

(1)独立能力:应在日常生活中培养婴幼儿的独立能力,如自行进食、控制大小便、独自睡觉、自己穿衣鞋等。年长儿则应培养其独立分析、解决问题的能力。

(2)控制情绪:儿童控制情绪的能力与语言、思维的发展和父母的教育有关。婴幼儿的生活需要依靠成人的帮助,父母及时应答儿童的需要有助于儿童心理的正常发育。儿童常因要求不能满足而不能控制自己的情绪,或发脾气,或发生侵犯行为,故成人对儿童的要求与行为应按社会标准或予以满足,或加以约束,或预见性地处理问题,减少儿童产生消极行为的机会。

(3)意志:在日常生活、游戏、学习中应该有意识地培养儿童克服困难的意志,增强其自觉、坚持、果断和自制的能力。

(4)社交能力:从小给予儿童积极愉快的感受,如:喂奶时不断抚摸孩子;与孩子眼对眼微笑说话;抱孩子,和其说话、唱歌;孩子会走后,常与孩子做游戏、讲故事。这些都会增强孩子的生活能力。注意培养儿童之间互相友爱,鼓励孩子帮助朋友,倡导善良的品德。在游戏中学习遵守规则,团结友爱,互相谦让,学习与人相处。

(5)创造能力:人的创造能力与想象能力密切相关。启发式地向儿童提问题,引导儿童自己去发现问题和探索问题,可促进儿童思维能力的发展。儿童通过游戏、讲故事、绘画、听音乐、表演、自制小玩具等方式可以培养想象力和创造能力。

5. 父母和家庭对儿童心理健康的作用　父母的教养方式和态度、与儿童的亲密程度等与儿童个性的形成和社会适应能力的发展密切相关。父母应了解不同年龄阶段儿童的心理发育特点,理解儿童的行为,以鼓励的正面语言教育为主,对儿童的不良行为应及时说服抑制。父母是孩子的第一任老师,应提高自身素质,言行一致,以身作则教育儿童。

6. 体格锻炼

（1）户外活动：一年四季均可进行户外活动。户外活动可增加儿童对冷空气的适应能力，提高机体免疫力；接受日光直接照射还能预防佝偻病。婴儿出生后应尽早进行户外活动，到人少、空气新鲜的地方，开始户外活动时间由每日 1～2 次，每次 10～15 分钟，逐渐延长到 1～2 小时；冬季户外活动时仅暴露面部、手部，注意身体保暖。年长儿除恶劣气候外，鼓励多在户外玩耍。

（2）皮肤锻炼

1）婴儿皮肤按摩：按摩时可用少量婴儿润肤霜使之润滑，在婴儿面部、胸部、腹部、背部及四肢有规律地轻柔与捏握，每日早晚进行，每次 15 分钟以上。按摩可刺激皮肤，有益于循环、呼吸、消化、肢体肌肉的放松与活动。皮肤按摩不仅给婴儿愉快的刺激，同时也是父母与婴儿之间最好的情感交流方式之一。

2）温水浴：由于水的传热能力比空气强，温水浴可提高皮肤适应冷热变化的能力，故不仅可保持皮肤清洁，还可促进新陈代谢，增加食欲，有利于睡眠和生长发育。冬季应注意室温、水温，做好温水浴前的准备工作，减少体表热能散发。

3）擦浴：7～8 个月以后的婴儿可进行身体擦浴。水温 32～33℃，待婴儿适应后，水温可逐渐降至 26℃。先用毛巾浸入温水，拧至半干，然后在婴儿四肢做向心性擦浴，擦毕再用干毛巾擦至皮肤微红。

4）淋浴：适用于 3 岁以上儿童，效果比擦浴更好。每日 1 次，每次冲淋身体 20～40 秒，水温 35～36℃，浴后用干毛巾擦至全身皮肤微红。待儿童适应后，可逐渐将水温降至 26～28℃。

（3）体育运动

1）婴儿被动操：被动操是指由成人给婴儿做四肢伸屈运动。一般认为，被动操可促进婴儿运动功能的发育、改善全身血液循环，适用于 2～6 个月的婴儿，每日 1～2 次为宜。

2）婴儿主动操：6～12 个月婴儿运动功能开始发育，可训练婴儿爬、坐、仰卧起身、扶站、扶走、双手取物等动作。

3）幼儿体操：12～18 个月幼儿学走路尚不稳时，在成人的扶持下，帮助婴儿进行有节奏的活动。18 个月～3 岁幼儿可配合音乐，做模仿操。

4）儿童体操：如广播体操、健美操，以增进动作协调性，有益于肌肉骨骼的发育。

5）游戏、田径与球类：年长儿可利用器械进行锻炼，如木马、滑梯，还可进行各种田径、球类、舞蹈、跳绳等活动。

7. 儿童伤害预防　儿童伤害是 5 岁以下儿童死亡的首位原因，但是可以预防的。

（1）窒息与异物吸入：3 个月以内的婴儿应注意防止被褥、母亲的身体、吐出的奶液等造成的窒息；较大婴幼儿应防止食物、果核、果冻、纽扣、硬币等异物吸入气管。

（2）中毒：保证儿童食物的清洁卫生，防止食物在制作、储备、出售过程中处理不当所致的细菌性食物中毒。避免食用有毒的食物，如毒蘑菇、含氰果仁（苦杏仁、桃仁、李仁等）、白果仁、河豚、鱼苦胆等。药物应放置在儿童拿不到的地方；儿童内、外用药应分开放置，防止误服外用药造成伤害。

（3）外伤：婴幼儿居室的窗户、楼梯、阳台、睡床等都应置有栏杆，防止婴幼儿从高处跌落；妥善放置开水、油、汤等，以免造成儿童烫伤；教育儿童不可随意玩火柴、煤气等危险物品；室内电器、电源应有防止触电的安全装置。

（4）溺水与交通事故：教育儿童不可独自或与小朋友去无安全措施的江河、池塘玩水。教育儿童遵守交通规则。

（5）教会孩子自救：如家中发生火灾拨打 119，遭受外来人的侵犯拨打 110，意外伤害急救拨打 120。

（姚宝珍　谭　伟）

第五章

孕产妇健康管理

第一节　孕妇健康管理

从广义上讲,妇女保健(women health care)是指为女性提供连续性、全生命周期的呵护,从一个女孩出生到其儿童期、青春期、育龄期、妊娠期、产期、更年期、老年期,整个一生都需要医生的呵护,这种呵护不仅仅体现在医疗上,还包括对其心理上的呵护。计划生育是妇女生殖健康的重要内容。人口问题始终是影响社会经济发展的关键因素,人口的增长必须与国民经济的增长相适应。最大限度地发挥人口对经济社会发展的能动作用,是我国实行计划生育国策的根本。做好避孕方法的知情选择是计划生育优质服务的主要内容。

（一）计划生育技术指导咨询

1. 社区计划生育服务的要求

（1）提供足够选择的避孕方法。

（2）介绍避孕知识和服务信息。

（3）胜任的技术能力。

（4）提供者与接受者良好的人际关系。

（5）周密的跟踪服务。

（6）适当的综合服务。

2. 计划生育服务的内容

（1）计划生育宣传服务:包括优生优育、避孕节育、生殖保健、性科学咨询等。

（2）计划生育技术服务:包括超声查孕查环查病,提供避孕方法知情选择,开展放、取宫内节育器及人工流产等计划生育手术。

（3）销售和免费发放避孕药具:打破原来的行政管理界限,变单位发放为主,社区和单位发放相结合,同时还要指导育龄群众使用避孕药具。

（4）生殖保健系列服务:开展生殖健康检查及相关疾病防治、产后调理、预防流产等服务。

（5）优生优育系列服务:包括围生期保健、出生缺陷监测、预防接种等。

（6）节育手术术后随访。

（7）建立相应的技术服务档案。

3. 检测指标　人口变动情况、计划生育情况、生育情况、节育情况、不育情况、初婚和婚前检查情况、产前及产后系统管理情况、分娩情况、孕产妇死亡情况、婴儿保健情况、儿童保健情况、妇女病查治情况、性病查治情况及性生活情况等。

（二）孕前优生健康检查

我国提供孕前保健的检查措施有结婚前和受孕前两个时间窗。婚前检查是为即将婚配的男女双方在结婚登记前所提供的保健服务,包括婚前医学检查、婚前卫生指导和婚前卫生咨询。婚前医学检查是通过医学检查手段发现有影响结婚和生育的疾病,给予及时治疗,并提出有利于健康和提高出生子代素质的医学意见：一是"暂缓结婚"，如精神病在发病期间，指定传染病在传染期内，重要脏器疾病伴功能不全，患有生殖发育障碍或畸形等；二是"不宜结婚"，双方为直系血亲或三代以内旁系血亲；三是"不宜生育"，如严重遗传性疾病患者。

1. 婚前医学检查

（1）婚前医学检查是对即将结婚的男女双方可能患有的影响结婚和生育的疾病进行检查的保健专项技术服务。婚前医学检查对婚后生活及生育有着直接的影响，是提高国家人口素质的重要措施，关乎公共利益；同时也与婚姻当事人的隐私权、知情权、生殖权、健康权、婚姻自主权等私人权利直接相关。婚前医学检查模式是指国家实施婚前医学检查制度的方式。

（2）我国婚前健康检查与咨询现状：受我国公民接受教育程度、对自身健康状况的认知能力及婚前保健机构的服务能力等诸多因素影响，当前婚前医学检查人数急剧减少。婚前医学检查率的骤降，给遗传病预防、各种传染病特别是性病的防治、婚姻家庭的稳定及后代的健康都带来了隐患，对我国的人口素质提出了挑战，同时也给我国计划生育政策中提高出生人口素质这一目标的落实带来一定困难。2020 年中国婚前检查应查 1 336.07 万人，较 2019 年减少 205.98 万人。其中：男性应查 668.24 万人，占 50.02%；女性应查 667.83 万人，占 49.98%。2020 年国家卫生健康委、民政部、国务院妇儿工委办公室、共青团中央、全国妇联五部门联合印发《关于加强婚前保健工作的通知》，着力强化部门协作和制度完善，指导各地全面加强婚前保健和出生缺陷防治工作。

（3）婚前检查的意义

1）做好婚前保健工作有利于受检查者提高卫生保健知识水平，进行婚前检查有利于男女青年健康：通过婚前检查可以发现一些不宜结婚的疾病（如患有急性传染病、结核病、精神病、血液病、性病、严重的心肝肺肾疾病等），要在治愈后才可结婚。另外，通过婚前检查，男女青年还可以从医生那里了解到性知识、受孕原理和避孕方法等，使婚后性生活更加和谐美满，并安排好生育计划。

2）婚前保健有利于早期发现和矫治各种疾病，防止传染病的蔓延。婚育保健状况直接影响后代的健康与民族的兴旺，对查出各类疾病和缺陷都应进行针对性的治疗和保健指导，有效地阻止传染病的蔓延，并采取措施消除不利因素，降低出生缺陷，提高出生人口素质，以达到提高全民族的健康水平之目的。

3）进行必要的性教育、优生学及计划生育等方面的指导，通过收看录像、分发宣传材料和进行健康咨询等形式，广泛进行婚育保健、优生优育、遗传病及性卫生知识的宣传教育。对查出的各种疾病进行有针对性的保健指导，扩大受查者的知识面，提高社会群体保健能力，树立正确的婚姻观、健康和生育观，为建立幸福美满的家庭奠定良好的基础，促进社会文明进步。

2. 孕前健康检查　选择最佳的受孕时机，有计划地妊娠，以减少许多危险因素和高危妊娠风险。在国家取消强制性婚前检查后，提倡计划妊娠，建议在受孕前 3～6 个月进行孕前健康检查，目的是受孕前达到最佳的健康状态，包括进行生殖相关的健康保健，包括健康教育、健康促进、健康检查和健康咨询。

（1）孕前检查的意义：孕前保健工作有利于计划生育、优生优育基本国策的落实。从医学的角度来讲，进行孕前检查是防止传染病蔓延和遗传病延续，提高出生人口素质的重要措施之一。据世界卫生组织估计，全球低收入国家的出生缺陷发生率为 6.42%，中等收入国家为 5.57%，高收入国家 4.72%，我国的出生缺陷发生率与世界中等收入国家的平均水平接近，据《中国出生缺陷防治报告（2012）》统计，我国出生缺陷发生率约 5.6%。近年来，随着"三胎"政策出台，高龄、环境等因素为提升人口素质发展带来新挑战。

（2）孕前检查的具体内容

1）健康询问及家族史调查，了解双方既往健康状况；了解父母、家族的健康情况，最好追溯三代有无遗传病或先天缺陷等家族病史；仔细评估既往慢性疾病史、家族和传染病史，积极治疗对妊娠有影响的疾病，如病毒性肝炎、心脏病等，选择适宜的时间受孕，告知两次妊娠间隔时间最好在 2～5 年，不宜妊娠者应及时告知。妊娠前健康的心理和社会环境也很重要，戒烟酒，避免接触有毒物质、放射线。孕前 3 个月补充叶酸或含叶酸的复合维生素可明显降低胎儿神经管畸形、先天性心脏病等风险，若有不良孕产史者，此次受孕应向医生咨询，做好孕前准备，以减少高危妊娠和高危儿的发生机会。

2）体格检查：又分全身一般检查和生殖器检查。必要的孕前医学检查内容为：询问有无影响婚育疾病的病史和情况；在征得双方同意后进行全身及生殖器检查；必要的常规实验室检查及辅助检查，如 X 线、血常规、尿常规、肝肾功能、TORCH 检查、血型、甲肝抗体、乙肝五项、丙肝抗体、心电图、衣原体检测、梅毒筛查、人类免疫缺陷病毒（HIV）抗体检测、淋球菌涂片检查、霉菌涂片检查、滴虫涂片检查、宫颈脱落细胞检查、宫颈分泌物人乳头瘤病毒（HPV）检查等。

（三）妊娠早期健康管理

孕产妇死亡率是世界公认的衡量国民健康水平与社会进步的三大综合指标之一。2020 年中国孕产妇死亡从 2000 年的 53/10 万下降至 16.9/10 万，孕产妇死亡率远低于全球各国 53/10 万的中位数水平，也远低于中高收入国家 43/10 万的中位数水平，到 2025 年，全国孕产妇死亡率预计下降到 14.5/10 万，为如期实现"健康中国 2030"主要目标奠定了坚实基础。

1. 服务对象　辖区内常住的孕产妇。

2. 服务内容　妊娠早期健康管理。

（1）妊娠 13 周前为孕妇建立"母子健康手册"并进行第 1 次产前检查。

（2）进行妊娠早期健康教育和指导。

（3）妊娠 13 周前由孕妇居住地的乡镇卫生院、社区卫生服务中心（站）建立"母子健康手册"。

（4）孕妇健康状况评估，询问既往史、家族史、个人史等，观察体态、精神等，并进行一般体格检查、妇科检查和血常规、尿常规、血型、肝功能、肾功能、乙型肝炎检查，有条件的地区建议进行血糖、阴道分泌物、梅毒血清学试验、HIV 抗体检测等实验室检查。

（5）开展妊娠早期生活方式、心理和营养保健指导，特别要强调避免致畸因素和疾病对胚胎的不良影响，同时告知和督促孕妇进行产前筛查和产前诊断。

（6）根据检查结果填写第 1 次产前检查服务记录表，对具有妊娠危险因素和可能有妊娠禁忌证或严重并发症的孕妇，及时转诊到上级医疗卫生机构，并在 2 周内随访转诊结果。

（四）妊娠中期健康管理

1. 进行妊娠中期（妊娠 16～20 周、21～24 周各一次）健康教育和指导。

2. 孕妇健康状况评估　通过询问、观察、一般体格检查、产科检查、实验室检查对孕妇健康和胎儿的生长发育状况进行评估，识别需要做产前诊断和需要转诊的高危孕妇。

3. 对未发现异常的孕妇，除了进行妊娠期的生活方式、心理、运动和营养指导外，还应告知和督促孕妇进行预防出生缺陷的产前筛查和产前诊断。

4. 对发现有异常的孕妇，要及时转至上级医疗卫生机构。出现危急征象的孕妇，要立即转至上级医疗卫生机构，并在 2 周内随访转诊结果。

（五）妊娠晚期健康管理

1. 进行妊娠晚期（妊娠 28～36 周、37～40 周各一次）健康教育和指导。

2. 开展孕产妇自我监护方法、促进自然分娩、母乳喂养，以及妊娠期并发症和合并症防治指导。

3. 对随访中发现的高危孕妇应根据就诊医疗卫生机构的建议督促其酌情增加随访次数。随访中若发现有高危情况，建议其及时转诊。

第二节　产妇健康管理

（一）产后访视

1. 乡镇卫生院、村卫生室和社区卫生服务中心（站）在收到分娩医院转来的产妇分娩信息后应于产妇出院后 1 周内到产妇家中进行产后访视，进行产褥期健康管理，加强母乳喂养和新生儿护理指导，同时进行新生儿访视。

2. 通过观察、询问和检查，了解产妇一般情况及乳房、子宫、恶露、会阴或腹部伤口恢复等情况。

3. 对产妇进行产褥期保健指导，对母乳喂养困难、产后便秘、痔疮、会阴或腹部伤口等问题进行处理。

4. 发现有产褥感染、产后出血、子宫复旧不佳、妊娠合并症未恢复者或产后抑郁等问题的产妇，应及时转至上级医疗卫生机构进一步检查、诊断和治疗。

5. 通过观察、询问和检查了解新生儿的基本情况。

（二）产后 42 日健康检查

1. 乡镇卫生院、社区卫生服务中心（站）为正常产妇做产后健康检查，异常产妇到原分娩医疗卫生机构检查。

2. 通过询问、观察、一般体格检查和妇科检查，必要时进行辅助检查对产妇恢复情况进行评估。

3. 对产妇应进行心理保健、性保健与避孕、预防生殖道感染、纯母乳喂养 6 个月、产妇和婴幼营养等方面的指导。

（三）孕产妇管理服务要求

1. 开展孕产妇健康管理的乡镇卫生院和社区卫生服务中心（站）应当具备服务所需的基本设备和条件。

2. 按照国家孕产妇保健有关规范要求，进行孕产妇全程追踪与管理工作，从事孕产妇健康管理服务工作的人员应取得相应的执业资格，并接受过孕产妇保健专业技术培训。

3. 加强与村（居）委会、妇联相关部门的联系，掌握辖区内孕产妇人口信息。

4. 加强宣传，在基层医疗卫生机构公示免费服务内容，使更多的育龄妇女愿意接受服务，提高早孕建册率。

5. 每次服务后及时记录相关信息，纳入孕产妇健康档案。

6. 积极运用中医药方法（如饮食起居、情志调摄、食疗药膳、产后康复等），开展妊娠期、产褥期、哺乳期保健服务。

7. 有助产技术服务资质的基层医疗卫生机构在妊娠中期和妊娠晚期对孕产妇各进行 2 次随访。没有助产技术服务资质的基层医疗卫生机构督促孕产妇前往有资质的机构进行相关随访。

（四）考核指标

1. 早孕建册率 = 辖区内妊娠 13 周之前建册并进行第一次产前检查的产妇人数 / 该地该时间段内活产数 ×100%。

2. 产后访视率 = 辖区内产妇出院后 28 日内接受过产后访视的产妇人数 / 该地该时间内活产数 ×100%。

（谭　伟　朱俊勇　杜兆辉）

第六章

老年人健康管理

世界卫生组织（WHO）建议亚太地区和发展中国家以 60 岁作为老年的标准。我国《中华人民共和国老年人权益保障法》第二条规定老年人的年龄起点标准是 60 周岁，即凡年满 60 周岁的中华人民共和国公民都属于老年人。根据联合国的标准，一个国家或地区，总人口中 60 岁以上的人口所占比例超过 10%，或者 65 岁以上人口所占比例超过 7%，即可认为已经进入人口老龄化。2021 年 5 月 11 日，第七次全国人口普查结果显示，中国 60 岁及以上人口为 26 402 万人，占 18.70%，其中，65 岁及以上人口为 19 064 万人，占 13.50%。据预测在 2035 年我国 65 岁及以上人口占比将达 27.45%，2050 年将为 32.73%。

人口老龄化增加了慢性病、失能和残疾的风险，导致疾病负担和医疗压力增加，对社会的持续发展会产生明显影响。针对全世界人口老龄化问题，世界卫生组织提出了"健康老龄化"理念。为此，中国政府相继颁布了《"十三五"深化医药卫生体制改革规划》《"十三五"卫生与健康规划》和《"十三五"健康老龄化规划》《"健康中国 2030"规划纲要》。这些政策措施为提高全民身体素质，加强重点人群健康服务，发展老年健康服务，推动医疗卫生与养老服务融合发展等作出了重要部署，将对实现健康中国的战略目标发挥重要作用。

第一节　老年人健康评估

（一）生活方式的评估

随着年龄的增长，人体生理功能和身体成分发生变化，多项功能陆续出现衰退，导致高血压、糖尿病、肥胖、高血脂等各种慢性病的发生，老年人身体健康和生活质量受到严重影响。2018 年，我国患有慢性病的老年人口近 1.8 亿，约占全部老年人口的 75%，失能和部分失能的老年人口超过 4 000 万。老年人是慢性病的主要患病群体，在老年人群中开展慢性病危险因素的干预，改善老年人的生活方式和生活环境，有效防治老年人慢性病已刻不容缓。

1. 老年人的生活方式　个体健康和寿命的 60% 取决于个人因素，重点是在医务人员的技术指导下，使老年人明确"第一责任人是自己"，提升老年人对健康生活方式的重要性的认识，树立积极的老龄观，主动改变不良的生活习惯和行为方式，自觉地养成合理膳食和健康生活方式，进行身心的自我调节，预防疾病，提高主动健康能力。特点及现存的问题：①食盐和糖过多；②静坐时间过长；③抽烟和过量饮酒；④睡眠时间不合理；⑤休闲性身体活动缺乏。

身体各方面功能的退行性变化，不仅会导致老年人肌肉力量和身体活动的减少，也会导致其心理负担较重和罹患疾病。提高身体活动水平，进行有效的运动锻炼可延缓这一过程，并能促进各种慢性病康复，提高老年人生活质量。适宜的睡眠时间对老年人复原机体，增加免疫力，保护大脑，改善认知功能等有重要的意义。

2. 健康的生活方式　与性别、年龄和遗传等因素不同，生活方式是可以控制的因素，合理的膳食和健康的生活方式，可以预防或推迟许多慢性病的发生，是保证老年人健康的基石。老年人应养成良好的生活方式，包括对衣、食、住、行、运动、休息、睡眠、文体活动等进行适当安排。

（1）膳食营养：营养平衡、饮食合理搭配。摄入的食物应达到足够的热量，且热量来源以碳水化合物为主。

1）老年人每日每千克体重需蛋白质 1～1.5g，应选用豆类、乳类、鱼类、瘦肉、蛋类等优质蛋白。老年人应限制食盐的摄入量，每日不超过 5g。由于老年人对钙的吸收降低，易发生负钙平衡，所以应增加钙的摄入量，为促进钙的吸收，还应增加维生素 D 的摄入。

2）饮食清洁，品种多样，易消化。

3）老年人饮食要定时定量，少吃多餐，食勿过饱，要有规律和节制。适当增加饮水量和植物纤维摄入量。

（2）适度运动，加强锻炼，持之以恒。

（3）生活规律：老年人日常生活要有规律，如睡眠时间的安排，老年人应有充足的睡眠，且随年龄的增长，睡眠时间应相应延长，一般而言，老年人每日睡眠应保证 6～8 小时，中午午睡 1 小时左右。做到起居有常、早睡早起、不熬夜、不过劳，养成每日定时排便、热水洗脚、早晚刷牙、饭后漱口等良好的生活习惯，科学合理，形成规律。

（4）不吸烟，慎饮酒，少喝茶。

（5）注意安全：老年人因年老力衰、功能减退的原因，行动迟缓，反应较慢，单独外出时，易有不测；若过于自信，也易在登高取物等力不能及的活动中发生事故；老年人一旦跌倒，往往发生骨折等严重后果。所以，老年人不宜单独外出，以防交通事故。不宜登高取物，以免跌倒。有痴呆老年人的家庭，更要做好安全防范工作。

（6）正确对待性情感：大多数老年人仍有正常的性情感，需要有一定的性活动。老年人的性活动应该基于自己的生活基础，如拥抱、相互爱抚、表达情感等都是性活动的重要内容。老年人应该明白，适当的性生活有益身心健康，还是精神和信心的兴奋剂，应解除心理上的障碍，保护性功能。

（二）老年人的健康评估

健康评估是系统地、有计划地收集评估对象的健康资料，并对资料的价值进行判断的过程。合理有效地评价老年人群的健康状态和健康需求，有助于将有限的社会化养老资源更合理地用于提供老年医疗和养老服务，改善老年人群的生存质量，其作用与重大意义毋庸置疑。

1. 老年人的生理变化特点 老年人机体在形态、功能、代谢等方面出现一系列变化，这些衰老的变化是随着年龄的增长逐渐出现的，发展趋势是不利于自身健康的。其生理变化特点包括：①储备功能降低；②内环境稳定性下降；③对外环境的适应和反应能力减退；④抵抗力减弱；⑤活动能力下降。

2. 老年人的心理变化特点 老年人反应速度减慢，学习新知识、接受新事物能力较年轻人低，记忆力下降，思维能力个体差异较大，在特性、个性方面，可出现孤独、任性，产生怀旧、焦虑、烦躁。越来越多的科学研究证明，某些癌症、冠心病、高血压和精神疾病，都与心理因素关系密切。

（三）老年人健康评估的内容

1. 老年人躯体健康的评估

（1）健康史采集：健康史是关于老年人目前与既往的健康状况、影响因素，以及老年人对自己健康状况的认识和反应等方面的主观资料。

1）基本情况：老年人的姓名、性别、年龄、婚姻状况、民族、职业、单位、文化程度、宗教信仰、医疗费用支付方式、入院时间、目前和既往健康状况、影响健康的相关因素、对自身健康的认识和反应。

2）健康状况：

①生理状况：目前最突出、最明显的症状和体征。同时询问近期的睡眠、排泄、活动等有关情况。②活动能力：参与日常活动和社会活动的能力。生活是否自理，有无吸烟、酗酒，日常活动状况。③营养状况：消化器官的老化会影响老年人的消化吸收功能，表现出食欲下降，咀嚼、吞咽困难等。④既往史：询问老年人过去曾患过何种疾病，治疗及恢复情况。有无手术史、外伤史、食物、药物过敏史。⑤家族史：了解家庭中有无遗传性疾病，家人的死亡年龄及死亡原因。

3）采集时常见的问题包括记忆不确切、表述不清、隐瞒症状等。

4）采集的技巧：①建立良好的护患关系；②保持恰当的距离；③安排好询问顺序；④采取不同方式采集信息。

（2）体格检查

1）一般状态和形态。

2）身高、体重：身高缩短，女 4.9cm、男 2.9cm；体重减轻（肌肉总重为体重的 25%）。

3）生命体征特点：①老年人基础体温较成年人低；②脉率接近成年人，但测量时间不应少于 30 秒，注意脉搏的不规则；③呼吸频率较成年人稍快；④血压增高和直立性低血压。

（3）功能状态评估：功能状态的评估定义主要是指对老年人日常生活能力的评估。目的在于了解老年人起居，判断功能缺失；作为制订护理措施的依据；提高老年人独立性和生活质量。

1）功能状态评估的原则：老年人的功能受多因素影响，要全面地进行评估，就要结合生理、心理和社会健康状态进行评估。受试者注意客观评价，不能高估 / 低估自己，还要避免霍桑效应（是指当人们知道自己成为观察对象时而改变行为的倾向）。评估者应避免主观判断，注意周围环境对评估过程的影响。

2）功能状态评估的内容（表 3-6-1-1）

表 3-6-1-1　老年人功能状态评估分类

分类	内容
基本日常生活能力	最基本的自我能力，自我照顾和从事每日必需的日常生活能力 衣、食、行 是否需补偿服务或评估残疾率，是否需要长期护理
功能性日常生活能力	独居生活能力，个体单独生活需要的基本能力和要素 整理家务、服药、外出购物等 是否能独立生活，维持社会功能
高级日常生活能力	与生活质量有关 娱乐、职业工作、社会活动等 智能能动性和社会角色功能，包括业余爱好（最早缺失）

3）功能状态的评估方法包括自述法和观察法。

4）常用的评估工具包括柯兹（Katz）日常生活功能指数评价表、生存质量量表（QWB）、功能活动问卷（FAQ）、巴塞尔（Barthel）指数等。

（4）辅助检查

1）实验室检查：血常规、尿常规、红细胞沉降率等常规检查；电解质、血脂、血糖等生化检查；肝功能、肾功能、肺功能、内分泌等功能检查。

2）心电图检查：老年人的心电图有轻度非特异性改变，如 P 波轻度平坦、PR 间期延长、QT 间期延长、T 波变平、电轴左偏倾向和低电压等。

3）明确老年人实验检查结果异常的差异：老年人实验室检查结果异常可能为疾病引起的异常改变、正常的老年期变化或某些药物的影响。评估者需长期观察和反复检查，结合病情，正确解读结果，以免延误诊治。

4）重视老年人疾病的非典型表现：老年人由于感受性降低，常常多种疾病同时发生，发病后常无典型症状和体征，这给老年人疾病治疗带来困难，容易导致漏诊、误诊。因此，对老年人生命体征的评估应予以重视。如：阑尾炎致肠穿孔，临床表现仅有轻微疼痛而无明显发热；老年人仅有食欲下降，全身乏力、脱水或突然出现意识障碍而无明显的呼吸道症状等。

2. 老年人心理健康的评估　通过观察、交流或心理测验量表来评估老年人有无焦虑或抑郁症状，如汉密尔顿焦虑量表（HAMA）、汉密尔顿抑郁量表、流行病学调查用抑郁自评量表、老年抑郁量表等。

3. 老年人认知的评估　老年人认知的评估内容包括思维能力、语言能力和定向力三个方面,需考虑老年人视力和听力不良的影响等。

(1)简易智力状态检查:主要用于筛查有认知缺损的老年人,适合于社区和基层人群调查。评估内容:时间定向、地点定向、语言即刻记忆、注意力和计算力、短期记忆、物体命名、语言重复、阅读理解、语言理解、语言表达、绘图 11 个方面,19 项内容,30 小项。

(2)简易操作智力状态问卷:适合用于评定老年人认知状态改变前后比较,注意评估时要结合被测试者的教育背景作出判断。评估内容:短期记忆、长期记忆、定向力、注意力。

4. 老年人社会健康的评估

(1)角色评估:老年人由于老化及某些功能的退化而使这种能力下降。老年个体对角色的适应与年龄、性别、环境、家庭背景、社会地位、经济状况等因素有关。通过交流与观察方法评估老年人的角色功能。角色评估内容包括一般角色和家庭角色等角色的承担、角色认知、角色适应。

(2)环境评估:包括物理环境和社会环境。物理环境的重点是居家安全环境因素,可参考老年人居家环境安全评估表。社会环境着重于经济、生活方式、社会关系与社会支持。社会环境评估方法参考如下:

1)经济:经济来源有哪些,单位工资福利如何,这些收入是否足够支付食品、生活用品和部分医疗费用,家庭有无经济困难,是否有失业、待业人员,医疗费用的支付形式是什么。

2)生活方式:通过交谈或直接观察,评估饮食、睡眠、活动、娱乐等方面的习惯,以及有无吸烟、酗酒等不良嗜好。若有不良生活方式,应进一步了解对老年人带来的影响。

3)社会关系与社会支持:评估老年人是否有支持性的社会关系网络,如家庭关系是否稳定、家庭成员是否相互尊重,与邻里、老同事的关系,家庭成员向老年人提供帮助的能力,以及对老年人的态度,提供给老年人的护理人员和支持性服务。社会支持分为情感和物质。情感支持对健康和生活质量的作用更大。

(3)家庭评估:家庭是社会的最基本单位,个体与家庭密不可分;家庭的健康与个体,尤其是老年人密切相关;个体的健康知识、健康信念、行为受家庭中其他成员的影响;老年人离退休后的主要活动场所是家庭;家庭是满足人们个人需求的最佳场所;所以,只有将老年个体、家庭、护理三者联系起来,才能全面评估个体。

家庭评估最重要的内容是家庭功能的健全与否,家庭的主要功能:①满足基本需要;②建立关爱气氛;③培养家庭成员的社会责任感、社交意识和技能,促进健全人格发展;④维护家庭成员的安全和健康,为健康状况不好的成员提供良好的照顾和支持。家庭功能评估方法还包括观察、交谈和量表评定,如 APGAR 家庭功能评估表、Procidano 和 Heller 家庭支持量表。

(4)文化评估:老年人的健康可受信念、习俗、语言等文化因素影响,因此文化评估在老年人健康评估中十分重要。

(四)老年人健康评估的注意事项

1. 提供安静的舒适环境

(1)适宜的室温:22～24℃,注意保暖。

(2)充足的光照,但应避免光线直接照射。

(3)环境安静、无干扰。

(4)注意保护隐私。

2. 安排合理的评估时间

(1)老年人感官退化,评估时间较长。

(2)老年人易疲劳,应避免其劳累,可酌情分次进行健康评估,以获得详尽的健康史。

3. 运用恰当的沟通技巧　针对老年人记忆不确切,反应迟钝,表述不清,主诉与症状不相符或有隐瞒症状,可运用恰当的沟通技巧。

(1)语言交流:语速减慢,语音清晰,语气关心、体贴,问题直接简单,适时停顿,必要时重复,耐心倾听；对有认知功能障碍的老年人，询问简洁得体，必要时由家属或照顾者提供资料。

（2）非语言交流：与老年受检者面对面坐，保持微笑，身体倾向受检者，保持目光接触，平易近人、自然大方。

4. 选择恰当体位和方法

（1）重点检查易发生皮损的部位，但应避免损伤。

（2）有移动障碍的老年人，可取合适的体位。

（3）检查口腔和耳部时，取下义齿和助听器。

（4）进行触觉功能检查时，特别是痛觉和温觉检查时注意不要损伤老年人。

第二节　老年人健康管理

一、老年人健康指导

全科医学中的老年人健康教育保健工作日益受到重视，因此对老年人从心理健康、营养饮食、应对压力能力、锻炼、安全及用药等几方面进行健康指导。使老年人掌握预防、保健的知识和方法，是老年人实现健康老龄化的基础。

（一）老年人心理健康指导

进入老年期，由于退休、丧偶等事件，致使老年人的社会、家庭、经济情况发生变化。不少人由于对孤独的不安，对现状、家庭和他人的不满，对疾病、死亡的恐惧等各种刺激，形成心理负担，继而发展成病态，产生偏见、猜疑、脾气暴躁，易出现自卑感、抑郁症，甚至出现妄想和异常举动。伴有慢性病、阿尔茨海默病、语言障碍和永久性身体障碍的老年人，其心理及精神方面的表现将更加多种多样。

心理状态对健康有很大的影响，精神乐观有利于老年人长寿，保持最佳的心理状态是延缓衰老的重要精神支柱。

1. 保持乐观的情绪　老年人要善于调节、控制情绪，保持积极的心态。

2. 积极参加社会活动、充实而有规律地生活。

3. 预防精神老化　要注意保持继续学习各种知识、技能，"活到老，学到老"，热爱生活，保持智力不衰退，促进心理健康。

4. 保持友好的人际交往　老年人应积极参与社会交往活动，形成一定的社会网络，互相关心，互相爱护，寻求社会支持力量。

5. 培养兴趣爱好

（二）老年人营养膳食指导

合理膳食，均衡营养。摄入的食物应达到足够热量，且热能来源以碳水化合物为主。老年人饮食要定时、定量，少吃多餐、食勿过饱，要有规律和节制，每日食物品种应包含粮谷类、杂豆类及薯类（粗细搭配）、动物性食物、蔬菜、水果、奶类及奶制品、坚果类等，适当增加饮水量和食物纤维，补充钙的同时，还应增加维生素 D，控制烹调油和食盐摄入量（≤5g）。建议老年人三餐两点，一日三餐能量分配为早餐约30%，午餐约40%，晚餐约30%，上、下午各加一次零食或水果。

（三）老年人运动锻炼指导

适度的运动可以起到防治老年性疾病，延年益寿的作用。老年人适合有氧运动，这是一种富含韵律性的运动，并且具有热身作用。适合老年人的有氧运动有很多，比如快走、慢跑、跳舞等，而这些都可以增强体魄。除此之外，中国传统养生运动可以通过锻炼而达到养生的目的，目前，国家体育总局普及推广的传统健身运动包括太极拳、易筋经、五禽戏、六字诀、八段锦。这些传统养生运动能够有效提升心肺功能、锻炼身体的柔韧性和协调能力，能在练习过程中感受到内心的平静，不安情绪能得到明显缓解，有利于身心健康。上午 10～11 点和下午 3～5 点为最佳运动时间，每次运动时间 30～60 分钟为宜。老年人应该逐步缓慢增加运动量，不要一下子运动量过大，运动量过大会造成过度疲劳，此时就应调整、休息,不然反会加重身体的负担造成伤害。

1. WHO《有益健康的身体活动建议》对老年人的身体活动建议

(1)每周应从事至少150分钟的中等强度身体活动,或一周至少75分钟的高强度活动,或中等强度和高强度活动综合起来达到这一等量的身体活动。

(2)为获得额外的健康效益,他们应将中等强度身体活动增加至每周300分钟或应达到等量的身体活动。

(3)行动不便者每周应至少有3日从事身体活动以加强平衡和防止跌倒。

(4)每周应至少有2日从事肌肉力量练习。

不同类型身体活动的强度宜因人而异。为有利于心肺健康,每次应至少持续活动10分钟。

2. 我国的《中国成人身体活动指南(试行)》对老年人的身体活动建议　与WHO一致,但更强调了老年人参加抗阻力锻炼和功能性锻炼的必要性,鼓励日常生活中的各种家务活动等,并以主观疲劳程度为主要的方法选择适宜的强度,量力而行。具体的老年人身体活动注意事项包括:

(1)老年人参加运动期间,应定期做医学检查和随访。患有慢性病且病情不稳定的情况下,应与医生一起制订运动处方。

(2)感觉和记忆力下降的老年人,应反复实践掌握动作的要领,老年人宜参加个人熟悉并有兴趣的运动项目。为老年人编排的锻炼程序和体操,应注意动作简单,便于学习和记忆。

(3)老年人应学会识别过度运动的症状。运动中,体位不宜变换太快,以免发生直立性低血压。运动指导者应注意避免老年人在健身运动中的伤害。

(4)对体质较弱和适应能力较差的老年人,应慎重调整运动计划,延长准备和整理活动的时间。

(5)合并有骨质疏松和下肢骨关节病的老年人,不宜进行高冲击性的活动,如跳绳、跳高和举重等。

(6)老年人在服用某些药物时,应注意药物对运动反应的影响。如美托洛尔和阿替洛尔等,会抑制运动中心率的增加,评定活动强度时应该注意。

(四)老年人日常作息及习惯健康指导

1. 生活规律　老年人日常生活要有规律,如睡眠时间的安排,大部分老年人都面临失眠多梦的问题,睡眠质量不好的老年人建议可以养成午休1小时的习惯。据有关资料表明,老年人每日至少需要6个小时的睡眠时间,建议在每晚12点前睡觉。每晚睡眠限制在7小时以内的老年人,大脑衰老可推迟2年。而长期睡眠超过7小时或睡眠不足都会导致注意力变差,甚至出现阿尔茨海默病。做到起居有常、早睡早起、不熬夜、不过劳,养成每日定时排便、热水洗脚、早晚刷牙、饭后漱口等良好的生活习惯,科学合理、形成规律。

2. 不吸烟,慎饮酒,少喝茶

3. 定期体格检查　老年人每年至少做1次体格检查,积极参与由政府和大型医院等组织的普查,高度重视异常肿块、肠腔出血、体重减轻等癌症早期危险信号,一旦发现异常应去肿瘤专科医院就诊,发现癌症要去正规医院接受规范化治疗。早发现、早干预慢性疾病,采取有效干预措施,降低疾病风险。保存完整病历资料。

(五)老年人安全健康指导

老年人因年老力衰、功能减退的原因,行动迟缓、反应较慢,单独外出时,易有不测。平时应当保持适度运动,佩戴适当的眼镜以改善视力,避免单独外出和拥挤环境,室内规则摆放物品,增加照明,保持地面干燥及平整。有痴呆老年人的家庭,更要做好安全防范工作,外出随身携带健康应急卡,卡上注明姓名、家庭住址、工作单位、家属联系方式等基本信息,患有哪些疾病,可能会发生何种情况及就地进行简单急救要点,必要时注明请求联系车辆、护送医院等事项。

(六)老年人常见慢性病健康指导

1. 原发性高血压　高血压是一种以动脉血压持续升高为特征的进行性心血管损害性疾病,是全球人类最常见的慢性病,是冠心病、脑血管病、慢性肾脏疾病发生和死亡的最主要的危险因素。

老年人应定期监测血压,测前应当休息5分钟,避免情绪激动、劳累、吸烟、憋尿。每次测量两遍,间隔 1 分钟,取两次的平均值。高血压患者每日至少自测血压 3 次(早、中、晚各 1 次)。警惕血压晨峰现象,防止心肌梗死和脑卒中;同时应当避免血压过低,特别是由于用药不当所致的低血压。既往无高血压者可进行适当的运动,低盐低脂少油饮食,戒烟限酒,保持愉快的心情。既往有高血压患者,应按时服用降压药物,定期复诊,预防并发症。

2. 2 型糖尿病　老年人应该每 1～2 个月监测血糖一次,不仅要监测空腹血糖,还要监测餐后 2 小时血糖。糖尿病患者血糖稳定时,每周至少监测 1～2 次血糖。老年糖尿病患者血糖控制目标应当适当放宽,空腹血糖 <7.8mmol/L,餐后 2 小时血糖 <11.1mmol/L,或糖化血红蛋白水平控制在 7.0%～7.5% 即可。糖尿病患者应定期测量血糖、血压、血脂、肝功能、肾功能等(建议至少每月测一次血糖);在医生的指导下规律服用降糖药,适度运动,以低热量低脂肪饮食为主,减轻体重。

3. 心脑血管疾病　老年人应当保持健康生活方式,控制心脑血管疾病危险因素。如控制油脂、盐分的过量摄入,适度运动,保持良好睡眠,定期体格检查,及早发现冠心病和脑卒中的早期症状,及时治疗。

4. 脑卒中　关注脑卒中早期症状,发生短暂性脑缺血发作时,应予以重视,安静休息,积极治疗,防止复发。预防脑卒中同样需要限制动物脂肪和胆固醇的摄入量,限制食盐摄入量,适量补充蛋白质、钾和钙,戒烟限酒,并适当运动,积极治疗高血压、糖尿病、冠心病、慢性支气管炎等易引起脑血管病的疾病。

5. 骨关节疾病和骨质疏松症　老年人随着年龄的增长,骨骼微结构退化,骨组织的骨量降低,易形成退行性骨关节疾病和骨质疏松症。平时要注意膝关节保暖,避免过量体育锻炼,尽量少下楼梯,控制体重以减轻下肢关节压力。增加日晒时间。提倡富含钙、低盐和适量蛋白质的均衡饮食,通过步行或跑步等适度运动提高骨强度。

6. 阿尔茨海默病(俗称老年痴呆)　阿尔茨海默病多数起病于 65 岁以后,主要表现为持续进行性的记忆、语言、视空间障碍及人格改变等。

7. 压力性尿失禁　注意改变使腹压增高的行为方式和生活习惯,如长期站立、蹲位、负重、长期慢性咳嗽、便秘等。

(七)老年人视听功能及口腔健康的健康指导

1. 重视视听功能下降　避免随便挖耳;少喝浓茶、咖啡;严格掌握应用耳毒性药物(如庆大霉素、链霉素等)的适应证;力求相对安静的生活环境。听力下降严重时,老年人要及时到医疗机构检查,必要时佩戴助听器。定期检查视力,发现视力下降及时就诊。

2. 重视口腔保健　口腔疾病不仅影响口腔的生理功能,同时也对全身健康产生不同程度的影响,甚至成为一些全身疾病的危险因素。因此,重视口腔健康尤为重要。建议坚持饭后漱口、早晚刷牙,合理使用牙线或牙签;每隔半年进行 1 次口腔检查,及时修补龋齿孔洞;及时镶补缺失牙齿,尽早恢复咀嚼功能。

(八)老年人合理用药健康指导

老年人因各器官功能衰退,对药物的代谢及毒性承受能力不同于年轻人,同时老年人随着年龄的增长,常不可避免罹患某些慢性病,伴随着服用各类治疗药物,如何用好这些药物避免药性的冲突又起到治疗的效果,就需要用药时严格遵守医嘱,掌握适应证、禁忌证,避免重复用药、多重用药。不滥用抗生素、镇静睡眠药、麻醉药、消炎镇痛药、抗心律失常药、强心药等。不轻易采用"秘方""偏方""验方""新药""洋药"等。用药期间出现不良反应可暂时停药,及时就诊。

二、家庭访视

全科医学具有"将医疗保健引入家庭,为家庭提供一个完整的照顾"的理念,而"以家庭为单位的健康照顾"是全科医学的特色和总体价值观。提供以家庭为单位的照顾形式主要包括一般性照顾、家庭咨询、家庭访视和家庭病床服务。在交通与通信不发达的 20 世纪 50 年代,对患者进行家庭访视是许多国家全科医生日常工作的重要组成部分。随着现代科技的发展及基层医疗服务的可及性提高,家庭访视频率开始下降,门诊服务占主导;但家庭访视仍以其不可替代的独特优势在基层卫生保健环境中占有一席之地,其主要原因是家庭访视可以快速直观地评估家庭问题,考察家庭环境,掌握患者的真实病情和生活习惯,对患者的治疗和康复具有重要意义。

老年人的生理特点及疾病谱的改变决定了老年人就医的困难性和频繁性,同时,社会养老机构的不完善和家庭结构简单化的格局,致使老年人独居独处现象普遍,尤其是那些有躯体疾病的老年人,需要家庭访视人员给予他们具体的、可操作、可测量的指导,把药物治疗与心理行为治疗结合起来,通过护理干预改变不良的生活方式,从而提高生存质量。随着社区卫生服务的深入发展,通过家庭访视,可以完成对社区健康人群及居家患者的预防保健、健康促进、护理照顾和康复工作,使患者在家里能得到直接医疗服务,让全科的内涵和外延真正渗透到社会和家庭的各个领域,真正达到维护和促进人类健康的目的。

（一）家庭访视的概述

家庭访视的服务对象一般是存在健康问题或潜在健康问题的个人和家庭成员,其中主要是弱势群体,包括特困家庭、健康问题多的家庭、不完整家庭、具有遗传性危险因素或有残疾人的家庭、家庭功能不完善的家庭、慢性病患者的家庭。

1. 家庭访视的目的

（1）早发现、早预防家庭健康问题。

（2）确认阻碍家庭健康的相关因素。

（3）寻求在家庭内解决问题的方法。

（4）为在家居住的病残者提供适当、有效的护理服务。

（5）促进家庭功能。

（6）为判断社区健康问题（社区诊断）提供线索。

（7）促进建立足够而有效的援助支持系统,鼓励家庭充分利用现有资源。

（8）家庭医生团队与访视对象建立良好信赖关系。

2. 家庭访视的内容

（1）判断家庭存在的健康问题,制订援助计划,进行家庭成员的健康管理。

（2）提供直接的护理。

（3）健康教育（家庭健康行为,如父母角色的技巧、家庭生活周期、家庭内部有效交流、家庭自理能力等知识）。

（4）提供如何利用各种社会健康福利资源的咨询知识。

（5）进行协调、合作服务。

3. 家庭访视的优点

（1）服务对象在自己熟悉的环境中讨论自己的担忧和需求,有利于接受信息。

（2）有利于家庭医生团队针对患者及其家属的具体情况进行个体化服务,还可指导家庭成员参与护理。

4. 家庭访视的缺点 需时和费用较多。

5. 家庭访视的类型

（1）评估性家庭访视:对有照顾对象的家庭进行评估,常用于有家庭危机或心理问题的患者,以及老年、体弱或残疾人的家庭环境考察。

（2）预防、保健性家庭访视:主要用于妇幼保健性家访与计划免疫等。

（3）连续性家庭访视:为患者提供连续性的照顾,适用于慢性病患者、康复患者及临终患者等。

（4）急诊性家庭访视:针对患者临时问题或紧急情况的家访。

6. 家庭访视的次数 应依具体情况而定。

（二）家庭访视的过程

1. 访视前的准备

（1）选择对象:首先考虑有严重健康问题的家庭,其次是易产生后遗症和不能充分利用卫生资源的家庭。

排列顺序的选择：①群体为先，个体为后；②传染病为先，非传染病为后；③急性病为先，慢性病为后；④生活贫困、教育程度低为先；⑤有时间限制为先。以上顺序可根据情况进行调整。

（2）确定访视的目的和目标：在第1次访视前，要对所访视家庭的环境有所了解，熟悉家庭情况，明确目的并制订初步计划，例如家访患者的住院、治疗等资料，健康档案记录，患者及家属寻求帮助或咨询提出的问题、困难等。对运用的交流方式、应变措施等都有所准备。对家庭做连续性健康护理时，每次要根据前一次的资料制订访视目标，并依据目标作出评价，对计划进行调整。

（3）准备访视物品

1）基本用品：包括体温计、血压计、听诊器、手电筒、量尺、止血钳、乙醇、棉球、纱布、消毒手套、塑料围裙、口罩、帽子、工作衣、地图、家庭护理手册、所需规格的注射器、针头、滴管、常用药品等。

2）增设用品：视访视目标定，如新生儿访视时增加体重秤、母乳喂养宣传资料等。

3）如访视家庭中有可利用的物品，可不准备。

（4）联络被访家庭。

（5）安排访视路线。

2. 访视中的工作　访视分为初次访视和连续访视。初次访视主要是建立关系，获取基本资料，确定健康问题。连续性访视主要是对上次的计划进行评价和修订并制订下次的计划，并按新计划进行诊疗康复和指导，同时不断地收集资料，为以后的访视提供充分的依据。具体工作内容如下：

（1）确定关系：自我介绍；尊重对象，提供有关信息。

（2）评估、计划和实施

1）评估：个人、家庭、环境、资源设备、知识水平、社区资源的评估。

2）计划：制订或调整计划。

3）实施健康干预：如健康教育、护理康复操作。

（3）简要记录访视情况：记录重点内容。

（4）结束访视：告知联系方式。

3. 访视后的工作　①消毒及物品的补充；②记录和总结；③修改诊疗和康复计划；④与其他社区工作人员或其他服务机构进行交流、商讨、汇报等协调合作。

（三）家庭访视时的注意事项

1. 着装　职业装，整洁、大方、协调，便于工作。

2. 态度　合乎礼节、大方稳重。

3. 掌握技巧　沟通技巧。

4. 灵活　机动，因地制宜。

5. 尊重　依对象的文化、社会背景、社会经历等不同而注意行为举止。

6. 保持一定的界限　在态度、价值观、信仰等方面保持一定的界限。

7. 访视时间　在1小时内。

8. 服务项目与收费　要明确，不收礼金、礼物。

9. 签订家庭访视协议　包括问题、目标、计划、责任、期限、措施及评价等。

10. 安全问题和对策

（1）建立安全制度，按规定工作。

（2）全体人员了解工作的计划，包括家访的时间、地点、行走路线。

（3）先与家访对象联系，确认地址、行程等。

（4）尽可能在家访时间内进行；特殊情况要取得机构同意；去偏僻地方要有同行者。仔细观察周围环境，可疑时要迅速离开。

（5）路途注意安全。

（6）对于突发事件应灵活多变（如遇到敌意、发怒、情绪异常的访视者，周围环境又不熟悉并不能控制时，在提供紧急健康服务后立即离开。看到不安全的因素如打架、酗酒等可立即离开）。

（7）穿舒适的鞋子，利于行走。带好工作证、身份证、手机、零钱等，不佩戴贵重首饰。

（8）保护家庭成员的安全（如有受伤或危险情况，做适当处理后报警和同时报急救中心，访视包要放在医护人员的视野内。防止小孩好奇玩弄等）。

（9）做好相关记录和文件签署，避免医疗纠纷。

（四）与访视对象建立良好的关系和保持良好的沟通

1. 与访视对象建立良好的人际关系　应用沟通技巧达成共识取得信任；让对方感到自信，要接受和理解对方的认识，不要简单判断和轻易下结论。

2. 家访中与被访对象沟通的技巧

（1）说话技巧：注意语速、语调；语言要生动形象、简明扼要、富有感染力；对重要问题要适当重复；注意双向交流，鼓励讨论和提问。

（2）问话技巧：注意问话的时机和间隔，能鼓励继续深入交流，如"可不可以再详细一点？"重复他的叙述时可用"噢，你认为体格检查很麻烦吗？"不要诱导患者，如"你觉得乳房经常胀痛吗？"应该问"你平时乳房有什么感觉？"等。

（3）听话技巧：专心勿轻易打断；恰当引导、适当反应（如点头）；离题时要注意引回；注视对方表示尊重；调整姿势拉近距离；适时小结、掌握重点。

（4）反馈技巧：良好的行为要有积极的反馈；同情时要有消极的反馈，不能立即判断的事情等以后弄清楚后再做评价。

（5）观察技巧：注意对方的表情、动作，以评价交流内容的真伪。

三、管理家庭病床

家庭病床是以家庭作为诊疗康复场所，选择适合在家庭环境下进行医疗或康复的病种，让患者在熟悉的环境中接受医疗和护理，既有利于促进患者的康复，又可减轻家庭经济和人力负担。家庭病床的建立使医务人员走出医院大门，最大限度地满足社会医疗护理要求，服务的内容也日益扩大，包括疾病普查、健康教育与咨询、预防和控制疾病发生发展；从治疗扩大到预防，从医院内扩大到医院外，形成了一个综合的医疗护理康复体系；家庭病床是顺应社会发展而出现的一种新的医疗护理形式。我国家庭病床始于 20 世纪 70 年代，目前家庭病床制度在我国各地已经初步建立，开始出现了专科性的家庭病床。家庭病床成为社区护理康复的主要形式。在家庭病床开设中，护士占一定比例，并担负重要任务。经过几十年的发展，到目前家庭床位仍远远不能满足人们的需求。未来几年，家庭病床的开展仍然是社区护理康复发展的目标和方向。

（一）家庭病床特点与优点

1. 家庭病床的特点　家庭病床是以家庭为单位，服务对象是各种在家里进行治疗护理的患者。家庭病床的病种多数是慢性病和老年病。其中老年人占 70% 左右。对于病情复杂、严重、多变的患者仍需要到医院治疗。家庭病床不能取代医院病床。

2. 家庭病床的优点　方便患者，使患者在自己家中即能得到治疗和护理。对慢性病、老年病、肿瘤等患者建立家庭病床，可避免部分患者因住院而产生对家庭事务的牵挂，可以缓解医院床位紧张，缩短患者住院时间，加快病床周转，节省住院费用，节省家属及单位因患者去医院而花费的时间、劳务负担和经济负担。家庭病床可保持治疗护理的连续性，使患者在医院外得到科学的医疗服务。家庭病床护理对象：老、弱、幼、残、行动不便及季节性发病者；无须住院治疗的慢性病患者；经前阶段住院治疗，病情已基本稳定，可以出院继续治疗或康复休养者；诊断基本明确，需住院治疗但医院无床位的待床患者；限于病情和各方面条件，只能在家进行对症治疗者。家庭病床护理内容包括为患者提供有关护理知识和技术的咨询指导；对不同病情的患者实施针对性的护理，在护理过程中及时修订护理方案，保证护理质量；对患者及家属进行护理操作技术培训，传授护理方法，使患者及家属协助做好护理工作；实施心理护理，减轻患者的心理负担，增强战胜疾病的信心；宣传普及卫生知识及保健知识，增强社会人群的健康意识及自我保健能力；为慢性病患者提供良好的康复护理，促进健康恢复。

（二）家庭病床的社会作用

1．减轻社会及家庭的经济负担。

2．有利于疾病的康复。

3．为患者就医提供方便。

4．合理地利用卫生资源。

5．向社会提供更多的护理服务。

6．向社会传播卫生知识。

7．护士社会价值的体现。

（三）家庭病床的分类

1. 医疗型 以收治老年性疾病、慢性病、常见病、多发病和中晚期肿瘤等病种为主体。

（1）诊断明确或基本明确，病情稳定的非危、重症患者，由于住院困难且需连续观察治疗的患者。

（2）长时间治疗、住院花费较高、病情允许在家庭治疗的患者。

（3）年老体残，行动不便，到医院连续就诊困难的患者。

（4）需予以支持治疗和减轻痛苦的中晚期肿瘤患者。

（5）经住院治疗病情稳定，出院后仍需继续观察治疗的患者。

2. 康复型 心血管疾病等老年性疾病的康复期，可能或已经遗留后遗症（功能障碍或残疾），根据病情需进行以社区康复治疗为主的患者。

3. 综合服务型 以诊断明确、治疗方案单一、长期卧床、适宜家庭治疗的慢性病患者为主要对象。根据病情制订护理计划，开展心理卫生、营养膳食、功能锻炼、疾病防治、家庭医学保健知识指导，培训家属掌握必要的护理知识，做好家庭生活护理，预防和减少并发症的发生。

（四）服务内容及收治对象

1. 服务内容 建立健康档案、定期查床、基础护理、输液、注射、输氧（含雾化）、换药、拆线、导尿（含膀胱冲洗）、灌肠（含保留灌肠）、鼻饲、一般穿刺、物理降温、针灸、拔罐、刮痧、中药泡洗治疗、超声检查、心电图检查、临床检验及标本采集、医疗康复、心理咨询治疗、营养膳食指导、疾病预防指导和健康保健知识指导等。

2. 收治对象

（1）病情适合在家庭医疗的老年病、常见病、多发病患者。

（2）出院后恢复期仍需治疗、康复的患者。

（3）老弱病残到医院连续就诊困难的患者。

（4）适合家庭病床治疗的部分妇产科、传染病、职业病、精神病患者。

（5）晚期肿瘤需要支持治疗和减轻痛苦的患者。

对在门诊看病困难而不需要住院的慢性病患者，要做好出诊工作，可不建床。

（五）家庭病床管理规范

1. 建床条件

（1）建立家庭病床的患者是定点社区卫生服务中心的签约患者，建有个人健康档案。

（2）建立家庭病床须由患者或家属向社区卫生服务中心提出建床要求，并填写申请表。

（3）生活不能自理的患者在医务人员进行医疗服务时须有具备完全民事行为能力的家属或看护人员在场。

（4）建立家庭病床双方应签订建床协议，协议内容包括建床原因、服务模式、医务人员责任、患者及家属的责任、查床及诊疗基本方案、收费、可能发生的意外情况等。

2. 建床指征

（1）高血压病Ⅲ期有并发症需要住院治疗、能在家中治疗的患者。

（2）确诊糖尿病：合并并发症或需监测血糖及调整降糖药物用量者。

（3）慢性支气管炎急性发作、肺气肿、肺源性心脏病（心功能差、行动不便者）。

（4）老年衰竭或各种慢性病伴发各种并发症不愿住院治疗者；需提供临终关怀服务者（需家属签字）。

（5）中晚期肿瘤患者姑息治疗（临终关怀）、放化疗间歇期支持治疗者。

（6）心脑血管疾病遗留后遗症（功能障碍或残疾）需进行肢体康复者。

（7）骨折患者（长期卧床、需要家庭治疗者）。

3. 建床程序

（1）需要建立家庭病床的患者到经区卫生局及区人力资源和社会保障局认定的非营利性定点社区卫生服务中心向家庭医生提出建床要求，领取家庭病床审批表。

（2）家庭医生如实填写后，报社区卫生服务中心负责人审核同意。

（3）申请表报送上级主管部门（区卫生局和人力资源和社会保障局）审核同意。

（4）批准的审批表返回社区卫生服务中心后由申请建床的患者或家属交纳家庭病床预付金，由中心统一编号登记。

（5）家庭医生负责病床的全程管理，直至撤床结算后为止。

（六）家庭病床的管理

1. 诊疗规范

（1）家庭病床一经建立，责任医生于24小时内上门检查患者，建立家庭病床病历，制订诊疗护理计划，交代注意事项，签订家庭病床协议。

（2）家庭病床病历书写要求按照国家卫生健康委住院病历书写要求，主要内容：入床志（主诉、现病史、重要既往史、阳性体征和鉴别诊断时必要的阴性体征、诊断、治疗计划）、病程记录、阶段小结、出床小结。

（3）家庭病床遵循病房管理的基本原则，实行分级管理。

特级：临终关怀、输液者等病情须护士陪护者。

一级：每日查床。

二级：每周2～3次查床。

三级：每周1次查床。

（4）实行家庭医生首诊、全程负责制，责任医生按病情对家庭病床患者进行分级管理，定期查床，并将病情变化、检查、治疗效果、诊断变更等及时记入病程记录。

（5）家庭病床应每月做阶段小结，总结病情及疗效，修订诊断、治疗、护理计划。

（6）患者出床、转院、死亡应及时开具出床通知单，并书写出床小结和死亡小结。

（7）家庭病床患者需要会诊时由责任医生负责联系会诊，并做好会诊记录。

（8）家庭病床患者需要转院时由责任医生办理出床手续，填写病情及治疗情况，介绍联系转院。

（9）家庭病床医嘱书写方法参照住院患者医嘱书写方法，一般医嘱由医务人员或督促患者、家属按时执行；特殊治疗、护理医嘱由医务人员按时执行，并由执行者签字。

（10）医务人员严格遵守《医务人员医德规范及实施办法》和各项管理规定，严格执行技术操作规范。

2. 护理规范

（1）按照家庭病床分级管理的方法，特级需要护士陪护者，由护理人员在陪护期间做好护理工作，填写护理记录，观察病情和心理变化，发现问题及时向责任医生报告。一级及以下的家庭病床，由医生在病程记录中做好记录。

（2）宣传疾病预防知识、护理知识及注意事项，指导家属观察病情变化及卫生常识。

（3）发现传染病患者应及时报告，做好疫情登记，并指导家属做好消毒隔离工作。

（4）严格执行护理操作常规、无菌技术操作规程和医院感染管理制度。

（5）治疗使用过的一次性物品及医用垃圾由操作人员在诊疗结束后带回社区卫生服务中心依照有关规定妥善处理。

（6）对生活不能自理的患者，医务人员在进行诊疗护理时，需有具备完全民事行为能力的家属或看护人员在场。

（7）需要在家中进行输液或其他特殊治疗的还应签订知情同意书。

四、临终关怀

临终关怀（hospice care）是指为疾病终末期或老年患者在临终前提供身体、心理、精神等方面的照料和人文关怀等服务，控制痛苦和不适症状，提高生命质量，帮助患者舒适、安详、有尊严地离世。它是对肿瘤晚期、各种疾病末期治疗不再生效、生命即将结束时的患者所实施的全面关怀照料。通过综合性服务提高临终患者生活质量，使他们安宁、平静、舒适地度过人生最后旅程，同时使临终患者家属的身心得到关心和爱护。

目前不同的国家对临终前的期限有不同的规定，如日本将预计只能存活 2～6 个月内的患者称为临终患者；美国将估计只能存活 6 个月以内的患者称为临终患者；而在我国把估计仅能存活 2～3 个月内的患者称为临终患者。

临终关怀的服务内容有以下几方面：

1. 疼痛控制　临终患者主要的症状之一就是疼痛。疼痛不仅影响了患者的睡眠、饮食、活动和情绪，还可以使患者和家属产生失望。缓解患者疼痛的最基本方法是药物治疗。目前 WHO 建议应用三步阶梯疗法控制疼痛。

第一阶梯为非甾体类镇痛药；第二阶梯为弱阿片类镇痛药；第三阶梯为强阿片类镇痛药。另外，某些非药物方法也可以取得镇痛效果，如松弛术、音乐疗法、生物反馈法、针灸疗法、外周神经阻断等。控制疼痛最大的障碍是患者对疼痛的恐惧。医护人员可以通过有效交流，用同情、安慰和分散、转移注意力的方法消除患者对疼痛的恐惧，提高疼痛的阈值。同时，护士应认真观察患者每次疼痛发作部位、时间、强度、性质，以及可缓解的药物和方法，做好记录。

2. 加强基础护理，满足基本生理需要　一般而言，临终期的患者大多都会出现以下不同程度的症状：疼痛、食欲缺乏、恶心呕吐、呼吸困难、头晕、气短、水肿、无力、衰弱、便秘或腹泻、褥疮和身体异味等。这些症状均能给患者身心带来很大的痛苦，而良好、细致、周到的护理最能帮助其缓解症状，解决患者的基本生理需要。重点做好以下工作：

（1）保证营养：根据病情提供高热量、易消化的食物。一般主张少食多餐、调剂花样品种，可依照患者饮食习惯提供家庭式饭菜，鼓励自食；给予助消化药，提高食欲；必要时用鼻饲或胃肠外营养等方法尽量补充患者的最低营养需要。

（2）管理排泄：便秘或腹泻、尿潴留或尿失禁常给临终患者身心带来很大痛苦，甚至损害自尊，因此采取有效的护理措施预防和尽早解决这些问题，有助于改善患者生活质量，增加舒适感和尊严感。

（3）皮肤护理：临终患者因身体衰竭、长期卧床、营养不良等原因极易发生褥疮，因此，强调施以良好的皮肤护理，如定时翻身擦浴与按摩受压处，指导家属学习运用预防与护理褥疮的基本知识，尽可能降低褥疮发生率或减轻其发生程度。

（4）缓解呼吸困难：呼吸困难是临终患者的严重症状之一，并可加重患者的焦虑与恐惧感，需要有效治疗与护理。如整洁的环境、低流量低浓度的吸氧、助咳祛痰剂、支气管扩张剂或人工辅助呼吸有助于缓解呼吸困难，气管切开患者更需要细致的护理。

（5）促进休息和睡眠：由于疼痛造成夜间睡眠不好或其他不适，临终患者很容易疲倦。医院需要限制探视者，各种治疗护理操作需要合理安排，医院某些常规可以适当修改。如可和患者商议休息时间，满足患者的愿望等。

3. 心理护理　服务目标是帮助临终患者从对死亡的恐惧与不安中解脱出来，以较平静的心情面对即将到来的死亡，较舒适地度过临终过程的各个阶段。

对临终患者的心理关怀服务主要做好以下工作：

（1）选派医德高尚、责任心强、操作技术熟练的工作人员参加临终关怀工作。

（2）经常了解临终患者心理需求，鼓励患者讲出内心忧虑与痛苦，认真倾听，采取语言性和非语言性交流方法给予疏导、安慰和支持。

（3）医护人员认真做好生活护理，满足临终患者最基本的生理需要，减少其痛苦，增加舒适，这是搞好心理关怀的前提。

（4）建立家庭式休养环境，创造愉快和谐的生活气氛，有意识，有计划地为那些病情允许的患者组织一些集体性娱乐活动，以减少临终患者生活的乏味、寂寞感，增加他们的生活情趣和感受尚存生命的价值，同样也是心理关怀的重要内容。

（5）临终患者能否达到最佳心理状态，家属的作用不可低估，适当敞开探视时间，随时陪伴患者，让患者和家属倾诉衷肠，指导和鼓励家属参与一些护理患者的工作等均有助于疏导患者的心理。

（6）根据临终患者不同心理分期（否认期、愤怒期、乞求期、抑郁期、接受期），对不同的个体（年龄、性别、性格、文化层次、对待死亡的态度和病情等方面的差异）予以相应的心理照护，使患者得到真正需要的心理安慰与支持，达到一定程度的平衡与稳定，更是心理关怀服务的关键环节。

1）否认期（denial）：患者不承认患了绝症或病情恶化，企图逃避现实，到处询问，整日心神不定。对于此期的患者，不要将病情全部揭穿，以维持他们的一点希望，逐步适应存在的事实。

2）愤怒期（anger）：患者因疾病的折磨，治疗无望，身心极度痛苦，表现出生气、愤怒及怨天尤人的情绪，常常迁怒于家属及医护人员。此时，医护人员应对患者的痛苦表示同情和理解，耐心地倾听他们的心声；对患者不礼貌的语言和行为医护人员应容忍，遇有破坏性的行为应给予制止和防卫。

3）乞求期（bargaining）：患者接受不治之症的事实，不再怨天尤人，而是向医生提出要求，尽一切力量延长生命以完成某些重要的事情。这个阶段的患者还存有希望，也肯配合治疗。对于此期患者提出的种种"协议"和"乞求"，医护人员可以采取合适方法，积极应答，以满足他们的心理要求。

4）抑郁期（depression）：患者知道疾病治疗无望，即将死亡的事实无法改变，而且身体状况每况愈下，身心非常痛苦，表现出悲伤、消沉、绝望、畏缩、沉默寡言，甚至可发生自杀。此期患者心理非常痛苦，护理重点在于鼓励和支持患者。医护人员可以通过布置环境，调配饮食，应用语言和非语言交流方式安慰关心他们。同时应特别注意患者最关心的事情并尽量给予解决。鼓励亲朋好友探视、交流、帮助患者表达真实感情。

5）接受期（acceptance）：此阶段患者显得心平气和，接受事实，面对死亡。医护人员应创造一种安静、祥和气氛的环境，帮助患者建立正确的死亡观；要注意帮助患者了却未完成的心愿，同时鼓励家属多陪伴和照顾患者。

4. 支持和关心家属　家属也是临终关怀服务对象。临终患者的家属，面对即将失去亲人的这一现实，心里非常悲痛，常会出现难以克制的行为，由于个人的文化、社会背景和个人修养不同，需要的关怀也不尽相同。

（1）当患者病情极度危重，处于濒临死亡阶段，医护人员要对家属讲清患者的病情，使其有充分的思想准备，并且指导、帮助他们了解简单的护理知识，共同为患者创造一个较好的环境。

（2）一些家属一旦了解病情无法好转，即将死亡，会出现种种难以控制的情感反应，医护人员应给予疏导和安慰，鼓励家属将内心的痛苦诉说出来，必要时可创造适当时机和场所允许他们进一步发泄心中的悲痛。家属提出一些有关患者治疗、护理和生活等方面的合理要求，尽可能给予满足。

（3）做好居丧期对家属的关怀工作。死亡对患者而言是痛苦的结果，而对家属则是悲痛的高峰。医护人员应给予劝慰，适当安排家属发泄内心悲痛的场所，多关心、体贴、支持、理解，让家属能化悲痛为力量，度过悲伤期。同时认真做好尸体护理，多征求家属意见，尊重逝者的习惯与信仰，使逝者清洁、安详地离去。医护人员还可以通过家庭访视的形式继续关心家属，帮助他们调整重建新的生活。

（任菁菁　谭　伟　朱刚艳）

第七章

慢性病患者健康管理

第一节　慢性病管理与服务概述

随着社会经济、文化、行为、生活方式的改变和人口老龄化的加速,非传染性慢性疾病(non-communicable chronic disease,NCD,简称慢性病)及其所引发的疾病正在全球迅速增加,是全世界致死和致残的首位原因,已经成为全球重要公共卫生问题之一。慢性病是一组发病隐匿、病因复杂、潜伏期长、病程长、不能自愈或较难治愈疾病的总称。世界卫生组织将对人类健康危害较大的慢性病称为主要慢性病,分为4种:心脑血管疾病(如急性心肌梗死、脑卒中等)、恶性肿瘤、慢性呼吸系统疾病(如慢性阻塞性肺疾病和哮喘等)及糖尿病。包含预防、医疗、保健、康复、健康教育、计划生育技术指导"六位一体"的社区卫生服务,将直接服务于慢性病患者及其高危人群,提供预防性诊疗服务、开展慢性病的监测和危险因素的干预,提高患者对药物治疗的依从性,能在慢性病防治的各个环节中发挥重要作用。

（一）慢性病的定义和范围

1987年美国慢性病委员会提出,慢性病患者需具有以下一种或一种以上特性:①患病时间是长期的;②患病后常遗留功能障碍;③疾病的原因常引起不可逆的病理变化;④因病情不同需要不同的医疗照顾及指导;⑤因病情差异需要不同的康复训练。

从广义上讲,慢性病是指由于不良生活习惯、长期紧张疲劳、忽视自我保健和心理平衡、环境污染物暴露逐渐积累而发生的疾病。慢性病一般属常见病、多发病,具有多种因素共同致病(多因一果)、一种危险因素引起多种疾病(一因多果)的特点,相互关联,一体多病,个人生活方式对发病有重要影响。

国际疾病系统分类法(ICD-11)标准将慢性病分为:

1. 精神、行为或神经发育障碍　阿尔茨海默病所致的痴呆、强迫症、焦虑或恐惧相关性障碍、抑郁障碍、精神分裂症等。

2. 呼吸系统疾病　慢性支气管炎、肺气肿、慢性阻塞性肺疾病等。

3. 循环系统疾病　高血压、动脉粥样硬化、心肌梗死、冠心病等。

4. 消化系统疾病　慢性胃炎、消化性胃溃疡、胆石症、胰腺炎等。

5. 内分泌、营养或代谢性疾病　糖尿病、肥胖症、高脂蛋白血症、营养缺乏等。

6. 肌肉骨骼系统或结缔组织疾病　痛风、骨质疏松、骨关节病等。

7. 恶性肿瘤　肺癌、肝癌、胃癌、结肠癌、食管癌等。

（二）开展社区慢性病服务的意义

1. 慢性病的患病率高,但知晓率、就诊率、规范治疗率低,控制率更低,导致发病率、致残率、死亡率高。

2. 慢性病一般为终身性疾病,需要持续性管理,卫生服务需求及利用率高。

3. 慢性病的病因复杂,且具有个体化特点。对其高危因素的干预,若沿用以人群为对象的公共卫生措施很难奏效,需要采取综合防治策略,从群体防治着眼,个体服务入手,促进两者结合。

4. 抓住人群共性的危险因素,即不良的生活行为方式,以高血压、糖尿病、肥胖等生活方式疾病为突破口，推行预防医学诊疗服务，进行危险因素干预，能较快取得较大的防治效果，具有战略意义。

5. 开展预防医学诊疗服务有利于弥补预防医学与临床医学的裂痕，有利于医学的发展，有利于发展出更多、更有效的防治措施，做到早预防、早发现、早诊断、早治疗。

6. 开展预防医学诊疗服务是适应并满足居民对疾病预防与控制需求的重要途径，具有巨大的社会效益和经济效益。

（三）慢性病的三级预防

慢性病的三级预防是以健康教育为主导措施，以降低危险因素为目标的干预策略。根据慢性病的特点，采取以个人为中心，家庭为单位，社区为导向的健康维护与促进。针对高危人群和患者，实施慢性病的三级预防。

（四）慢性病防治的内容

1. 养成健康的生活方式　不良的生活方式和行为是慢性病主要的致病因素。以社区为基础，社会各方面参与，通过健康教育、社区干预等方法，在社区居民中开展控制慢性病主要危险因素的活动，改善有利于健康的环境，改变人群的生活方式和行为，减少慢性病的发生和发展。主要方式包括：

（1）开展控烟活动。

（2）提倡限制饮酒。

（3）广泛宣传合理膳食，预防肥胖，对有肥胖倾向的个体，定期检查与肥胖相关的疾病，及早发现高血压、冠心病、血脂异常和糖尿病等。

（4）宣传正确的运动理念和合理的体育锻炼方式。运动员适宜力量型运动，如拳击、举重等；普通大众适宜伸展性运动，如广播操、健美操、太极拳等；而提高心肺功能的耐力型有氧运动，如骑自行车、步行、爬楼梯、慢跑等适合于各种人群，对提高社区居民素质、预防慢性病起着良好的作用。

（5）开展心理咨询、危机干预，提高社区慢性病患者的精神卫生水平。

2. 及早诊断、及时治疗　在社区动员的基础上，开展基线调查，找出社区主要的慢性病和危险因素，并作出社区诊断。通过调查建档，相关资料的收集、整理和分析，对主要卫生问题和影响居民健康的因素的分析，确定慢性病防治的重点人群、策略措施，评估疾病经济负担及防治影响因素等。多渠道发现患者。

（1）定期健康体检：这是发现患者的主要渠道，糖尿病、高血压、冠心病、恶性肿瘤等基本上通过此渠道发现。

（2）门诊就诊：要求门诊医生对 35 周岁以上的首诊患者测量血压，对糖尿病高危人群监测空腹或餐后 2 小时血糖。

（3）患者自我申报：这部分主要是外院检出的慢性病患者。

3. 规范治疗，促进社区康复　规范社区慢性病患者治疗的管理。利用社区卫生服务主动、上门服务的特点，对重点慢性病，如高血压、2 型糖尿病、脑卒中、冠心病等进行合理、规范、长程的治疗和管理，提高慢性病控制率和达标率，减少和控制慢性病的并发症、致残率及死亡率。推广各种慢性病有效可行的防治技术并加以应用，促进疾病的综合防治，随时纠正患者认知上的一些误区，必要时进行药物调整和并发症指导，减少其不良反应和并发症的发生，提高慢性病患者的生存质量。

（五）慢性病综合防治的特点

1. 防治对象包括患病人群、高危人群和一般人群。

2. 防治组织包括各级卫生部门和社会各职能部门。

3. 防治工作以政府为主导，由防疫、防病部门和医疗、康复部门等多部门协同完成。

4. 防治工作通过三级医疗保健网来实现，而不单靠医疗系统。

5. 要有社区疾病的监测系统和评价体系，以保证不断修改与完善社区防治规划。

（六）慢性病综合防治的目标

总目标是通过以健康教育和健康促进为主要策略的干预活动的实施，降低人群中慢性病的危险因素水平，降低和控制慢性病发病率和死亡率的上升趋势。

慢性病社区综合防治的具体目标包括：

1. 政策发展目标 形成和出台鼓励健康生活方式,有利于慢性病防治的策略。

2. 机构改革目标 组织和完善各级政府的慢性病防治领导体系和机构,并加强其领导。

3. 社区参与目标 加强各政府职能部门的协作与支持,形成一个慢性病防治的体系。

4. 人力开发目标 培养和建立一支防治结合、技术全面的防治队伍。

5. 全人群目标 全面降低人群中危险因素水平,控制并降低发病率。

6. 高危人群目标 对筛选出的高危人群施行有针对性的干预,以延缓和减少其发病的可能。

7. 社区防治策略与措施的完善目标 建立以社区为基础的监测体系,不断提供疾病和危险因素变化的信息,以修改和完善防病策略与措施。

8. 社区评价目标 对防治规划的制订、组织实施和成效进行全方位的评价。

（七）慢性病综合防治步骤

慢性病综合防治步骤包括：①社区诊断；②制订综合防治规划；③社区综合干预；④干预效果的评价；⑤项目管理。

（八）慢性病综合防治中社区诊断的目的

1. 了解社区人群的健康需求和社区解决健康问题的社区资源状况。

2. 寻找导致这些公共卫生问题的可能原因和影响因素。

3. 充分利用社区资源,制订有针对性的社区慢性病防控干预策略和措施。

4. 通过上一周期的社区诊断评价干预措施的实施效果,为社区综合防治效果的评价提供基线数据。

（九）慢性病综合防治中的社区动员要素

1. 争取各级政府领导对项目的重视和支持。

2. 建立并加强各相关部门间的合作。

3. 动员社区、家庭和个人的广泛参与。

4. 充分发挥非政府组织的作用。

5. 动员非政府组织及专业人员参与。

（十）慢性病综合防治中的社区干预策略

1. 环境和政策支持。

2. 收集和监测公共卫生信息。

3. 社区发展及个人技能发展。

4. 社区动员。

5. 社区多方位服务。

（十一）慢性病综合防治模式

1. 社区动员 社区动员是指在选定的社区内进行各阶层、各部门的宣传与动员,是慢性病社区综合防治工作的初级阶段,是项目能否成功的关键环节。

2. 社区诊断 社区诊断是运用社会调查和流行病学调查方法,收集并分析社区的人口学特征、疾病、死亡情况及影响健康的有关环境、政策等情况。通过这些资料的整理与分析,来确定本社区存在的主要公共卫生问题、疾病与死亡情况及其影响因素,从而为慢性病社区综合防治提供急需解决的主要问题和科学依据。这一阶段的关键是收集真实、全面的数据,选择合理的分析方法并得出正确的社区诊断结论。

3. 制订综合防治规划 慢性病社区综合防治小组根据社区诊断的结果,确定慢性病社区综合防治的目标、策略和措施。目标制订主要应依据慢性病对人群健康威胁的严重程度,加以考虑有无明确有效的干预手段和经费支持。同时,还可以把目标分解成远期目标、中期目标和短期目标。防治策略为健康教育与健康促进策略,措施则要求根据不同社区确定的主要疾病及其危险因素,选择有明确健康效益、投入少、群众易于接受的干预措施。这一阶段的关键是确定防治目标、策略与措施时,要有社区不同阶层、不同部门的参与,并根据实际情况制订出科学、合理的时间进度和工作计划。

4. 建立公共卫生监测系统 这一阶段的关键是监测支持人群行为改变的政策、媒体导向和支持措施等社会环境因素的变化；针对慢性病的主要危险因素在人群中监测行为危险因素、有关知识态度及社区主要慢性病的发生和死亡水平的变化情况。

5. 社区综合干预 根据社区诊断的结果和综合防治规划的要求，针对不同的目标人群，在社区内有计划、有组织地开展一系列健康促进活动，改变人们的生活方式与行为、促进社区居民的健康，这个过程就是社区综合干预。社区综合干预要选择合适的干预类型及可行性、可接受性好的干预措施。同时，对干预效益好的因素进行干预，即干预一个危险因素能预防多种疾患。这一阶段的关键是明确干预措施的筛选原则，保证干预措施的可及性、可接受性和有效性。

6. 社区综合干预的评价 评价工作是慢性病社区综合防治工作的重要组成部分。评价工作贯穿于项目进行的全过程，主要包括三方面内容，即对项目规划、设计的适宜性评价（慢性病社区综合防治规划的可行性评价）；对项目实施过程的工作评价（慢性病社区综合防治工作进展的监测与评价，以及干预措施及其效果的评价）；慢性病社区综合防治近期和远期效果的评价。这一阶段的关键是客观地观察与测量评价的内容，同时选择科学、客观的指标和标准对评估结果作出评判。

7. 项目管理 项目管理包括组织管理、项目技术培训与管理、项目考核三部分。这一工作的关键是组织落实、项目方案落实及项目执行效果。

第二节 高血压患者健康管理

根据《中国心血管健康与疾病报告 2019》显示，我国高血压患病人数已达 2.45 亿。包括脑卒中、冠心病、心力衰竭、肾脏疾病在内的高血压严重并发症致残和致死率高，已成为我国家庭和社会的沉重负担。然而，高血压可防可控。研究表明，收缩压每降低 10mmHg（1mmHg=0.133kPa），或舒张压每降低 5mmHg，死亡风险降低 10%～15%，脑卒中风险降低 35%，冠心病风险降低 20%，心力衰竭风险降低 40%。因此，预防和控制高血压是遏制我国心脑血管疾病流行的核心策略之一。国家基本公共卫生服务项目中的高血压患者健康管理，旨在通过合理、有效的治疗，提高血压达标率，减少或延缓并发症的发生，以达到降低病死率、提高生活质量的最终目的。

（一）检查发现

1. 对辖区内 35 岁及以上常住居民，每年在其第 1 次到乡镇卫生院、村卫生室、社区卫生服务中心（站）就诊时为其测量血压。

2. 建议高危人群每半年至少测量 1 次血压，并接受医务人员对其生活方式的指导建议。

3. 高血压诊断标准（表 3-7-2-1）

表 3-7-2-1 诊室血压、动态血压监测及家庭自测血压的高血压诊断标准

分类	收缩压 /mmHg		舒张压 /mmHg
诊室血压	≥140	和 / 或	≥90
动态血压监测			
白天	≥135	和 / 或	≥85
夜间	≥120	和 / 或	≥70
24h	≥130	和 / 或	≥80
家庭自测血压	≥135	和 / 或	≥85

注：24h 血压监测指平均血压；1mmHg=0.133kPa。

（1）以诊室血压测量结果为主要诊断依据：首诊发现收缩压≥140mmHg 和 / 或舒张压≥90mmHg（"和 / 或"表示包括 3 种情况，即收缩压≥140mmHg 且舒张压≥90mmHg、收缩压≥140mmHg 且舒张压<90mmHg、收缩压<140mmHg 且舒张压≥90mmHg。下文中出现的"和 / 或"意义相同），建议在 4 周内

复查 2 次，非同日 3 次测量均达到上述诊断阈值，即可确诊。若首诊收缩压≥180mmHg 和 / 或舒张压≥110mmHg，伴有急性症状者建议立即转诊；无明显症状者，排除其他可能的诱因，并安静休息后复测仍达此标准，即可确诊，建议立即给予药物治疗。

（2）诊断不确定，或怀疑"白大衣高血压"或"隐蔽性高血压"，有条件的可结合动态血压监测或家庭自测血压辅助诊断；无条件的，建议转诊。

（3）注意鉴别伴有紧急或危重情况、怀疑继发性高血压等需转诊的情况。

（4）特殊定义。白大衣高血压和隐蔽性高血压：反复出现的诊室血压升高，而诊室外的动态血压监测或家庭自测血压正常，为白大衣高血压；相反，诊室血压正常，诊室外血压升高，为隐蔽性高血压。单纯收缩期高血压：收缩压≥140mmHg 且舒张压 <90mmHg。

（二）随访评估

对原发性高血压患者，每年要提供至少 4 次面对面的随访。询问上次随访到此次随访期间的症状；测量体重、心率，计算体质量指数（BMI）；询问患者疾病情况和生活方式，包括心脑血管疾病、糖尿病、吸烟、饮酒、运动、摄盐情况等；了解患者服药情况；对所有的患者进行有针对性的健康教育，与患者一起制订生活方式改进目标并在下一次随访时评估进展；告诉患者出现哪些异常时应立即就诊。根据《城乡居民健康档案管理服务规范》，完善高血压患者随访服务登记表。

1. 对血压控制满意（收缩压 <140mmHg 且舒张压 <90mmHg）、无药物不良反应、无新发并发症或原有并发症无加重的患者，预约进行下一次随访时间。

2. 对第 1 次出现血压控制不满意，即收缩压≥140mmHg 和 / 或舒张压≥90mmHg，或出现药物不良反应的患者，结合其服药依从性，必要时增加现用药物剂量、更换或增加不同类的降压药物，2 周内随访。

3. 对连续 2 次出现血压控制不满意或药物不良反应难以控制，以及出现新的并发症或原有并发症加重的患者，建议其转诊到上级医院，2 周内主动随访转诊情况。

4. 测量血压并评估是否存在危急情况，如出现收缩压≥180mmHg 和 / 或舒张压≥110mmHg；意识改变、剧烈头痛或头晕、恶心呕吐、视力模糊、眼痛、心悸、胸闷、喘憋不能平卧及处于妊娠期或哺乳期同时血压高于正常等危急情况之一，或存在不能处理的其他疾病时，须在处理后紧急转诊。对于紧急转诊者，乡镇卫生院、村卫生室、社区卫生服务中心（站）应在 2 周内主动随访转诊情况。

5. 高血压长期随访管理

（1）随访频率：血压达标患者至少每 3 个月随访 1 次；血压未达标患者，2～4 周随访 1 次。符合转诊条件的建议按照转诊要求操作。

（2）随访内容：随访时应询问上次随访至今是否有新诊断的合并症，如冠心病、心力衰竭、心房颤动、脑卒中、糖尿病、慢性肾脏疾病或外周动脉粥样硬化性疾病等。每次随访均应查体（检查血压、心率等，超重或肥胖者应监测体重及腰围），进行生活方式评估及建议，了解服药依从性及不良反应情况，必要时调整治疗。

（3）年度评估：所有患者每年应进行 1 次年度评估，可与随访相结合。除了进行常规体格检查外，每年至少测量 1 次体重和腰围。建议每年进行必要的辅助检查，包括血常规、尿常规、生化（肌酐、尿酸、丙氨酸转氨酶、血钾、血钠、血氯、血糖、血脂）、心电图。有条件者可选做：动态血压监测、超声心动图、颈动脉超声、尿白蛋白 / 肌酐比、胸部 X 线、眼底检查等。

6. 转诊　需转诊人群主要包括起病急、症状重、怀疑继发性高血压，以及多种药物无法控制的难治性高血压患者。妊娠和哺乳期女性高血压患者不建议在基层就诊。转诊后 2～4 周基层医务人员应主动随访，了解患者在上级医院的诊断结果或治疗效果，达标者恢复常规随访，预约下次随访时间；如未能确诊或达标，或明确为继发性原因所致的血压升高，建议在上级医院进一步治疗。经治疗稳定的原发性高血压患者，上级医院应及时将有关治疗信息推送至对应的基层医疗卫生机构，以便及时跟踪随访。

（1）初诊转诊建议

1）血压显著升高≥180/110mmHg，经短期处理仍无法控制。

2）怀疑新出现心、脑、肾并发症或其他严重临床情况。

3）妊娠和哺乳期女性。

4）发病年龄<30岁。

5）伴蛋白尿或血尿。

6）非利尿剂或小剂量利尿剂引起的低血钾（血钾<3.5mmol/L）。

7）阵发性血压升高，伴头痛、心慌、多汗。

8）双上肢收缩压差异>20mmHg。

9）因诊断需要到上级医院进一步检查。

（2）随访转诊建议

1）至少3种降压药物（包括1种利尿剂）足量使用，血压仍未达标。

2）血压明显波动并难以控制。

3）怀疑与降压药物相关且难以处理的不良反应。

4）随访过程中发现严重临床疾病或心、脑、肾损害而难以处理。

（3）下列严重情况建议急救车转诊：

1）意识丧失或模糊。

2）血压≥180/110mmHg，伴剧烈头痛、呕吐，或突发言语障碍和/或肢体瘫痪。

3）血压显著升高伴持续性胸背部剧烈疼痛。

4）血压升高伴下肢水肿、呼吸困难，或不能平卧。

5）胸闷、胸痛持续至少10分钟，伴大汗，心电图示至少两个导联ST段抬高，应以最快速度转诊，确诊为急性ST段抬高心肌梗死后，考虑溶栓或行急诊冠状动脉介入治疗。

6）其他影响生命体征的严重情况，如意识淡漠伴血压过低或测不出、心率过慢或过快、突发全身严重过敏反应等。

（三）分类干预

1. 生活方式干预　对确诊高血压的患者，应立即启动并长期坚持生活方式干预，即"健康生活方式六部曲"——限盐减重多运动，戒烟戒酒心态平。此外，协助患者减轻精神压力、保持心理平衡，也是提高治疗效果的重要方面。根据患者具体情况，与患者共同讨论需要改善的生活方式，制订最终目标，每次随访根据改善情况设定近期的具体目标，为患者提供咨询，鼓励其坚持（表3-7-2-2）。

表3-7-2-2　生活方式干预目标及降压效果

内容	目标	可获得的效果
减少钠盐摄入	每人每日食盐摄入量不超过6g（一啤酒瓶盖） 注意隐性盐的摄入（咸菜、鸡精、酱油等）	收缩压下降2～8mmHg
减轻体重	BMI<24kg/m²；腰围男性<90cm，女性<85cm	收缩压下降5～20mmHg/减重10kg
规律运动	中等强度运动，每次30min，每周5～7次	收缩压下降4～9mmHg
戒烟	建议戒烟，避免被动吸烟	—
戒酒	推荐不饮酒；目前在饮酒的高血压患者，建议戒酒	—
心理平衡	减轻精神压力，保持心情愉悦	—

注：BMI，体质量指数。普通啤酒瓶盖去掉胶皮垫后水平装满可盛约6g食盐。"—"表示无数据。1mmHg=0.133kPa。

2. 药物治疗　启动药物治疗时机：所有高血压患者一旦诊断，建议在生活方式干预的同时立即启动药物治疗。仅收缩压<160mmHg且舒张压<100mmHg且未合并冠心病、心力衰竭、脑卒中、外周动脉粥样硬化性疾病、肾脏疾病或糖尿病的高血压患者，医生也可根据病情及患者意愿暂缓给药，采用单纯生活方式干预最多3个月，若仍未达标，再启动药物治疗。

（1）降压药物选择：尽量选用证据明确、可改善预后的五大类降压药物，即血管紧张素转化酶抑制剂（ACEI）、血管紧张素Ⅱ受体阻滞剂（ARB）、β受体阻滞剂、钙通道阻滞剂（CCB）和利尿剂，为便于记忆,下文根据英文单词的首字母,分别以 A、B、C、D 简称。

A:ACEI 和 ARB,适用于心肌梗死后及伴有心力衰竭、糖尿病、慢性肾脏疾病的患者,有充足证据证明可改善预后。用于蛋白尿患者,可降低尿蛋白,具有肾脏保护作用,但双侧肾动脉狭窄、肌酐(Cr)≥3mg/dl(265μmol/L)的严重肾功能不全及高血钾的患者禁用。妊娠或计划妊娠患者禁用。ACEI 类药物易引起干咳,若无法耐受,可换用 ARB。两类药物均有引起血管神经性水肿的可能,但罕见。

B:β 受体阻滞剂,可降低心率,尤其适用于心率偏快的患者,用于合并心肌梗死或心力衰竭的患者,可改善预后;用于冠心病、劳力性心绞痛患者,可减轻心绞痛症状。但注意急性心肌梗死后早期(24 小时内)应慎用,心力衰竭急性期(气短、端坐呼吸、不能平卧)不适合应用,应待病情平稳后使用。心肌梗死或心力衰竭急性期不建议在基层使用 β 受体阻滞剂。以 β 受体阻滞作用为主的 α-β 受体阻滞剂,如卡维地洛、阿罗洛尔、拉贝洛尔等,也适用于上述人群。β 受体阻滞剂可降低心率,禁用于严重心动过缓患者,如心率 <55 次/min、病态窦房结综合征、二度或三度房室传导阻滞、支气管哮喘患者禁用。大剂量应用时对糖脂代谢可能有影响,高选择性 $β_1$ 受体阻滞剂及 α-β 受体阻滞剂,如比索洛尔、美托洛尔、卡维地洛等对糖脂代谢影响较小。

C:CCB,最常用于降压的是二氢吡啶类 CCB,如氨氯地平、硝苯地平缓释片或控释片、非洛地平缓释片等。此类药物降压作用强,耐受性较好,无绝对禁忌证,适用范围相对广,老年单纯收缩期高血压等更适用。常见的不良反应包括头痛、面部潮红、踝部水肿、心跳加快、牙龈增生等。

D:利尿剂,噻嗪类利尿剂较为常用。尤其适用于老年人、单纯收缩期高血压及合并心力衰竭的患者。噻嗪类利尿剂的主要不良反应是低钾血症,且随着利尿剂使用剂量增加,低钾血症发生率也相应增加,因此建议小剂量使用,如氢氯噻嗪片 12.5mg,每日 1 次。利尿剂与 ACEI 或 ARB 类药物合用,可抵消或减轻其低钾的不良反应。痛风患者一般禁用噻嗪类利尿剂。严重心力衰竭或慢性肾功能不全时,可能需要应用袢利尿剂(如呋塞米),同时需补钾,此时建议转诊至上级医院进一步诊治。

近年来由上述五大类药物组合而成的单片复方制剂,由于服用方便,易于长期坚持,已成为高血压治疗的新模式,推荐首选。其他有明确降压效果的传统单片复方制剂,包括复方利血平片、复方利血平氨苯蝶啶片等根据患者情况仍可使用。

(2)药物治疗方案:根据患者是否存在合并症及血压水平,选择合适的药物,优选长效药物。除心力衰竭及直立性低血压风险较大的高龄初始用药患者建议从小剂量开始外,其他高血压患者可从常用起始剂量开始。

1)无合并症高血压药物治疗方案:此处的合并症指冠心病、心力衰竭、脑卒中、糖尿病、慢性肾脏疾病或外周动脉粥样硬化性疾病。

第一步:收缩压 <160mmHg 且舒张压 <100mmHg,单药起始,可选择 C、A、D 或 B。B 尤其适用于心率偏快者。起始剂量观察 2～4 周,未达标者加量,或更换另一种药物,或直接联合使用 2 种药物,每调整 1 次观察 2～4 周。收缩压≥160mmHg 和/或舒张压≥100mmHg:推荐 2 种药物联合使用,如 C+A、A+D、C+D 或 C+B,首选相应的单片复方制剂。未达标则采用如上方法增加剂量或更换方案,每调整 1 次治疗观察 2～4 周。

第二步:上述 2 种药联合方案应用后,血压仍未达标,加用第 3 种药物,可选 C+A+D 或 C+A+B。

第三步:3 种药物足量(即指南推荐的最大剂量),且至少包含 1 种利尿剂,观察 2～4 周仍未达标,建议转诊;或 A、B、C、D 四类药物合用,2～4 周仍未达标,建议转诊。

2)合并心肌梗死:首选 A+B,小剂量联用,避免出现低血压。若未达标可加量,仍未达标加用长效 C 或 D(包括螺内酯)。

3)合并心绞痛:可选择 B、A 或 C,可联用,仍未达标加用 D。

4)合并心力衰竭:A+B,小剂量联用,合并水钠潴留时加用 D,一般选择袢利尿剂,并补钾,可加螺内酯,仍未控制可加 C(限氨氯地平、非洛地平)。合并心力衰竭患者起始联用 A 和 B,主要用于改善预后,应注意血压偏低者起始剂量宜小,缓慢加量。

5)合并脑卒中:可选择 C、A 或 D,未达标者可联合使用。

6）合并糖尿病：首选 A，未达标者加用 C 或 D。

7）合并慢性肾脏疾病：首选 A，未达标者加用 C 或 D。肌酐水平首次超出正常范围，建议降压治疗方案由上级医院决定。

8）合并外周动脉粥样硬化性疾病：初始选择 C、A、D 或 B 均可，单药未达标可联合用药，同"无合并症高血压药物治疗方案"。但慎用非选择性 β 受体阻滞剂，如普萘洛尔。

（3）用药注意事项：每次调整药物种类或剂量后建议观察 2～4 周，评价药物治疗的有效性，避免频繁更换药物，除非出现不良反应等不耐受或需紧急处理的情况。不宜联合应用 ACEI 与 ARB。

（4）已用药患者的治疗方案调整建议：

已达标：无合并症的高血压患者，如已用药达标，可维持原治疗方案；若伴有上述合并症，建议采用上述推荐方案治疗。未达标：建议采用上述治疗方案调整药物。因客观原因无法实施推荐方案，则以降压达标为根本，允许使用其他类别降压药物。已服药达标的患者，出现偶尔的血压波动，应注意排除诱因，避免依据单次血压测量值频繁调整药物。

3. 综合干预管理　高血压患者选择降压药物时应综合考虑伴随的合并症，如上文所述；对于已存在心血管疾病患者及具有某些危险因素的患者，应考虑给予阿司匹林及他汀类等药物，以降低心血管疾病再发及死亡风险。

（1）小剂量阿司匹林：已患冠心病、缺血性脑卒中、外周动脉粥样硬化性疾病的高血压患者，血压稳定控制在 150/90mmHg 以下，建议服用阿司匹林 75～100mg，每日 1 次（活动性胃溃疡或消化道出血、过敏者禁用）。

（2）他汀类降脂药物：已患冠心病、缺血性脑卒中、外周动脉粥样硬化性疾病的高血压患者，应长期服用他汀类药物，必要时加用其他降脂药物，使低密度脂蛋白胆固醇（LDL-C）降至 1.8mmol/L（70mg/dl）以下。无上述心血管疾病高血压患者（心血管病一级预防），按照危险程度不同，LDL-C 降低的目标值也不同。高血压合并至少 1 项以下疾病或情况，建议 LDL-C 降至 1.8mmol/L（70mg/dl）以下：①慢性肾脏疾病。②≥40 岁糖尿病。③严重高胆固醇血症：总胆固醇（TC）≥7.2mmol/L（278mg/dl）或 LDL-C≥4.9mmol/L（190mg/dl）。高血压合并下述 3 项危险因素中的至少 2 项，建议 LDL-C 降至 2.6mmol/L（100mg/dl）以下：①吸烟；②高密度脂蛋白（HDL）<1mmol/L（40mg/dl）；③≥45 岁男性或≥55 岁女性。不符合上述情况，但 LDL-C≥3.4mmol/L（130mg/dl）的高血压患者，建议 LDL-C 降至 3.4mmol/L（130mg/dl）以下。

他汀类药物总体耐受性好，但有导致肌病、横纹肌溶解、转氨酶升高等不良反应的可能，且随剂量增加风险升高。对初始用药的患者，6 周内应复查血脂、转氨酶和肌酸激酶，无不良反应且 LDL-C 达标后，可调整为 6～12 个月复查 1 次。

4. 中医综合调理　高血压可归属中医"眩晕""头痛""风眩""头风"等范畴。相关病症描述首见于《黄帝内经》，主要病因为情志不遂、饮食不节、年高肾亏、病后体虚等，其病理因素多为风、火、痰、瘀、虚，病理性质多属本虚标实，肝肾阴虚为本，风阳上亢、气血失调、痰浊内蕴为标，因病程及合并靶器官损害的不同，多表现为早期肝阳上亢、中期阴虚阳亢及后期阴虚及阳，而瘀血阻络、痰浊内蕴在整个病程中均可能兼夹。本病总体上以阴虚阳亢、水不涵木最多见，潜阳育阴治则应用最广泛。中医药强调整体调节，在我国基层高血压防治中也被广泛应用。中医"未病先防、既病防变、已变防衰"的防治策略，在高血压的预防、治疗、康复等不同阶段均可以通过调节阴阳平衡而发挥不同程度的作用，其强调整体观的辨治理念，更有助于高血压多种危险因素的控制，从而降低心血管总体风险。

（四）健康体检

健康体检目的是评估心血管疾病发病风险、靶器官损害及并存的临床情况。评估是确定高血压治疗策略的基础。初诊时及以后建议每年评估 1 次。评估内容包括病史、体格检查及辅助检查。

对原发性高血压患者，每年进行 1 次较全面的健康检查，可与随访相结合。内容包括体温、脉搏、呼吸、血压、身高、体重、腰围、皮肤、浅表淋巴结、心脏、肺部、腹部等常规体格检查，并对口腔、视力、听力和运动功能等进行粗测判断。

第三节　2型糖尿病患者健康管理

（一）服务对象

辖区内35岁及以上的2型糖尿病患者。

（二）服务内容

1. 筛查　对发现的2型糖尿病高危人群进行有针对性的健康教育，建议其每年至少检测1次空腹血糖，并接受医务人员的健康指导。其中糖尿病前期患者，建议其半年检测1次血糖，每年到医院进行1次糖尿病诊断。

糖尿病高危人群定义：具有下列任何1个及以上的糖尿病危险因素者，可视为2型糖尿病高危人群。

（1）有糖尿病前期史。

（2）年龄≥40岁。

（3）BMI≥24kg/m^{2}和/或向心性肥胖（男性腰围≥90cm，女性腰围≥85cm）。

（4）一级亲属（父母、同胞、子女）有糖尿病史。

（5）缺乏体力活动者。

（6）有巨大胎儿分娩史或有妊娠糖尿病病史的女性。

（7）有多囊卵巢综合征（PCOS）病史的女性。

（8）有黑棘皮病者。

（9）有高血压史，或正在接受降压治疗者。

（10）高密度脂蛋白胆固醇（HDL-C）<0.9mmol/L，和/或甘油三酯（TG）>2.2mmol/L，或正在接受调脂治疗者。

（11）有动脉粥样硬化性心血管疾病（ASCVD）史。

（12）有类固醇类药物使用史。

（13）长期接受抗精神病药物或抗抑郁药物治疗。

2. 随访评估　对确诊的2型糖尿病患者，每年提供4次免费空腹血糖检测，至少进行4次面对面随访。

（1）测量空腹血糖和血压，并评估是否存在危急情况，如出现血糖≥16.7mmol/L或血糖≤3.9mmol/L；收缩压≥180mmHg和/或舒张压≥110mmHg；有意识或行为改变、呼气有烂苹果样丙酮味、心悸、出汗、食欲减退、恶心、呕吐、多饮、多尿、腹痛、有深大呼吸、皮肤潮红；持续性心动过速（心率超过100次/min）；体温超过39℃或有其他的突发异常情况，如视力突然骤降、妊娠期及哺乳期血糖高于正常等危险情况之一，或存在不能处理的其他疾病时，须在处理后紧急转诊。对于紧急转诊者，乡镇卫生院、村卫生室、社区卫生服务中心（站）应在2周内主动随访转诊情况。

（2）若不需紧急转诊，询问上次随访到此次随访期间的症状。

（3）测量体重，计算BMI，检查足背动脉搏动。

（4）询问患者疾病情况和生活方式，包括心脑血管疾病、吸烟、饮酒、运动、主食摄入情况等。

（5）了解患者服药情况。

（三）分类干预

1. 对血糖控制满意（空腹血糖值<7.0mmol/L，非空腹血糖<10.0mmol/L，糖化血红蛋白HbA1c<7.0%），无药物不良反应、无新发并发症或原有并发症无加重的患者，预约下一次随访。

2. 对第1次出现空腹血糖控制不满意（空腹血糖值≥7.0mmol/L，非空腹血糖≥10.0mmol/L，糖化血红蛋白HbA1c≥7.0%）或药物不良反应的患者，结合其服药依从情况进行指导，必要时增加现有药物剂量、更换或增加不同类的降糖药物，2周内随访。

3. 对连续2次出现空腹血糖控制不满意或药物不良反应难以控制，以及出现新的并发症或原有并发症加重的患者，建议其转诊到上级医院，2周内主动随访转诊情况。

4．对所有患者进行针对性的健康教育，与患者一起制订生活方式改进目标并在下一次随访时评估进展。告诉患者出现哪些异常时应立即就诊。

（四）健康体检

对确诊的 2 型糖尿病患者，每年进行 1 次较全面的健康体检，体格检查可与随访相结合。具体内容参照《城乡居民健康档案管理服务规范》健康体检表。

（五）服务要求

1．2 型糖尿病患者的健康管理由医生负责，应与门诊服务相结合，对未能按照健康管理要求接受随访的患者，乡镇卫生院、村卫生室、社区卫生服务中心（站）应主动与患者联系，保证管理的连续性。

2．随访包括预约患者到门诊就诊、电话追踪和家庭访视等方式。

3．乡镇卫生院、村卫生室、社区卫生服务中心（站）要通过本地区社区卫生诊断和门诊服务等途径筛查和发现 2 型糖尿病患者，掌握辖区内居民 2 型糖尿病的患病情况。

4．发挥中医药在改善临床症状、提高生活质量、防治并发症中的特色和作用，积极应用中医药方法开展糖尿病患者健康管理服务。

5．加强宣传，告知服务内容，使更多的患者愿意接受服务。

6．每次提供服务后及时将相关信息记入患者的健康档案。

（六）考核指标

1．糖尿病患者健康管理率＝年内已管理糖尿病患者人数／年内辖区内糖尿病患者总人数×100%。

注：辖区内糖尿病患者总人数估算＝辖区常住成年人口总数×成年人糖尿病患病率［通过当地流行病学调查、社区卫生诊断获得或是选用本省（市、区）或全国近期 2 型糖尿病患病率指标］。

2．糖尿病患者规范健康管理率＝按照规范要求进行患者健康管理的 2 型糖尿病人数／年内已管理的 2 型糖尿病患者人数×100%。

3．管理人群血糖控制率＝最近 1 次随访空腹血糖达标人数／已管理的糖尿病患者人数×100%。

（金雅磊　张黎军　谭　伟）

第八章

重性精神疾病（严重精神障碍）患者管理

（一）服务对象

辖区内常住居民中诊断明确、在家居住的严重精神障碍患者。严重精神障碍疾病是指精神活动严重受损导致对自身健康状况或者客观现实不能完整辨认，或者不能控制自身行为的精神疾病。

（二）服务内容

1. 患者信息管理 在将重性精神疾病患者纳入管理时，需由家属提供疾病诊疗相关信息或直接转自原承担治疗任务的专业医疗卫生机构的疾病诊疗相关信息，同时对患者进行 1 次全面评估，为其建立居民健康档案，并按照要求填写严重精神障碍疾病患者个人信息补充表和参加严重精神障碍管理治疗服务知情同意书。

2. 随访评估 对应管理的严重精神疾病患者每年至少随访 4 次，所有患者每半年至少面访 1 次。每次随访应对患者进行危险性评估；其中危险性评估分为 6 级。

0 级：无符合以下 1～5 级中的任何行为。

1 级：口头威胁，喊叫，但没有打砸行为。

2 级：打砸行为，局限在家里，针对财物，能被劝说制止。

3 级：明显打砸行为，不分场合，针对财物，不能接受劝说而停止。

4 级：持续的打砸行为，不分场合，针对财物或人，不能接受劝说而停止（包括自伤、自杀）。

5 级：持械针对人的任何暴力行为，或者纵火、爆炸等行为，无论在家里还是公共场合。

3. 分类干预 根据患者危险性评估分级、社会功能状况、精神症状评估、自知力判断，以及患者是否存在药物不良反应或躯体疾病情况对患者进行分类干预，根据病情变化及时调整随访周期。

（1）病情不稳定患者：若危险性评估为 3～5 级或精神病症状明显、自知力缺乏、有严重药物不良反应或严重躯体疾病患者，紧急对症处理后立即转诊到上级医院。必要时报告当地公安部门，2 周内随访了解其治疗情况。对于未能住院或转诊的患者，联系精神专科医生进行相应的处置，并且在社区居委会人员、民警的共同协助下，2 周内随访。

（2）病情基本稳定患者：若危险性评估为 1～2 级，或精神症状、自知力、社会功能状况至少有一方面较差的患者，首先应判断是病情波动或药物疗效不佳，还是伴有药物不良反应或躯体症状恶化。分别采取在规定剂量范围内调整现用药物剂量和查找原因对症治疗的措施，2 周时随访，若处理后病情趋于稳定者，可维持目前治疗方案，3 个月时随访；未达到稳定者，应请精神专科医生进行技术指导，调整治疗方案，1 个月时随访。

（3）病情稳定患者：若危险性评估为 0 级，且精神症状基本消失，自知力基本恢复，社会功能处于一般或良好，无严重药物不良反应，躯体疾病稳定，无其他异常患者，继续执行精神卫生医疗机构制订的治疗方案，3 个月时随访。

（4）每次随访根据患者病情的控制情况，对患者及其家属进行有针对性的健康教育和生活技能训练等方面的康复指导，对家属提供心理支持和帮助。

4. 健康体检 在患者病情许可的情况下，征得监护人和 / 或患者本人同意后，每年至少进行 1 次健康检查,可与随访相结合。内容包括一般体格检查、血压、体重、血常规（含白细胞分类）、转氨酶、血糖、心电图。

5. 信息流转　对于迁居他处、外出务工等不在辖区内生活且知晓去向的患者,应当通过信息系统将患者信息流转至患者现居住地基层医疗卫生机构。患者信息未被接收前,原精神障碍预防（精防）人员应当继续做好电话随访,及时与患者现居住地精防人员沟通,做到无缝衔接。

6. 失访判定及处理　失访患者包括迁居他处、走失、外出务工等不知去向的患者,家属拒绝告知信息的患者,连续 3 次未随访到的患者（根据不同类别患者的随访要求,在规定时间范围内通过面访或电话随访未随访到患者或家属,2 周内应当再进行 1 次随访,超过 1 个月的时间内连续 3 次随访均未随访到）。

对失访患者,精防人员应当立即书面报告政法、公安等综合管理小组协助查找,同时报告上级精防机构,并在严重精神障碍患者随访服务记录表中记录上报。在得知危险性评估 3 级以上和病情不稳定患者离开属地时,精防人员应当立刻通知公安机关并报告上级精防机构。

（三）服务要求

1. 配备接受过严重精神疾病管理相关培训的专（兼）职人员,开展相关健康管理工作。

2. 与相关部门加强联系,及时为辖区内新发现的严重精神障碍疾病患者建立健康档案并根据具体情况及时更新。

3. 随访形式包括面访（预约患者到门诊就诊、家庭访视等）和电话随访。原则上要求当面随访患者本人。随访时注意自身安全,保护好患者的隐私。

4. 加强宣传,鼓励和帮助患者进行社会功能康复训练,指导患者参与社会活动,接受职业训练。

（四）考核指标

严重精神障碍患者规范管理率 = 年内辖区内按照规范要求进行管理的严重精神障碍患者人数 / 年内辖区内登记在册的确诊严重精神障碍患者人数 ×100%。

（刘忠纯　谭　伟）

第九章

传染病患者管理

目前肺结核和艾滋病属于国家重大传染病，由于其死亡率高，危害性大，治疗疗程长，属于需要辖区长期管理的传染病。肺结核病主要通过呼吸道传染，艾滋病主要的传播途径是性接触传播、血液传播和母婴传播。

第一节 结核病患者健康管理

（一）可疑者推介转诊

对辖区内前来就诊的居民或患者，如发现有慢性咳嗽、咳痰≥2周，咯血、血痰，或发热、盗汗、胸痛或不明原因消瘦等肺结核可疑症状者，在鉴别诊断的基础上，填写"双向转诊单"。推荐其到结核病定点医疗机构进行结核病检查。1周内进行电话随访，了解是否前去就诊，督促其及时就医。

（二）肺结核患者随访管理

1. 服务对象　辖区内确诊的常住肺结核患者。

2. 第一次入户随访　乡镇卫生院、村卫生室、社区卫生服务中心（站）接到上级专业机构管理肺结核患者的通知单后，要在72小时内访视患者，具体内容如下：

（1）确定督导人员，督导人员优先为医务人员，也可为患者家属。

（2）对患者居住环境进行评估，告诉患者及家属做好防护工作，防止传染。

（3）对患者及家属进行结核病防治知识宣传教育。

（4）告知患者出现病情加重、严重不良反应、并发症等异常情况时，要及时就诊。若72小时内2次访视均未见到患者，则将访视结果向上级专业机构报告。

3. 督导服药和随访管理

（1）督导服药。①医务人员督导：患者服药日，医务人员对患者进行直接面视下督导服药；②家庭成员督导：患者每次服药要在家属的面视下进行。

（2）随访评估：对于由医务人员督导的患者，医务人员至少每月记录1次对患者的随访评估结果；对于由家庭成员督导的患者，基层医疗卫生机构要在患者的强化期或注射期内每10日随访1次，继续期或非注射期内每1个月随访1次。评估是否存在危急情况，如有则紧急转诊，2周内主动随访转诊情况。对无须紧急转诊的，了解患者服药情况（包括服药是否规律，是否有不良反应），询问上次随访至此次随访期间的症状。询问其他疾病状况、用药史和生活方式。

（3）分类干预：对于能够按时服药，无不良反应的患者，则继续督导服药，并预约下一次随访时间。患者未按定点医疗机构的医嘱服药，要查明原因。若是不良反应引起的，则转诊；若为其他原因，则要对患者强化健康教育。若患者漏服药时间超过1周，要及时向上级专业机构进行报告。对出现药物不良反应、并发症或合并症的患者，要立即转诊，2周内随访。提醒并督促患者按时到定点医疗机构进行复诊。

（4）结案评估：当患者停止抗结核治疗后，要对其进行结案评估，包括记录患者停止治疗的时间及原因;对其全程服药管理情况进行评估;收集和上报患者的"肺结核患者治疗记录卡"或"耐多药肺结核患者服药卡"。同时将患者转诊至结核病定点医疗机构进行治疗转归评估,2周内进行电话随访,了解是否前去就诊及确诊结果。

（三）服务要求

1. 在农村地区,主要由乡村医生开展肺结核患者的健康管理服务。

2. 肺结核患者健康管理医务人员需接受上级专业机构的培训和技术指导。

3. 患者服药后,督导人员按上级专业机构的要求,在患者服完药后在"肺结核患者治疗记录卡"或"耐多药肺结核患者服药卡"中记录服药情况。患者完成疗程后,要将"肺结核患者治疗记录卡"或"耐多药肺结核患者服药卡"交上级专业机构留存。

4. 提供服务后及时将相关信息记入"肺结核患者随访服务记录表",每月记入1次,存入患者的健康档案,并将该信息与上级专业机构共享。

5. 管理期间如发现患者从本辖区居住地迁出,要及时向上级专业机构报告。

（四）考核指标

1. 肺结核患者管理率＝已管理的肺结核患者人数/辖区同期内经上级定点医疗机构确诊并通知基层医疗卫生机构管理的肺结核患者人数×100%。

2. 肺结核患者规则服药率＝按照要求规则服药的肺结核患者人数/同期辖区内已完成治疗的肺结核患者人数×100%。

3. 规则服药 在整个疗程中,患者在规定的服药时间实际服药次数占应服药次数的90%以上。

第二节 HIV感染者和艾滋病患者随访管理

（一）社区HIV感染高危行为人群干预

1. 摸清辖区内娱乐场所基本情况 调查辖区内娱乐场所的存在方式、规模和分布等基本情况,确定干预工作涉及的主要娱乐场所类型和数量、涉及性服务人员的数量,确定干预检测的工作量。

2. 开展外展干预、动员检测 宣传材料及安全套的发放、培训和咨询、面对面健康教育、动员采血检测、同伴教育等。外展活动结束后由工作人员填写"外展活动记录表"和"外展体检登记表",并将血样送区疾病预防控制中心进行艾滋病（acquired immune deficiency syndrome,AIDS）性病检测,于次月1日之前汇总本社区上一个月项目工作的各项数据,真实、准确、完整地填报"娱乐场所100%安全套使用项目月工作情况一览表",于次月3日之前上报区疾病预防控制中心。并配合区疾病预防控制中心对人类免疫缺陷病毒（human immunodeficiency virus,HIV,又称艾滋病病毒）筛查阳性者进行重新采样、告知咨询和本人真实身份信息采集工作（图3-9-2-1）。

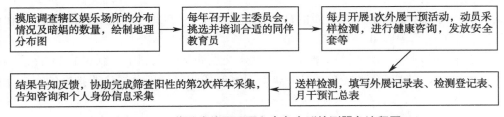

图3-9-2-1 艾滋病外展干预和高危人群检测服务流程图

3. 艾滋病重点人群（青年学生、老年人群、流动人口）检测服务（图3-9-2-2）

（1）通过多种途径确定辖区艾滋病重点人群类型、分布和数量,确定年度干预检测工作量并上报区疾病预防控制中心,区疾病预防控制中心于每年第一季度末上报市疾病预防控制中心。

（2）在相关部门和机构支持下,结合日常诊疗服务,在重点人群中开展艾滋病防治宣传教育和咨询检测工作,发放并签订"HIV抗体筛查/快速检测知情同意书"。

（3）对已签订知情同意书的重点人群，提供 HIV 快速检测服务，同时填写"艾滋病重点人群 HIV 快速检测登记表"。

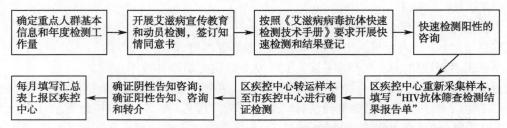

图 3-9-2-2 艾滋病重点人群（青年学生、老年人群、流动人口）检测服务流程图

（二）艾滋病可疑患者推介转诊

1. 对 HIV 快速检测为阳性的服务对象，做好筛查阳性的告知咨询。

2. 由区疾病预防控制中心及时重新采集复检样本，同时收集服务对象真实身份信息填写"HIV 抗体筛查检测报告单"，1 周内转运至市疾病预防控制中心进行艾滋病确诊检测，市疾病预防控制中心每周向区疾病预防控制中心反馈确证检测结果。社区卫生服务中心（乡镇卫生院）与区疾病预防控制中心共同做好快速检测阳性确证阴性告知咨询及确证阳性的告知、咨询、转介服务工作。

3. 社区卫生服务中心（乡镇卫生院）针对个案求询者、性病就诊者等提供的 HIV 快速检测服务参照上述工作内容和流程执行并上报检测数据。

（三）HIV 感染者和艾滋病患者随访管理

1. 服务对象 辖区内 HIV 感染者和艾滋病患者。

2. 患者随访管理

（1）协助上级疾病预防控制中心完成辖区内新报告的 HIV 感染者和艾滋病患者的首次随访和咨询服务工作。

（2）协助上级疾病预防控制中心定期完成辖区内既往报告的 HIV 感染者和艾滋病患者的随访工作（含心理支持、行为干预、医学咨询和转介）。

（3）协助上级疾病预防控制中心定期完成辖区内既往报告的 HIV 感染者和艾滋病患者的健康状况评估工作（含 CD4+T 淋巴细胞计数检测），并填写"个案随访表"，做好随访检测记录，随访检测频次为每半年 1 次。

（四）服务要求

1. 挑选 1~2 名工作能力及责任心强的卫生专业人员为艾滋病外展干预的工作人员，定期接受培训并做好资料管理工作，外展干预工作人员需要具有良好的表达、理解和沟通交流能力。

2. 社区卫生服务中心（乡镇卫生院）应按照所在地卫生部门关于 HIV 检测实验室工作要求取得 HIV 检测点资质。对暂未取得监测点资质的社区卫生服务中心（乡镇卫生院）可采集血清 / 血浆样本送区疾病预防控制中心进行 HIV 抗体筛查。

3. HIV 快速检测按照中国疾病预防控制中心性病艾滋病预防控制中心制定的《艾滋病病毒抗体快速检测技术手册》执行。快速检测试剂要选择获得国家市场监督管理总局注册批准的有效期范围内的试剂。

4. HIV 抗体复检样本采集、转运要求按照中国疾病预防控制中心制定的《全国艾滋病检测技术规范》执行。

5. 对 HIV 快速检测阳性者按照所在地卫生部门关于 HIV 抗体检测实名制要求进行真实身份信息收集登记。

6. HIV 快速检测阳性者或者社区卫生服务中心（乡镇卫生院）集中采样送检 HIV 筛查试验阳性者，区疾病预防控制中心必须重新采集样本后送市疾病预防控制中心进行确证检测。

7. 提供快速检测阳性和确证阳性告知、咨询、转介服务的工作人员需接受上级疾病预防控制中心组织的有关培训,且具有良好的表达、理解和沟通交流能力。

8. 在高危人群和重点人群开展 HIV 检测服务过程中需做到知情同意,同时坚持保密、尊重、提供有价值信息、受益等原则。

9. 对 HIV 感染者和艾滋病患者进行宣教和随访检测工作中坚持不歧视、保密、提供服务等原则,建立互信关系。

（五）考核指标

1. 涉性娱乐场所外展干预率＝已有效干预的目标人群人次数／应干预的目标人群人次数×100%。

2. 艾滋病高危人群和重点人群检测任务完成率＝（高危人群样本采集送检完成数＋重点人群快速检测完成数或送检完成数）／区疾病预防控制中心下达任务数×100%。

3. 辖区内 HIV 感染者和艾滋病患者宣教随访率＝已开展宣教随访的人次数／应开展宣教随访的人次数×100%。

（谭 伟 叶 青 董卫国）

第十章

中医药健康管理

第一节　老年人中医药健康管理

一、老年人中医体质辨识

（一）概况

在社区老年性疾病流调中，呈现出老年性疾病逐年增多的趋势，平和体质相对较少，偏颇体质相对较多。鉴于目前老年人的身体现状，中医药健康管理服务可根据老年人的体质特点从情志调摄、饮食调养、起居调摄、运动保健和穴位保健等方面进行相应保健指导。

对 65 岁及以上的社区居民，在取得其知情同意下开展老年人中医药健康管理服务，主要内容包括中医体质信息采集、中医体质辨识、中医药保健指导。

（二）服务流程

1. 中医体质信息采集　根据老年人中普遍存在的健康问题，结合中医药健康管理服务的相关要求，有效设计"社区老年人健康服务信息采集表"，对信息采集中涉及的 33 项问题，分别深入到家庭、社区对老年人进行健康咨询。详细记录、了解老年人近一年的体验、感觉，查看舌苔和舌下静脉及皮肤情况等，将信息在相应分值内画"√"。

2. 中医体质辨识　按照《老年人体质判定标准表》，计算出老年人的体质情况的具体得分，将计算得分填写在"老年人中医药健康管理服务记录表"中体质辨识栏内。根据得分，判断老年人的体质类型。归类整理老年人的体质信息，区分平和质或是偏颇体质，并将体质辨识结果及时告知本人。

3. 中医药保健指导　在对老年人做好信息采集、中医体质分析的基础上，针对老年人不同的体质特点，从情志调摄、饮食调养、起居调摄、运动保健、穴位保健等方面进行中医药保健指导。

（三）老年人中医体质的特征与判定

坚持中医"同病异治，异病同治"的治疗原则，治病前要辨清患者的体质状况，做到因人而异、因病而异。老年人中医体质辨识旨在为老年人体质辨识及与中医体质相关疾病的预防、养生保健、健康管理提供依据，体现了中医"治未病"的思想，是"治未病"的有效方法和重要途径，有利于实施个体化诊疗，有利于提高国民健康素质，对于预防慢性非传染性疾病具有现代医学所不可替代的重要作用。

根据中华中医药学会 2009 年发布的《中医体质分类与判定》，中医体质共分为 9 种基本类型：平和体质、气虚体质、阳虚体质、阴虚体质、痰湿体质、湿热体质、气郁体质、血瘀体质、特禀体质。不同体质类型在形体特征、生理特征、心理特征、病理反应状态、发病倾向等方面各有特点。根据"老年人中医药健康管理服务记录表"前 33 项问题采集信息，每一问题按 5 级评分，依据体质判定标准判定体质类型。

1. 平和体质

（1）总体特征：阴阳气血调和，以体态适中、面色红润、精力充沛等为主要特征。

（2）形体特征：形体匀称健壮。

（3）常见表现：面色、肤色润泽，头发稠密有光泽，目光有神，鼻色明润，嗅觉通利，唇色红润，不易疲劳，精力充沛，耐受寒热，睡眠良好，胃纳佳，二便正常，舌色淡红，苔薄白，脉和缓有力。

（4）心理特征：性格随和开朗。

（5）发病倾向：平素患病较少。

（6）对外界环境适应能力：强。

2. 气虚体质

（1）总体特征：元气不足，以疲劳、气短、自汗等气虚表现为主要特征。

（2）形体特征：肌肉松软不实。

（3）常见表现：平素语音低弱、气短懒言、容易疲乏，精神不振，易出汗，舌淡红，舌边有齿痕，脉弱。

（4）心理特征：性格内向，不喜冒险。

（5）发病倾向：易患感冒、内脏下垂、虚劳、肥胖、自汗等病，病后康复缓慢。

（6）对外界环境适应能力：不耐受风、寒、暑、湿邪。

3. 阳虚体质

（1）总体特征：阳气不足，以畏寒怕冷、手足不温等虚寒表现为主要特征。

（2）形体特征：肌肉松软不实。

（3）常见表现：平素畏冷，手足不温，喜热饮食，精神不振，舌淡胖嫩，脉沉迟。

（4）心理特征：性格多沉静、内向。

（5）发病倾向：易患痰饮、肿胀、泄泻等病；感邪易从寒化。

（6）对外界环境适应能力：耐夏不耐冬；易感风、寒、湿邪。

4. 阴虚体质

（1）总体特征：阴液亏少，以口燥咽干、手足心热等虚热表现为主要特征。

（2）形体特征：体型偏瘦。

（3）常见表现：阴虚质的人多体型偏瘦，手足心易发热，脸上时有烘热感，面颊潮红或偏红，皮肤干燥，口舌鼻孔干燥，眼睛干涩，大便干燥。性情急躁，容易失眠。舌红少苔或花剥苔，脉细数。

（4）心理特征：性情急躁，外向好动，活泼。

（5）发病倾向：易患虚劳、失精、不寐等病；感邪易从热化。

（6）对外界环境适应能力：耐冬不耐夏，不耐受暑、热、燥邪。

5. 痰湿体质

（1）总体特征：痰湿凝聚，以形体肥胖、腹部肥满、口黏苔腻为主要特征。

（2）形体特征：形体肥胖，腹部肥满松软。

（3）常见表现：面部皮肤油脂较多，多汗且黏、胸闷、痰多，口黏腻或甜，喜食肥甘甜黏，苔腻，脉滑。

（4）心理特征：性格偏温和、稳重，多善于忍耐。

（5）发病倾向：易患消渴、中风、胸痹等病。

（6）对外界环境的适应能力：对梅雨季节及湿重环境适应力差。

6. 湿热体质

（1）总体特征：湿热内蕴，以面垢油光、口苦、苔黄腻等表现为主要特征。

（2）形体特征：形体中等或偏瘦。

（3）常见表现：面垢油光，口苦口中异味，身重困倦，大便黏滞不畅，小便短黄，男性易阴囊潮湿，女性易带下发黄，舌质偏红，苔黄腻，脉滑数。

（4）心理特征：性格多变，易烦恼。

（5）发病倾向：易患皮肤湿疹、疮疖、口疮、黄疸等病。

（6）对外界适应能力：对夏末秋初湿热气候，湿重或气温偏高环境较难适应。

7. 气郁体质

（1）总体特征：气机郁滞，以神情抑郁、紧张焦虑等表现为主要特征。

（2）形体特征：形体瘦者为多。

（3）常见表现：神情抑郁，紧张焦虑，烦闷不乐，有孤独感，容易受到惊吓，舌淡红，苔薄白，脉弦。

（4）心理特征：性格不稳定，敏感多虑。

（5）发病倾向：易患不寐、郁证等。

（6）对外界环境的适应能力：对精神刺激适应能力较差，不适应阴雨天气。

8. 血瘀体质

（1）总体特征：血行不畅，以肤色晦暗、舌质紫黯等表现为主要特征。

（2）形体特征：胖瘦均可见。

（3）常见表现：肤色、目眶晦暗，色素沉着，容易出现瘀斑，肢体麻木，好卧，口唇黯淡，舌黯或有瘀点，舌下络脉紫黯或增粗，脉涩。

（4）心理特征：性格偏浮躁，易健忘。

（5）发病倾向：易患胸痹、癥瘕及痛证、血证等。

（6）对外界环境的适应能力：不耐受寒邪。

9. 特禀体质

（1）总体特征：过敏体质者，禀赋不耐、异气外侵，以过敏反应为主要特征；先天失常者为另一类特禀质，以禀赋异常为主要特征。

（2）形体特征：过敏体质者一般无特殊；先天失常者或有畸形，或有生理缺陷。

（3）常见表现：过敏体质者常见哮喘、风团、咽痒、鼻塞、喷嚏等；先天失常患遗传性疾病者，有垂直遗传、先天性、家族性特征。

（4）心理特征：随禀质不同情况各异。

（5）发病倾向：过敏体质者易患哮喘、荨麻疹、过敏性鼻炎及药物过敏等，先天失常者易患遗传性疾病如血友病、先天愚型及中医所称"五迟""五软""解颅"等。胎传疾病则为"胎热""胎寒""胎惊""胎肥""胎痫""胎弱"等。

（6）对外界环境适应能力：适应能力差，如过敏体质者对季节变化、异气外侵适应能力差，易引发宿疾。

二、老年人体质的中医药保健方法

下面所列是9种基本类型体质的中医药保健方法，兼夹体质的中医药保健方法可参照执行。

（一）平和体质

1. 情志调摄　宜保持平和的心态。可根据个人爱好，选择弹琴、下棋、书法、绘画、听音乐、阅读、旅游、种植花草等放松心情。

2. 饮食调养　饮食宜粗细粮食合理搭配，多吃五谷杂粮、蔬菜瓜果，少食过于油腻及辛辣食品，不要过饥过饱，也不要进食过冷过烫或不干净食物；注意戒烟限酒。

四时饮食调养：①春宜多食蔬菜，如芹菜、菠菜、荠菜、春笋等；②夏宜多食新鲜水果，如西瓜、番茄、菠萝等，其他清凉生津食品，如菊花、鲜芦根、绿豆、金银花、冬瓜、苦瓜、生菜、豆芽、莲藕等均可酌情食用，以清热祛暑；③长夏宜选用山药、莲子、薏苡仁、扁豆、丝瓜等利湿健脾之品，不宜进食滋腻碍胃的食物；④秋宜选用寒温偏性不明显的平性药食；同时，宜食用濡润滋阴之品以保护阴津，如山麦冬、甘草、沙参等；⑤冬季适宜选用温补之品，如生姜、肉桂、羊肉等温补之品。

3. 起居调摄　起居宜规律，睡眠要充足，劳逸相结合。

4. 运动保健　养成良好运动健身习惯。根据个人喜好及耐受程度，选择运动健身项目。

5. 穴位保健

（1）选穴：足三里、气海。

（2）定位：足三里穴位于外膝眼下 3 寸，胫骨前缘外 1 横指处；气海穴位于前正中线上，脐下 1.5 寸。

（3）操作方法

1）点按法：用拇指或中指按压足三里、气海穴，足三里穴可以两侧穴位同时操作，每次按压操作 5～10 分钟，每日 2 次，10 日 1 个疗程。

2）艾灸法：雀啄灸法——点燃艾条后对准足三里、气海穴，距离皮肤约 2cm，以皮肤感到温热舒适能耐受为度，每次 10～15 分钟，隔日 1 次，10 日为 1 个疗程。

（二）气虚体质

1. 情志调摄　宜保持稳定乐观的心态，不可过度劳神。适宜欣赏节奏明快的音乐，如笛子曲《喜相逢》等。

2. 饮食调养　宜选用性平偏温、健脾益气的食物。如粳米、小米、黄米、大麦、黄豆、白扁豆、豇豆、蚕豆、豌豆、土豆、白薯、红薯、山药、胡萝卜、大枣、豆腐、鸡肉、鸡蛋等，不宜食用具有耗气作用的食物，如槟榔、空心菜等。

参考食疗方：

（1）山药粥：山药 30g，粳米 180g。

制作方法：将山药和粳米一起入锅加清水适量煮粥，煮熟即成。此粥可在每日晚饭时食用。本粥具有补中益气、益肺固精的作用。

（2）黄芪童子鸡：童子鸡 1 只，生黄芪 15g，葱、姜、盐、黄酒适量。

制作方法：取童子鸡 1 只洗净，用纱布袋包好生黄芪，取一根细线，一端扎紧袋口，置于锅内，另一端则绑在锅柄上，在锅中加姜、葱及适量水煮汤，待鸡熟后，拿出黄芪包，加入盐、黄酒调味，即可食用。本汤具有补气补虚之功效。

3. 起居调摄　提倡劳逸结合，不要过于劳累，以免损伤正气。平时外出避免汗出受风。居室环境宜选择明亮暖色调。

4. 运动保健　对于气虚体质的老年人应避免剧烈的体育活动，太极拳和八段锦比较适合这类群体。推荐：呼气提肛法。明代"养生十六宜"指出"谷道宜常撮"，谷道指肛门。首先吸气收腹，收缩并提升肛门，停顿 2～3 秒之后，再缓慢放松呼气，如此反复 10～15 次。八段锦的"两手攀足固肾腰"和"攒拳怒目增力气"加做 1～3 遍。

5. 穴位保健

（1）选穴：足三里、关元、气海、神阙。

（2）定位：足三里穴位于外膝眼下 3 寸，胫骨前缘外 1 横指处；关元穴位于前正中线上，脐下 3 寸；气海穴位于前正中线上，脐下 1.5 寸；神阙穴位于脐窝中央。

（3）操作方法。艾灸法：平躺，借助温灸盒，对每个穴位进行温灸，每个穴位时间 10 分钟，隔日 1 次，10 日为 1 个疗程。

（三）阳虚体质

1. 情志调摄　宜保持积极向上的心态，正确对待生活中的不利事件，及时调节自己的消极情绪。宜欣赏激昂、高亢、豪迈的音乐，如《黄河大合唱》等。

2. 饮食调养　对于阳虚体质的老年人宜选用温补脾阳、温肾阳为主的食物，比如羊肉、鸡肉、葱、姜、蒜、花椒、鳝鱼、韭菜、虾、辣椒、胡椒等。少食生冷、苦寒、黏腻的食物，如田螺、螃蟹、海带、苦瓜、黄瓜、藕、梨、西瓜、香蕉、柿子、绿茶等。即使在盛夏也不要过食寒凉之品。

参考食疗方：

当归生姜羊肉汤：当归 20g、生姜 30g、羊肉 500g，料酒、食盐适量。

制作方法：生姜冲洗干净，当归用清水浸软，切片备用；羊肉剔去筋膜，放入开水锅中烫，除去血水后捞出，切块备用；当归、生姜、羊肉放入砂锅中，加清水、料酒、食盐，旺火烧沸后撇去浮沫，再改用小火炖至羊肉熟烂即成。本汤具有温中补血，祛寒镇痛的功效，尤其适合冬天服用。

3. 起居调摄　居住环境宜温和暖色调，不宜在阴暗、潮湿、寒冷的环境下长期工作和生活。平时要注意腰部、背部和下肢保暖。

4. 运动保健　对于阳虚质的老年人在运动中应注意避免风寒,不宜大汗,适合做一些温和的有氧运动如慢走、太极剑、太极拳等。八段锦的"背后七颠百病消"和"两手攀足固肾腰"加做1～3遍。

5. 穴位保健

(1)选穴:足三里、命门、肾俞。

(2)定位:足三里穴位于外膝眼下3寸,胫骨前缘外1横指处;命门穴位于后正中线上,第2腰椎棘突下凹陷中;肾俞穴位于第2腰椎棘突下旁开1.5寸。

(3)操作方法。艾灸法:俯卧,借助温灸盒,对穴位进行温灸,时间10～15分钟,隔日1次,10日为1个疗程。

6. 耳穴选穴　肾穴。

(1)定位:肾穴在对耳轮上下脚分叉处下方。

(2)操作方法:将王不留行籽贴于肾穴上,用胶布固定,每穴用拇指、示指对捏,以中等力量和速度按压40次,达到使耳郭轻度发热、发痛,每日自行按压3～5次,每次3～5分钟。两耳穴交替贴压,3～5日一换,10日为1个疗程。

(四)阴虚体质

1. 情志调摄　宜加强自我修养、培养自己的耐性,尽量减少与人争执、动怒,不宜参加竞争胜负的活动,可在安静、幽雅环境中练习书法、绘画等。

2. 饮食调养　对于阴虚体质的老年人可以多吃甘凉滋润的食物,比如黑大豆、黑芝麻、蚌肉、兔肉、鸭肉、百合、豆腐、豆浆、燕窝、银耳、木耳、甲鱼、牡蛎肉、鱼翅、干贝、麻油、番茄、葡萄、柑橘、香蕉、梨、苹果、桑葚、柿子、甘蔗等,少吃羊肉、狗肉、葱、姜、蒜等性温燥烈之品。

3. 起居调摄　居住环境宜安静,睡好"子午觉"。避免熬夜及在高温酷暑下工作,不宜洗桑拿、泡温泉。节制房事,勿吸烟。注意防晒,保持皮肤湿润,宜选择蚕丝等清凉柔和的衣物。

4. 穴位保健

(1)选穴:三阴交、太溪。

(2)定位:三阴交穴位于内踝尖上3寸,胫骨后缘;太溪穴位于足内侧,内踝后方,内踝尖与跟腱之间的凹陷处。

(3)操作方法:用拇指或中指按压三阴交和太溪,两侧穴位同时操作,每次按压操作5～10分钟,每日2次,10日1个疗程。

5. 耳穴选穴　肝穴、肾穴。

(1)定位:肝穴位于耳甲艇后下部;肾穴位于对耳轮上下脚分叉处下方。

(2)操作方法:将王不留行籽贴于肝穴及肾穴上,用胶布固定,每日用拇指、示指对捏,以中等力量和速度按压40次,达到使耳郭轻度发热、发痛,每日自行按压3～5次,每次3～5分钟,两耳穴交替贴压,3～5日一换,10日1个疗程。

6. 运动保健　对阴虚体质的老年人宜做中小强度的运动项目,控制出汗量,及时补充水分。保证每日半小时至1小时的有氧运动,如慢走、游泳、太极拳等,可做搅海、漱津,即齿常叩,津常咽,八段锦的"五劳七伤往后瞧"和"两手攀足固肾腰"加做1～3遍。

注意事项:熬夜、剧烈运动、高温酷暑工作环境能加重阴虚倾向,应尽量避免。

(五)痰湿体质

1. 情志调摄　宜多参与社会活动,培养广泛爱好。宜欣赏激进、振奋的音乐,如二胡《赛马》等。

2. 饮食调养　对于痰湿体质的老年人饮食宜选择健脾助运、祛湿化痰的食物,如冬瓜、薏米、荷叶、山楂、竹笋、白萝卜、金橘、生姜、荠菜、紫菜、海带、鲫鱼、鲈鱼、鲤鱼、文蛤等食物,少吃肥、甜、油、黏(腻)的食物。

参考食疗方:

(1)荷叶粥:干荷叶、大米,具有祛湿降浊的功效,适合痰湿体质者食用。

（2）薏米冬瓜排骨汤：薏米 30g、冬瓜 150g、海带（适量）、生姜（适量）。本汤具有健脾祛湿、化痰消浊功效，适合痰湿体质腹部肥满的老年人食用。

3. 起居调摄 居住环境宜干燥，不宜潮湿，穿衣面料以全棉、麻、真丝等透气散湿的天然纤维为佳，尽量保持宽松，有利于汗液蒸发，祛除体内湿气。夜间睡觉时枕头不宜过高，防止加重打鼾，早睡早起，不要过于安逸勿贪恋沙发和床榻。

4. 运动保健 应坚持长期运动锻炼，强度根据自身状况循序渐进。注意不可在阴雨季节及天气湿冷的气候条件下运动。如果体重过重，为预防膝盖受损，可选择游泳。

5. 穴位保健

（1）选穴：足三里、丰隆、水道。

（2）定位：足三里穴位于外膝眼下 3 寸，胫骨前缘外 1 横指处；丰隆穴位于小腿前侧，外踝尖上 8 寸，条口外，胫骨前肌外 2 横指；水道穴位于下腹部，脐中下 3 寸，距前正中线 2 寸。

（3）操作方法：用拇指或中指按压足三里、丰隆、水道穴，丰隆两侧穴位同时操作，每次按压操作 5～10 分钟，每日 2 次，10 日 1 个疗程。

（六）湿热体质

1. 情志调摄 宜稳定情绪，尽量避免烦恼，可选择不同形式的兴趣爱好。宜欣赏曲调悠扬的乐曲，如古筝《高山流水》等。

2. 饮食调养 宜选择甘寒或者苦寒的清利化湿食物，如绿茶、芹菜、苦瓜、黄瓜、西瓜、冬瓜、薏米、莲子心、藕、赤小豆、绿豆等。少食羊肉、动物内脏等肥厚油腻之品，生姜、韭菜、辣椒、胡椒、花椒及火锅、烧烤、煎炸、烘烤类的辛温助热的食物。

参考食疗方：

（1）绿豆薏米粥：绿豆、薏苡仁，具有清热利湿解毒的功效，适合湿热体质易生疮疖者食用。

（2）黄瓜赤小豆肉汤：黄瓜、赤小豆、猪肉（少量）、陈皮、生姜，具有清热利湿、理气和中的功效，适合湿热体质食用。

3. 起居调摄 居室宜干燥通风，避免居处潮热，可在室内使用除湿器或者空调改善湿、热环境。衣物应选择款式宽松，透气性好的天然棉、麻、真丝材质。生活中应注意个人卫生，预防皮肤疾患。保持充足而有规律的睡眠，睡前半小时不宜思考问题、看书、看情节紧张的电视节目，避免饮用浓茶、咖啡等刺激性饮料，不宜吸烟饮酒。保持二便通畅，防止湿热积聚。

4. 运动保健 运动方面可选择中长跑、球类运动、武术及游泳等强度较大的锻炼。避免在夏季烈日下长时间活动，在秋高气爽的时节，可经常爬山登高，有利于祛除湿热。还可以做八段锦，每日 1 遍，在完成整套动作后，将"双手托天理三焦"和"调理脾胃须单举"加做 1～3 遍。

5. 穴位保健

（1）选穴：支沟、阴陵泉。

（2）定位：支沟穴位于前臂背侧，当阳池与肘尖连线上，腕背横纹上 3 寸，尺骨与桡骨之间；阴陵泉位于小腿内侧，当胫骨内侧踝后下方凹陷处。

（3）操作方法：用拇指或中指按压支沟、阴陵泉穴，以局部酸胀疼痛为度，每次按压操作 5～10 分钟，每日 2 次，10 日 1 个疗程。阴陵泉也可选择刮痧，先涂抹油性介质，用刮痧板与皮肤呈 45°角在穴位区域从上往下刮，以局部皮肤潮红或出痧点为度，注意避免力度过大，导致皮肤破损。

（七）气郁体质

1. 情志调摄 宜保持乐观开朗心态，多结交朋友，和朋友倾诉心事，不过度苛求自己及他人。宜欣赏节奏欢快、旋律优美的乐曲如《金蛇狂舞》等，适宜看喜剧、小品、相声等轻松愉悦的节目。

2. 饮食调养 宜选择具有理气解郁作用的食物，如菊花、玫瑰花、大麦、金橘、柑橘、茉莉花、黄花菜等。少食收敛酸涩的食物，如石榴、青梅、杨梅、草莓、酸枣、柠檬、杨桃、李子、泡菜等。

参考食疗方：

黄花菜肉汤：黄花菜（水焯）、瘦肉、生姜，适量油盐。具有疏肝解郁功效，适合气郁体质食用。

3. 起居调摄　气郁质老年人应注意增加户外活动及社交，防止独处时心生凄凉。居室保持安静、宜宽敞、明亮。保持规律的睡眠，睡前避免饮用浓茶、咖啡、可可等刺激性饮料。衣物宜透气、舒适、柔软。

4. 运动保健　适宜多参加群体性体育项目，可根据自身体能选择较大强度、较大负荷的"发泄式"锻炼，如跑步、游泳、登山。也可以参与下棋、打牌等娱乐活动，分散注意力。

5. 穴位保健

（1）选穴：合谷、太冲穴。

（2）定位：合谷位于手背，第1、2掌骨间，当第2掌骨桡侧的中点处。太冲位于足背侧，当第1跖骨间隙的后方凹陷处。

（3）操作方法：用拇指或中指揉按合谷、太冲穴，以局部酸胀疼痛为度，每次按压操作5~10分钟，每日2次，10日1个疗程。

（八）血瘀体质

1. 情志调摄　遇事宜沉稳，努力克服浮躁情绪。宜欣赏流畅抒情的音乐，如《春江花月夜》等。

2. 饮食调养　宜选择具有调畅气血作用的食物，如玫瑰花、山楂、黑豆、桃仁、油菜等。少食收涩、寒凉、冰冻之物，如乌梅、柿子、苦瓜、花生米、石榴，以及少食高脂肪、高胆固醇、油腻食物，如蛋黄、猪头肉、猪脑、奶酪、虾等。可少量饮用葡萄酒、米酒，有助于促进血液运行，但冠心病及高血压患者不宜饮用。女性生理期应注意慎用活血类食物。

参考食疗方：

（1）川芎黑豆粥：黑豆、大米、川芎，具有活血祛瘀功效，适合血瘀体质者食用。

（2）红花三七蒸老母鸡：老母鸡、三七、红花、陈皮，具有行气活血之功效，适合血瘀体质者患有胸痹、痛证者食用。

3. 起居调摄　血瘀质者居室应温暖舒适，不宜在阴暗、寒冷的环境中长期工作和生活。衣着宜宽松，注意保暖，保持大便通畅。宜在日照充足时进行户外活动，避免久坐、久站、久卧等。

4. 运动保健　血瘀质老年人宜选择有助于气血运行的运动项目，并且持之以恒。如散步、广场舞，或者八段锦，在完成整套动作后将"左右开弓射大雕"和"背后七颠百病消"加做1~3遍。避免在封闭环境中进行锻炼。

5. 穴位保健

（1）选穴：期门、血海穴。

（2）定位：期门位于胸部，当乳头直下，第6肋间隙，前正中线旁开4寸。血海：屈膝，在大腿内侧，髌底内侧端上2寸，当股四头肌内侧头隆起处。

（3）操作方法：用拇指或中指揉按期门、血海穴，以局部酸胀疼痛为度，每次按压操作5~10分钟，每日2次，10日1个疗程。

（九）特禀体质

1. 情志调摄　特禀质老年人容易过敏，对过敏原敏感，容易产生紧张、焦虑等情绪，因此要在尽量避免接触过敏原的同时，避免紧张情绪。

2. 饮食调养　饮食宜均衡、粗细粮搭配适当、荤素配伍合理，注意多食益气固表的食物，尽量避免辛辣、刺激发物，不宜食用含有致敏原的食品，如蚕豆、羊肉、白扁豆、鹅肉、鲤鱼、虾、蟹、辣椒、浓茶、咖啡等。

参考食疗方：

黄芪山药粥：黄芪10g，山药50g，大米100g。将黄芪、山药、大米一起入锅加清水适量煮粥，煮熟即成。本粥具有健脾益气的作用。

3. 起居调摄　避免过敏原的刺激，生活环境中接触的物品如枕头、棉被、床垫、地毯、窗帘易附有尘螨，可引起过敏，应常清洗、日晒。外出也要避免处于含花粉及粉刷油漆的空气中，以免刺激而诱发过敏病症。

4. 运动保健　特禀体质的老年人每日建议进行 0.5～1 小时的有氧运动。注意避风寒。

5. 穴位保健

（1）选穴：足三里、关元、神阙、肾俞。

（2）定位：足三里位于外膝眼下 3 寸，胫骨前缘外 1 横指处；关元穴位于前正中线上，脐下 3 寸；神阙穴位于脐窝中央；肾俞穴位于第 2 腰椎棘突下，旁开 1.5 寸。

（3）操作方法

1）点按法：用大拇指或中指按压足三里穴，两侧穴位同时操作，每次按压操作 5～10 分钟，每日 2 次，10 日 1 个疗程。

2）艾灸法：对足三里穴、关元穴、神阙穴、肾俞穴进行温灸，可以借助温灸器，每次时间 10～15 分钟即可，隔日 1 次，10 日为 1 疗程。

第二节　儿童中医药健康管理

（一）儿童中医药调养

对 0～36 个月儿童的中医药调养就是针对小儿的生理特点和发病机理，对儿童监护人进行儿童起居活动、饮食调养及常见穴位按揉的指导，以达增强儿童身体健康的目的。儿童中医药调养服务由四部分组成：①预约儿童监护人；②儿童中医药调养指导；③传授穴位按揉方法；④记录并纳入健康档案。

（二）流程表及说明（图 3-10-2-1）

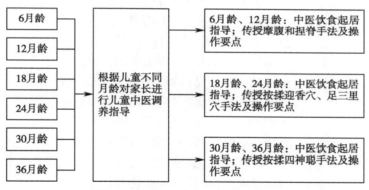

图 3-10-2-1　儿童中医调养流程图

1. 预约儿童家长　在儿童 6 月龄、12 月龄、18 月龄、24 月龄、30 月龄、36 月龄时，结合儿童健康体检和预防接种的时间，预约儿童家长来基层医疗卫生机构接受儿童中医药健康指导。

2. 儿童中医饮食起居指导　根据不同月龄儿童的特点，向家长提供儿童中医饮食调养、起居活动指导。

3. 传授中医穴位按揉方法　在儿童 6 月龄、12 月龄时，向家长传授摩腹和捏脊的方法；在 18 月龄、24 月龄时，向家长传授按揉迎香、足三里穴的方法；在 30 月龄、36 月龄时，向家长传授按揉四神聪穴的方法。

4. 儿童日常中医保健技术和方法　小儿处于不断的生长发育过程中，五脏六腑的功能不够完善，尤其表现为肺、脾、肾三脏不足，较成年人容易患病，因此应加强儿童日常保健。

（三）饮食调养

1. 养成良好的哺乳习惯，按需哺乳，不盲目添加代乳品，尽量延长夜间喂奶间隔时间。

2. 婴幼儿脾胃功能较薄弱，食物宜细、软、烂、碎，营养均衡。

3. 养成良好饮食习惯，避免偏食、择食，节制零食，按时进食，提倡"三分饥"，防止乳食无度。

4．严格控制冷饮，寒凉食物要适度。

（四）起居调摄

1．婴儿衣物尽量选择纯棉且宽松，不可紧束而妨碍气血流通，影响骨骼发育，纯棉透气吸汗，可以预防儿科皮肤疾患，穿着应注意寒温适宜，避免过暖。

2．保障充足睡眠，注意培养小儿夜间以睡眠为主、白天以活动为主的作息习惯。

3．养成良好的排便、睡眠、进食及清洁卫生的习惯。

4．经常带孩子进行户外活动，常晒太阳，增强机体抵抗力。

5．根据气温变化，适时增减衣服。遵循古训"四时欲得小儿安，常要一分饥与寒"。

6．正确理解"春要捂""秋要冻"与"足宜暖""头宜凉"。春季应多穿一点，避免受凉；夏季纳凉注意适度，避免直吹电风扇，秋季应正确理解"秋冻"，冬季室内不宜过度密闭保暖，应适当通风，保持空气新鲜。

7．加强体质锻炼，经常到户外活动，多见风日，增强体质。

8．注意安全防护，谨防意外。

（五）儿童饮食宜忌

1．**大便干结难解** 宜进食绿色蔬菜（芹菜、白菜、萝卜等）、水果（香蕉、苹果、火龙果等）、粗粮（玉米、燕麦等）；忌食香燥、煎炸、辛辣、油腻食品。

2．**腹泻** 宜进食薏苡仁、山药等；忌食生冷、油腻食品。

3．**食欲减退** 宜进食扁豆、莲子、山楂等；忌食寒凉、煎炸、甜腻食品。

中医育儿歌

若要小儿安，三分饥与寒；

一把蔬菜一把豆，一个鸡蛋一点肉；

鱼生火，肉生痰，萝卜白菜保平安；

少喝饮料多喝水，煎炸熏烤伤脾胃；

缺锌缺铁儿常见，调理脾胃是优先；

食宜清淡食速缓，食后稍动保健康；

天然药，副效少，抗生素，勿滥用；

有病没病吃小药，正当病时失疗效；

春捂秋冻应变化，穿衣五法要记牢；

背暖肚暖足要暖，头和心胸却须凉。

（六）推拿技术和方法

小儿推拿适应证范围：小儿推拿疗法应用范围广泛，儿科的大部分病症一般都可以采用推拿疗法。可治疗多种病症，以消化、呼吸和神经系统的功能性疾患疗效最为显著，对泌尿、运动等系统疾病也有较好的治疗效果。

1．**小儿推拿手法**

（1）要求：轻快柔和，平稳着实。

（2）常用手法：推、揉、摩、运、掐、捏、搓、擦等。

（3）基本手法

1）推法：分直推、旋推、分推3种操作方式。推法动作要有节律性，用力均匀柔和，频率为150～200次/min。

2）揉法：是用拇指或示指、中指端，或用示指、中指、无名指端着力，紧紧吸附在穴位上并做回环揉动，称指揉法。分为"指揉""掌揉""鱼际揉"3种操作方式。

3）摩法：摩法是小儿按摩常用手法之一。是用示指、中指、小指指腹或手掌掌面放在施术部位上，以腕关节带动前臂，沿顺时针或逆时针做环形抚摩，该法常用于胸腹部的面状穴。如摩腹，对治疗肠胃疾患最为有效。

顺摩为补,逆摩为泻;

掌摩为补,指摩为泻;

缓摩为补,急摩为泻。

2. 推拿补泻

(1)按方向分:向心为补,离心为泻。

(2)按力量分:力量轻为补,力量重为泻。

(3)按速度分:速度慢为补,速度快为泻。

(4)循经补泻:顺着经脉气血运行的方向推为补,逆着经脉气血运行的方向推为泻。

(5)旋推为补,直推为泻。

3. 推拿顺序

(1)先上肢,后头面,后躯干,后下肢。

(2)先主穴,后配穴。

(3)先刺激量轻的穴位,后刺激量重的穴位。除特殊需要外,一般按上述三种顺序任一种都可。

4. 摩腹

(1)位置:腹部。

(2)操作:操作者用手掌掌面或示指、中指、环指的指面附着于小儿腹部,以腕关节连同前臂反复做环形有节律的移动,每次1~3分钟。

(3)功效:具有健运脾胃,促进消化、改善便秘的作用。

5. 捏脊

(1)位置:背脊正中,督脉两侧的大椎至尾骨末端处。

(2)操作:操作者用双手的中指、环指和小指握成空拳状,示指半屈,拇指伸直并和示指捏拿小儿脊柱两旁的皮肤。

施术从长强穴开始,操作用双手示指与拇指合作,在示指向前轻推患儿皮肤的基础上与拇指一起将长强穴的皮肤捏拿起来,然后沿督脉两侧,自下而上,左右两手交替合作,按照推、捏、捻、放、提的前后顺序,自长强穴向前捏拿至脊背上端的大椎穴捏一遍。如此循环,根据病情及体质可捏拿4~6次。

(3)功效:具有疏通经络、调整脏腑的作用。

6. 按揉足三里

(1)足三里穴位置:在小腿前外侧,当犊鼻下3寸,距胫骨前缘1横指处。

(2)操作:操作者用拇指端按揉,每次1~3分钟。

(3)功效:具有健脾益胃、强壮体质的作用。

7. 按揉迎香穴

(1)迎香穴位置:在鼻翼外缘中点旁,当鼻唇沟中。

(2)操作:双手拇指分别按于同侧下颌部,中指分别按于同侧迎香穴,其余3指则向手心方向弯曲,然后中指在迎香穴处做顺时针方向按揉,每次1~3分钟。

(3)功效:具有宣通鼻窍、祛风解表的作用。

8. 按揉四神聪穴

(1)四神聪穴位置:在头顶部,当百会前后左右各旁开1寸处,共4穴。

(2)操作:用手指逐一按揉,先按左右神聪穴,再按前后神聪穴,每次1~3分钟。

(3)功效:具有醒神益智、安神助眠的作用。

(七)儿童中医药健康管理的服务要求

1. 开展儿童中医药健康管理服务应当结合儿童健康体检和预防接种的时间。

2. 开展儿童中医药健康管理服务的乡镇卫生院、村卫生室、社区卫生服务中心(站)应当具备相应的设备和条件。

3. 开展儿童中医药健康管理服务的人员应当为中医类别执业(助理)医生或接受过儿童中医药保

健知识和技能培训能够提供上述服务的其他类别医生（含乡村医生）。

4. 要加强宣传，告知服务内容，提高服务质量，使更多的儿童家长愿意接受服务。每次服务后及时记录相关信息，纳入儿童档案。

（八）儿童中医药健康管理服务考核指标

儿童中医药健康管理服务率 = 年度辖区内按照月龄接受中医药健康管理服务的 0～36 个月儿童数 / 年度辖区内的 0～36 个月儿童数 ×100%。

（宋恩峰　谭　伟　周永明）

第十一章

传染病和突发公共卫生事件报告和处理

第一节 传染病和突发公共卫生事件管理概述

（一）传染病和突发公共卫生事件的概念及分类

传染病（infectious diseases）是由各种病原体引起的能在人与人、动物与动物或人与动物之间相互传播的一类疾病。根据 2004 年修订的《中华人民共和国传染病防治法》，规定管理的传染病有 37 种，分甲、乙、丙三大类。其中甲类 2 种，乙类 25 种，丙类 10 种。2015 年 10 月，国家卫生计生委办公厅印发了《传染病信息报告管理规范（2015 年版）》（国卫办疾控发〔2015〕53 号）中，其中要求上报的法定传染病有 39 种，在《中华人民共和国传染病防治法》的基础上，乙类增加了"人感染 H7N9 禽流感"，丙类增加了"手足口病"。

严重急性呼吸综合征、炭疽中的肺炭疽和人感染高致病性禽流感，这 3 种传染病虽然归属于乙类传染病，但由于传染性强，危害比较大，在我国均按甲类传染病管理。2020 年 1 月 20 日，国家卫生健康委发布公告将新型冠状病毒感染的肺炎纳入乙类传染病，采取甲类传染病的预防、控制措施；2022 年 12 月 26 日，国家卫生健康委发布新的公告将新型冠状病毒肺炎更名为新型冠状病毒感染；并于 2023 年 1 月 8 日解除对新型冠状病毒感染采取《中华人民共和国传染病防治法》规定的甲类传染病预防、控制措施，实施"乙类乙管"，新型冠状病毒感染不再纳入《中华人民共和国国境卫生检疫法》规定的检疫传染病管理。

突发公共卫生事件是指突然发生，造成或者可能造成社会公众健康严重损害的重大传染病疫情、群体性不明原因疾病、重大食物和职业中毒及其他严重影响公众健康的事件。

传染病是医学概念，其发生、暴发、流行等方面的情况被称为疫情，而病原体自侵入机体起，直到最初症状出现以前的这一段时间被称为传染病潜伏期。传染病从潜伏期到疫情期，再演化为突发公共卫生事件有一个发展变化过程。尤其是在短时间内突然发生的急性传染病，由于早期识别困难，缺乏特异和有效的防治手段，重症和死亡比例高，容易导致大规模暴发流行而构成突发公共卫生事件，造成或可能造成严重的社会、经济和政治影响。法律对传染病和突发公共卫生事件所规定的预防和控制等措施是不同的。因而，精准理解传染病和突发公共卫生事件的概念及其相互关系，是依法管理传染病和突发公共卫生事件的重要基础。

（二）传染病和突发公共卫生事件管理措施

传染病管理是为预防、控制和消灭传染病而采取的各种措施，包括：①设立防疫机构，如卫生防疫站、血吸虫病防治所（站）、传染病医院等；②制订各项传染病防治法规、制度，如传染病报告制度、消毒常规、各种预防接种规则及执行并督促各项措施等。

突发公共卫生事件管理是为有效预防、及时控制和消除突发公共卫生事件的危害，保障公众身体健康与生命安全，维护正常的社会秩序而采取的一系列措施，包括：①突发公共卫生事件的预防与应急准备；②报告与信息发布；③事件发生后的应急处理。

（三）传染病和突发公共卫生事件处理原则

传染病管理应当遵循疫情报告属地管理原则。疾病预防控制机构、医疗机构和采供血机构及其执行职务人员发现本地法规定的传染病疫情或者发现其他传染病暴发、流行，以及突发原因不明的传染病时，应当遵循疫情报告属地管理原则，按照国务院规定的或者国务院卫生行政部门规定的内容、程序、方式和时限报告。

突发公共卫生事件与传染病疫情监测信息报告，应坚持依法管理，分级负责，快速准确，安全高效的原则。突发公共卫生事件（包括传染病疫情）应急工作，应当遵循预防为主、常备不懈的方针，贯彻统一领导、分级负责、反应及时、措施果断、依靠科学、加强合作的原则。

第二节 传染病和突发公共卫生事件报告和处理

（一）传染病疫情和突发公共卫生事件风险管理

风险管理是一种通过对风险的识别、评价和控制，运用最小的成本实现最大的安全保障效用的科学管理方法。传染病疫情和突发公共卫生事件风险管理重点在于预防，通过科学合理的专业措施和技术手段，对存在的风险进行干预处置，以避免可能发生的危机，或使危机发生时的损失减至最小，最终目的是要保障公众健康和公共利益，恢复社会秩序，促进社会和谐发展。

为防范化解突发公共卫生事件风险，自 2003 年严重急性呼吸综合征（SARS）事件起，党中央、国务院部署了"一案三制"（突发公共卫生事件应急预案、管理体制、运行机制、法制）应急管理体系；此外，为了树立总体国家安全观，提高政府重大风险防范治理能力，2005 年底组建了国务院应急管理办公室，2018 年 3 月设立了中华人民共和国应急管理部，为指导各地区各部门应对突发公共卫生事件，推动全国卫生系统建设相关工作起到了重要作用。

规范开展突发事件公共卫生风险评估工作，对有效避免和减少突发公共卫生事件的发生，最大限度地降低突发事件造成的危害和影响，将起到非常重要的作用。2012 年，卫生部办公厅印发《突发事件公共卫生风险评估管理办法》（卫办应急发〔2012〕11 号），明确要求突发事件公共卫生风险评估应遵循属地管理、分级负责、多方参与、科学循证的原则，确保评估工作科学、规范、及时开展。为进一步提高各地开展突发事件公共卫生风险评估的能力，中国疾病预防控制中心印发了《突发事件公共卫生风险评估技术方案（试行）》，指导各地建立突发事件公共卫生风险评估工作机制，规范开展突发事件公共卫生风险评估工作。

（二）传染病和突发公共卫生事件的发现和登记

首诊医生在诊疗过程中发现传染病患者及疑似患者后，应按要求填写《中华人民共和国传染病报告卡》或通过电子病历、电子健康档案自动抽取符合交换文档标准的电子传染病报告卡；如发现或怀疑为突发公共卫生事件时，应按要求填写《突发公共卫生事件相关信息报告卡》。

乡镇卫生院、村卫生室和社区卫生服务中心（站）应规范填写分诊记录、门诊日志、入/出院登记本、X 线检查和实验室检测结果登记本或由电子病历、电子健康档案自动生成规范的分诊记录、门诊日志、入/出院登记、检测检验和放射检查登记。

（三）传染病和突发公共卫生事件相关信息报告

1. 报告程序与方式 具备网络直报条件的机构，应在规定时间内进行传染病和/或突发公共卫生事件相关信息的网络直报；不具备网络直报条件的，应按相关要求通过电话、传真等方式进行报告，同时向辖区县级疾病预防控制机构报送《中华人民共和国传染病报告卡》和/或《突发公共卫生事件相关信息报告卡》。

2. 报告时限 发现甲类传染病和乙类传染病中的肺炭疽、严重急性呼吸综合征等新发输入传染病患者和疑似患者，或发现其他传染病、不明原因疾病暴发和突发公共卫生事件相关信息时，应按有关要求于 2 小时内报告。发现其他乙、丙类传染病患者、疑似患者和规定报告的传染病病原携带者，应于 24 小时内报告。

3. 订正报告和补报 发现报告错误，或报告病例转归或诊断情况发生变化时，应及时对《中华人民共和国传染病报告卡》和 / 或《突发公共卫生事件相关信息报告卡》等进行订正；对漏报的传染病病例和突发公共卫生事件，应及时进行补报。

（四）传染病和突发公共卫生事件的处理

1. 患者医疗救治和管理 按照有关规范要求，对传染病患者、疑似患者采取隔离、医学观察等措施，对突发公共卫生事件伤者进行急救，及时转诊，书写医学记录及其他有关资料并妥善保管，尤其是要按规定做好个人防护和感染控制，严防疫情传播。

2. 传染病密切接触者和健康危害暴露人员的管理 协助开展传染病接触者或其他健康危害暴露人员的追踪、查找，对集中或居家医学观察者提供必要的基本医疗和预防服务。

3. 流行病学调查 协助对本辖区患者、疑似患者和突发公共卫生事件开展流行病学调查，收集和提供患者、密切接触者、其他健康危害暴露人员的相关信息。

4. 疫点疫区处理 做好医疗机构内现场控制、消毒隔离、个人防护、医疗垃圾和污水的处理。协助对被污染的场所进行卫生处理，开展杀虫、灭鼠等工作。

5. 应急接种和预防性服药 协助开展应急接种、预防性服药、应急药品和防护用品分发等工作，并提供指导。

6. 宣传教育 根据辖区传染病和突发公共卫生事件的性质和特点，开展相关知识技能和法律法规的宣传教育。

第三节 新型冠状病毒感染诊断与防控

随着对新型冠状病毒（简称"新冠病毒"）及其引起的疾病科学认识和经验的不断积累，我国针对新冠病毒感染的防控措施也在不断优化调整。截至 2023 年 3 月，国家卫生健康委办公厅、国家中医药局综合司组织专家先后制定、发布了十版防控方案、十版诊疗方案和四版重症诊疗方案，有效保障了人民群众生命安全，使我国新冠死亡率保持在全球最低水平。

一、新冠病毒感染诊断及医疗机构内感染防控

2023 年 1 月 5 日，国家卫生健康委办公厅和国家中医药局综合司印发《新型冠状病毒感染诊疗方案（试行第十版）》，其中，"新型冠状病毒肺炎"更名为"新型冠状病毒感染"，更加准确地反映了疾病的特征，不再判定"疑似病例"，并增加了新冠病毒抗原检测阳性作为诊断标准。具体的诊断原则、标准和医疗机构内感染防控要求如下：

（一）新冠病毒感染诊断原则

根据流行病学史、临床表现、实验室检查等综合分析，作出诊断。新冠病毒核酸检测阳性为确诊的首要标准。

（二）新冠病毒感染诊断标准

1. 具有新冠病毒感染的相关临床表现。

2. 具有以下一种及以上病原学、血清学检查结果：

（1）新冠病毒核酸检测阳性。

（2）新冠病毒抗原检测阳性。

（3）新冠病毒分离、培养阳性。

（4）恢复期新冠病毒特异性 IgG 抗体水平为急性期 4 倍或以上升高。

（三）医疗机构内感染防控

1. 落实门急诊预检分诊制度，做好患者分流。提供手卫生、呼吸道卫生和咳嗽礼仪指导，有呼吸道症状的患者及陪同人员应当佩戴医用外科口罩或医用防护口罩。

2. 加强病房通风，并做好诊室、病房、办公室和值班室等区域物体表面的清洁和消毒。

3．医务人员按照标准预防原则，根据暴露风险进行适当的个人防护。在工作期间佩戴医用外科口罩或医用防护口罩，并严格执行手卫生。

4．按照要求处理医疗废物，患者转出或离院后进行终末消毒。

二、新冠病毒感染防控

为指导各地做好对新冠病毒感染实施"乙类乙管"后的疫情防控工作，依据《中华人民共和国传染病防治法》，国务院联防联控机制综合组制定了《新型冠状病毒感染防控方案（第十版）》，并于 2023 年 1 月 7 日发布，具体方案包括：

（一）疫苗接种

1．坚持知情、同意、自愿原则，鼓励 3 岁以上适龄无接种禁忌人群应接尽接。倡导公众特别是老年人积极主动全程接种疫苗和加强免疫接种。

2．对于符合条件的 18 岁以上目标人群进行 1 剂次同源或序贯加强免疫接种，不可同时接受同源加强免疫和序贯加强免疫接种。

3．对于感染高风险人群、60 岁以上老年人群、具有较严重基础疾病人群和免疫力低下人群，在完成第一剂次加强免疫接种满 6 个月后，可进行第二剂次加强免疫接种。提高 60 岁及以上老年人群等重症高风险人群的全程接种率和加强免疫接种率。

4．根据疫苗研发进展和临床试验结果，进一步完善疫苗接种策略。

（二）个人防护与宣传教育

1．强调"每个人都是自己健康的第一责任人"，倡导公众遵守防疫基本行为准则，坚持勤洗手、戴口罩、常通风、公筷制、保持社交距离、咳嗽礼仪、清洁消毒等良好卫生习惯和合理膳食、适量运动等健康生活方式，自觉提高健康素养和自我防护能力；疫情严重期间减少聚集，患有基础疾病的老年人及孕妇、3 岁以下婴幼儿等尽量减少前往人员密集场所。

2．充分发挥广播、电视、报纸、宣传品和网站、微博、微信、客户端等互联网平台的作用，全方位、多渠道开展新冠病毒感染防控知识宣传教育。

3．深入开展爱国卫生运动，突出农村、城乡接合部等重点地区和薄弱环节，创新方式方法，持续推进城乡环境整治，不断完善公共卫生设施。充分发挥村（居）民委员会公共卫生委员会作用，发动群众广泛参与，推动爱国卫生运动进社区、进村镇、进家庭、进学校、进企业、进机关，推动将健康融入所有政策。

（三）监测预警

1．常态监测

（1）病毒变异监测：选取代表性城市哨点医院门急诊病例、重症和死亡病例及代表性口岸（包括陆路、航空和港口口岸）入境人员的新冠病毒核酸检测阳性样本，开展新冠病毒全基因组测序工作，将序列及时报送中国疾控中心病毒病所。实时掌握病毒株变异趋势，及时捕获新变异株，分析变异对病毒特性、免疫逃逸能力等的影响。

（2）个案报告：各级各类医疗机构依法依规及时报告新冠病毒感染病例，落实相关信息报告管理要求，一旦诊断新冠病毒确诊病例和无症状感染者后应在 24 小时内通过中国疾病预防控制信息系统进行网络直报。对发现的重型、危重型、死亡病例和其他特殊病例，疾控机构要及时开展流行病学调查，并按要求上传相关流调报告。

（3）哨点医院监测：基于国家级流感监测网络，对 554 家国家级流感监测哨点医院的门急诊流感样病例（ILI）和住院严重急性呼吸道感染病例（SARI）开展新冠病毒监测。

（4）不明原因肺炎监测：全国各级各类医疗机构按照《全国不明原因肺炎病例监测、排查和管理方案》要求，做好不明原因肺炎病例的发现和报告工作。

（5）城市污水监测：各地可选择有条件的城市开展污水中新冠病毒监测工作，动态评估新冠病毒感染疫情流行强度、变化趋势及病毒变异情况。

2. 应急监测　应急监测是指常态监测基础上，在疫情流行期开展的监测措施。

（1）核酸和抗原检测监测：各地要利用属地新冠病毒核酸检测信息系统和居民自行测定抗原信息收集渠道（平台），每日收集和逐级报告人群核酸检测和居民自行抗原检测数及阳性数，动态分析人群感染和发病情况。

（2）医疗机构发热门诊（诊室）监测：各地要每日统计各级各类医疗机构发热门诊（诊室）的就诊人数、核酸和抗原检测数及阳性数，逐级报告。动态分析发热门诊（诊室）就诊人数和感染率变化情况。

（3）重点机构监测：各地对辖区内养老机构、社会福利机构开展疫情监测，对场所内被照护人员和工作人员开展健康监测、定期抗原检测或者核酸检测，动态分析养老机构、社会福利机构人员感染变化趋势。

（4）学生监测：各地可结合实际开展中学、小学在校学生每日发热、干咳等新冠病毒感染症状监测，根据需要进行抗原或核酸检测，动态分析中小学生感染变化趋势。

（5）社区人群哨点监测：各地可结合实际，制订社区人群新冠病毒感染哨点监测方案，了解居民相关临床症状发生情况及就医行为，动态掌握人群新增感染和累计感染水平。

3. 监测信息分析与通报　疾病预防控制机构动态分析感染者，特别是重型、危重型和死亡病例变化趋势，发现感染异常升高、感染者呈聚集性分布或出现重型、危重型及死亡病例时，要及时核实并向同级卫生健康行政部门及上级疾病预防控制机构报告，并定期向下级疾病预防控制机构和医疗机构通报疫情分析信息。根据防控需要，及时向社会发布预警信息。

4. 疫情信息发布　按照疫情发展态势和防控需要，适时发布疫情信息。根据工作需要召开新闻发布会，组织相关领域专家，通过接受媒体采访等形式解疑释惑，普及防护知识，及时回应热点问题。

（四）检测策略

1. 社区居民根据需要"愿检尽检"，不再开展全员核酸筛查。

2. 对医疗机构收治的有发热等新冠病毒感染相关症状的患者开展抗原或核酸检测。

3. 疫情流行期间，对养老机构、社会福利机构等脆弱人群集中场所的工作人员和被照护人员定期开展抗原或核酸检测。外来人员进入脆弱人群聚集场所等，查验48小时内核酸检测阴性证明并现场开展抗原检测。

4. 对社区65岁及以上老年人、长期血液透析患者、严重糖尿病患者等重症高风险的社区居民、3岁及以下婴幼儿，出现发热等症状后及时指导开展抗原检测，或前往社区设置的便民核酸检测点进行核酸检测。

5. 在社区保留足够的便民核酸检测点，保证居民"愿检尽检"需求。保障零售药店、药品网络销售电商等抗原检测试剂充足供应。

（五）传染源管理

1. 新冠病毒感染者不再实行隔离措施，实施分级分类收治；不再判定密切接触者，不再划定高低风险区。

2. 未合并严重基础疾病的无症状感染者、轻型病例可采取居家自我照护，其他病例应及时到医疗机构就诊。

3. 感染者居家期间，尽可能待在通风较好、相对独立的房间，减少与同住人员近距离接触。感染者非必要不外出，避免前往人群密集的公共场所，不参加聚集性活动；如需外出，应全程佩戴N95或KN95口罩。

4. 感染者要做好居室台面、门把手、电灯开关等接触频繁部位及浴室、卫生间等共用区域的清洁和消毒；自觉收集、消毒、包装、封存和投放生活垃圾。社区应针对感染者产生的生活垃圾，采取科学收运管理。

（六）重点环节防控

1. 重点人群　摸清辖区65岁及以上老年人合并基础疾病及其新冠病毒疫苗接种情况，根据患者基础疾病情况、新冠病毒疫苗接种情况、感染后风险程度等进行分级，发挥基层医疗卫生机构"网底"

作用,提供疫苗接种、健康教育、健康咨询、用药指导、协助转诊等分类分级健康服务。社区(村)协助做好重点人群健康服务工作,居(村)民委员会配合基层医疗卫生机构围绕老年人及其他高风险人群,做好提供药品、抗原检测、联系上级医院等工作。

2. 重点机构和行业   养老机构、社会福利机构等脆弱人群集中场所采取内部分区管理措施,疫情严重期间,由当地党委政府或联防联控机制(领导小组、指挥部)经科学评估适时采取封闭管理并报上级主管部门,防范疫情引入和扩散风险,及时发现、救治和管理感染者。医疗机构应加强医务人员和就诊患者个人防护指导,强化场所内日常消毒和通风。学校、大型企业等人员聚集的重点机构,应做好人员健康监测,发生疫情后及时采取减少人际接触措施。疫情严重期间,重点党政机关和重点行业原则上要求工作人员"两点一线",建立人员轮转机制。

3. 大型场所   对客运场站、市场商超、展销场所、会议中心、体育场馆、文化场馆等人员密集、空间密闭的大型场所,要增强员工自我防护意识,开展自我健康监测,做好工作环境清洁消毒和通风换气。疫情严重期间,可采取延缓大型活动举办、缩短营业时间、减少人群聚集和降低人员流动等措施。

4. 重点地区   农村地区医疗卫生基础相对薄弱,是疫情防控的重点地区。农村基层党组织加强对疫情防控工作的指导,发挥好村党组织战斗堡垒作用和其他各类组织资源优势。加大对农村地区应对疫情各类资源的支持保障力度。深入推进农村地区爱国卫生运动,结合健康乡村建设开展形式新颖、农村居民喜闻乐见的科普宣传活动,引导居民科学理性地认识新冠病毒危害,提高自我防护能力。

(七)流行期间紧急防控措施

在常态化情况下,一般不需要采取紧急防控措施。在疫情流行期间,结合病毒变异情况、疫情流行强度、医疗资源负荷和社会运转情况综合评估,可根据人群感染率和医疗资源紧张程度,适时依法采取临时性的防控措施,减少人员聚集,降低人员流动,减轻感染者短时期剧增对社会运行和医疗资源等的冲击,有效统筹疫情防控和经济社会发展。可以选择性采取下列措施:

1. 暂缓非必要的大型活动(会展、赛事、演出、大型会议等)。

2. 暂停大型娱乐场所营业活动。

3. 博物馆、艺术馆等室内公共场所采取限流措施。

4. 严格管理养老机构、社会福利机构、精神病院等脆弱人群集中场所。

5. 企事业单位、工厂等实行错时上下班,弹性工作制或采取居家办公措施。

6. 幼儿园、中小学和高等教育机构采取临时性线上教学。

7. 其他紧急防控措施。

(叶 青 路孝琴 董卫国)

第十二章

卫生监督协管

第一节 卫生监督信息管理

（一）卫生监督协管信息报告

卫生监督协管信息报告，是利用信息化手段建立规范、高效、便捷的卫生监督协管工作管理机制，实现卫生监督协管、卫生健康执法监督机构、卫生健康行政部门之间信息的互联互通。通过手持终端，可进一步细化服务内容，规范卫生监督协管巡查、信息收集、信息报告等工作流程，确保卫生监督协管员巡查发现的违法线索和重大卫生事件能够及时准确上报，及时依法查处；通过手持终端和信息平台，使卫生健康执法监督机构卫生健康行政部门能够实时掌握基层动态，统筹安排卫生健康行政执法工作，作出科学合理的决策，从而实现对卫生监督协管工作的客观、及时评价和量化考核，提高卫生监督协管工作的效率和水平。

（二）卫生监督信息管理

1. 各部门职责

（1）国家卫生健康委卫生健康监督中心负责建立国家级卫生监督协管信息报告系统网络平台及数据资源中心；负责全国卫生监督协管信息的收集、汇总分析；负责国家卫生监督协管信息报告系统的运行维护和数据安全。

（2）县级以上地方卫生健康行政部门应当加强对卫生监督协管信息报告工作的领导，建立卫生监督协管信息报告工作运行机制、保障机制、考核机制和通报制度，至少每半年通报一次。

（3）县级以上卫生健康执法监督机构负责辖区内卫生监督协管信息报告业务管理和培训指导；负责辖区内卫生监督协管信息收集、报告、汇总分析和反馈。

（4）县级以上卫生健康执法监督机构应当对协管巡查上报的疑似违法线索，及时依法调查处理。

（5）涉及卫生监督协管信息报告的原始资料应当纳入卫生监督协管档案管理，由基层医疗卫生机构负责保管。

2. 信息管理

（1）基层医疗卫生机构为卫生监督协管信息的责任报告单位，依据管辖范围，承担卫生监督协管信息报告任务。

（2）卫生监督协管员负责卫生监督协管信息的收集、报告工作，卫生监督协管信息报告内容为《全国卫生健康执法监督协管信息报告工作手册》中规定的各类信息报告卡及附件等相关内容。

（3）卫生监督协管信息报告采用手机应用程序网络报告方式，上报至国家卫生健康执法监督协管信息报告系统。

（4）报告卫生监督协管个案信息时，报告人应当在该信息产生后的五个工作日内上报国家卫生健康执法监督协管信息报告系统。

第二节　卫生监督协管服务规范

（一）服务对象

辖区内居民。

（二）服务内容

1. 食源性疾病及相关信息报告　发现或怀疑有食源性疾病、食品污染等对人体健康造成危害或可能造成危害的线索和事件，及时报告。

2. 饮用水卫生安全巡查　协助卫生计生监督执法机构对农村集中式供水、城市二次供水和学校供水进行巡查，协助开展饮用水水质抽检服务，发现异常情况及时报告；协助有关专业机构对供水单位从业人员开展业务培训。

3. 学校卫生服务　协助卫生计生监督执法机构定期对学校传染病防控工作开展巡访，发现问题隐患及时报告；指导学校设立卫生宣传栏，协助开展学生健康教育。协助有关专业机构对校医（保健教师）开展业务培训。

4. 非法行医和非法采供血信息报告　协助定期对辖区内非法行医、非法采供血开展巡访，发现相关信息及时向卫生计生监督执法机构报告。

5. 计划生育相关信息报告　协助卫生计生监督执法机构定期对辖区内计划生育机构计划生育工作进行巡查，协助对辖区内与计划生育相关的活动开展巡访，发现相关信息及时报告。

（三）服务要求

1. 县（区）级卫生计生行政部门要建立健全各项协管工作制度和管理规定，为基层医疗卫生机构开展卫生计生监督协管工作创造良好的条件。

2. 县（区）卫生计生监督执法机构要采用在乡镇、社区设派出机构或派出人员等多种方式，加强对基层医疗卫生机构开展卫生计生监督协管的指导、培训并参与考核评估。

3. 乡镇卫生院、社区卫生服务中心（站）要建立健全卫生计生监督协管服务有关工作制度，配备专（兼）职人员负责卫生计生监督协管服务工作，明确责任分工。有条件的地区可以实行零报告制度。

4. 要按照国家法律、法规及有关管理规范的要求提供卫生计生监督协管服务，及时做好相关工作记录，记录内容应齐全完整、真实准确、书写规范。

（四）考核指标

1. 卫生计生监督协管信息报告率 = 报告的事件或线索次数 / 发现的事件或线索次数 ×100%。注：报告事件或线索包括食源性疾病、饮用水卫生安全、学校卫生、非法行医和非法采供血、计划生育相关信息。

2. 协助开展的食源性疾病、饮用水卫生安全、学校卫生、非法行医和非法采供血、计划生育实地巡查次数。

（路孝琴　周永明　吴　浩）

第四篇

基层医疗机构管理技能

第一章

基层医疗卫生服务机构管理

第一节　基层医疗卫生服务机构管理概述

（一）党建管理

1. 党的组织建设　党支部是党的基础组织，在基层医疗卫生机构担负着直接教育党员、管理党员、监督党员和组织群众、宣传群众、凝聚群众、服务群众的职责。加强党支部的制度化、规范化和科学化建设，按期换届和严格落实组织生活制度，对加强领导班子、干部队伍、人才队伍建设，提高基层党建工作水平，抓好思想政治工作和医德医风建设，促进党的建设和业务工作相融合具有非常重要的意义。

2. 党风廉政建设　加强全面从严治党，以党性党风党纪教育为先导，夯实勤政廉政思想基础，以规范权力运行为核心，以健全反腐倡廉制度为根本，努力构建党风廉政建设长效机制，为基层医疗卫生服务工作提供有力政治保障。

（二）人员队伍建设管理

建立一支以全科医生为主体，中医、公共卫生、护理、康复、医技等各类专业人员结构合理、具有良好专业素质的卫生技术队伍，是提供优质基层卫生服务的重要前提。

1. 制订社区卫生服务中心人才培养发展计划。

2. 每年组织卫生技术人员（至少1名）到区县级及以上医疗卫生机构进修。

3. 做好专业技术人员岗前培训，新员工须经卫生法律法规培训后方可上岗。

4. 人才梯队建设合理，满足基层医疗卫生服务机构持续发展需要，按规定选派符合条件的临床医生参加住院规范化培训或助理全科医生培训。

5. 在岗人员按照规定完成医学继续教育要求的相应学分，学分达标率≥80%。

6. 实施人才引进优惠政策。认真落实和实施本机构或所在区县人才引进优惠政策。

（三）财务管理

基层医疗卫生服务机构的财务管理是在经济核算资料的基础上，运用会计、统计，以及现代管理的理论和方法，对机构的资金、资产进行管理的过程。

1. 根据相关法律法规要求，制定符合实际的财务管理制度，加强预算管理。

2. 全面落实价格公示制度，收费价格透明。

3. 健全固定资产管理制度，有固定资产明细目录，台账完整，账物相符。

4. 财务人员配置到位，财务集中核算管理机构配备经过培训达到合格标准的报账员。

5. 认真执行社区卫生服务中心财务年度预算，定期进行经济（财务）运行分析，有分析报告。

6. 有内部监督制度和经济责任制，定期开展财务管理制度培训。

7. 定期编写财务管理总结分析报告，持续改进财务工作。

结合国家有关规定和机构现状，适时修订相关财务规定，健全完善财务管理制度和操作规程。

（四）后勤服务管理

后勤服务管理工作是基层医疗卫生服务机构正常运行的基础保障，是构成基层医疗卫生服务能力的重要因素。加强后勤服务管理是提高基层医疗卫生服务机构卫生管理水平、管理效率的有效措施。

1．有水、电、气、电梯等后勤保障的操作规范和消防安全管理制度，有明确的故障报修、排查、处理流程。配备后勤保障的相关从业人员持有规定有效的专业上岗证。

2．水、电、气供应的关键部位和机房有规范的警示标识，定期进行检查、维护和保养。

3．制订耗材、物资和设备采购计划，加强后勤物资管理。

4．有节能降耗、控制成本的措施和目标，并落实到相关科室。

5．有后勤安全保障应急预案，并组织演练。

6．根据后勤安全保障应急预案演练效果和定期检查情况，制订改进措施并落实。

（五）信息管理

1．信息系统建设　现代信息技术在医疗卫生领域的应用有助于实现资源整合、流程优化，降低运行成本、提高服务质量、提高工作效率和管理水平。按照《全国基层医疗卫生机构信息化建设标准与规范（试行）》进行信息系统建设。

（1）制定保障基层医疗卫生服务信息系统建设、管理和信息资源共享的相关制度。

（2）设置信息化管理专（兼）职机构或人员。

（3）建立财务、药房、门诊、住院、检验、放射等信息系统，满足基本医疗和公共卫生服务功能需求。

（4）定期召开信息化建设专题会议，建立信息使用与信息管理部门沟通协调机制。

（5）机构内医疗、健康档案、公共卫生、检查检验等信息互联互通。

（6）信息系统支持运行、管理、监管及签约服务等业务。

（7）信息系统支持双向转诊和远程医疗的开展。

（8）系统具备临床决策支持功能。

（9）建立统一的基层医疗卫生机构信息系统，部署在区县级及以上全民健康信息平台。

2．信息安全　基层医疗卫生机构的信息安全管理是基层医疗卫生机构整体管理的重要组成部分，在信息安全工作中必须管理与技术并重，进行综合防范，才能有效保障安全。

（1）有加强信息安全的相关制度：具有明确的信息安全管理机构及职责，并建立了较健全的安全管理制度。

（2）有保障信息系统安全的措施和应急处理预案，具有防灾备份系统，实现网络运行监控，有防病毒、防入侵措施。

（3）有信息网络运行、设备管理和维护，可进行系统更新、增补记录。

（4）信息安全采用身份认证、权限控制，保障网络信息安全和患者隐私。

（5）有信息安全运行应急演练。

（6）具有防灾备份系统：对核心服务器、核心网络设备采用冗余备份如双机热备、集群等。

（六）行风建设管理

在医药卫生体制改革不断深化的新形势下，加强医德医风建设，进一步提高医务人员职业道德素质，对提升医疗质量和服务水平，构建和谐医患关系，推动基层卫生事业又好又快发展具有十分重要的意义。

（1）加强医德医风建设，建立医德考评公示制度。

（2）医德考评结果与医务人员晋职晋升、评先评优、绩效工资等衔接。

（3）设置投诉电话或举报箱，及时处理群众投诉。

（4）医德医风建设有成效，对优秀科室及先进个人，制订宣传、表彰、奖励措施并落实。

（5）社区卫生行风建设有成效，相关工作得到县（区）级及以上政府相关部门表彰。

（七）社区卫生服务中心的科研管理

1．科研管理　社区科研工作是对社区卫生各项工作的总结和探索，是提升社区工作人员内涵的重要措施和手段。

（1）建立科研课题管理制度。

（2）近3年至少承担1项科研课题。

（3）注重课题研究结果产出和转化。

2. 培训管理　落实全科医生继续教育制度，提升全科医生临床技能，加强社区卫生的培训管理，适应社区卫生服务发展需求。

（八）社区协同和居民参与

1. 社区协同　社区卫生服务具有很强的社会性，应积极争取民政、公安、教育、残疾人联合会、老龄办等部门支持，共同营造健康社区、和谐社区。

（1）与街道（镇）、民政、公安、教育、残疾人联合会、老龄办等相关部门密切配合。

（2）与街道办事处和社区建立沟通协调机制，共同制订卫生服务工作计划，定期总结。

（3）与辖区企事业单位等功能社区相互配合。

（4）与辖区内养老机构开展多种形式的协议合作，推进医养结合。

2. 社会认同　社区卫生服务中心开展工作需要社会各界和社区的支持和协同，也应当接受社会的监督，不断完善服务设施，改进服务流程，优化服务细节，提高服务质量和服务水准，为居民提供优质的服务。

（1）定期邀请社会监督员对机构工作进行监督评价；对监督组织提出的问题和建议进行整改。

（2）年内服务投诉处理有登记，处理结果记录完整、清楚。

（3）被社会各界认同，受到媒体等关注和正面宣传，得到各级各类表彰。

3. 志愿者服务　医疗机构要建立医务社工和志愿者制度。

（1）建立志愿者或社会组织参与社区卫生服务。

（2）开展志愿者相关培训工作。

（3）通过组织慢性病患者俱乐部、患者同伴教育、自助健康体检等活动，提高患者自我健康管理的能力。

（九）乡镇卫生院的乡村卫生服务一体化管理

按照深化医药卫生体制改革和城乡发展一体化总体要求，完善乡村卫生服务一体化管理机制，合理规划和配置乡村卫生资源，转变乡村医生服务模式，规范服务行为，提高服务能力。

1. 实施辖区内乡村卫生服务一体化管理。

2. 承担对村卫生室的业务指导、考核和乡村医生业务培训。

3. 组织乡村医生每月召开例会，并有记录。

4. 卫生院定期对村卫生室工作情况进行检查，并督促持续改进。

（十）乡镇卫生院的分工协作管理

建立和落实分级诊疗制度，是合理配置医疗资源、促进基本医疗卫生服务均等化的重要举措，是深化医药卫生体制改革、建立中国特色基本医疗卫生制度的重要内容。

1. 建立分工协作制度，与其他医疗卫生机构建立长期稳定的协作机制。

2. 以业务、技术、管理等为纽带，探索建立包括医疗联合体、医疗共同体、双向转诊在内的多种分工协作模式。

3. 通过分工协作，卫生院服务能力得到提升。

4. 取得良好的社会效益和经济效益，群众满意度得到提升。

第二节　基层医疗卫生服务机构绩效考核

（一）考核主体

县级卫生健康行政部门、中医药主管部门组织开展基层医疗卫生机构绩效考核工作。鼓励有条件的地区委托专业机构、行业组织等第三方机构组织实施。在绩效考核过程中注重吸纳社会公众、患者代表等参与。

（二）考核对象

考核对象是政府举办的乡镇卫生院和社区卫生服务中心。社会力量举办的基层医疗卫生机构，可由举办主体参照评估体系对机构开展运行评价。

（三）绩效考核制度

绩效考核制度是人力资源管理的重要内容，基层医疗卫生服务机构内部应建立与岗位聘用、职称晋升、工作业绩、实际贡献紧密联系的分配激励机制，着力体现医务人员技术劳务价值，规范收入分配秩序，调动医务人员积极性。

1. 建立人力资源管理制度，包括考核、培训、继续教育等。

2. 有基于医德医风、服务质量和数量并综合考虑岗位、技术、资历、风险和政策倾斜的绩效考核方案。

3. 绩效考核公平、公开、公正，考核结果与岗位聘用、职称晋升、个人薪酬挂钩。

4. 绩效分配方案体现多劳多得、优绩优酬，向重点工作岗位倾斜，合理拉开差距。

5. 绩效考核方案动态调整，考核公平合理。

6. 信息化手段开展绩效考核。

（四）绩效考核指标体系

基层医疗卫生机构绩效考核指标体系由服务提供、综合管理、可持续发展和满意度评价4个方面42项指标构成，其中部分指标作为国家卫生健康委监测指标。各地可结合实际，适当增补相关绩效考核指标。

1. **服务提供**　重点评价基层医疗卫生机构功能定位、服务效率、医疗质量与安全。

2. **综合管理**　重点评价经济管理、信息管理和协同服务。

3. **可持续发展**　重点评价人力配置和人员结构情况。

4. **满意度评价**　重点评价患者满意度和医务人员满意度。

（五）绩效考核程序

基层医疗卫生机构绩效考核工作原则上按年度进行。职工考核由基层医疗卫生机构按有关规定自行开展。

1. **绩效考核准备**　确定考核实施机构和考核人员，明确考核程序和工作安排。如委托第三方实施考核，应当签订相关协议。加强对考核人员和考核对象的培训，掌握绩效考核的基本内容和方式方法。

2. **基层医疗卫生机构自评**　基层医疗卫生机构按照绩效考核要求定期开展自查，对发现的问题及时改进，形成自查报告，并提交至考核实施机构。

3. **绩效考核实施**　主要运用信息技术采集客观数据，结合现场核查、专题访谈及问卷调查等方式，依据绩效考核指标体系和标准进行综合分析，形成考核结论。

4. **绩效考核反馈与改进**　考核结果要向基层医疗卫生机构进行反馈，对存在的问题提出改进意见和建议，并在一定范围内公开。基层医疗卫生机构应当根据考核结果进行改进，改进情况作为下一年度绩效考核的重要内容。

（六）组织实施

1. **加强组织领导**　国家卫生健康委、国家中医药管理局加强监督和指导，并对关键考核指标进行监测和分析。省、地市级卫生健康行政部门和中医药主管部门对辖区内基层医疗卫生机构绩效考核工作进行检查，确保绩效考核工作落到实处。县级卫生健康行政部门、中医药主管部门会同相关部门统筹推进基层医疗卫生机构绩效考核工作。

2. **加强支撑体系建设**　按照国家卫生健康委已经印发的《省统筹区域人口健康信息平台应用功能指引》《全国基层医疗卫生机构信息化建设标准与规范（试行）》等文件要求，加强省统筹区域人口健康信息平台及基层医疗卫生机构信息化建设，鼓励有条件的地方进一步建立健全基层卫生绩效考核信息系统,并逐步规范接入国家全民健康保障信息化工程"医疗卫生服务及绩效考核评价"子系统,逐步实现绩效考核信息互联互通。加强数据质量控制,做好年度卫生健康统计报表、卫生财务报表等相关系统数据质量管理,确保考核数据客观真实。加强大数据处理技术、统计分析技术、互联网技术等现代信息技术在绩效考核中的应用。

3. 做好总结宣传工作 各地要开展绩效考核相关政策培训,健全内部绩效考核机制,坚持科学考核,避免增加基层负担。各地要做好政策解读,及时回应社会关切,大力宣传典型经验和做法,营造良好舆论环境。

4. 强化考核结果应用 各级卫生健康行政部门、中医药主管部门要强化对绩效考核结果的应用,主动将考核结果通报同级有关部门,供相关部门制定财政补助、医保基金支付、薪酬水平等政策,以及基层医疗卫生机构负责人聘任、创建国家卫生乡镇(县城)时参考。

第三节 基层医疗质量管理

一、执业与诊疗规范管理

(一)执业管理

规范医疗服务行为,加强专业技术人员执业资格管理,在执业活动中严格遵守有关法律法规,认真实施各项技术规范,建立并执行机构业务管理的核心制度,使各项服务活动更加规范、有序地运行,对进一步提高服务质量,保障医疗安全,减少医疗差错和医疗事故等具有重要的作用。

(二)规范诊疗

科学地规范医务人员的临床技术操作,是推动医疗卫生技术建设的前提,是新形势下提高医疗质量、确保医疗安全、防范医疗风险的重要举措。

1. 基层医疗卫生服务机构及其医务人员应当遵循临床诊疗指南、临床技术操作规范、行业标准和临床路径等有关要求开展诊疗工作。

2. 定期对医务人员进行培训、考核,知识更新及时。

3. 设立专门职能科室,有专(兼)职人员负责管理和考核。

4. 根据医学发展和本机构实际,及时补充完善诊疗规范。

5. 相关职能部门履行监管职责,定期评价、分析和反馈,持续改进。

二、医疗质量与安全

(一)医疗质量管理体系和制度建设

1. 医疗质量管理体系 医疗质量管理是卫生事业改革发展的重要内容和基础,对当前构建分级诊疗体系等改革措施的落实和医改目标的实现具有重要意义。

(1)成立医疗质量管理组织,有基层医疗卫生服务机构医疗质量管理组织架构图,乡镇卫生院院长及社区卫生服务中心主任是第一责任人。

(2)有科室质量与安全管理小组,科主任为第一责任人。

(3)有科室质量与安全管理制度、工作计划和工作记录。

(4)对科室医疗质量与安全指标进行资料收集和分析。

(5)对科室医疗质量与安全进行定期检查,提出改进措施并落实。

(6)职能部门对质量管理工作进行定期考核,持续改进医疗质量管理水平,数据分析质控有成效。

2. 医疗质量管理制度 执行医疗质量管理制度是提升医疗质量,保障医疗安全,维护人民群众健康权益的重要路径,是医疗质量持续改进的评价要点。

(1)有完善的质量管理规章制度,并有明确的核心制度。

(2)有持续改进实施方案及配套制度、考核标准和质量指标。

（3）有医疗质量管理的考核体系和管理流程。

（4）有机构及科室的相关培训制度，医务人员掌握并遵循本岗位相关制度。

（5）各项医疗质量管理制度，重点是核心制度，能覆盖机构医疗全过程。

（6）利用多种形式对医疗质量控制的结果及成效进行反馈通报。

（7）定期修订和及时更新制度。

（8）对方案执行、制度落实等有监督、检查分析、总结、反馈及改进措施，医疗质量持续改进效果明显。

（二）加强医疗质量管理制度落实

1. "三基"培训与考核

（1）有各专业、各岗位的"三基"培训及考核制度。

（2）有针对不同专业卫生技术人员的"三基"培训内容、要求、重点和培训计划。

（3）有与培训相适宜的培训设施、设备及经费保障。

（4）落实培训及考核计划，在岗人员参加"三基"培训覆盖率≥90%。

（5）有指定部门或专职人员负责实施。

（6）在岗人员参加"三基"考核合格率≥90%。

2. 住院诊疗质量管理（核心指标）　社区卫生服务中心如果未提供住院诊疗服务，则该条款不适用。

（1）住院诊疗活动的医疗质量管理在科主任领导下完成，实行分级管理。

（2）对卫生技术人员有明确的岗位职责与技能要求。

（3）根据床位、工作量、医师的资质层次分成诊疗小组。

（4）有院科两级的质量监督管理，对存在的问题及时反馈。

（5）持续改进住院诊疗质量，确保医疗质量与安全。

3. 首诊负责制度

（1）建立首诊负责制度，有首诊处理流程。

（2）制订转科、转院程序和流程。

（3）各科医务人员应知晓和掌握首诊负责制度和处理流程。

（4）首诊负责制在日常工作中得到完全落实。

（5）职能部门履行监管职责，对落实情况有评价，持续改进。

4. 查房制度

（1）各临床科室均建立查房制度。

（2）住院医师对所管患者实行24小时负责制，实行早晚查房，急危重症患者应随时观察病情变化并作出处理。

（3）对新入院患者，主治医师（上级医师）应在48小时内查看患者。

（4）各科医务人员应知晓查房制度并落实。

（5）统一制订记录要求，记录规范、完整。

（6）科主任或副高级及以上医师每周至少查房2次。

（7）职能部门履行监管职责，对落实情况有评价，持续改进。

5. 值班交接班制度

（1）医务人员应知晓值班和交接班制度并落实。

（2）病区实行24小时值班制，值班医师应按时接班。

（3）护士交班时应共同巡视患者，进行床头交接。

（4）医护应有书面交接班记录本。

（5）值班和交接班记录规范完整。

（6）职能部门履行监管职责，对落实情况有评价，持续改进。

6. 手术、麻醉授权管理

(1) 有对实施手术、麻醉等高风险操作卫生技术人员的授权管理制度。

(2) 有需要授权许可的高风险诊疗技术项目的目录。

(3) 对实施手术、麻醉相关人员进行授权。

(4) 相关人员能知晓本部门、本岗位的管理要求。

(5) 无违反相关规定的行为。

(6) 职能部门履行监管职责,根据监管情况,定期更新授权项目。

(7) 有医疗技术项目操作人员的技能及资质数据库,定期更新。

7. 病历书写规范管理

(1) 有病历书写基本规范与住院病历质量控制管理规定,医师按照规范书写门诊、急诊、住院患者病历。

(2) 将病历书写基本规范作为医师岗位培训的基本内容和医师"三基"训练主要内容,医师知晓率100%。

(3) 有院科两级病历质控人员,定期开展质控活动,有记录。

(4) 医疗文书书写符合《病历书写基本规范》《处方管理办法》等相关规定。

(5) 规范填写居民健康档案,符合《国家基本公共卫生服务规范(第三版)》要求。

(6) 定期开展病历展评,将病历质量评价结果用于临床医师技能考核,并有反馈。

(7) 门、急诊病历书写合格率≥90%,住院病历书写合格率≥95%,甲级病历率≥90%,无丙级病历。

(8) 有职能部门监管记录,对落实情况有评价,持续改进。

8. 手术管理(核心指标)

(1) 有手术分级管理、手术审批权限制度,制订本机构的手术分级目录。

(2) 有患者病情评估制度,在术前完成病史、体格检查、影像与实验室资料等评估。

(3) 有术前讨论制度,根据手术分级和患者病情,确定参加讨论人员及内容。

(4) 有落实患者知情同意管理的相关制度与程序。

(5) 医务人员熟悉手术后常见并发症,对常见并发症有预防措施。

(6) 对临床科室手术医师进行相关教育与培训。

(7) 患者及亲属、授权委托人对知情同意内容充分理解。

(8) 职能部门对制度落实情况定期检查,并有分析、反馈和整改措施。

9. 患者麻醉前病情评估和讨论制度(核心指标)

(1) 有患者麻醉前病情评估制度,对高风险择期手术、新开展手术或麻醉方法,进行麻醉前讨论。

(2) 有麻醉前由麻醉医师向患者、近亲属或授权委托人进行知情同意的相关制度。

(3) 向患者、近亲属或授权委托人说明所选的麻醉方案及术后镇痛风险、益处和其他可供选择的方案。

(4) 签署麻醉知情同意书并存放在病历中。

(5) 患者对知情同意内容充分理解。

(6) 评估与讨论的病历记录完整性100%。

(7) 有全身麻醉后的复苏管理措施,由麻醉医师实施规范的全程监测。

(8) 科室对变更麻醉方案的病例进行定期回顾、总结、分析。

(9) 职能部门履行监管职责,有监管检查、反馈、改进措施。

10. 输血管理(核心指标)

(1) 制定相关管理制度,有临床输血管理组织和职能管理部门,履行对全院临床输血监管指导工作职能并有活动记录。

(2) 医务人员掌握输血适应证相关规定,用血合理。

(3) 有输血前的检验和核对制度,实施记录及时、规范,且保存。

（4）有输血不良反应及其处理预案，记录及时、规范。

（5）相关人员知晓本岗位的履职要求。

（6）有组织全院开展输血相关的法律、法规、规范、制度的培训并记录。

（7）相关科室和各临床科室按照制度和流程要求，共同落实输血管理相关制度。

（8）合理用血相关评价指标（如输血申请、用血适应证合格率、成分输血比例）均达到相关标准。

（9）职能部门对输血适应证有严格管理规定，定期评价与分析用血趋势。

11. 血液透析管理（核心指标）

（1）符合《医疗机构血液透析室基本标准》《医疗机构血液透析室管理规范》《血液透析标准操作规程（2010版）》等要求。

（2）建立健全血液透析不良事件应急预案，并组织实施。

（3）职能部门对血液透析室进行监督管理。

（4）对血液透析工作开展定期评估并持续改进。

12. 放射或医学影像管理

（1）通过医疗机构执业诊疗科目许可登记，取得"放射诊疗许可证"并在校验期内，工作场所符合《中华人民共和国职业病防治法》《放射诊疗管理规定》。

（2）提供医学影像服务项目与本机构功能任务一致，能满足临床需要。根据临床诊疗需要，开设与机构诊疗科目相一致的医学影像服务项目。

（3）有明确的服务项目、时限规定并公示，普通项目当日完成检查并出具报告。

（4）诊断报告书写规范，审核制度与流程健全合理（如无执业医师审核报告，可开展远程影像诊断审核流程）。

（5）提供24小时急诊服务。

（6）各类影像检查统一编码，实现患者一人一个唯一编码管理。

（7）科室每月对诊断报告质量进行检查，总结分析，落实改进措施。

（8）医生工作站可以调阅，至少可实现1年在线查询。

（9）有针对对比剂过敏反应的培训和演练记录，并记录过敏反应不良事件。

13. 临床检验管理

（1）按照《医疗机构临床实验室管理办法》的要求，实验室集中设置，统一管理。

（2）有实验室安全管理制度和流程。

（3）检验科质控相关制度及实验室生物安全管理制度健全。

（4）检验报告单格式规范、统一，有书写制度。

（5）开展安全制度与流程管理培训，相关人员知晓本岗位的履职要求。

（6）能定期开展实验室室内质控和室间质评工作。

（7）科室有专门人员定期自查、反馈、整改。

（8）微生物检验项目为医院感染控制及合理用药提供充分支持。

（9）有职能部门监督检查，落实整改措施，持续改进。

14. 中医管理

（1）有中医科的工作制度、岗位职责及体现中医特色的诊疗规范，并落实。

（2）根据中医特色，开展中医药人员培训与教育活动，并有相关记录。

（3）相关人员知晓上述制度、本岗位职责及诊疗规范。

（4）按中医病历书写规范书写医疗文书。

（5）科室内定期自查、评估、分析、整改。

（6）职能部门履行监管职责，定期评价、分析、反馈，质量持续改进有成效。

15. 康复管理

（1）有规范的康复治疗工作制度、诊疗规范与操作规程。

（2）有康复科（室）管理制度和相关规定。

（3）有康复医学专业人员和专业设备。

（4）有具备康复资质的治疗师、护士及其他技术人员实施康复治疗和训练。

（5）对转入社区及家庭的患者提供转诊后康复训练指导，保障康复训练的连续性。

（6）科室对落实情况有自查、评价、分析、反馈、整改。

（7）职能部门履行监管职责，定期评价、分析、反馈，康复治疗质量持续改进。

16. 病案管理

（1）有病历书写基本规范与住院病历质量监控管理规定。

（2）保存来院就诊患者的基本信息，有保护病案及信息安全相关制度和应急预案。

（3）有唯一识别病案资料的病案号。

（4）无电子病历系统的机构，要有电子病历系统的建设方案与计划。

（5）病案工作人员知晓相关规定、应急预案及处置流程。

（6）有电子病历系统，电子病历管理按照《电子病历应用管理规范（试行）》管理。

（7）质量管理相关部门、病案科及临床各科对病历书写规范进行监督检查，对存在的问题与缺陷提出整改措施。

（8）职能部门对病历书写质量进行追踪与成效评价，持续改进病历质量。

三、患者安全管理

（一）查对制度

1. 有规章制度或程序规范各科室在诊疗活动中严格执行查对制度，查对方法正确。

2. 有标本采集、给药、输血或血制品、发放特殊饮食、诊疗活动时就诊者身份确认制度、方法和核对程序。

3. 对门诊就诊和住院患者的身份标识有制度规定。

4. 至少同时使用包括姓名在内的两种身份识别方式，如出生日期、年龄、性别、床号、病历号等（禁止以房间或床号作为识别的唯一依据）。

5. 重点科室及对无法进行身份确认者，有身份标识的方法和核对流程。

6. 完善关键流程中对就诊者的识别措施。在医疗服务风险较大的关键流程如急诊、病房（如有）、手术室等之间流程中，应有对就诊患者明确的识别措施。

7. 对就诊者住院病历身份实行唯一标识管理，如使用医保卡编码或身份证号码等。

8. 重点部门和关键环节（急诊、产房、手术室）患者使用条码管理。

9. 职能部门对上述工作有监督、反馈和改进措施。

（二）手术安全核查制度（核心指标）

1. 有围手术期患者安全管理的相关规范与制度。

2. 有手术部位识别标识相关制度与流程。

3. 有手术安全核查与手术风险评估制度与流程，明确由手术医师、麻醉医师、护士三方共同核查。

4. 择期手术患者在完成各项术前检查、病情和风险评估及履行知情同意手续后方可下达手术医嘱。

5. 落实择期手术术前准备制度，执行率≥90%。

6. 手术核查、手术风险评估按制度执行。

7. 相关职能部门履行监管职责，有检查、分析，持续改进有成效。

（三）危急值报告管理

1. 有临床"危急值"报告制度与工作流程，有记录。

2. 医技部门（含临床实验室、医学影像部门、心电图检查部门等）有"危急值"项目表。

3. 相关人员熟悉并遵循上述制度和工作流程。

4．严格执行"危急值"报告制度与流程。

5．根据临床需要和实践总结，更新和完善"危急值"管理制度、工作流程及项目表。

6．相关职能部门每年至少对"危急值"报告制度的有效性进行一次评估。

（四）患者安全风险管理

1．有质量安全（不良）事件的报告制度与流程。

2．有防范患者跌倒、坠床的相关制度，并体现多部门协作。

3．有患者跌倒、坠床等意外事件报告相关制度、处理预案和工作流程。

4．主动告知患者跌倒、坠床风险及防范措施并有记录。

5．有压疮风险评估与报告制度、工作流程。

6．机构内有防止跌倒、烫伤等安全措施。

7．对患者安全风险质量监控指标数据进行收集和分析。

8．定期分析患者意外事件，持续改进，降低事件发生率。

（五）患者参与医疗安全

1．有医务人员履行患者参与医疗安全活动责任和义务的相关规定。

2．医务人员知晓重点环节，并邀请患者或其家属主动参与患者安全管理。

3．宣传并鼓励患者参与医疗安全活动。

4．专业人员向患者提供安全用药咨询。

5．患者及家属、授权委托人了解针对病情的可选择诊疗方案。

6．有数据证实"患者主动参与医疗安全活动"取得的成效。

7．职能部门对患者参加医疗安全活动有定期检查、总结、反馈，并进行整改。

四、护理管理

（一）护理组织管理体系

1．有在主任（或副主任）领导下的护理组织管理体系，定期专题研究护理管理工作，实施目标管理。

2．按照标准配置护理管理岗位和人员，岗位职责明确。

3．有护理工作中长期规划、年度计划，与机构总体发展规划和护理发展方向一致。

4．相关人员知晓规划、计划的主要内容。

5．落实岗位职责和管理目标，对各层次护理管理人员有考核。

6．有效执行年度计划并有总结。

7．有对规划和计划落实过程中存在的问题与缺陷进行追踪分析，达到持续改进护理工作。

（二）执行《护士条例》

1．按照《护士条例》的规定，制定相关制度，实施护理管理工作。

2．建立和完善常见疾病护理常规、技术操作规程及临床护理服务规范、标准。

3．建立护士岗位责任制，推行责任制整体护理工作模式，有工作方案与具体措施。

4．依法执行护士准入管理。

5．护理部门对《护士条例》执行落实情况，开展监督检查。

6．护理部门能够按照临床护理工作量对全院临床科室护士进行合理配置和调配。

7．对落实中存在的问题与缺陷进行追踪与成效评价，有持续改进。

8．开展延续性护理和个案管理。

（三）临床护理质量管理

1．依据《综合医院分级护理指导原则》，制定分级护理制度，有护理质量评价标准。

2．护士掌握分级护理的内容，定期开展相关培训和教育。

3．有定期护理查房、病例讨论制度。

4. 依据患者的个性化护理需求制订护理措施，并能帮助患者及其家属、授权委托人了解患者病情及护理的重点内容。

5. 科室对分级护理落实情况进行定期检查，对存在的问题有改进措施。

6. 职能部门对落实情况进行定期检查、评价、分析，对存在的问题及时反馈，并提出整改建议。

7. 有护理质量持续改进的成效及结果。

（四）护理安全管理

1. 制定并落实临床护理技术操作常见并发症的预防与处理规范。

2. 有紧急意外情况的应急预案及演练。

3. 严格执行针对患者服药、注射、输液的查对制度，减少操作差错。

4. 护士熟练掌握常见技术操作及并发症预防措施及处理流程。

5. 职能部门定期进行临床常见护理技术操作考核。

6. 职能部门对在护理安全管理中存在的问题进行追踪和成效评价，持续改进。

五、医院感染管理

（一）医院感染管理组织

1. 医院感染管理体系健全，配备专（兼）职人员承担医院感染管理和业务技术咨询、指导工作。

2. 制定符合本单位实际的医院感染管理规章制度。

3. 将医院感染管理纳入基层医疗卫生服务机构总体工作规划和质量与安全管理目标。

4. 有针对各级各类人员制订的医院感染管理培训计划和内容。

5. 相关人员知晓本部门、本岗位在医院感染管理方面的职责并履行。

6. 有对中心、科室两级医院感染管理工作及制度落实情况的监督检查，每月召开专题会。

7. 对上级管理部门检查中发现的问题及时整改，并调整完善工作计划和内容。

8. 定期评估医院感染管理，对存在的问题有反馈及改进措施，并持续改进。

（二）医院感染相关监测

1. 医院感染管理专（兼）职人员和监测设施配备符合要求。

2. 有医院感染监测计划、监测的目录/清单，开展感染发病率监测，符合相关规范要求。

3. 有针对重点环节、重点人群与高危险因素的管理与监测计划，并落实。

4. 对感染高风险科室及感染控制情况进行风险评估，并制订针对性措施。

5. 手术部位感染按手术风险分类，对切口感染率进行统计、分析与反馈。

6. 医院感染管理人员对监测资料进行分析、总结与反馈，对存在的问题进行督促整改。

7. 医院感染监测工作对提高医院感染管理工作水平的持续改进有成效。

（三）手卫生管理

1. 定期开展手卫生知识与技能的培训，并有记录。

2. 手卫生设施种类、数量、安置的位置及手卫生用品等符合相关规范要求。

3. 医务人员手卫生知识知晓率100%。

4. 有基层医疗卫生服务机构、科室两级对手卫生规范执行情况的监督检查，有整改措施。

5. 随机抽查医务人员手卫生依从性≥70%，洗手方法正确率≥70%（优秀标准）。

6. 随机抽查医务人员手卫生依从性≥80%，洗手方法正确率≥80%（卓越标准）。

（四）消毒及灭菌工作管理

1. 有满足消毒要求的消毒设备、设施与消毒剂（可依托有资质的第三方机构）。

2. 定期对有关设备设施进行检测、对消毒的浓度和有效性等进行监测。

3. 有基层医疗卫生服务机构和重点部门消毒与隔离工作制度和落实措施，并执行。

4. 职能部门对医用耗材、消毒隔离相关产品的采购质量有监管，对设备设施及消毒剂检测结果进行定期分析，有总结、反馈，及时整改。

5．有消毒供应室清洗消毒及灭菌技术操作规范，有清洗消毒及灭菌监测程序、规范及判定标准。

6．职能部门和相关部门对持续改进的情况进行追踪与成效评价，有记录。

六、医疗废物管理

（一）医疗废物和污水处理管理制度

1．有医疗废物和污水处理管理规章制度和岗位职责。

2．明确专（兼）职人员负责医疗废物和污水处理工作，上岗前经过培训。

3．职能部门对制度与岗位职责落实情况开展监管，并有记录。

4．根据监管情况，对医疗废物和污水处理管理工作进行持续改进、追踪与成效评价，有记录。

（二）医疗废物处置和污水处理

1．医疗废物分类收集，并与生活垃圾分开存放，医疗废物的处理符合《医疗废物管理条例》要求，有运行日志。

2．建有污水处理设施并运转正常，有运行日志与监测的原始记录。

3．无环保安全事故。

4．定期开展医疗废物处置和污水处理的培训，并有记录。

5．医疗废物全部由医疗废物集中处置单位集中进行处置。

6．定期对污水进行相关监测，并达标。

7．有根据监管情况改进工作的具体措施并得到落实。

七、放射防护管理

（一）放射防护管理

1．有机构领导及专（兼）职人员组成的管理部门负责此项工作。

2．职能管理部门和相关人员熟悉有关规定，能够履行相关制度和岗位职责。

3．每年1次对放射设备及周围环境进行检测并达标，有警示标志。

4．制定工作人员和受检人员放射防护制度并配备相应设施。

5．每90日至少对放射工作人员进行1次个人剂量检测。

6．有根据监管情况进行改进的措施并得到落实，有记录。

7．职能部门对设备、操作人员的放射剂量检测结果进行定期分析，及时反馈和整改。

（二）放射防护设备管理

1．有保障设备使用管理的相关制度和规范。

2．对设备实行统一保养、维修、校验和强检。

3．有设备使用情况的登记资料，信息真实、完善、准确。

4．操作人员能执行日常保养和维护。

5．有放射医学设备故障维修情况的分析报告，用于指导设备的规范使用。

6．有根据放射装置使用监管情况分析提出整改措施并得到落实。

八、药事管理

（一）药品管理

1．设有药事与药物治疗管理组织，并有相应工作制度。

2．有药品采购供应管理制度与流程，有药品贮存相关制度并执行。

3．疫苗的流通、储存、领发、登记及使用等符合有关规定。

4．药品库存量及进出量、调剂室库存量及使用量定期盘点、账物相符。

5．中药饮片相关管理制度健全，采购验收、储存、调剂、煎煮等符合相关规定。

6．有优先配备和使用基本药物有关规定并执行。

7. 实行药品采购、贮存、供应计算机管理。

8. 根据药品用量金额评估药品储备情况,药品储备适宜,与医院用药相衔接,满足临床用药需求。

9. 持续改进有成效,药品供应、质量和数量管理制度落实到位。

(二)临床用药

1. 临床药物治疗遵循合理用药原则、药品说明书、临床诊疗指南及临床路径等相关规定。

2. 建立抗菌药物临床应用和管理实施细则及抗菌药物分级管理制度。

3. 建立健全抗菌药物临床应用管理工作制度和监督管理机制。

4. 满足临床用药需求,有临床用药监控体系,有干预和改进措施。

5. 职能部门对药物临床应用进行监测与评价,有持续改进的成效。

(三)处方管理

1. 根据《处方管理办法》,制定本单位处方管理实施细则,对注册执业(助理)医师处方权、医嘱或处方开具等有明确要求。

2. 按《医院处方点评管理规范(试行)》等文件要求制定处方点评制度并实施。

3. 每月至少抽查50张门急诊处方(含中医饮片处方)和10份出院病历(如有)进行点评。

4. 处方评价结果纳入质量考核目标,实行奖惩管理。

5. 对不合理处方进行干预,并有记录可查。

6. 有案例证实,根据点评结果,落实整改措施,持续促进合理用药。

(四)药品不良反应管理

1. 有药品不良反应与药害事件监测报告管理的制度与程序。

2. 医师、药师、护士及其他人员相互配合对患者用药情况进行监测,并有记录。

3. 制定严重药品不良反应或药害事件处理办法和流程,并按规定上报卫生行政部门和药品监督管理部门。

4. 有药品不良反应与药害事件报告的奖惩措施。

5. 建立药品不良反应与药害事件报告数据库或台账。

6. 对药品不良反应和药害事件进行及时调查、分析,有整改措施。

九、公共卫生管理

(一)建立健全公共卫生管理制度

1. 明确公共卫生服务项目管理科室和责任人,有年度工作计划和总结。

2. 制定本机构公共卫生服务工作制度和绩效考核与经费分配方案。

3. 制订突发公共卫生事件的应急预案。

4. 按规定向卫生行政部门、专业公共卫生机构如实完整报送相关服务数据。

5. 年度公共卫生服务工作总结内容充实、有分析评价。

6. 开展居民调查,了解服务对象对公共卫生服务项目知晓率和获得感。

7. 针对存在的问题有持续改进措施并跟踪管理。

(二)落实村卫生室公共卫生服务任务与经费补偿

1. 有基本公共卫生服务项目绩效考核实施方案,原则上每季度对村卫生室考核1次。

2. 考核结果与资金分配挂钩,按照要求落实40%左右村卫生室公共卫生服务任务与经费补偿。

3. 考核内容完整,考核指标涵盖考核对象承担的各项服务。

4. 考核实施方案中对考核结果的应用方式具有可操作性。

(周永明 吴 浩 杜兆辉)

第二章

基层医疗卫生服务团队管理

第一节 基层医疗卫生服务团队工作模式

一、基层医疗卫生服务机构的功能与任务

（一）乡镇卫生院的功能与任务

1. 乡镇卫生院的基本功能

（1）提供基本医疗服务。

（2）提供预防保健服务。

（3）提供综合性、连续性的健康管理服务。

（4）承担县（区）级卫生行政部门委托的卫生管理职能。

（5）具有辐射一定区域范围的医疗服务能力（优秀标准）。

（6）承担对周边区域内其他卫生院的技术指导（卓越标准）。

2. 乡镇卫生院的主要任务

（1）提供当地居民常见病、多发病的门诊服务。

（2）提供适宜技术，安全使用设备和药品。

（3）提供中医药服务。

（4）提供基本公共卫生服务及有关重大公共卫生服务。

（5）提供计划生育技术服务。

（6）提供转诊服务，接收转诊患者。

（7）提供一定的急诊急救服务。

（8）负责村卫生室业务和技术管理。

（9）提供住院服务（优秀标准）。

（10）开展一级常规手术（优秀标准）。

（11）开展二级常规手术（卓越标准）。

（12）承担辖区内部分急危重症的诊疗（卓越标准）。

（二）社区卫生服务中心的功能与任务

1. 社区卫生服务中心的基本功能

（1）提供基本医疗服务。

（2）提供预防保健服务。

（3）提供综合性、连续性的健康管理服务。

（4）具有辐射一定区域范围的医疗服务能力（优秀标准）。

（5）承担其他基层医疗卫生机构的教学、培训工作（卓越标准）。

2. 社区卫生服务中心的主要任务

（1）提供当地居民常见病、多发病的门诊服务。

（2）提供中医药服务。

（3）提供基本公共卫生服务及有关重大公共卫生服务。

（4）提供计划生育技术服务。

（5）提供转诊服务，接收转诊患者。

（6）提供一定的急诊急救服务。

（7）负责社区卫生服务站业务和技术管理。

（8）提供住院服务（优秀标准）。

（9）提供康复服务（优秀标准）。

（10）提供居家护理服务（优秀标准）。

（11）提供家庭病床服务（卓越标准）。

二、全科医生服务团队工作模式

（一）全科医生服务团队的主要职责

1. 建立并使用家庭、个人健康档案（病历）。

2. 社区常见病、多发病的诊疗及适宜的会诊/转诊。

3. 急危重症患者的院前急救与转诊。

4. 社区健康人群与高危人群的健康管理，包括疾病预防、筛查与咨询。

5. 社区慢性病患者的系统管理。

6. 根据需要提供家庭病床及其他家庭服务。

7. 社区重点人群保健（包括老年人、妇女、儿童、残疾人等）。

8. 人群与个人健康教育。

9. 提供基本的精神卫生服务（包括初步的心理咨询与治疗）。

10. 开展医疗与伤残的社区康复。

11. 计划生育技术指导。

12. 开展家庭护理、卫生防疫、社区初级卫生保健任务等。

（二）全科医生服务团队的建设

1. 全科医生服务团队的组成　全科医生服务团队是主要由全科医生、社区护士、公共卫生医师等组成的一支为居民提供基本医疗、公共卫生和约定的健康管理服务的团队。全科医生负责团队成员的任务分配和管理。基层医疗卫生机构要明确全科医生团队的工作任务、工作流程、制度规范及成员职责分工，并定期开展绩效考核。

2. 全科医生服务团队的特征　①清晰的工作目标；②合理的人员分工；③明确的团队定位；④适当合理的权限；⑤完善的工作计划。

3. 全科医生服务团队的建设

（1）明确工作目的、任务：目标要具有可测量和可实现性，从而给全科医疗团队确定出明确的工作进度。

（2）确定团队成员：根据全科医疗服务团队工作任务选择适宜的团队成员。

（3）团队内达成共识：通过召开团队会议，阐述工作目的，分配工作任务，解释清晰明了。

（4）工作制度和计划：全科医生医疗服务团队需要遵守相关的工作制度。

（5）分工与协作：将工作任务合理地分配给每位成员，并说明内容及目标。

（6）执行任务：每个成员按计划要求开展工作、执行任务。

（7）监督：全科医生医疗服务团队内负责工作过程监督的成员，需按照工作任务和指标逐项对工作过程进行督促、管理，使其结果能够达到预定的目标。

（8）修订工作计划：全科医疗服务工作覆盖面广、内容丰富，往往需要一个跨度时间较长的工作计划，在执行一段时间后对前期工作进行评价，可以有效地发现团队工作是否偏离目标及遇到的困难和问题,从而对工作计划作出及时调整,保障工作顺利完成。

(9)评估:对全科医生医疗服务团队工作进行评估,可以知晓团队工作任务完成的进度与目标实现的程度,并核算团队工作绩效。

(三)我国家庭医生签约服务建设的主要经验

1. 上海市"1+1+1"组合签约模式 2015 年 3 月上海市启动了新一轮社区卫生服务综合改革,实施"1+1+1"医疗机构组合签约策略。组合式签约是指居民在被充分告知、自愿申请的基础上,分别选择 1 名社区卫生服务机构的家庭医生、1 家区级医疗机构和 1 家市级医疗机构,并与家庭医生签署《上海市"1+1+1"医疗机构组合签约协议书》。该签约方式优先满足上海市≥60 岁的老年人、慢性病患者、孕产妇、儿童、残疾人等重点人群的签约需求。居民签约后可享有各项优惠医疗政策,包括长处方、延伸处方、预约上级医院号源与转诊、预约优先就诊、医保报销等。家庭医生主要服务内容包括基本诊疗、便捷配药、预约及转诊、健康管理、慢性病管理、健康咨询、控制医疗费用。

2021 年上海市更进一步推进"互联网+"家庭医生签约服务。建立市级"互联网+"家庭医生签约服务信息平台,各社区卫生服务中心、家庭医生均在"市级平台"上完成注册。各区、各社区卫生服务中心可依托辖区内相关健康信息服务平台,通过多种形式开展"互联网+"家庭医生签约,包括线上签约、解约、改签、续约、健康咨询解答等服务。这一举措更进一步畅通了签约渠道,做实签约服务,提升居民签约感受。

2. 杭州市"医养护一体化"签约模式 医养护一体化智慧医疗服务是指以社区为范围,社区卫生服务机构为平台,各级医疗卫生机构纵向协作服务体系为支撑,街道(乡镇)和社区各方力量协同为保障,通过居民与具备临床诊疗和公共卫生服务工作经历的优秀全科医生签约的形式,因地制宜地为居民提供连续、综合、有效、个性化的健康服务。杭州市自 2014 年推出家庭医生签约服务以来,受益人群逐年增长,签约居民对家庭医生的信任度不断增加,逐渐从"要我签约"转变为"我要签约"。据杭州市卫生健康委公布的数据显示,2021 年杭州市建立居民电子健康档案 960.04 万份,向个人开放率 75.15%,老年人城乡社区规范健康管理服务率以及高血压、糖尿病患者基层规范管理服务率分别为 67.70%、70.98%、69.33%,高血压、糖尿病控制率逐年稳步提升,分别达到 70.13%、61.97%,儿童系统管理率为 97.78%,孕产妇系统管理率为 97.26%,家庭医生签约服务 378.98 万人。

医养护一体化家庭医生签约服务逐步形成"杭州模式",创新医养结合联合体机制,成为全国"智慧健康养老示范基地"。建设城市大脑卫健系统"舒心就医",推行"先看病后付费"。依托"健康码",推出"一码就医""健康证明""健康档案""心理援助""一键急救"等应用。打破省市信息壁垒,实现全市域检查检验结果共享互认。建成市级家庭医生互联网诊疗平台,支持医保在线结算、药品配送上门、电子健康医保卡、电子健康档案开放共享、电子母子健康手册、出生"一件事"联办、用血费用"一站式"服务、急救志愿者互联救治等。正因为如此,居民就医体验不断得以提升,全市医疗服务社会评价满意度由 2019 年的 97.93%上升至 2020 年的 98.38%。

3. 湖北宜昌市"互联网+网格员"家庭医生精准签约服务模式 湖北宜昌市家庭医生签约服务自 2016 年 7 月启动。由宜昌市政府统一搭建了"宜昌市签约服务平台",将家庭医生签约服务系统与转诊协作、远程医疗、健康信息三大信息平台对接,信息实时互通共享。全市医疗卫生机构联网,实现了预约、就诊、转诊、结算过程的智能化。利用云计算、健康大数据等技术,重点人群、重点疾病等信息可通过智能检测分拣系统,实时精准地推送给基层医疗机构,家庭医生团队接收后与患者联系进行精准签约、跟踪管理。实现了互联网+精准化签约、精准化服务、精准化健康管理、个性化健康报告、科学化健康指导、全程化健康服务。

网格化管理是宜昌市社会管理的创新举措,将每 200~300 户居民划分成一个网格,政府配备 1 名网格员,依托宜昌社会网格化管理,全市实现了签约"网格化"管理。将网格员作为开展签约服务的"信息员、宣传员、组织员、协调员、监督员",能够准确定位社区居民,协助家庭医生开展签约服务,同时依托"互联网+分级诊疗",将"医联体"二级以上综合医院专家纳入签约服务团队,构建了互联网+家庭医生服务团队+二级以上综合医院专家+网格员的"互联网+"三位一体联动团队服务模式。

　　家庭医生可在手机上登录签约服务应用程序,输入签约居民姓名等基本信息、签订协议、拍照上传、建立健康档案,完成签约服务;居民可以登录微信公众号,查找辖区的医疗机构,选择自己的家庭医生团队,在自己的手机上输入本人和家庭成员的信息,确认完成签约。为方便家庭医生随访,城区每个家庭医生团队都配备了家庭医生智能随访服务包,包括平板电脑、血压、血糖、血氧、尿常规等设备,随访检查的结果同步上传到宜昌市健康大数据中心,也进入了个人健康档案,使家庭医生工作更加方便快捷。

　　截至 2020 年,宜昌市共组建家庭医生签约服务团队 1 145 个,签约居民总数达 160.34 万人,重点人群签约人数 124.98 万人,贫困人口签约服务率 100%。基层医疗机构诊疗量占比接近 60%,县域内住院量占比稳定保持在 90% 以上。

　　4. 江西都昌县"互联网 + 医疗健康"签约模式　2018 年以来,江西省都昌县大力推进卫生健康信息化,完善"互联网 + 医疗健康"服务体系建设。由都昌县政府建设全民健康信息平台和诊断、影像、心电、病理、检验五大中心,支撑公共卫生、医疗服务、医疗保障、药品管理、综合管理等业务应用,实现卫生计生信息互联互通、业务协同,集远程会诊、影像、数字资源共享、远程影像诊断、远程教学、预约专家远程诊疗等于一体,全方位增强卫生健康服务能力。

　　优化"互联网 +"家庭医生签约全覆盖。都昌县的家庭医生签约服务管理系统,连接江西省医疗便民服务平台,实施基本公共卫生暨家庭医生签约服务"两卡制",居民可通过应用程序"一键"签约家庭医生。截至 2018 年 12 月 31 日,都昌县家庭医生团队签约有效完成,组建了由县、乡、村三级医疗机构家庭医生签约团队 118 个,完成线上签约 23.6 万人,实现贫困人口签约服务率 100%。构建了 26 个市县联、县乡联、乡村联"1+1+1"的纵向医联体和 4 个专科健康管理联盟;分两批派出骨干医生 48 名服务乡镇卫生院,核准因病致贫 5 237 户、覆盖人口 18 165 人;优化了贫困人口住院治疗"第五道保障线",完善了"优先挂号、优先诊疗、优先入院、优先查房、优先结算"五个优先,和"先诊疗后付费、一站式结算"等服务,确保了建档立卡贫困人口每次住院医疗费用经各种补偿后自付费用自付比低于 10%,实现了健康扶贫的重要目标。

第二节　家庭医生签约服务管理

　　(一)规范签约服务提供主体

　　1. 开展家庭医生签约服务的机构　家庭医生签约服务主要由各类基层医疗卫生机构提供,鼓励社会办基层医疗机构结合实际开展适宜的签约服务。承担签约服务的医疗机构应当依法取得"医疗机构执业许可证",并配置与签约服务相适应的人员及设施设备。

　　2. 家庭医生　现阶段家庭医生主要包括基层医疗卫生机构注册全科医生(含助理全科医生和中医类别全科医生),具备能力的乡镇卫生院医生、乡村医生和中医类别医生;执业注册为全科医学专业或经全科医生相关培训合格、选择基层医疗卫生机构开展多点执业的在岗临床医生;经全科医生相关培训合格的中级以上职称退休临床医生。原则上每名家庭医生签约人数不超过 2 000 人。

　　3. 家庭医生团队　原则上以团队服务形式开展家庭医生签约服务。每个团队至少配备 1 名家庭医生、1 名护理人员,原则上由家庭医生担任团队负责人。家庭医生团队可根据居民健康需求和签约服务内容选配成员,包括但不限于:公共卫生医生(含助理公共卫生医生)、专科医生、药师、健康管理师、中医保健调理师、心理治疗师或心理咨询师、康复治疗师、团队助理、计生专干、社工、义工等。开展家庭医生签约服务的机构要建立健全家庭医生团队管理制度,明确团队工作流程、岗位职责、考核办法、绩效分配办法等。团队负责人负责本团队成员的任务分配、管理和考核。

　　(二)明确签约服务对象及协议

　　1. 服务对象范围　家庭医生签约服务对象主要为家庭医生团队所在基层医疗卫生机构服务区域内的常住人口,也可跨区域签约,建立有序竞争机制。

　　2. 签约居民的责任与义务　签约居民可自愿选择家庭医生团队签约,并对协议签订时提供的证件、资料的合法性和真实性负责。签约居民须履行签约服务协议中约定的各项义务,并按照约定支付相应的签约服务费。

3. 服务协议 原则上每位居民在签约周期内自愿选择1个家庭医生团队签约。协议签订前,家庭医生应当充分告知签约居民约定的服务内容、方式、标准、期限和权利义务等信息;协议有效期原则上为1年;基层医疗卫生机构对持有"母子健康手册"的孕产妇及儿童,在充分告知基础上,视同与其签订服务协议。

(三)丰富签约服务内容

家庭医生团队应当结合自身服务能力及医疗卫生资源配置情况,为签约居民提供以下服务:

1. 基本医疗服务 涵盖常见病多发病的中西医诊治、合理用药、就医指导等。

2. 公共卫生服务 涵盖国家基本公共卫生服务项目和规定的其他公共卫生服务。

3. 健康管理服务 对签约居民开展健康状况评估,在评估的基础上制订健康管理计划,包括健康管理周期、健康指导内容、健康管理计划成效评估等,并在管理周期内依照计划开展健康指导服务等。

4. 健康教育与咨询服务 根据签约居民的健康需求、季节特点、疾病流行情况等,通过门诊服务、出诊服务、网络互动平台等途径,采取面对面、社交软件、电话等方式提供个性化健康教育和健康咨询等。

5. 优先预约服务 通过互联网信息平台预约、现场预约、社交软件预约等方式,家庭医生团队优先为签约居民提供本机构的专科科室预约、定期家庭医生门诊预约、预防接种及其他健康服务的预约服务等。

6. 优先转诊服务 家庭医生团队要对接二级及以上医疗机构相关转诊负责人员,为签约居民开通绿色转诊通道,提供预留号源、床位等资源,优先为签约居民提供转诊服务。

7. 出诊服务 在有条件的地区,针对行动不便、符合条件且有需求的签约居民,家庭医生团队可在服务对象居住场所按规范提供可及的治疗、康复、护理、安宁疗护、健康指导及家庭病床等服务。

8. 药品配送与用药指导服务 有条件的地区,可为有实际需求的签约居民配送医嘱内药品,并给予用药指导服务。

9. 长期处方服务 家庭医生在保证用药安全的前提下,可为病情稳定、依从性较好的签约慢性病患者酌情增加单次配药量,延长配药周期,原则上可开具4~8周长期处方,但应当注明理由,并告知患者关于药品储存、用药指导、病情监测、不适随诊等用药安全信息。

10. 中医药"治未病"服务 根据签约居民的健康需求,在中医医生的指导下,提供中医健康教育、健康评估、健康干预等服务。

11. 各地因地制宜开展的其他服务

(四)落实签约服务费

1. 签约服务费的内涵 签约服务费是家庭医生团队与居民建立契约服务关系、在签约周期内履行相应的健康服务责任的费用,体现医务人员作为"健康守门人"和"费用守门人"的劳务价值。家庭医生在为签约居民提供基本医疗和基本公共卫生服务之外,按照签约服务全方位全过程健康服务的要求,签订协议、提供健康咨询,了解签约居民健康状况并实施健康干预、评估、管理,协调转诊、康复指导等服务所需劳务成本,由签约服务费予以补偿。

2. 签约服务费的来源及分配 签约服务费可由医保基金、基本公共卫生服务经费和签约居民付费等分担。要积极争取财政、扶贫、残疾人联合会等部门支持,拓宽签约服务费筹资渠道。依据各地实际情况,合理核算家庭医生签约服务费收费标准。签约服务费作为家庭医生团队所在基层医疗卫生机构收入组成部分,按照"两个允许"要求用于人员薪酬分配,体现多劳多得。原则上应将不低于70%的签约服务费用于家庭医生团队,并根据服务数量、服务质量、居民满意度等考核结果进行合理分配。

(五)优化签约服务技术支撑

1. 推动优质医疗资源向基层流动 鼓励医联体内二级及以上医疗机构卫生技术人员依法到基层医疗卫生机构执业,参与家庭医生签约服务。鼓励各级中医医疗机构选派中医类别医生为家庭医生团队提供技术支持和业务指导，推广中医药服务。通过科室共建、全专科联合门诊、带教示范等形式，加强对家庭医生团队的业务培训和技术指导。通过远程会诊、远程心电诊断、远程影像诊断等服务，促进医联体内机构间检查检验结果实时查阅、互认共享。将医联体内二级及以上医疗机构支持基层医疗卫生机构开展签约服务纳入对医联体的考核评价体系。

2. 推动区域医疗卫生资源共建共享　鼓励通过购买服务等形式，将二级及以上医疗机构的检查检验、医学影像、消毒供应等资源向基层医疗卫生机构开放，有条件的地区可建立区域医学影像中心、检查检验中心、消毒供应中心、后勤服务中心等，提升基层医疗服务能力和效率。

（六）完善双向转诊机制

1. 畅通上转患者渠道　二级及以上医疗机构要为基层医疗卫生机构开设绿色通道，指定专人负责与家庭医生对接，对需转诊的患者及时予以转诊。要赋予家庭医生一定比例的医院专家号、住院床位等资源，对经家庭医生团队转诊的患者提供优先接诊、优先检查、优先住院等服务。

2. 精准对接下转患者　经上级医院治疗后的急性病恢复期患者、术后恢复期患者及危重症稳定期患者，应当及时下转至基层医疗卫生机构，由家庭医生团队指导或协调继续治疗与康复。

3. 提高转诊保障能力　根据下转签约患者的实际用药需求，适当放宽基层医疗卫生机构用药目录，与上级医院有效衔接，依据病情可延用上级医院医嘱处方药品。利用信息化手段完善医联体内沟通交流机制，保障转诊签约患者在上、下级医疗机构诊疗信息的连续性。

（七）推进"互联网+"家庭医生签约服务

1. 加快区域智能化信息平台建设与应用　加强二级及以上医疗机构对基层医疗卫生机构的信息技术支撑，促进医联体内不同层级、不同类别医疗机构间的信息整合，逐步实现医联体内签约居民健康数据共建共享。探索利用智能化信息平台对签约服务数量、履约情况、居民满意率等进行管理、考核与评价，提高签约服务工作的管理效率。

2. 搭建家庭医生与签约居民交流互动平台　鼓励家庭医生利用网站、手机应用程序等媒介，为签约居民在线提供健康咨询、预约转诊、慢性病随访、健康管理、延伸处方等服务，借助微博、微信等建立签约居民"病友俱乐部""健康粉丝群"等互动交流平台，改善签约居民服务感受。

3. 开展网上签约　鼓励有条件的地区开展网上签约服务，建立签约服务网站、手机客户端等网上签约平台，居民可通过网上签约平台向家庭医生提出签约申请，阅读且同意签约协议、提交身份认证信息进行审核后，视为签订服务协议。

（八）强化签约服务的管理与考核

1. 加强行政部门对签约服务的考核　省级、市级卫生健康行政部门和中医药主管部门加强与相关部门的沟通，健全签约服务考核评价机制，组织开展考核评价工作。县区级卫生健康行政部门对辖区内基层医疗卫生机构签约服务工作实施考核，可根据实际情况与其他考核统筹安排。以签约对象数量与构成、服务质量、健康管理效果、签约居民基层就诊比例、居民满意度等为核心考核指标。考核结果与基层医疗卫生机构绩效工资总量和主要负责人薪酬挂钩。

2. 健全机构内部管理机制　基层医疗卫生机构应当完善家庭医生签约服务管理考核工作机制。以家庭医生团队组成、服务对象的数量、履约率、续约率、服务数量、服务质量、签约居民满意度和团队成员满意度等为核心考核指标，考核结果同家庭医生团队和个人绩效分配挂钩。

3. 建立居民反馈机制　基层医疗卫生机构建立畅通、便捷的服务反馈渠道，及时处理签约居民的投诉与建议，并将其作为家庭医生团队绩效考核的重要依据。

4. 严格依法执业　家庭医生团队在开展诊疗活动过程中应当遵守国家法律法规及政策的相关要求。超出执业范围，使用非卫生技术人员从事诊疗工作，使用未经批准使用的药品、消毒药剂和医疗器械的，由有关部门依法依规处理。

（九）加强签约服务的宣传与培训

1. 广泛开展宣传　各地要充分发挥公共媒体作用，加强对现阶段我国家庭医生签约服务内涵和特点的宣传，合理引导居民预期。要积极挖掘树立服务质量好、百姓认可度高的优秀家庭医生典型，发挥正面示范作用,增强家庭医生职业荣誉感,提高社会认可度,为家庭医生签约服务营造良好的社会氛围。

2. 做好相关培训　各地要开展对基层医疗卫生机构管理人员的政策培训,进一步统一思想、形成共识。加强对家庭医生团队常见病、多发病诊疗服务能力的技能培训,提升高血压、糖尿病、结核病、严重精神障碍等疾病管理能力和儿科、口腔、康复、中医药、心理卫生、避孕节育咨询指导等服务能力。

（吴　浩　周永明　杜兆辉）

推荐阅读文献

[1] 董卫国. 全科医学基本技能学. 北京：人民卫生出版社，2016.

[2] 于晓松，路孝琴. 全科医学概论. 5 版. 北京：人民卫生出版社，2018.

[3] 杜雪平. 全科医生基层实践. 3 版. 北京：人民卫生出版社，2023.

[4] 姜保国，陈红. 中国医学生临床技能操作指南. 3 版. 北京：人民卫生出版社，2020.

[5] 万学红，卢雪峰. 诊断学. 9 版. 北京：人民卫生出版社，2018.

[6] 葛均波，徐永健，王辰. 内科学. 9 版. 北京：人民卫生出版社，2018.

[7] 吴孟超，吴在德，吴肇汉，等. 外科学. 9 版. 北京：人民卫生出版社，2018.

[8] 王卫平，孙锟，常立文. 儿科学. 9 版. 北京：人民卫生出版社，2018.

[9] 杨培增，范先群. 眼科学. 9 版. 北京：人民卫生出版社，2018.

[10] 孙虹，张罗. 耳鼻咽喉头颈外科学. 9 版. 北京：人民卫生出版社，2018.

[11] 杨巧菊，陈丽. 基础护理学. 3 版. 北京：人民卫生出版社，2020.

[12] 梁繁荣，王华. 针灸学. 4 版. 北京：中国中医药出版社，2016.

[13] 白人驹. 医学影像诊断学. 5 版. 北京：人民卫生出版社，2017.

[14] 姜玉新，张远. 超声医学. 北京：人民卫生出版社，2020.

[15] 国家卫生计生委. 国家卫生计生委关于印发《国家基本公共卫生服务规范（第三版）》的通知：国卫基层发〔2017〕13 号. （2017-02-28）[2023-06-09]. http://www.nhc.gov.cn/jws/s3578/201703/d20c37e23e1f4c7db7b8e25f34473e1b.shtml.

[16] 国务院联防联控机制综合组. 关于印发新型冠状病毒感染防控方案（第十版）的通知：联防联控机制综发〔2023〕5 号. （2023-01-07）[2023-06-30]. https://www.gov.cn/xinwen/2023-01/07/content_5735448.htm.

[17] 胡光. 全国卫生健康执法监督协管信息报告工作手册. 北京：中国人口出版社，2019.

[18] 全国人民代表大会常务委员会. 中华人民共和国基本医疗卫生与健康促进法. （2019-12-28）[2023-06-30]. https://www.gov.cn/xinwen/2019-12/29/content_5464861.htm.

[19] 国务院办公厅. 国务院办公厅关于改革完善全科医生培养与使用激励机制的意见：国办发〔2018〕3 号. （2018-01-24）[2023-06-30]. http://www.gov.cn/zhengce/content/2018-01/24/content_5260073.htm.

[20] 全国人民代表大会常务委员会. 中华人民共和国医师法. 北京：人民出版社，2021.